【中医珍本文库影印点校】珍藏版

《备急灸法》一卷。南宋医家闻人耆年编撰，约成书于宝庆二年（公元1226年）。《十二经穴病候撮要》一卷。民国医家恽树珏辑撰，其论述皆本《内经》、《难经》之旨，广泛征引仲景以下先贤之论，作者有所心得之处则酌加按疏，因而论述虽然简要，却具有条理清晰、论理透彻、辨证选方精审等特点。《针灸医案》三编。近人李长泰著，全书收录医案多属疑难杂症，皆为作者经验试效者，非辑录抄写者可比。在医案类著作中，针灸治验专集甚为罕见。

备急灸法 十二经穴病候撮要 针灸医案

合集

（宋）闻人耆年 （民国）恽树珏 编撰

山西出版传媒集团 山西科学技术出版社

总目录

备急灸法

序 …… 11
备急灸法 …… 15
屈指量寸法例 …… 17
诸发等证一 …… 18
肠痈二 …… 19
丁疮三 …… 21
附骨疽四 …… 22
皮肤中毒风五 …… 22
卒暴心痛六 …… 24
转胞小便不通七 …… 25
霍乱八 …… 25
霍乱转筋九 …… 26
风牙疼十 …… 26
足踝备载明堂灸经 …… 26
精魅鬼神所淫十一 …… 27
夜魇不寤十二 …… 28
卒忤死法十三 …… 29
溺水十四 …… 30
自缢十五 …… 31
急喉痹十六 …… 33
鼻衄十七 …… 34
妇人难生十八 …… 35
小肠气十九 …… 36
一切蛇伤二十 …… 36
又方 …… 37
治犬咬二十一 …… 37
治狂犬所咬二十二 …… 37
骑竹马灸法 …… 39
绿豆乳香托里散方 …… 52
国老膏方 …… 52

五香连翘汤方 ………… 53
转毒散方 ……………… 53
矾黄元方 ……………… 54
醋熨法 ………………… 54
鹭藤酒 ………………… 56
奁散痈疽法 …………… 58
治头脑上痈肿，川芎通气散 ………………………… 59
竹阁经验备急药方 …… 60
麝香散 ………………… 60
茶芽汤 ………………… 61
小托里散 ……………… 61

十二经穴病候撮要

自序 ………………………… 81
十二经穴病候撮要 ………… 85
手太阴肺 …………………… 85
手太阴肺经 ………………… 87
肺胀 ……………………… 88
清化丸方 ……………… 89
肺痿 ……………………… 89
举肺汤 ………………… 90
元参清肺饮 …………… 90
生姜甘草汤 …………… 90
甘草干姜汤 …………… 90
人参平肺散 …………… 90
葶苈汤 ………………… 90
紫菀散 ………………… 91
肺痈 ……………………… 91
清金散 ………………… 91
麦冬平肺饮 …………… 92
元参清肺饮 …………… 92
宁肺桔梗汤 …………… 92
排脓散 ………………… 92
息贲 ……………………… 92
息贲丸 ………………… 92
咳嗽 ……………………… 93
哮喘 ……………………… 93
千金汤 ………………… 95
水哮方 ………………… 95
皂荚丸 ………………… 95
千缗导痰汤 …………… 95
参苏温肺汤 …………… 96
诸气 ……………………… 96

中气 …………………… 96
八味顺气散 ……………… 96
四七汤 ………………… 96
短气 …………………… 97
生脉散 ………………… 97
气逆 …………………… 97
退热清气汤 ……………… 97
滋阴降火汤 ……………… 98
气痛 …………………… 98
枳橘汤 ………………… 98
清膈苍莎丸 ……………… 99
木香破气散 ……………… 99
撞气阿魏丸 ……………… 99
四磨汤 ………………… 99
木香槟榔丸 ……………… 99
化积丸 ……………… 100
三棱散 ……………… 100
流气饮子 …………… 100
疹子 ………………… 100
手阳明大肠 ………… 101
手阳明大肠经 ……… 102
大肠痈 ……………… 104
牡丹散 ……………… 106
内托十宣散 ………… 106
大黄牡丹汤 ………… 106
黄黑散 ……………… 106
脏毒 ………………… 107
肠鸣 ………………… 107
补中益气汤 ………… 108
理中汤 ……………… 108
二陈汤 ……………… 108
升阳除湿智半汤 …… 108
益中汤 ……………… 108
河间葶苈丸 ………… 108
脱肛 ………………… 109
肛门痒痛 …………… 109
秦艽羌活汤 ………… 109
神应黑玉丹 ………… 110
扁蓄汤 ……………… 110
七圣丸 ……………… 110
当归郁李仁汤 ……… 110
足阳明胃 …………… 112
足阳明胃经 ………… 116
胃痈 ………………… 121
射干汤 ……………… 123
薏苡仁汤 …………… 123
清胃散 ……………… 123
芍药汤 ……………… 123
牡丹散 ……………… 123
千金内消散 ………… 123
内消沃雪汤 ………… 124
东垣托里散 ………… 124
胃痛 ………………… 124
平胃散 ……………… 127

异功散 …………………… 127
肝气犯胃方 ………… 127
二陈汤 …………………… 127
清中汤 …………………… 127
沈香降气汤 ………… 127
翦红丸 …………………… 127
仓猝散 …………………… 128
愈痛散 …………………… 128
霍乱 ………………………… 128
诸痿 ………………………… 128
犀角桔梗汤 ………… 134
铁粉丸 …………………… 134
紫犀汤 …………………… 134
二陈汤 …………………… 134
金刚丸 …………………… 134
加味二妙丸 ………… 134
归梢汤 …………………… 134
虎潜丸 …………………… 135
加味四斤丸 ………… 135
五兽三匮丸 ………… 135
滋阴神龟丸 ………… 136
三妙丸 …………………… 136
健步丸 …………………… 136
四制苍柏丸 ………… 136
清燥汤 …………………… 137
足太阴脾 ……………… 138
足太阴脾经 ………… 139
痞气 ……………………… 143
痞气丸 ………………… 143
增损五积散 ………… 143
呕吐哕 ………………… 144
橘红汤 ………………… 146
栀子竹茹汤 ………… 146
生姜橘皮汤 ………… 146
生姜半夏汤 ………… 146
二陈汤 ………………… 146
调气平胃散 ………… 146
平胃散 ………………… 147
人参汤 ………………… 147
噎塞反胃 …………… 147
香砂宽中丸 ………… 152
补气健脾丸 ………… 152
滋血润肠丸 ………… 153
四生丸 ………………… 153
来复丹 ………………… 153
大半夏汤 …………… 153
开关利膈丸 ………… 153
异功散 ………………… 153
涤痰丸 ………………… 153
清热二陈汤 ………… 154
关格 ……………………… 154
泄泻 ……………………… 155
平胃散 ………………… 157
胃苓汤 ………………… 157

升阳除湿汤 …………… 157
香薷汤 ………………… 157
桂苓甘露饮 …………… 157
痞满 ……………………… 157
肿胀 ……………………… 158
手少阴心 ………………… 159
手少阴经 ………………… 159
伏梁 ……………………… 167
伏梁丸 ………………… 168
心痛 ……………………… 168
九种心痛 ……………… 170
青皮丸 ………………… 172
小胃丹 ………………… 172
胃苓汤 ………………… 172
术附汤 ………………… 173
归脾汤 ………………… 173
金铃子散 ……………… 173
加味归脾汤 …………… 173
手拈散 ………………… 173
妙应丸 ………………… 173
三花神佑丸 …………… 174
代抵当汤 ……………… 174
翦红丸 ………………… 174
清中汤 ………………… 175
神保丸 ………………… 175
神圣复气汤 …………… 175
桂枝四七汤 …………… 175
神效散 ………………… 176
辰砂妙香散 …………… 176
加味四七汤 …………… 176
草豆蔻丸 ……………… 176
清热解郁汤 …………… 176
诃子散 ………………… 177
复元通气散 …………… 177
心痈 ……………………… 177
清心散 ………………… 180
内固清心散 …………… 180
凉膈散 ………………… 181
怔忡 ……………………… 181
清镇汤 ………………… 182
养心汤 ………………… 182
天王补心丹 …………… 182
卑惵 ……………………… 182
人参养荣丸 …………… 183
古庵心肾丸 …………… 183
惊悸悲喜 ………………… 183
温胆汤 ………………… 184
琥珀养心丹 …………… 184
黄连安神丸 …………… 184
安神补心汤 …………… 185
定志丸 ………………… 185
健忘 ……………………… 185
引神归舍丹 …………… 186
茯苓汤 ………………… 186

人参养荣汤 …………… 186
朱雀丸 ………………… 186
不寐 …………………… 186
琥珀养心丹 …………… 187
珍珠母丸 ……………… 187
陆氏珍珠母丸 ………… 188
知柏八味丸 …………… 188
诸汗 …………………… 188
当归六黄汤 …………… 189
五味子汤 ……………… 189
黄芪六一汤 …………… 190
补中益气汤 …………… 190
涕泪涎唾 ……………… 191
五味子汤 ……………… 191
川芎茶调散 …………… 191
杞菊地黄丸 …………… 191
汤泡散 ………………… 191
乌梅丸 ………………… 192
手太阳小肠 …………… 193
手太阳小肠经 ………… 194
小肠气 ………………… 197
楝实丸 ………………… 197
葫芦巴散 ……………… 197
橘核丸 ………………… 197
立效散 ………………… 198
小肠痈 ………………… 198
大黄汤 ………………… 198
活血散瘀汤 …………… 198
苡仁汤 ………………… 199
丹皮散 ………………… 199
足太阳膀胱 …………… 200
足太阳膀胱经 ………… 202
膀胱气 ………………… 208
转胞症 ………………… 208
既济丸 ………………… 209
葵子丸 ………………… 209
小便癃闭 ……………… 210
交肠 …………………… 212

针灸医案

序一 ………………… 215
序二 ………………… 216
序三 ………………… 217
序四 ………………… 218
凡例 ………………… 221
针灸医案上编 ……… 223

一 …………………………… 223
二 …………………………… 224
三 …………………………… 224
四 …………………………… 226
五 …………………………… 227
六 …………………………… 228
七 …………………………… 228
八 …………………………… 230
九 …………………………… 231
十 …………………………… 232
第一方 …………………… 232
第二方 …………………… 232
第三方 …………………… 233
第四方 …………………… 233
第五方 …………………… 233
十一 ………………………… 234
十二 ………………………… 235
十三 ………………………… 236
十四 ………………………… 237
十五 ………………………… 237
十六 ………………………… 238
十七 ………………………… 239
十八 ………………………… 240
十九 ………………………… 240
二十 ………………………… 241
二十一 ……………………… 243
二十二 ……………………… 243
二十三 ……………………… 244
二十四 ……………………… 245
二十五 ……………………… 246
二十六 ……………………… 247
二十七 ……………………… 248
二十八 ……………………… 249
二十九 ……………………… 250
三十 ………………………… 251
三十一 ……………………… 252
三十二 ……………………… 253
三十三 ……………………… 253
三十四 ……………………… 254
三十五 ……………………… 255
三十六 ……………………… 256
三十七 ……………………… 256
三十八 ……………………… 257
三十九 ……………………… 259
四十 ………………………… 259
四十一 ……………………… 260
四十二 ……………………… 261
四十三 ……………………… 264
四十四 ……………………… 265
四十五 ……………………… 266
四十六 ……………………… 268
四十七 ……………………… 269
四十八 ……………………… 269
四十九 ……………………… 271

五十 …………………… 271
针灸医案下编 …………… 273
用针各法 ………………… 273
持针法及刺针法 ……… 273
温针法及寒针法 ……… 273
起针法及提针法 ……… 274
火针法 ………………… 274
刺针不入法 …………… 275
刺针深浅法 …………… 275
对症用针法 …………… 275
补针法及泻针法 ……… 276
不补不泻法 …………… 276
辨明行针寒热法 ……… 277
观行针不动法 ………… 277
观针行至起针时，乃未至时法。 …………………… 277
以三棱针对症放血法及用法 …………………… 278
放血后血流不止法 …… 278
观针动不止法 ………… 278
各种灸法 ………………… 278
灸针法 ………………… 279
灸穴法 ………………… 279
艾灸法 ………………… 279
蒜灸法 ………………… 279
姜灸法 ………………… 280
药灸法 ………………… 280
针灸各种杂症灵验法 …… 280
针治蜂蝎螫法 ………… 281
针治急病法 …………… 281
针治无名症法 ………… 281
针治恶症法 …………… 281
针治咽喉恶症法 ……… 282
针治咽喉无名火为症法 …………………… 282
针治看不明痧症法 …… 282
针治看不明时气法 …… 282
针治忽然人事不懂，口眼紧闭法 …………… 283
针治实症法 …………… 283
针治虚症治 …………… 283
针治头面症法 ………… 283
针治胸腹症法 ………… 283
针治背症法 …………… 284
针治伤寒兼瘟症法 …… 284
针治腿足症法 ………… 284
针治胳臂自手至肩各症法 …………………… 284
针治周身疼痛法 ……… 284
针治两腿浮肿法 ……… 285
针治眼症法 …………… 285
针治耳症法 …………… 285
针治口鼻症法 ………… 285

针治脾胃症法 ………… 285
针治鼓症法 …………… 285
针治气逆复感外邪症法
……………………… 286
针治气寒积聚症法 …… 286
针治大小便不通症法 … 286
针治气逆串痛症法 …… 286
针治妇人经血不调症法
……………………… 286
针治妇人不生育症法 … 287
针治妇女月经不见症法
……………………… 287
针治妇人产难症法 …… 287
针治赤白痢疾症法 …… 287
针治妇女赤白带症法 … 287
针治男女小便不通症法
……………………… 287
针治痰喘咳嗽症法 …… 288
针治女人不孕三次必验法…
……………………… 288
针治妇人下焦恶血停滞症法
……………………… 288
针闺女经血不调症法 … 288
针周身筋骨疼痛症法 … 288
针治寒火不均复受风邪症法
……………………… 289
针治泄泻不止症法 …… 289
针治上下气结症治 …… 289
针治大头瘟症法 ……… 289
针治口不能言语证法 … 289
应用针穴 ……………… 290
头部 ……………………… 290
手部 ……………………… 291
腹部 ……………………… 294
腿足部 …………………… 297
后背督脉穴 …………… 300
经外奇穴 ……………… 303
针灸医案附编 ………… 305
药治各种杂症方 ……… 305
治头肿如斗方 ………… 305
治上焦因寒腹疼方 …… 305
治中焦腹疼方 ………… 305
治下焦腹疼方 ………… 306
治久泻不止方 ………… 306
治心虚不寐方 ………… 306
治气逆不顺腹中疼痛方……
……………………… 306
治鼻破血流不止方 …… 307
洗药方 ………………… 307
治胃中停食滞闷方 …… 307
治男女因气身挺方 …… 308
治男女因停食上下不通，
命在须臾 ………… 308
治红白痢疾方 ………… 308

治项间生疮方 …………… 308
治妇人经血不止方 …… 309
治汤火伤疼痛方 ……… 309
治产后风良方 ………… 309
治天花方 ……………… 309
治因寒肚疼各症方 …… 310
治下寒阴症方 ………… 310
治男女老幼腿足腰疼痛不止方 ……………… 311
洗各种疮症方 ………… 311
治妇人乳肿疼痛方 …… 311
治破皮风方 …………… 312
治妇人胎气疼方 ……… 312
治妇人产难方 ………… 312
治伤风喘欬方 ………… 313
治心神不安方 ………… 313
治吐血不止方 ………… 313
治受风寒方 …………… 314
治妇人阴户疼痒方 …… 314
治妇人身虚方 ………… 314
治男子身虚方 ………… 314
治男女身虚麻木方 …… 315
治折伤胸腹热方 ……… 315
治胖人身重气喘方 …… 315
治上火下寒方 ………… 316
治气寒结聚方 ………… 316
治气火结聚方 ………… 316
治风火目疼难忍方 …… 317
疟疾治验各方 ………… 317
又方 ……………………… 317
又方 ……………………… 318
又方 ……………………… 318
治反胃验方 …………… 318
破伤风验方 …………… 319
又方 ……………………… 319
治羊角风验方 ………… 319
治小儿痢疾方 ………… 320
治小儿小便不通方 …… 320
治妇人吹乳压乳方 …… 321
治男女小儿腹中寒气急疼方 …………………………… 321
治疝气方 ……………… 321
治下淋方 ……………… 322
又方 ……………………… 322
又方 ……………………… 323
又方 ……………………… 323
又方 ……………………… 323
又方 ……………………… 324
附录花柳各方 ……………… 324
治鱼口便毒各方 ……… 324
又方 ……………………… 324
又方 ……………………… 325
又方 ……………………… 325
又方 ……………………… 325

灼丹法 …………………… 326
三仙丹 …………………… 326
治下疳方 ………………… 326
汤药方 …………………… 327
又方 …………………… 327
梅毒方 …………………… 327
治各种恶疮无名肿毒 … 328
治新久欬喘不止方 …… 328
黄病方 …………………… 329
又方 …………………… 329
附录药性易知 ………… 330

附 一、古今重量换算 ………………………………………… 343
二、古今容量换算 ………………………………………… 344

备急灸法

（宋）闻人耆年　编

十瓣同心蘭室藏版

余十有三歲而失所怙母氏
為愛踰四十無所成自謂膝下之
樂有足以盡此身者忽抱終天之
恨淚涸而痛不定試為陳之母氏
素患頭風歲十數作二必嘔痰加
以昏眩因得　默齋撫斡爲父鳥

余十有三岁而失所怙，母氏为爱逾四十无所成，自谓膝下之乐有足以尽此身者，忽抱终天之恨，泪涸而痛，不定试为。陈之母氏素患头风，岁十数作二，必呕痰，加以昏眩因得。默斋抚斡为父乌

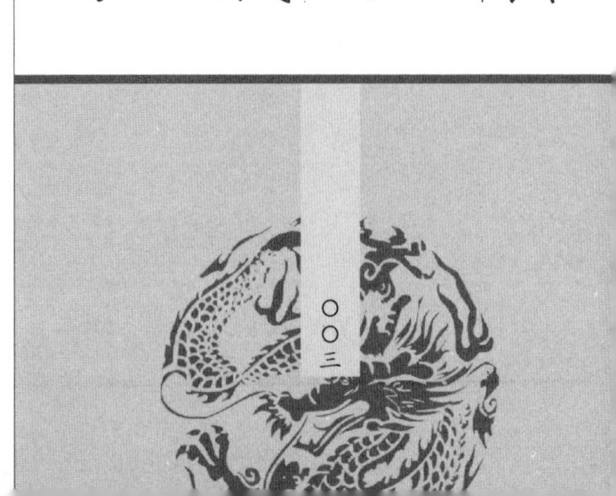

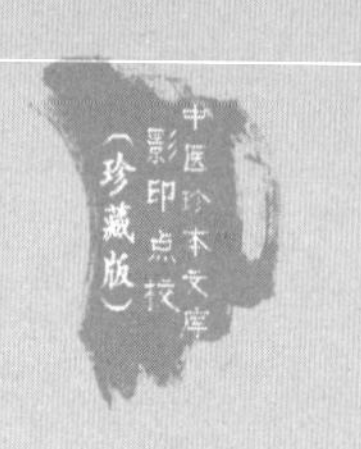

辛茶方於是作少疎雖作亦易愈近時烏附不易得每聞入京有便必以買川烏為先或它出亦預合數服以進前數年或鼻塞不通或脾弱無味隨證審方儲材合劑或丸或散朝搆暮成未嘗敢求諸市

辛茶方，于是作少疏，虽作亦易愈。近时乌附不易得，每闻入京有便，必以买川乌为先，或它出亦预合数服以进。前数年或鼻塞不通，或脾弱无味，随证审方，储材合剂，或丸，或散，朝搆暮成，未尝敢求诸市

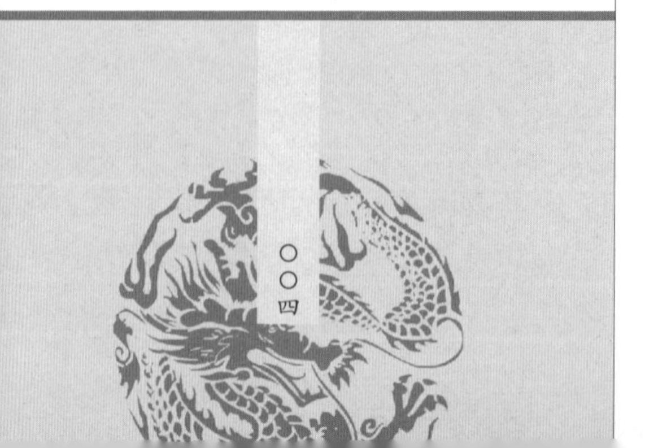

肆。然头风则年余不作矣。矧又饮食顿欢，但觉脚力微怯，岁旦家常茹素饭，则尽碗羹，亦称美炬卿，私谓吾母，今年七十而胃府如此，眉寿何疑者。越八日，忽有小红粟粒丛右耳旁，次日右颊右目颇肿，命医

肆然頭風則年餘不作矣矧又飲
食頓快但覺脚力微怯歲旦家常
茹素飯則盡椀羹亦稱美炬卿私謂
吾母今年七十而胃府如此眉壽
何疑者越八日忽有小紅粟粒叢
右耳旁次日右頰右目頗腫命醫

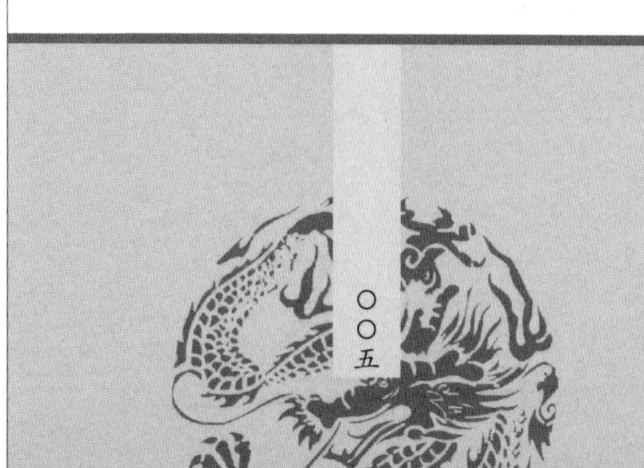

視之用藥敷貼膿毒漸出謂可徐二抽減謹重太過專守頭面不可妄施針砭之說有令灸三里穴下抽者醫持不可未幾其腫愈堅似瘡而根則大名癤而反無膿外不熱而內不疼旬日後始窘甚矣吾

视之，用药敷贴，脓毒渐出，谓可徐徐抽减，谨重太过，专守头面，不可妄施针砭之说。有令灸三里穴下抽者，医持不可，未几其肿愈坚，似疮而根则大，名疖而反无脓外，不热而内不疼，旬日后始窘甚矣。吾

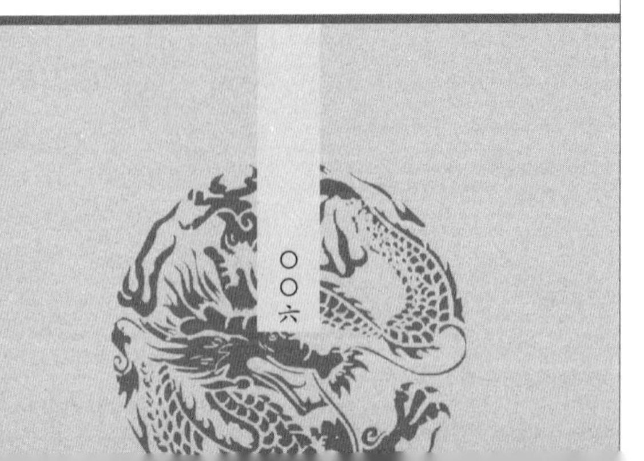

母至謂炬卿曰汝抄方嗜藥胡為不
曉此證倉忙中罔知所措更醫亦
云無策母氏神識了然以至不救
日月不居俄至卒哭客有携示蜀
本灸經與竹馬灸法者備述剋驗
內有鬢疽丁瘡乃知咸有灸法而

母至谓炬卿曰：汝抄方嗜药，胡为不晓此证，仓忙中罔知所措。更医亦云：无策。母氏神识了然，以至不救。日月不居，俄至平，哭客有携示蜀本灸经，与竹马灸法者备，述克验内有鬓疽，丁疮，乃知咸有灸法，而

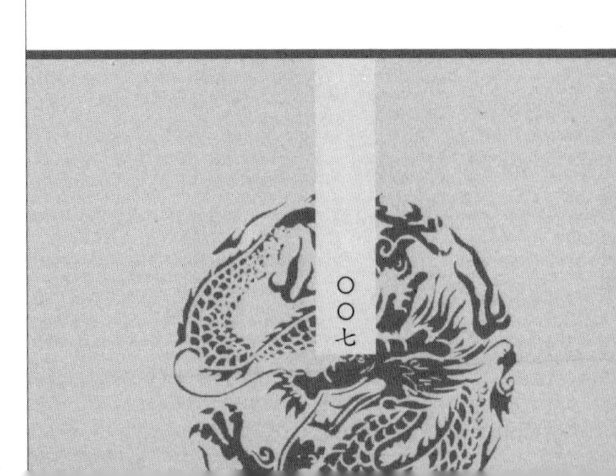

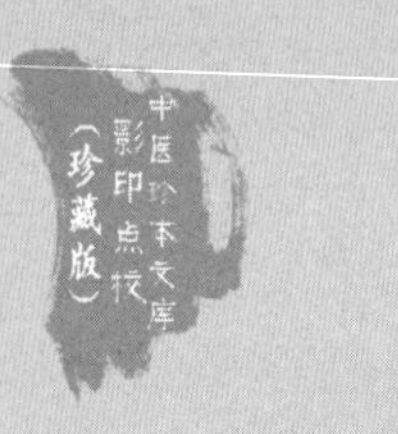

竹馬一法則諸證無不治痛哉痛哉何嗟及矣炬卿平時每慮風在頭目猶謂老人脫有隱疾可以延壽幸而頭風已痊又孰知危證之竊叢善未幾而痛罔極哉此所以仰天搥心而嘔血也世有此方吾不

竹马一法，则诸证无不治。痛哉！痛哉！何嗟及矣。炬卿平时每虑风在头目，犹谓老人脱有隐疾，可以延寿，幸而头风已痊。又孰知危证之窍丛善未几而痛，罔极哉。此所以仰天捶心，而呕血也。世有此方，吾不

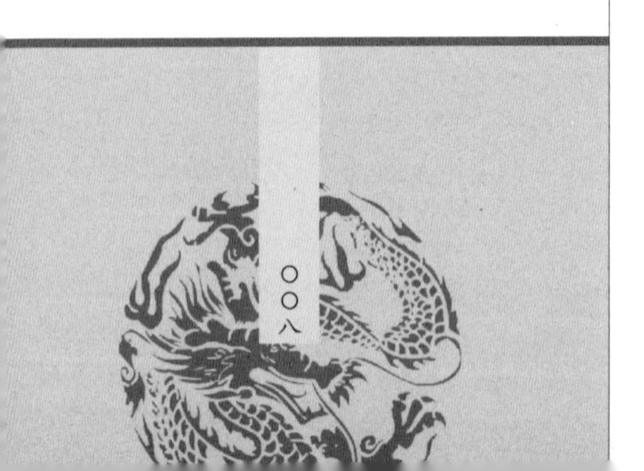

蚤得而见之，吾母不存而其方则存，其方存而后之人有蚤得而见之者，庶几乎吾母虽无及而犹及人也。遂与乌辛茶方并刊以传焉。吾母山阴博古石氏也，淳祐乙巳五月，朔孤学乡贡进士。孙炬卿序

蚤得而見之吾母不存而其方則存其方存而後之人有蚤得而見之者庶幾乎吾母雖無及而猶及人也遂與烏宰茶方併刊以傳焉吾母山陰博古石氏也淳祐乙巳五月朔孫學鄉貢進士孫炬卿序

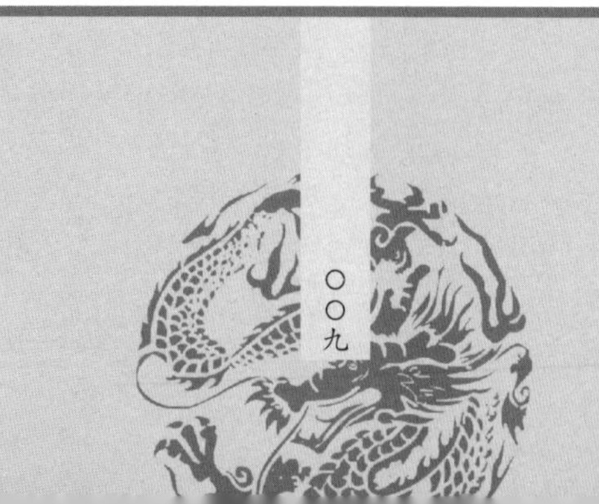

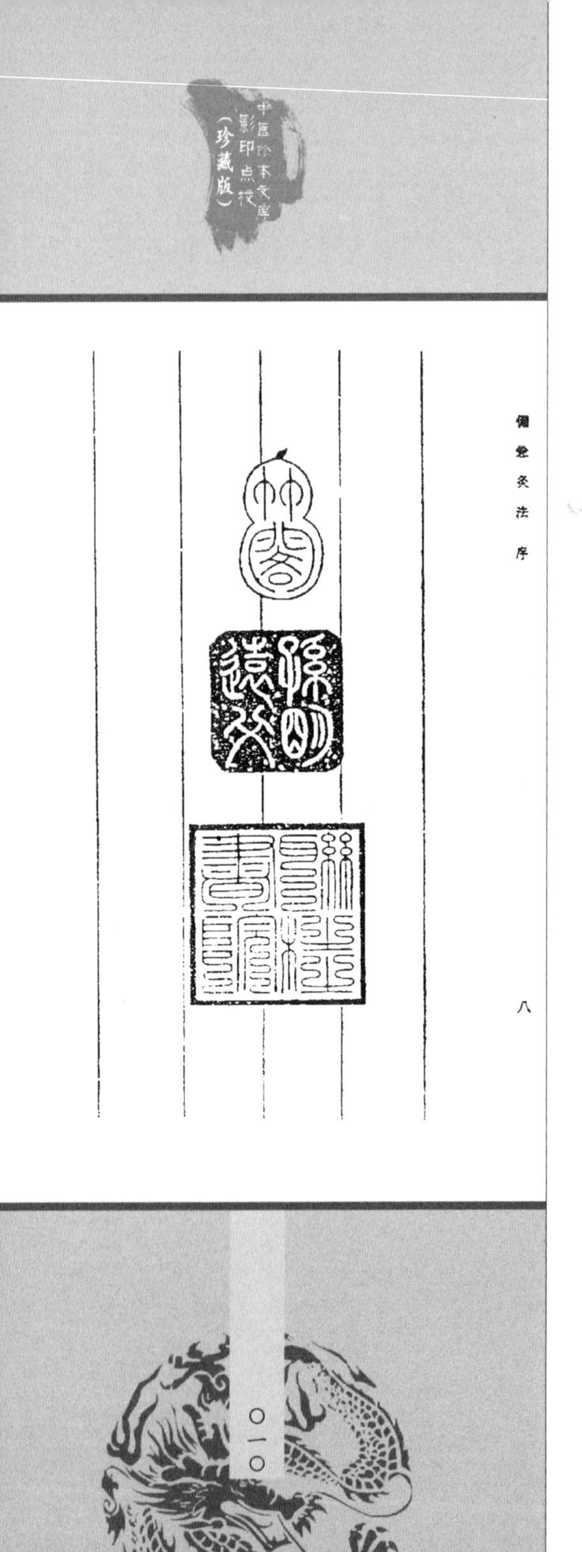
中医珍本文库影印点校
（珍藏版）

序

韩昌黎曰，善医者不视人之瘠肥，察其脉之病否而已矣。脉不病。虽瘠不害，脉病而肥者，死矣。然世有痈疽发背之疾，其起也渐，其发也烈，人往往忽于微芒，而昧于不自觉。一旦发暴盛肿，猝不及治，若再误于庸医，靡有不戕其生者。至如穷乡委巷，医药何求？奇疾乍婴，徒嗟束手。余愧不知医，每念及此，未尝不恝焉伤之。贵阳陈衡山鹾尹嗜古笃学，尤喜搜石渠《金匮》之书，曾于

序

韓昌黎曰善醫者不視人之瘠肥察其脈之病否而已矣脈不病雖瘠不害脈病而肥者死矣然世有癰疽發背之疾其起也漸其發也烈人往往忽於微芒而昧於不自覺一旦發暴盛腫猝不及治若再誤於庸醫靡有不戕其生者至如窮鄉委巷醫藥何求奇疾乍嬰徒嗟束手余愧不知醫每念及此未嘗不恝焉傷之貴陽陳衡山鹺尹嗜古篤學尤喜搜石渠金匱之書曾於

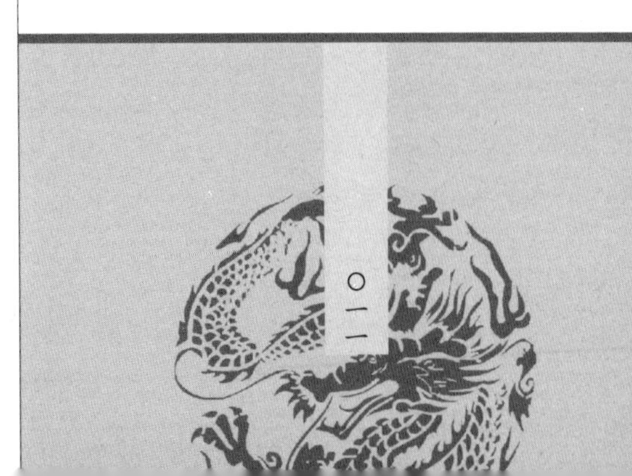

扶桑都市得南宋孫炬卿舊刻團練使張公渙所著備急灸法一卷以畀余曰此灸法中國不甚概見蓋以世先其傳耳食者習焉不察每易忽之苟得此編按圖點穴如法灸則消患未然化難為易其方藥味無多見功甚速誠為濟世救人之實筏余嘗攷鍼灸科居十三科之一宋熙寧元豐間特置提舉判官設科以教之當時已信行如斯其應效有可想見者細繹此卷覺男女老少童稚

扶桑都市，得南宋孙炬卿旧刻，团练使张公涣所著《备急灸法》一卷。以畀余曰：此灸法中国不甚概见。盖以世先其传耳，食者习焉。不察每易忽之，苟得此编，按图点穴，如清炷灸，则消患未然，化难为易。其方药味无多，见功甚速，诚为济世救 人之宝筏。余尝考针灸科，居十三科之一。宋熙宁元丰间，特置提举判官设科以教之。当时已信行如斯，其应效有可想见者，细绎此卷，觉男女老少，童稚

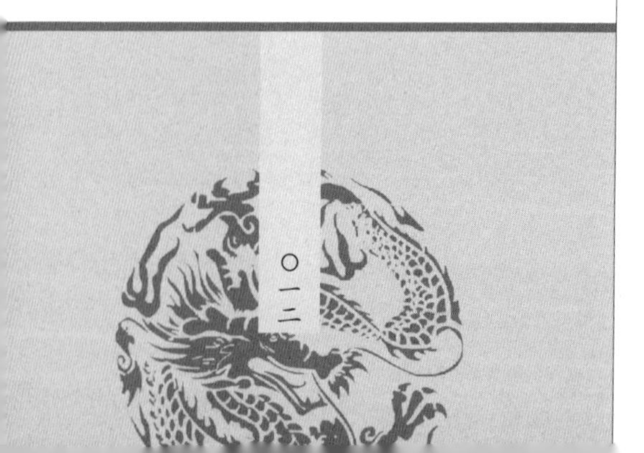

内外雜症無不可療其中騎竹馬灸法之良更他人所未及論抱朴子云百家之言與經一揆譬操水者器雖小而救火同焉猶施灸者術雖殊而救疾均焉況返死回生孰如灸法之神且速耶良友鍼砭之投何敢自秘爰將原本並余所得鍼灸擇日編一併付梓俾廣流傳亦以副衡山濟世深心此二書流落東瀛垂數百載幾無知者今復歸之中國徧起沉疴庶知廣陵散猶在人間也

内外杂症，无不可疗。其中骑竹马灸法之良，更他人所未及论，《抱朴子》云：百家之言与经一揆，譬操水者，器虽小而救火同焉，犹施灸者，术虽殊，而救疾均焉。况返死回生，孰如灸法之神且速耶？良友针砭之投何敢自秘，爰将原本并余所得《针灸择日编》一并付梓，俾广流传，亦以副衡山济世深心，此二书流落东瀛，垂数百载，几无知者，今复归之中国，遍起沉疴，庶知广陵散犹在人间也。

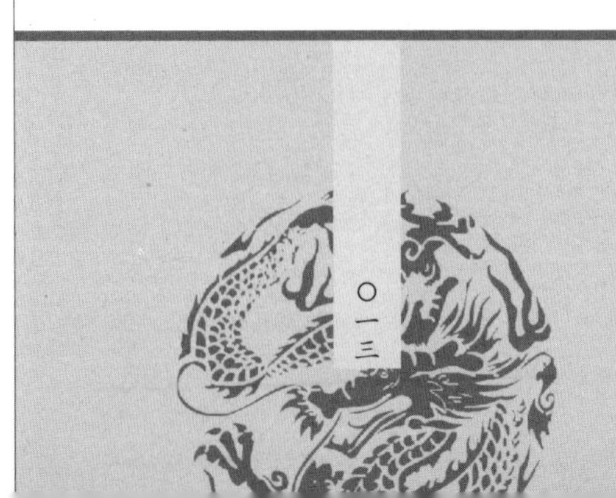

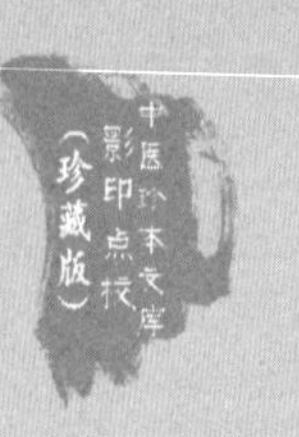

光緒十六年歲次庚寅仲夏上杭羅嘉杰

少畊氏識於日本橫濱理廨

光绪十六年岁次，庚寅仲夏上杭罗嘉杰少畊氏识于日本横滨理廨

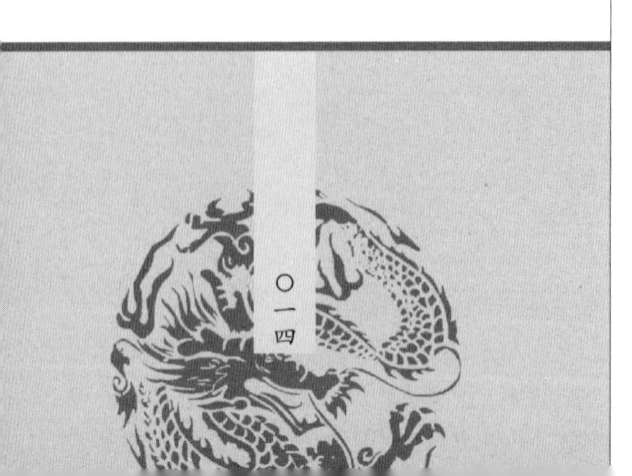

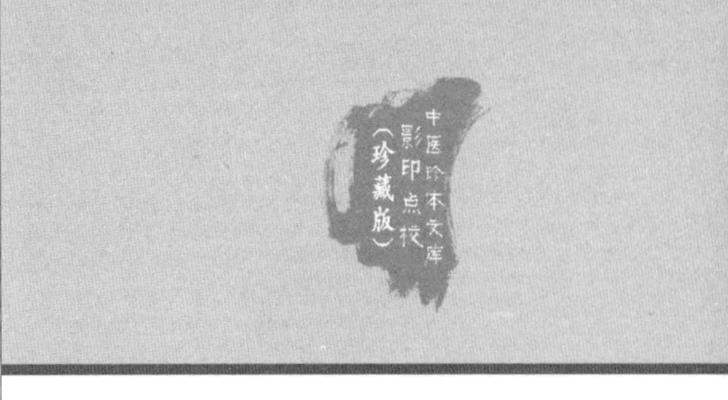

备急灸法

宝庆丙戌正月望　杜一针防御塇槜李闻人　耆年述

古人云：凡为人子而不读医书，是谓不孝。则夫有方论。而不传诸人者，宁不谓之不仁乎？然方书浩博，无虑万数，自非夙昔究心，未易寻检。本朝名医团练使张涣锐著《鸡凤峰普济方》外，又立《备急》一卷，其方皆单行独味，缓急有赖者，张公之用心，其可谓切于济人者矣。仆自幼业医，凡古人一方一技，悉讲求其要，居乡几四五十载，虽以此养生，亦以此利人。仆今齿发衰矣，每念施药惠人，力不能逮，其间惠而不费者，莫如针艾之术。然而针不易传，凡仓卒救人者，惟灼艾为第一。今将已试之方，编述成集锓木以广其传，施之无疑，用之

備急灸法

寶慶丙戌正月望　杜一鍼防禦塇檇李聞人　耆年述

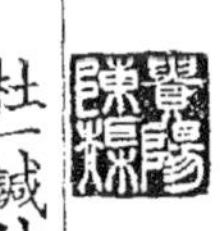
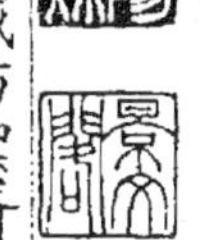
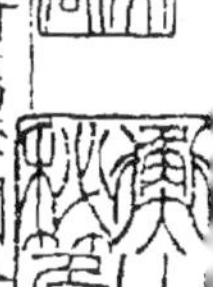

古人云凡爲人子而不讀醫書是謂不孝則夫有方論而不傳諸人者寍不謂之不仁乎然方書浩博無慮萬數自非夙昔究心未易尋檢本朝名醫團練使張渙鋭著鷄峯普濟方外又立備急一卷其方皆單行獨味緩急有賴者張公之用心其可謂切於濟人者矣僕自幼業醫凡古人一方一技悉講求其要居鄉幾四五十載雖以此養生亦以此利人僕今齒髪衰矣每念施藥惠人力不能逮其間惠而不費者莫如針艾之術然而針不易傳凡倉卒救人者惟灼艾爲第一今將已試之方編述成集鋟木以廣其傳施之無疑用之

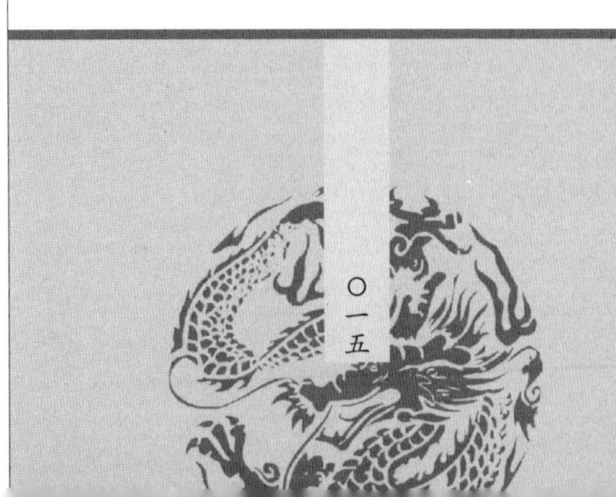

有効。返死迴生。妙奪造化。其有稍涉疑難之穴。見諸圖畫。使抱疾遇患者。按策可愈。庶幾少補云。

諸發等證 石癰附　腸癰　丁瘡

附骨疽　皮膚中毒風　卒暴心痛

轉胞小便不通　霍亂　轉筋

風牙疼　精魅鬼神所淫　夜魘不寤

卒忤死 俗謂鬼打衝惡也　溺水　自縊

急喉痺　鼻衄　婦人難生

小腸氣　一切蛇傷　犬咬

狂犬咬毒

有效，返死回生，妙夺造化。其有稍涉疑难之穴，见诸图画，使抱疾遇患者，按策可愈，庶几少补云。

诸发等证石痈附　肠痈　丁疮　附骨疽　皮肤中毒风　卒暴心痛　转胞小便不通　霍乱　转筋　风牙疼　精魅鬼神启淫　夜魇不寤　卒忤死俗谓鬼打冲恶也　溺水　自缢　急喉痹　鼻衄　妇人难生　小肠气　一切蛇伤　犬咬　狂犬咬毒

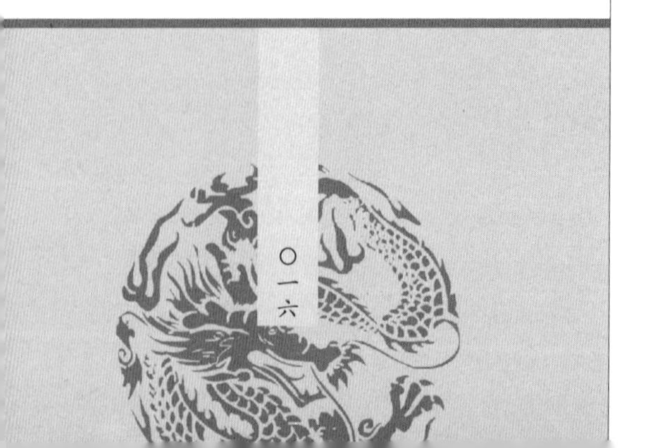

屈指量寸法例

以薄竹片，或以蜡纸条量手中指中节横文，取上下截齐断为一寸，男左女右。

屈指量寸法例

以薄竹片或以蠟紙條量手中指中節橫文取上下截齊斷爲一寸男左女右

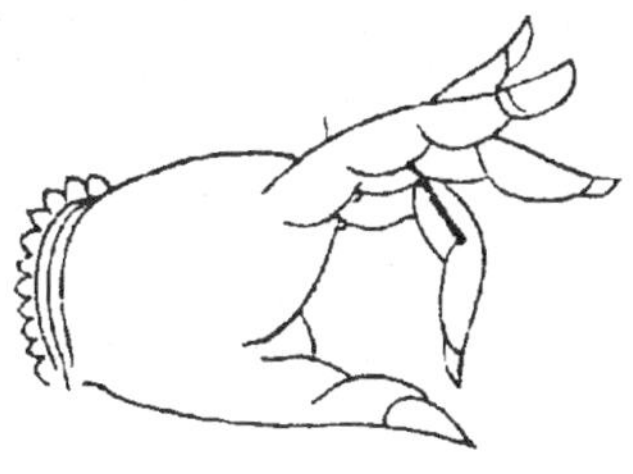

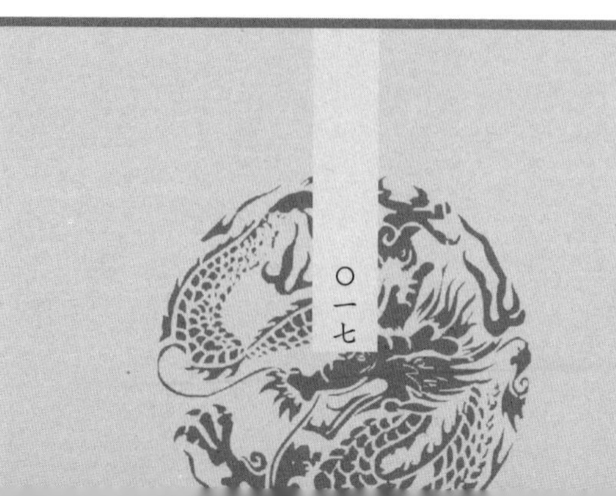

諸發等證 一

葛仙翁刻石江陵府紫極宮治發背發肩發髭發鬢發脇及一切惡腫法已上數種隨其所發處名之也其源則一故灸法亦一本然數種中死人速者發背也其候多起於背胛間初如粟米大或痛或痒色赤或黄初不以為事日漸加長腫突滿背疼痛徹心數日乃損人至此則雖盧扁不能治矣惟治之於初皆得全生其餘數種皆依法早治百無一死凡覺有患便用大蒜切片如錢厚（如無蒜用淨水和泥捻如錢樣用之）貼在瘡頭上（如瘡初生便有孔不可覆其孔）先以菉豆大艾炷灸之勿令傷肌肉如蒜焦更換待痛稍可忍即漸放炷大又可忍便除蒜灸之數不拘多少但灸至不痛即住若

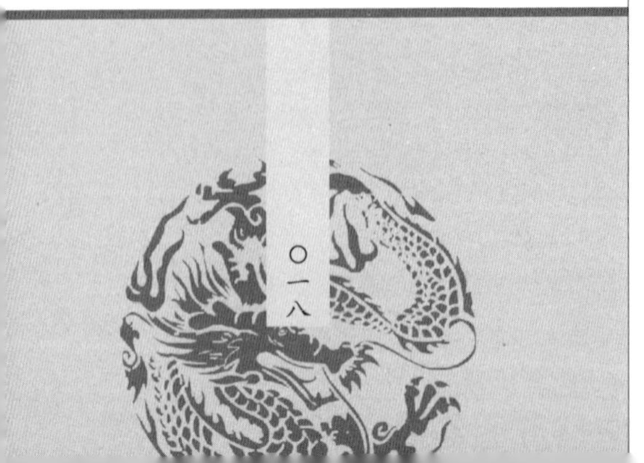

诸发等证一

葛仙翁，刻石江陵府紫极宫，治发背、发肩、发髭、发鬓、发胁，及一切恶肿法。已上数种，随其启发处名之也，其源则一。故灸法亦一本，然数种中，死人速者发背也。其候多起于背胛间，初如粟米大，或痛或痒，色赤或黄，初不以为事，日渐加长，肿突满背，疼痛彻心，数日乃损人，至此则虽卢扁不能治矣。惟治之于初，皆得全生。其余数种，皆依法早治，百无一死。凡觉有患，便用大蒜切片如钱厚，如无蒜，用净水和泥捻如钱样用之，贴在疮头上，如疮初生便有孔，不可覆其孔，先以绿豆大艾炷灸之，勿令伤肌肉。如蒜焦更换，待痛稍可忍，即渐放炷大。又可忍，便除蒜灸之，数不拘多少，但灸至不痛即住。若住灸后，又肿又痛，即仍前灸之，直候不肿不痛即住。每患一个疮，或灸三百壮、五百壮，至一二千壮方得愈者，亦有灸少而便愈者。若患三五个疮，并须各各依法灸之，灸后不肿不痛则愈矣，男女同法。孙真人治石痈，亦如此法灸之。石痈者，其肿发至坚如石有根，故名之也。灸之石子当碎出，即愈。

此系当头用大蒜灸法，议论互见后竹马灸法中。

肠痈二

孙真人治肠痈法云：肠痈之证，人多不识，治之错则杀人。其证小腹重而硬，以手抑之，则小便如淋状，时时汗出而恶寒，一身皮肤皆甲错，腹皮鼓急，甚则转侧闻水声，或绕脐生疮，或脐孔

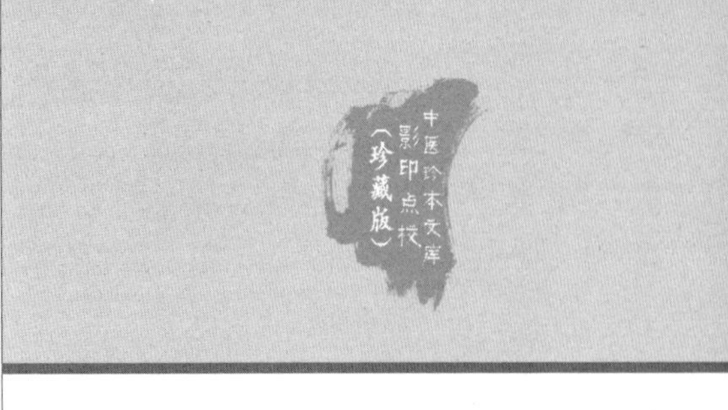

住灸後又腫又痛即仍前灸之直候不腫不痛即住每患一箇瘡或灸三百壯五百壯至一二千壯方得愈者亦有灸少而便愈者若患三五箇瘡並須各各依法灸之灸後不腫不痛則愈矣男女同法孫真人治石癰亦如此法灸之石癰者其腫發至堅如石有根故名之也灸之石子當碎出即愈

此係當頭用大蒜灸法議論互見後竹馬灸法中

腸癰 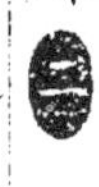

孫真人治腸癰法云腸癰之證人多不識治之錯則殺人其證小腹重而硬以手抑之則小便如淋狀時時汗出而惡寒一身皮膚皆甲錯腹皮鼓急甚則轉側聞水聲或繞臍生瘡或臍孔

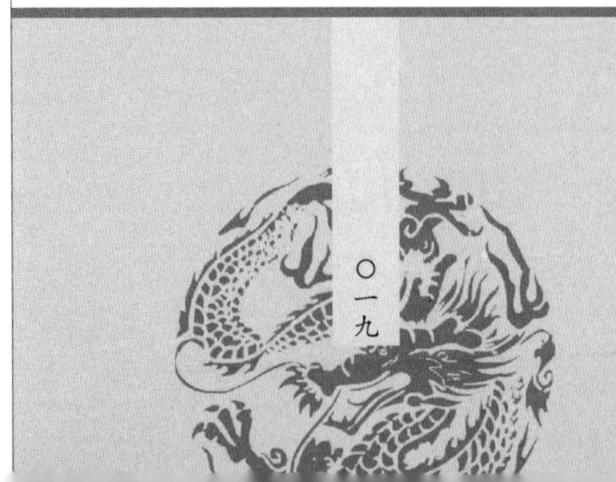

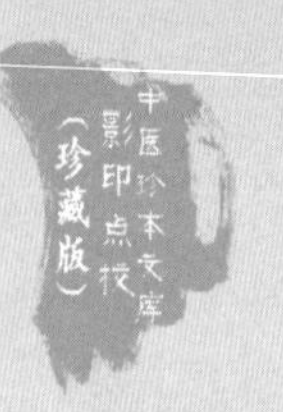

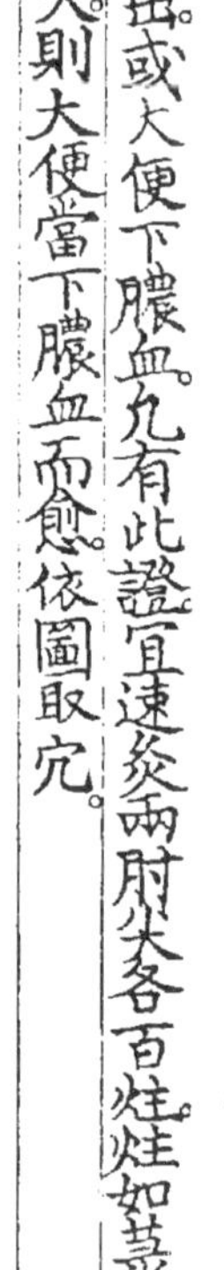
膿出。或大便下膿血。凡有此證。宜速灸兩肘尖各百炷。炷如菉豆大。則大便當下膿血而愈。依圖取穴。

圖形　男女同法

脓出，或大便下脓血。凡有此证，宜速灸两肘尖各百炷，炷如绿豆大，则大便当下脓血而愈，依图取穴。

图形　男女同法

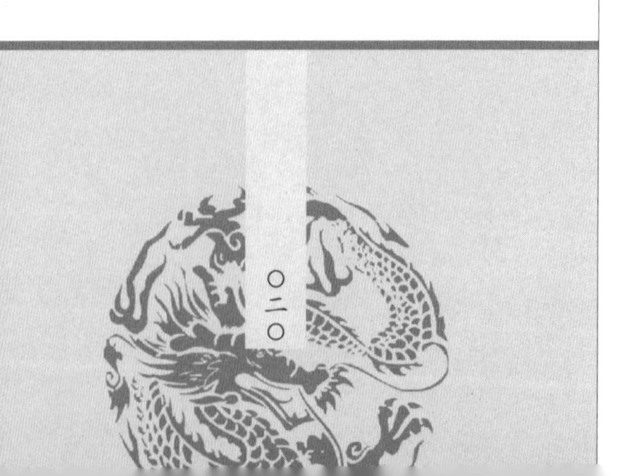

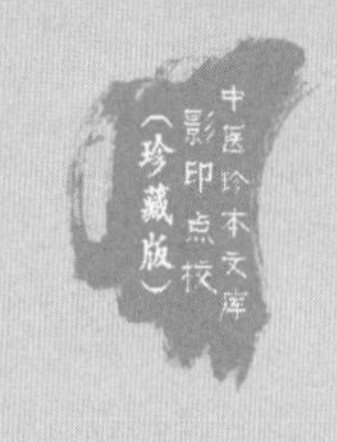

丁疮三

黄帝，歧（岐）[①]伯，孙真人，治丁疮法。丁疮者，其种甚多，初起皆一点突如丁盖子，故名之。发于手足头面者，其死更速。惟宜早灸，凡觉有此患，便灸掌后四寸两筋间十四炷，依图取穴。

图形　男左女右

① 编者加，下同。

丁瘡三

黃帝。岐伯。孫真人。治丁瘡法。丁瘡者。其種甚多。初起皆一點突如丁蓋子。故名之。發於手足頭面者。其死更速。惟宜早灸。凡覺有此患。便灸掌後四寸兩筋間十四炷。依圖取穴。

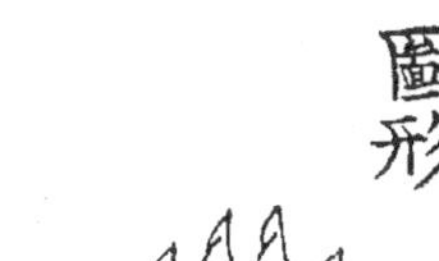

男左女右

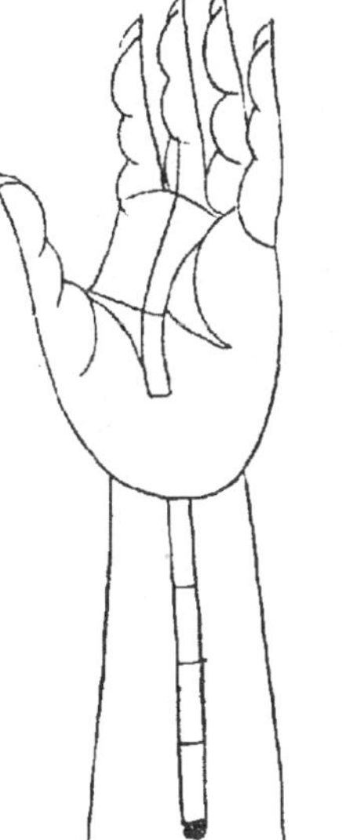

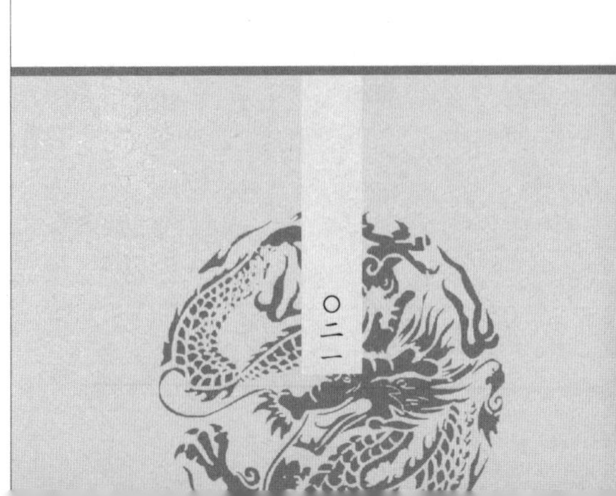

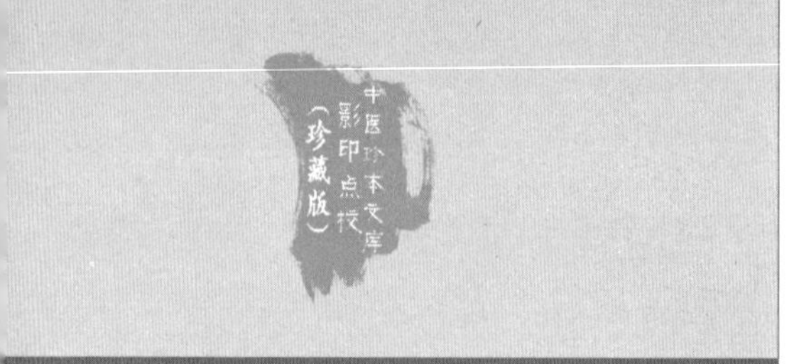

附骨疽 四

黄帝。岐伯。孫真人治附骨疽亦如治丁瘡法灸之其附骨疽者無故附骨而成膿故名之。多發於四肢大節筋間。虛人及產婦偏發腿胜間其候先覺痹重或痹疼或只烘烘然肌熱動搖不便按之應骨酸痛。經曰便覺皮肉漸急。洪腫如肥人狀多作賊風風腫治之。因循多致死。凡有此患宜早灸之。依丁瘡圖子取穴灸之。男左女右。

圖子見前丁瘡門

皮膚中毒風 五

張文仲。孫真人。姚和衆。治皮膚中毒風法毒風之病其候忽然

附骨疽四

黄帝、歧(岐)伯、孙真人，治附骨疽，亦如治丁疮法灸之，其附骨疽者，无故附骨而成脓，故名之。多发于四肢大节筋间，虚人及产妇，偏发腿胜间，其候先觉痹重或痹疼，或只烘烘然肌热，动摇不便，按之应骨酸痛。经曰：便觉皮肉渐急，洪肿如肥人状，多作贼风风肿治之，因循多致死。凡有此患，宜早灸之，依丁疮图子取穴灸之，男左女右。

图子见前丁疮门

皮肤中毒风五

张文仲，孙真人，姚和众，治皮肤中毒风法，毒风之病，其候忽然

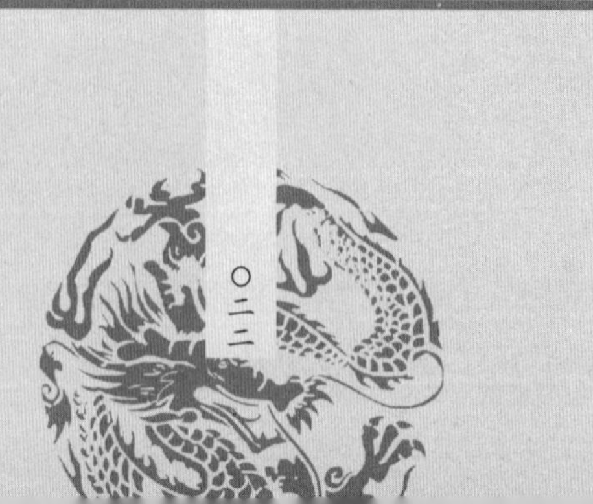

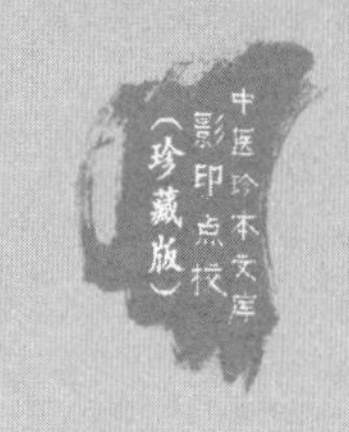

遍身痛痒如蟲齧痒極搔之皮便脱落爛壞作瘡凡有此患急灸兩臂屈肘曲骨間各二十一炷依圖取穴。

圖形

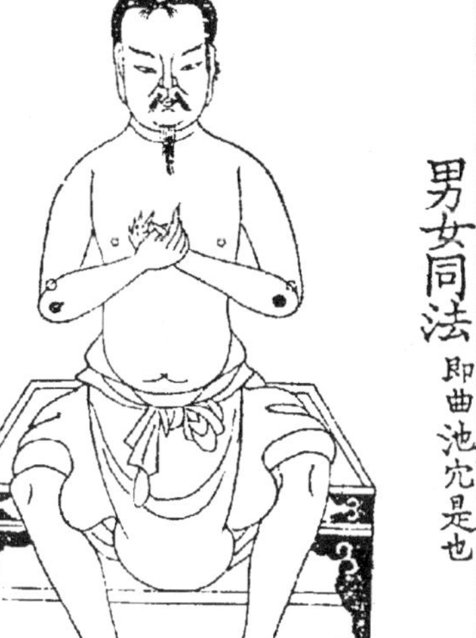

男女同法 即曲池穴是也

遍身痛，痒如虫啮，痒极搔之，皮便脱落，烂坏作疮。凡有此患，急灸两臂屈肘曲骨间，各二十一炷，依图取穴。

图形　男女同法即曲池穴是也。

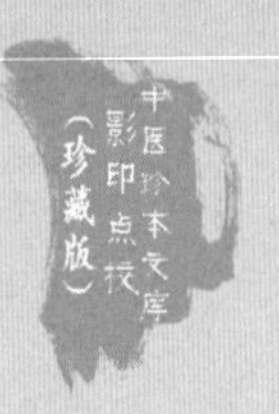

卒暴心痛 六

甄權。治卒暴心痛。厥逆欲死者。灸掌後三寸兩筋間。左右各

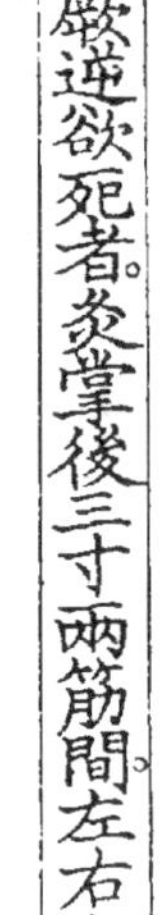

十四壯。依圖取穴。

圖形

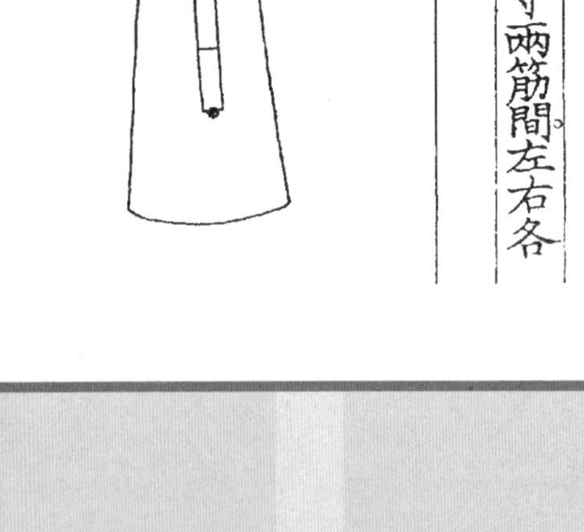

男女同法

卒暴心痛六

甄权，治卒暴心痛，厥逆欲死者，灸掌后三寸两筋间，左右各十四壮，依图取穴。

图形　男女同法

转胞小便不通七

葛仙翁，徐嗣伯，治卒胞转，小便不通，烦闷气促欲死者。用盐填脐孔，大艾炷灸二十一炷，未通更灸，已通即住。

男女同法

霍乱八

葛仙翁，治霍乱已死，诸般符药不效者。云：此法特异，起死回生，不在方药，大抵理趣精玄，非凡俗所知。急灸两肘尖，各十四炷，炷如绿豆大，依图取穴。

男女同法此灸穴与前项孙真人治肠痈穴同。

图形已见前肠痈门。

轉胞小便不通 七

葛仙翁徐嗣伯治卒胞轉小便不通煩悶氣促欲死者用鹽填臍孔大艾炷灸二十一炷未通更灸已通即住

男女同法

霍亂 八

葛仙翁治霍亂已死諸般符藥不効者云此法特異起死回生不在方藥大抵理趣精玄非凡俗所知急灸兩肘尖各十四炷炷如菉豆大依圖取穴

男女同法 此灸穴與前項孫真人治腸癰穴同

圖形已見前腸癰門

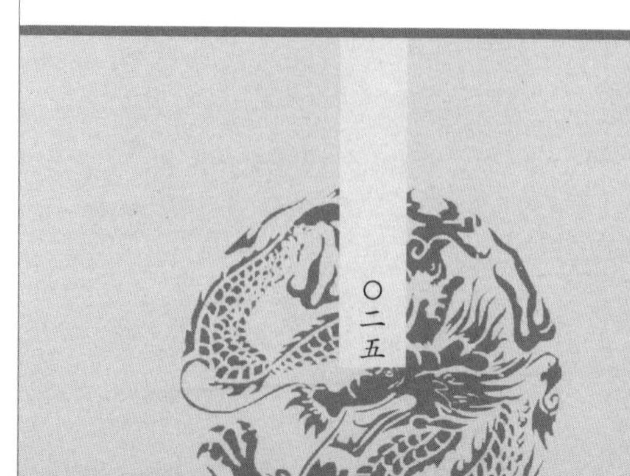

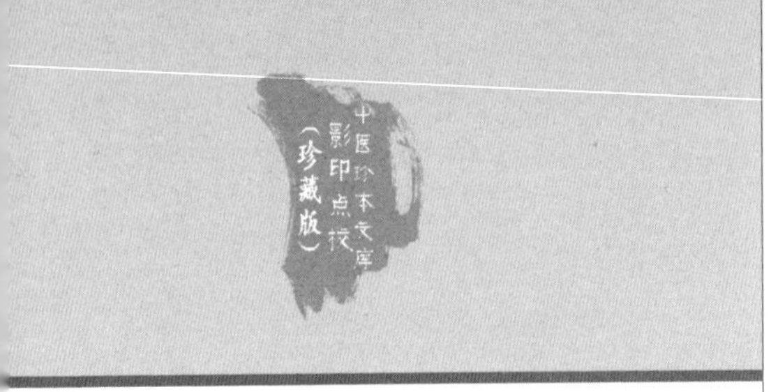

霍亂轉筋 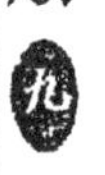

孫真人治霍亂轉筋及卒然無故轉筋欲死者灸足兩踝尖各三炷炷如菉豆大轉筋在股內灸兩內踝尖轉筋在股外灸兩外踝尖踝者即俗稱脚塊子是也。

男女同法

風牙疼 十

葛仙翁陶隱居治風牙疼不可忍不能食者灸足外踝尖三炷炷如菉豆大患左灸右患右灸左。

男女同法

足踝備載明堂灸經

霍乱转筋九

孙真人，治霍乱转筋，及卒然无故转筋欲死者，灸足两踝尖各三炷，炷如绿豆大，转筋在股内，灸两内踝尖，转筋在股外，灸两外踝尖。踝者，即俗称脚块子是也。

男女同法

风牙疼十

葛仙翁，陶隐居，治风牙疼不可忍，不能食者，灸足外踝尖三炷，炷如绿豆大，患左灸右，患右灸左。

男女同法

足踝备载明堂灸经

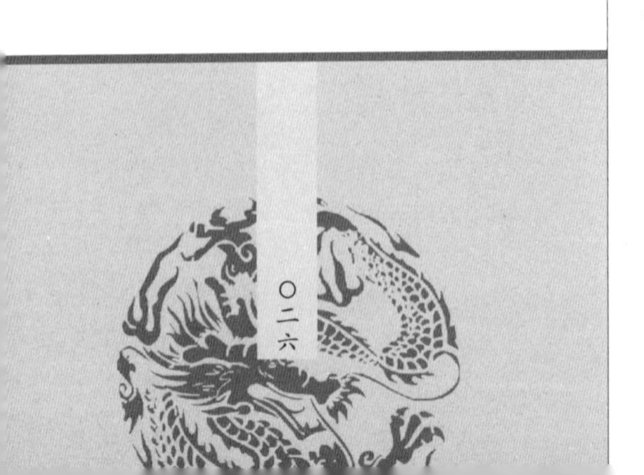

精魅鬼神所淫十一

华佗，治精魅鬼神所淫，癫邪狂厥，诸般符药不效者，用细索并两手大指缚之，灸三炷，每炷着四处，半在肉上，半在甲上，一处不着则不验。灸之当作鬼神语，诘问其略，即解脱之令去。其人遂苏，依图取法，男女同法。

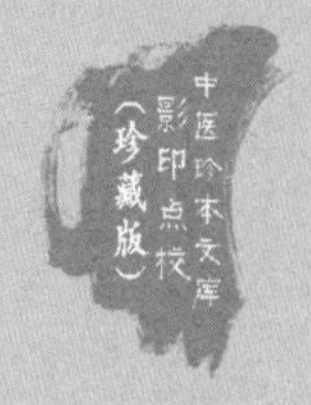

精魅鬼神所淫十一

華佗治精魅鬼神所淫癲邪狂厥諸般符藥不効者用細索併兩手大指縛之灸三炷每炷着四處半在肉上半在甲上一處不着則不驗灸之當作鬼神語詰問其畧即解脫之令去其人遂甦依圖取法　男女同法

圖形

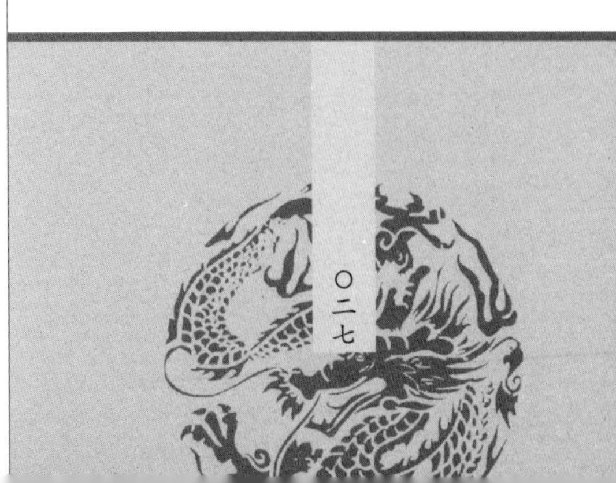

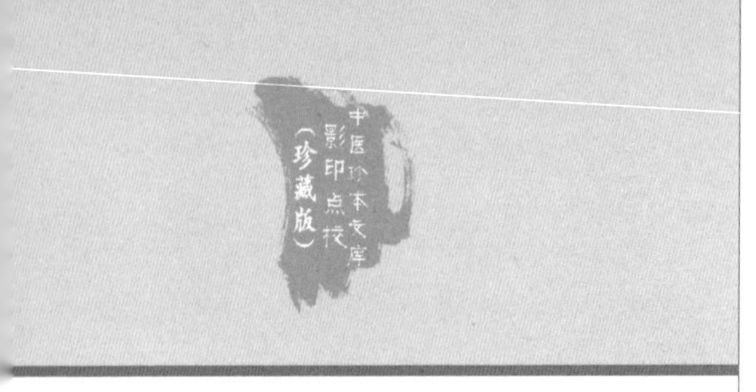

夜魘不寤十二

葛仙翁。陶隱居。孫真人。治魘死法云。凡夜魘者。皆本人平時神氣不全。卧則神不守舍。魂魄外遊。或爲彊邪惡鬼所執。欲還未得。身如死尸。切忌火照。火照則魂魄不能歸體。只宜暗中呼喚。其有燈光而魘者。其魂魄雖由明出。亦忌火照。但令人痛齧其踵。及足大指甲側即活。痛齧即重咬踵即脚跟也皂莢末吹入兩鼻亦良。經一二更不活者。灸兩足大指上各七炷。炷如菉豆大。依圖取法。婦人扎脚者。此穴難求。宜灸掌後三寸兩筋間。各十四壯。此穴即前項甄權治卒暴心痛穴也。各依前圖取之。

夜魇不寤十二

葛仙翁，陶隐居，孙真人，治魇死法云，凡夜魇者，皆本人平时神气不全，卧则神不守舍，魂魄外游，或为强邪恶鬼所执欲还未得。身如死尸，切忌火照，火照则魂魄不能归体。只宜暗中呼唤，其有灯光而魇者，其魂魄虽由明出，亦忌火照，但令人痛啮其踵，及足大指甲侧即活，痛啮即重咬踵，即脚跟也，皂荚末吹入两鼻亦良。经一二更不活者，灸两足大指上各七炷，炷如绿豆大，依图取法。妇人札脚者。此穴难求，宜灸掌后三寸两筋间，各十四壮。此穴即前项甄权治卒暴心痛穴也，各依前图取之。

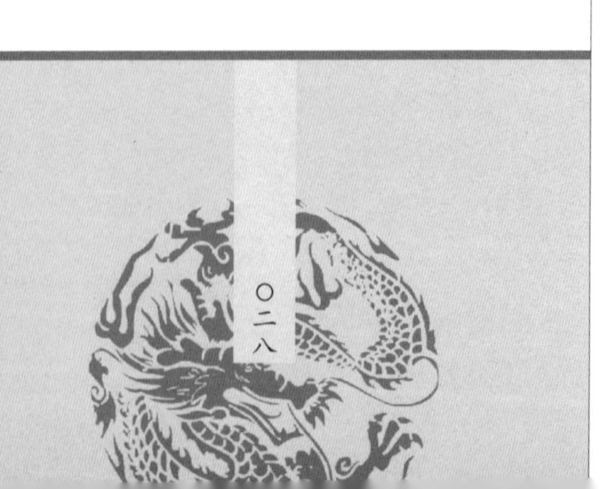

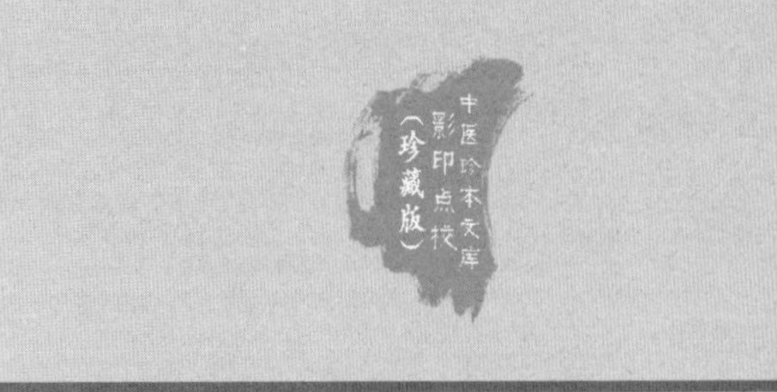

卒忤死法十三

扁鹊，孙真人，治卒忤死法，忤死即今人所谓鬼打冲，恶尸厥也，急以皂角末，吹入两鼻即活。若经时不活，急灸掌后三寸两筋间，各十四炷，此穴即前穴甄权灸心痛者是也。图子见前，讫如身冷口噤者，灸人中三炷，炷如粟米大，依图取法。男女同法。

圖形

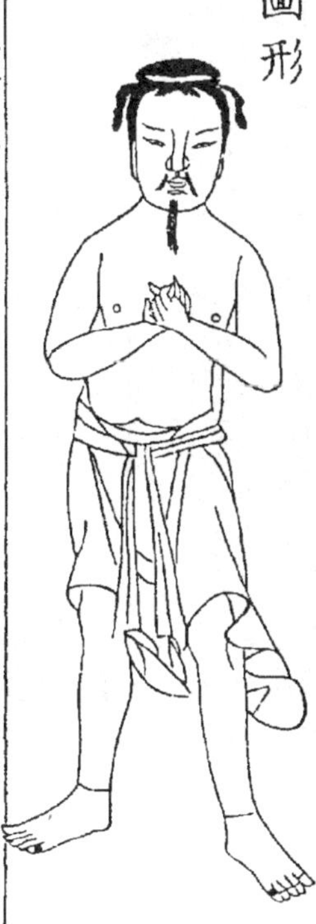

卒忤死法 十三

扁鵲。孫真人治卒忤死法。忤死即今人所謂鬼打衝惡尸厥也急以皁角末吹入兩鼻即活。若經時不活。急灸掌後三寸兩筋間。各十四炷。此穴即前穴甄權灸心痛者是也。圖子見前。訖如身冷口噤者。灸人中三炷炷如粟米大。依圖取法。男女同法

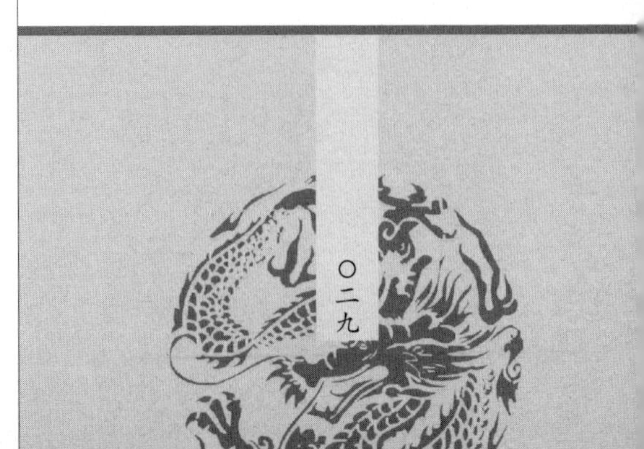

圖形

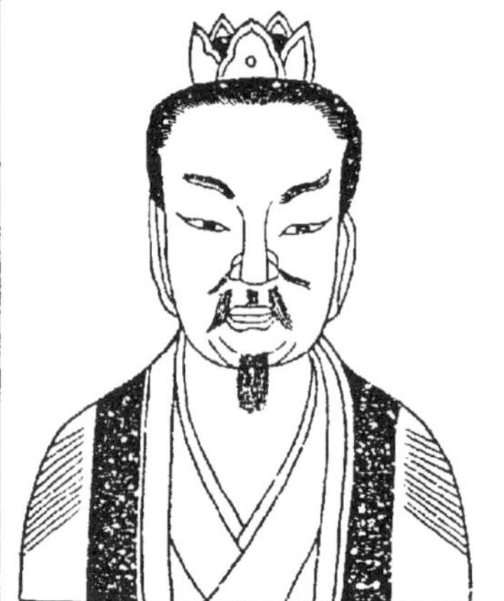

溺水 十四

葛仙翁。孫真人。救溺水死。用皂角末吹入糓道中。皂角無用石灰但解開衣服。灸臍孔三五十壯。水從糓道中出即活。此法治溺水。經一宿猶可活。又孫真

溺水十四

葛仙翁，孙真人，救溺水死，用皂角末吹入谷道中，皂角无，用石灰，但解开衣服，灸脐孔三五十壮，水从谷道中出即活。此法治溺水，经一宿犹可活。又孙真

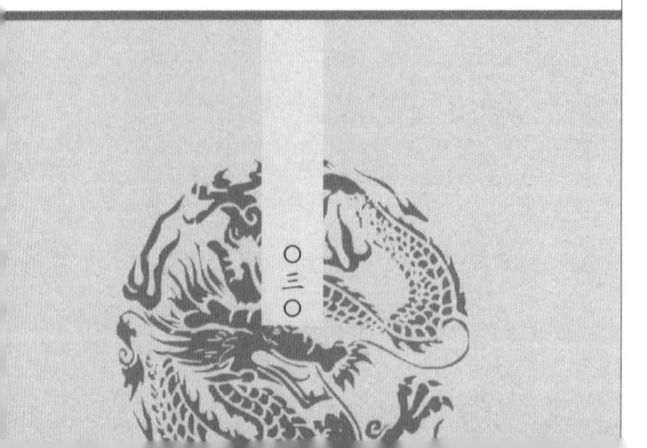

人云：冬日落水，冷冻身强直，口眼闭，尚有微气者，用灶灰一斗，锅内炒令暖，以布三五重暖裹热灰，熨其心头。灰若冷可即换，熨得心暖气通，目转口开，以温薄粥令稍稍咽，仍依前法灸之即活。若不先熨暖其心，便向火炉逼之，则身中冷气与火气争即死，切宜戒之。

自缢十五

太仓公，孙真人，救自缢死法云，凡救自缢者，极须按定其心，勿便截绳，当抱起解之，其心下尚温者，先用皂荚末吹入两鼻，用旧毡一片，盖其口鼻，令两人用竹筒极吹两耳即活。又扁鹊法，用梁上细尘少许，入四个竹筒内，令四人各执一个，同时吹两鼻两耳，用力极吹，更灸手足大指横纹中各七炷即活。依图取穴，如妇人札足者，只灸两手大指上二穴。

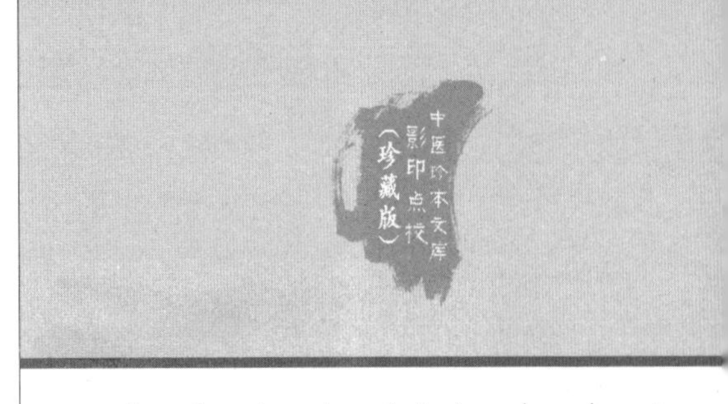

人云。冬日落水冷凍身強直口眼閉尚有微氣者用竈灰一斗鍋內炒令煖以布三五重煖裹熱灰熨其心頭灰若冷可即換熨得心煖氣通目轉口開以溫薄粥令稍稍嚥仍依前法灸之即活若不先熨煖其心便向火爐逼之則身中冷氣與火氣爭即死切宜戒之

自縊 十五

太倉公孫真人救自縊死法云凡救自縊者極須按定其心勿便截繩當抱起解之其心下尚溫者先用皂莢末吹入兩鼻用舊氈一片蓋其口鼻令兩人用竹筒極吹兩耳即活又扁鵲法用梁上細塵少許入四箇竹筒內令四人各執一箇同時吹兩鼻兩耳用力極吹更灸手足大指橫紋中各七炷即活依圖取穴如婦人札足者只灸兩手大指上二穴

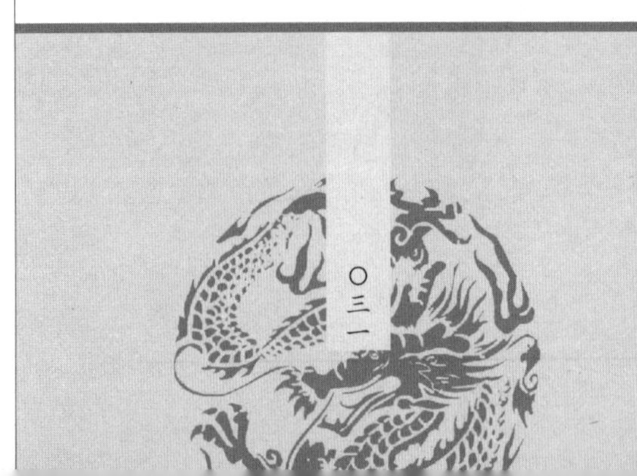

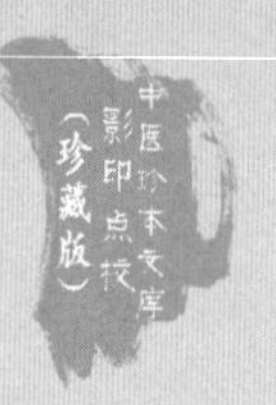

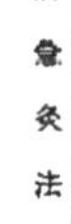

圖形

图形

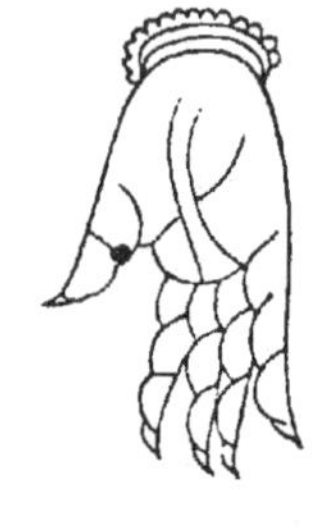

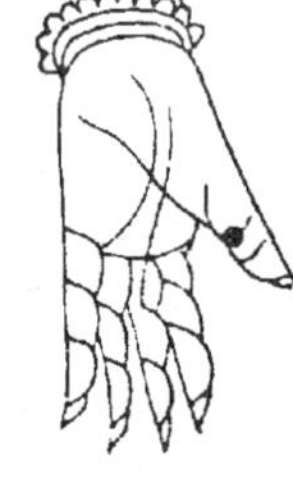

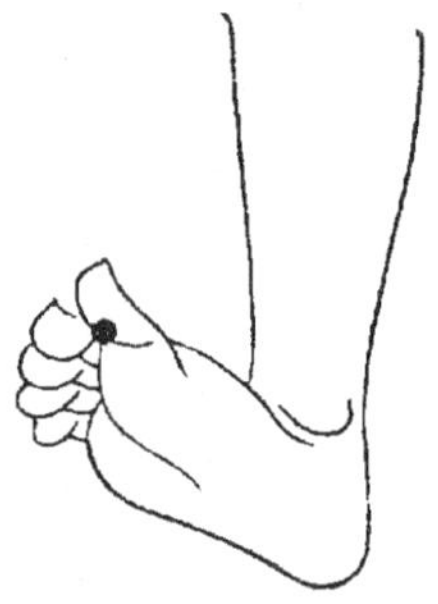

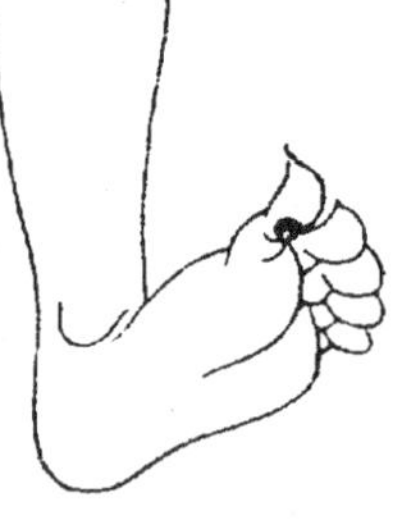

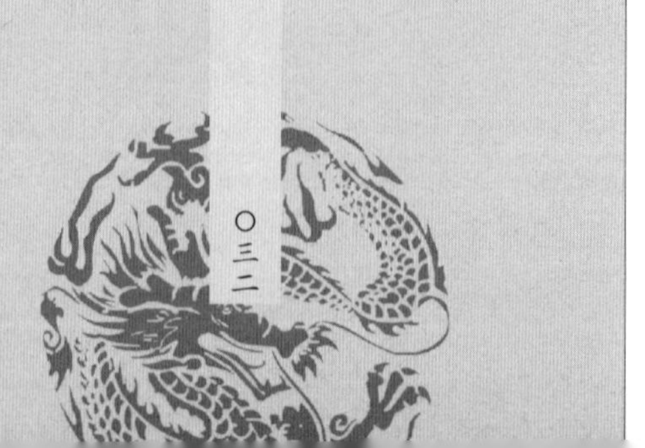

急喉痹十六

孙真人，甄权，治急喉痹，舌强不能言，须臾不治即杀人。宜急于两手小指甲后，各灸三炷，炷如绿豆大，依图取穴。男女同法。

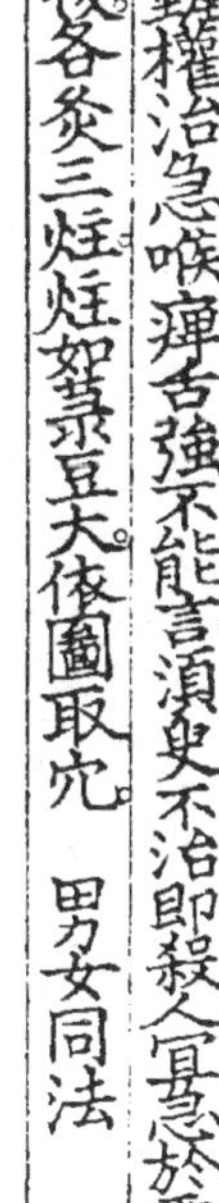

急喉痺 十六

孫真人甄權治急喉痺舌強不能言須臾不治即殺人宜急於兩手小指甲後各灸三炷炷如菉豆大依圖取穴 男女同法

圖形

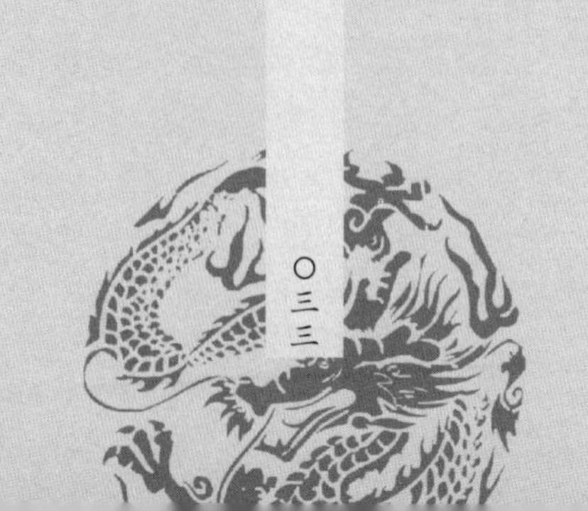

鼻衄 十七

徐文伯。治卒然鼻中血出不止。病名鼻衄用細索如左孔衄縛右足。右孔衄縛左足。各小指。兩孔俱衄。則俱縛兩足各小指。如婦人札脚者縛膝腕若衄多不止者。握手屈大指。灸骨端上三炷。炷如粟米大。依圖取法

圖形

男女同法 右衄灸左 左衄灸右

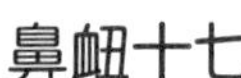

鼻衄十七

任文伯，治卒然鼻中血出不止，病名鼻衄，用细索如左孔衄缚右足，右孔衄缚左足各小指。两孔俱衄，则俱缚两足各小指，如妇人札脚者，缚膝腕。若衄多不止者，握手屈大指，灸骨端上三炷，炷如粟米大，依图取法。

图形　男女同法，右衄灸左，左衄灸右。

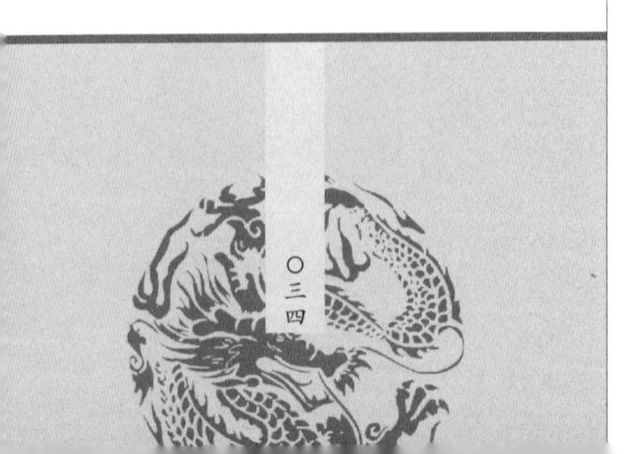

婦人難生 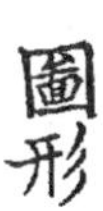

張文仲治橫產手先出者。諸般符藥不効。急灸右脚小指尖三炷。炷如菉豆大。如婦人札脚。先用鹽湯洗脚令溫氣脈通疏。然後灸。立便順產。

圖形

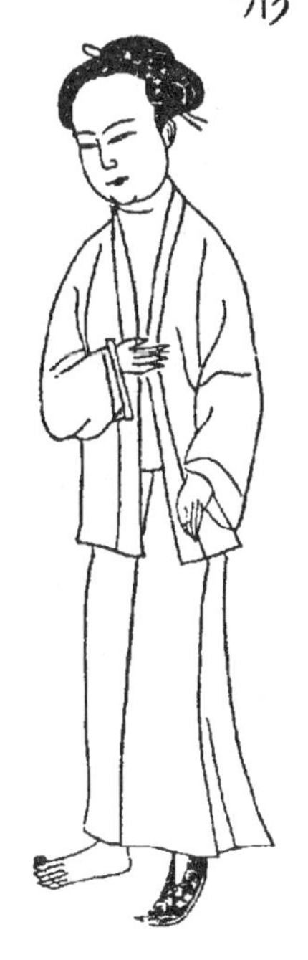

妇人难生十八

张文仲，横产手先出者，诸般符药不效，急灸右脚小指尖三炷，炷如绿豆大。如妇人札脚，先用盐汤洗脚令温，气脉通疏，然后灸，立便顺产。

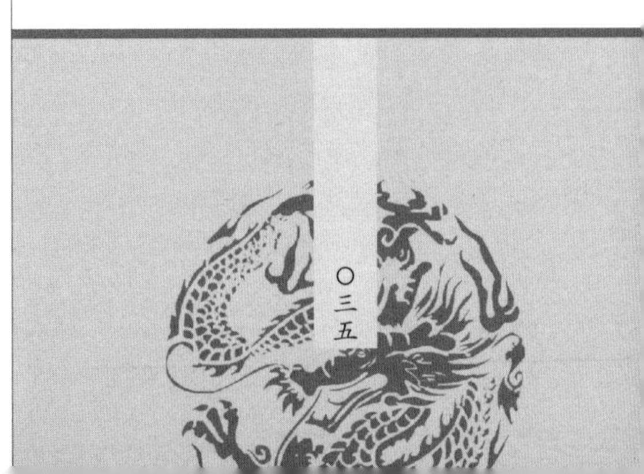

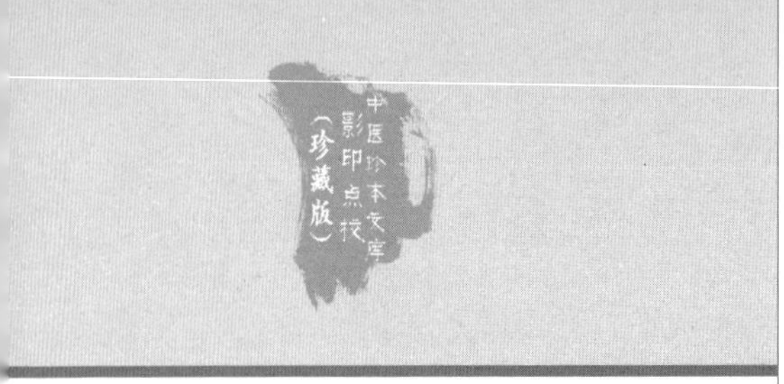

小腸氣十九

孫真人甄權治卒暴小腸疝氣疼痛欲死法灸兩足大指上各七炷炷如菉豆大此穴即是前葛仙翁陶隱居孫真人治魘死穴也依圖取穴灸之可即愈

圖子見前治魘死門

一切蛇傷二十

孫真人治一切毒蛇咬法急於新咬處灸十四炷則毒不行如無艾處只用紙撚爇之極痛即止

又夏月納涼露卧忽有蛇入口挽不出者用艾灸蛇尾即出如無艾火處用刀或磁礫周匝割蛇尾截令皮斷乃捋之皮脫肉脫即出

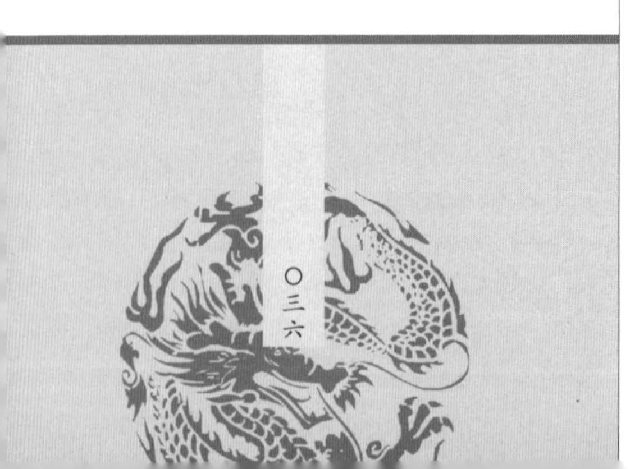

小肠气十九

孙真人，甄权，治卒暴小肠疝气，疼痛欲死法，灸两足大指上各七炷，炷如绿豆大，此穴即是前葛仙翁、陶隐居、孙真人治魇死穴也。依图取穴，灸之可即愈。

图子见前治魇死门

一切蛇伤二十

孙真人，治一切毒蛇咬法，急于新咬处灸十四炷，则毒不行。如无艾处，只用纸撚热之极痛，即止。

又夏月纳凉露卧，忽有蛇入口挽不出者，用艾灸蛇尾，即出。如无艾火处，用刀或磁礫，周匝尖割尾，截令皮断乃捋之，皮脱肉脱，即出。

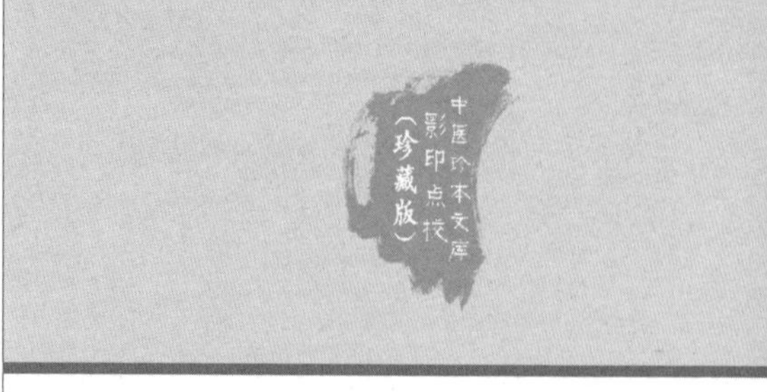

又方，割破蛇尾，入蜀椒三二颗，即出。

治犬咬二十一

歧（岐）伯，孙真人，治凡犬咬法，即令三姓三人，于所咬伤处，各人灸一炷，即愈。

治狂犬所咬二十二

孙真人，治狂犬咬法，春末夏初，大多狂猘，其时咬伤人至死者，世皆忽之，不以为事，其被咬人，则精神失守，发为狂疾，诸般符药治疗，莫过于灸。便于所咬处灸百炷，自后日灸一炷，不可一日阙，灸满百日，方得免祸。终身勿食犬肉、蚕蛹，食之毒发即死。又特忌初见疮较痛止，自言平复，此最可畏，大祸

又方。割破蛇尾。入蜀椒三二顆。即出。

治犬咬 廿一

歧伯孫真人治凡犬咬法。即令三姓三人。於所咬傷處各人灸一炷。即愈。

治狂犬所咬 廿二

孫真人。治狂犬咬法。春末夏初。大多狂猘。其時咬傷人至死者。世皆忽之。不以爲事。其被咬人。則精神失守。發爲狂疾。諸般符藥治療。莫過於灸。便於所咬處灸百炷。自後日灸一炷。不可一日闕。灸滿百日。方得免禍。終身勿食犬肉蚕蛹。食之毒發即死。又特忌初見瘡較痛止。自言平復。此最可畏。大禍

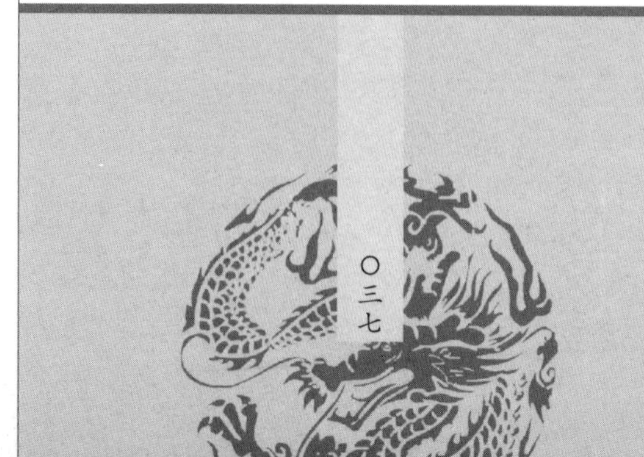

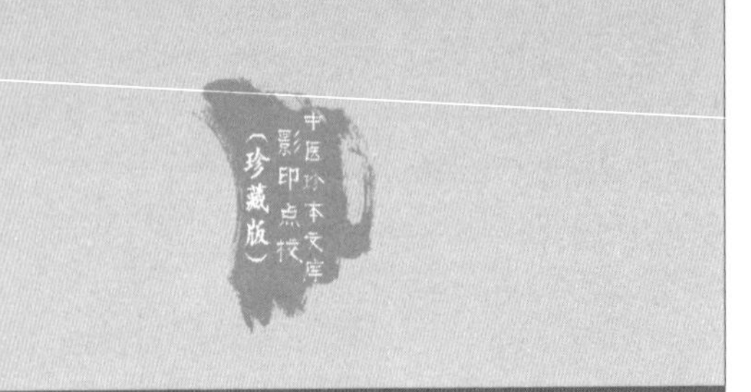

即至。死在旦夕。若被咬已經三四日方欲灸者。視瘡中有毒血。先刺出之。然後灸。

右諸灸法皆救倉卒患難。所有人神血支血忌。及大風大雨病人本命。並不避忌。務發敬信心。疾速檢用。得此本能多多轉授他人。庶幾與我同志也。

即至，死在旦夕。若被咬已经三四日方欲灸者，视疮中有毒血，先刺出之，然后灸。

右诸灸法，皆救仓卒患难，所有人神血支血忌，及大风大雨病人本命，并不避忌。务发敬信心，疾速检用，得此本能多多转授他人，庶几与我同志也。

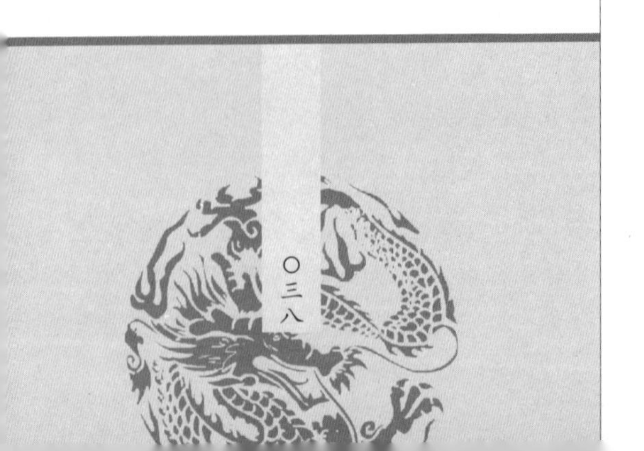

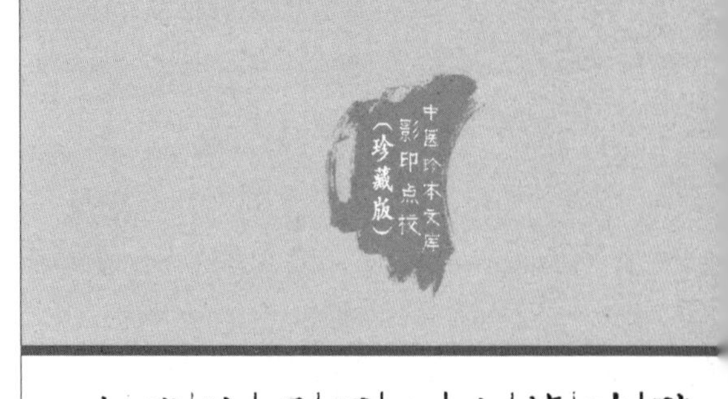

骑竹马灸法

治发背脑疽，肠痈牙痈，四肢下部，一切痈疽丁疮，鱼脐鬼箭瘭疽等，或胃腹不测，风瘅肿瘤，紧硬赤肿，恶核瘰疬，发妳之属。先令病人凭几曲手，男左女右，看臂腕节中间，有一偃孔。令把臂相对者，以朱点定了，有图在后第一，次用挺直其臂，如持弓之直，却见先来用朱点定偃孔处，正在臂节横纹上，就以篾自横纹贴肉量，至中指肉尖而止。不过指爪，有图在后第二，次用屈中指。侧看中节有两斜横缝，就用篾厌（压）定截断，此是一寸，须量横纹各一，则乃各一寸也，有图在后第三。次用竹扛一条，两卓子前后阁起，以毡褥被帛等藉定令稳，令病人脱去衬衣，解开袴带，骑定竹扛，用身壁直，靠尾闾骨，坐于竹扛上，两足悬虚，俱不要着地。悬身

騎竹馬灸法

治發背腦疽。腸癰牙癰。四肢下部。一切癰疽丁瘡。魚臍鬼箭瘭疽等。或胃腹不測。風瘅腫瘤。緊硬赤腫。惡核瘰癧。發妳之屬。先令病人凭几曲手。男左女右。看臂腕節中間。有一偃孔。令把臂相對者。以朱點定了。有圖在後第一 次用挺直其臂。如持弓之直。却見先來用朱點定偃孔處。正在臂節横紋上。就以篾自横紋貼肉量。至中指肉尖而止。不過指爪。有圖在後第二 次用屈中指。側看中節有兩斜横縫。就用篾厭定截斷。此是一寸。須量横紋各一。則乃各一寸也。有圖在後第三 次用竹扛一條。兩卓子前後閣起。以氊褥被帛等藉定令穩。令病人脱去襯衣。解開袴帶。騎定竹扛。用身壁直。靠尾閭骨。坐于竹扛上。兩足懸虚。俱不要着地。懸身

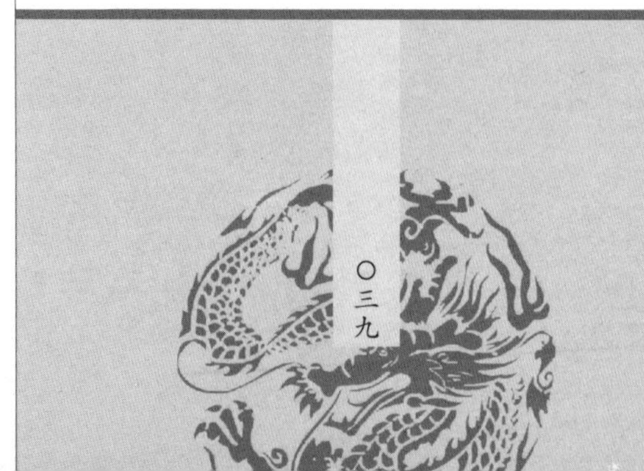

正直。要兩人左右扶定。勿斜側傴曲。要以尾閭骨正貼在竹扛上。卻就竹扛上。用初頭自臂腕量。至中指肉尖。竹篾子自尾閭骨量。上背脊之心。盡其所厭之篾而止。卻用前所厭橫紋二寸。則子橫安篾盡處。用朱點定。兩頭是穴。相去各一寸也。有圖在後第四 各灸五壯或七壯。艾炷及三分闊。以紙軸艾作炷。十分緊實方可用。壯數不可灸多。不問癰生何處。已破未破。並用此法灸之。無不安愈。蓋此二穴。心脈所起。忽遇點穴近瘡或正在瘡上不問遠近只要依法灸之切莫生疑 凡癰疽只緣心火流滯而生。灸此二穴。心火即時流通。不過三日。可以安愈。可謂起死救危。有非常之功。屢施屢驗。蓋素問云諸痛癢皆屬於心。又云。榮血不調。逆於肉理。則生癰疽。榮者血也。衛者氣也。心能行血。心既留滯。則血為之不行。故逆於肉理而生癰腫。灸此二穴。心火

正直，要两人左右扶定，勿斜侧偃曲，要以尾闾骨正贴在竹扛（杠）上，却就竹扛（杠）上。用初头自臂腕量，至中指肉尖。竹篾子自尾闾骨量，上背脊之心，尽其所厌（压）之篾而止。却用前所厌（压）横纹二寸，则子横安篾尽处，用朱点定。两头是穴，相去各一寸也，有图在后第四，各灸五壮或七壮。艾炷及三分阔，以纸轴艾作炷，十分紧实方可用，壮数不可灸多，不问痈生何处，已破未破，并用此法灸之，无不安愈。盖此二穴，心脉所起，忽遇点穴近疮，或正在疮上，不问远近，只要依法灸之，切莫生疑。凡痈疽只缘心火流滞而生，灸此二穴，心火即时流通，不过三日，可以安愈。可谓起死救危，有非常之功，屡施屡验。盖《素问》云，诸痛痒皆属于心。又云，荣血不调，逆于肉理则生痈疽，荣者血也，卫者气也，心能行血，心既留滞，则血为之不行，故逆于肉理而生痈肿。灸此二穴，心火

调畅，血脉自然流通，胜于服药多矣。灸罢谨口味，戒房事，依法将理。

依前法一灸七壮了，经半日许，灸疮内流水甚多。觉火气游走，周遍一身，蒸蒸而热，再视正疮寡肿，已消减五六分矣。至第二日五更，艾火盛行，咽喉焦枯，口舌干燥，小便颇涩，四肢微汗，略觉烦燥（躁），当是艾火流通使然。遂投乳香绿豆托里散方在后，两匙头许。专防托毒气不入心，及国老膏一服，方在后，良久诸证渐渐释去，视其疮肿寡已消，第三日果安愈矣。但灸疮寡发异常，如虫行状，流清水四五日方定，此诚可谓活人良法也。仍服五香连翘汤，方在后，此以疏散郁毒之气，甚则转毒散，方在后，或凡黄元，以防毒内攻，方在后，更在识轻重缓急，分阴分阳而服药，或胶醋熨散，或膏药涂贴，如外科常法治之，醋熨法在后。

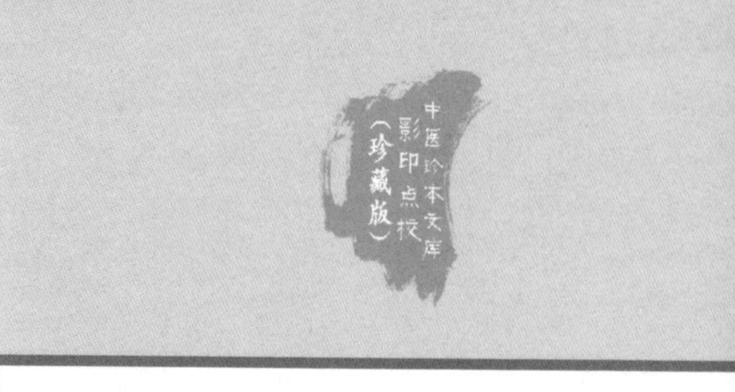

調暢血脉自然流通。勝於服藥多矣。灸罷謹口味。戒房事。依法將理。

依前法一灸七壯了。經半日許灸瘡內流水甚多　覺火氣遊走周遍一身蒸蒸而熱。再視正瘡舋腫已消減五六分矣。至第二日五更艾火盛行。咽喉焦枯口舌乾燥。小便頻澁。四肢微汗。略覺煩燥。當是艾火流通使然。遂投乳香菉豆托裏散（方在後）兩匙頭許。專防托毒氣不入心。及國老膏一服。（方在後）良久諸證漸漸釋去。視其瘡腫舋已消。第三日果安愈矣。但灸瘡舋發異常。如虫行狀。流清水四五日方定。此誠可謂活人良法也。仍服五香連翹湯。（方在後）此以疏散鬱毒之氣。甚則轉毒散。（方在後）或凢黃元。以防毒內攻。（方在後）更在識輕重緩急。分陰分陽而服藥。或膠醋熨散。或膏藥塗貼。如外科常法治之。（醋熨法在後）

備急灸法　三九

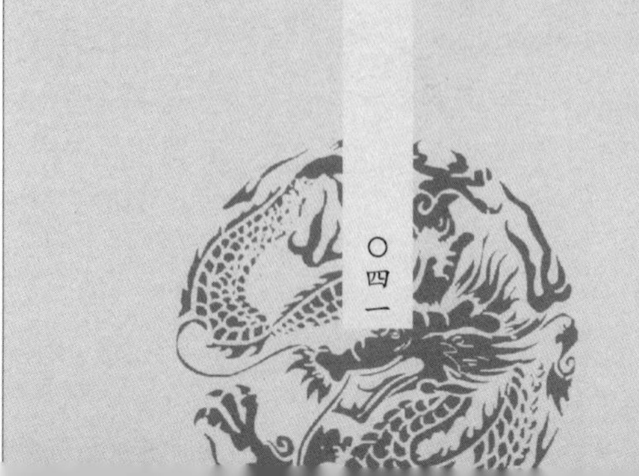

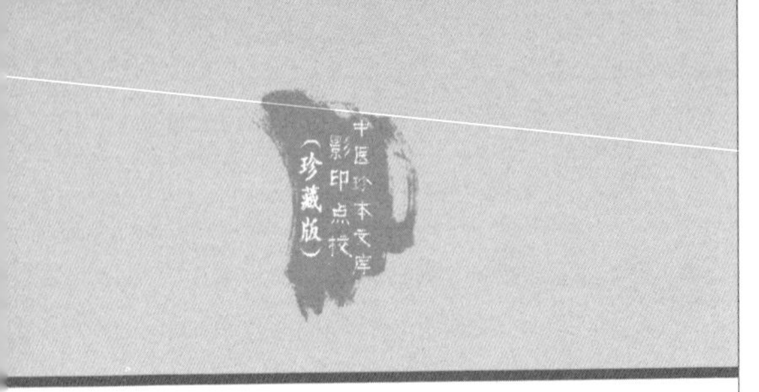

先曲手。看臂腕節中間有一偃孔。便是臂節橫紋端的中心。令對坐。把臂之人以朱點定。

第一圖形

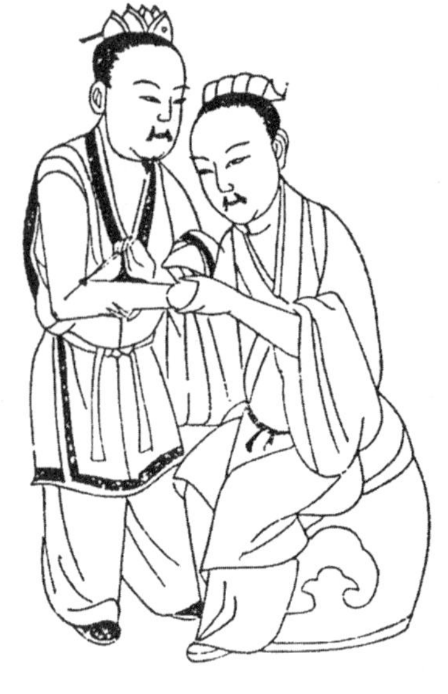

先曲手，看臂腕节中间有一偃孔，便是臂节横纹端的中心。令对坐，把臂之人以朱点定。

第一图形

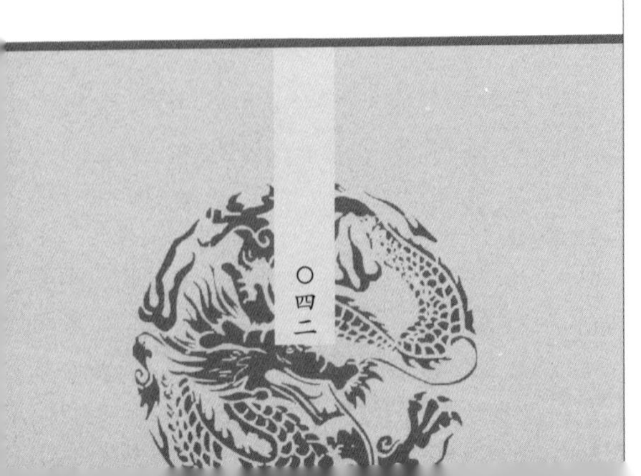

次用挺直其臂如持弓之直却見先來用朱點定偃孔處正在臂節横紋上就以竹篾自横紋貼肉量上至中指肉尖而止不過指爪。

第二圖形

次用挺直其臂，如持弓之直，却见先来用朱点定偃孔处，正在臂节横纹上，就以竹篾自横纹贴肉量，上至中指肉尖而止，不过指爪。

第二图形

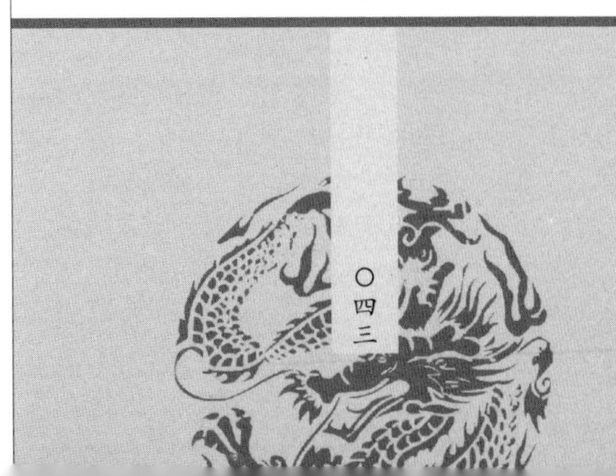

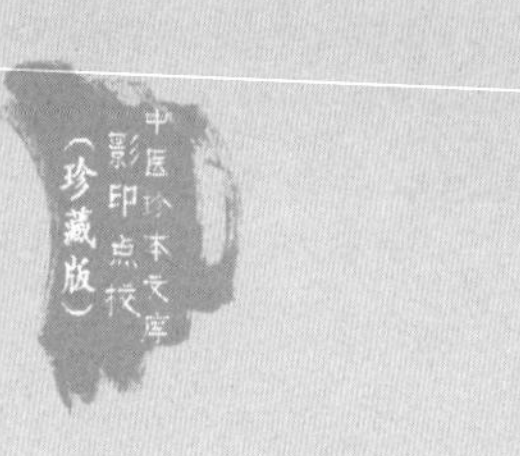

次用屈中指側看中節屈處。有兩斜紋。此是量寸法所用：兩頭各一寸之。則以薄篾量二寸。折斷篾。

第三圖形

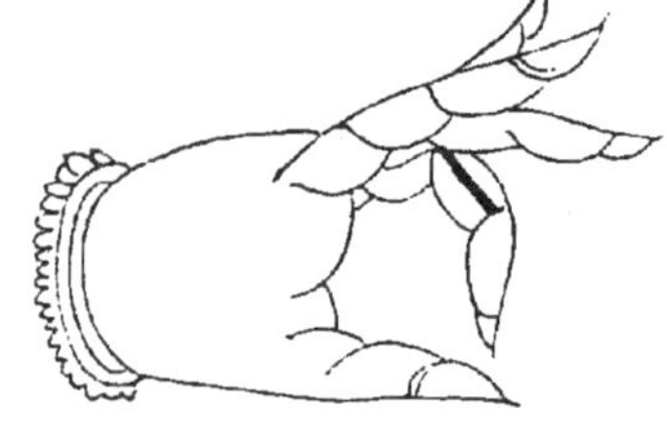

次用屈中指侧看中节屈处，有两斜纹，此是量寸法所用，两头各一寸之，则以薄篾量二寸，折断篾。

第三图形

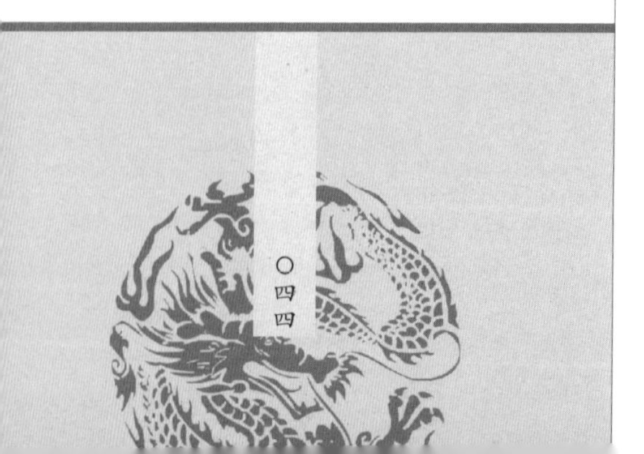

次解衣袴等，用身壁直，靠尾闾骨，坐于竹扛上，两足悬虚，俱不着地。要两人扶坐，以尾闾骨正贴在竹扛上，却就尾闾骨上，用初头竹篾子量，上脊背之心，尽所量之篾而止，用朱点定，了却用前所量二寸，则子横安点处，两头是穴。

次用纸轴艾，令实切为艾炷，身壁直坐，即安艾炷。难安时，微用津唾占粘之，略才曲身，其穴便差，切不可曲身。

次解衣袴等。用身壁直。靠尾閭骨。坐于竹扛上。兩足懸虛。俱不着地。要兩人扶坐。以尾閭骨正貼在竹扛上。却就尾閭骨上。用初頭竹篾子量。上脊背之心。盡所量之篾而止。用朱點定。了却用前所量二寸。則子橫安點處。兩頭是穴。

次用紙軸艾。令實切為艾炷。身壁直坐。即安艾炷。難安時。微用津唾占粘之。畧才曲身。其穴便差。切不可曲身。

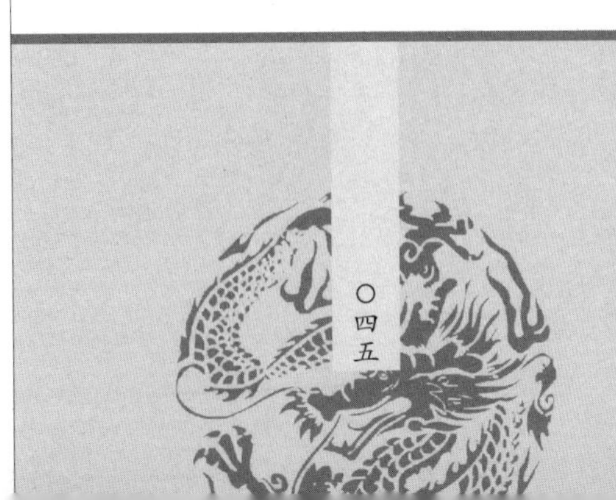

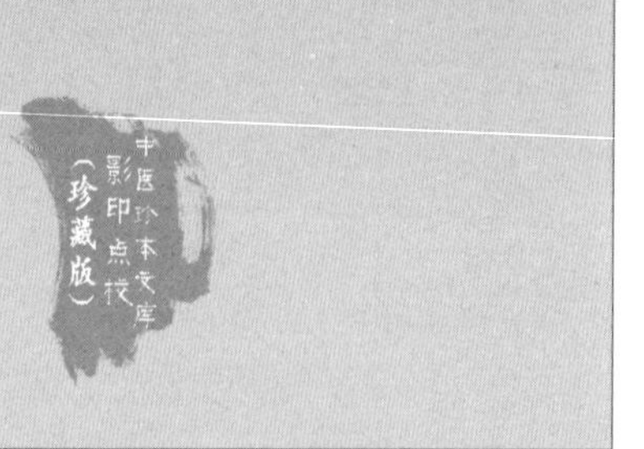

第四
圖形

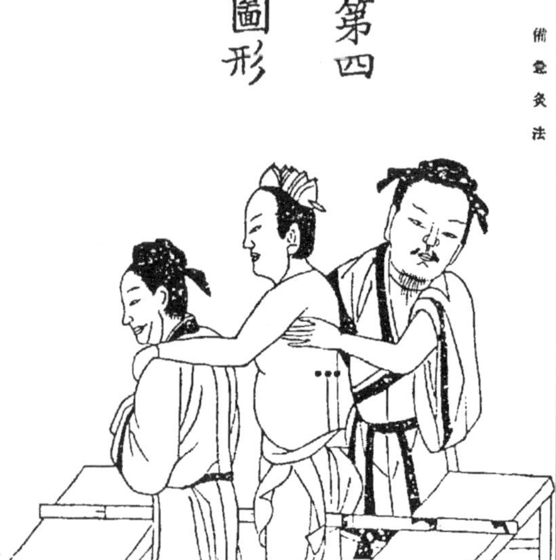

第四图形

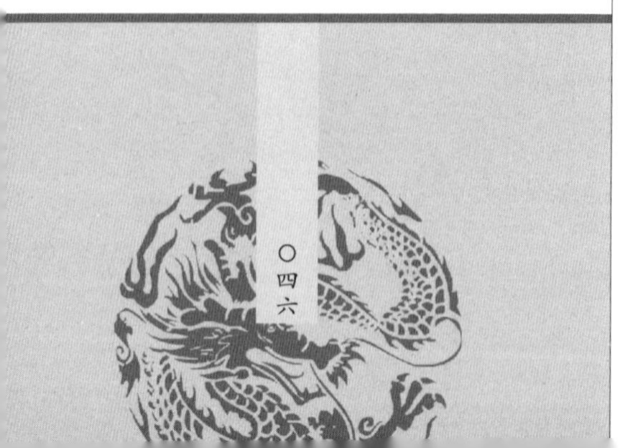

江西传得元本云，余既躬获异效深，愿家家自晓，人人自理，不陷枉亡，亦仁人之用心也。每恨婴此疾者，轻委庸人，束手待毙。余目睹耳闻，不知其几人矣。此灸法流传数十载，但人每意其浅近而忽之，且以其灸法之难，或疑而已之。今亲获异效，寻穷其原，如秦缓视晋侯之疾，确然知其在肓之上膏之下。然攻达之难，药石所不至，寥寥千载，至唐而孙真人出焉，始洞彻表里，垂法万世，以膏肓穴，起人之羸疾，世皆称验。惟痈疽之酷，方论甚多，皆不保其全活，仐予发明骑竹马灸法之良，其殆孙真人发明秦缓膏肓之绝学，庶几脱人于虎口之危，而奔人之急，当如拯溺救焚也。膏肓之灸，固为良法，痈疽之灸，尤为效验。膏肓但能灸背穴于未危之先，

江西傳得元本云余既躬獲異効深願家家自曉人人自理不陷枉亡亦仁人之用心也每恨嬰此疾者輕委庸人束手待斃余目睹耳聞不知其幾人矣此灸法流傳數十載但人每意其淺近而忽之且以其灸法之難或疑而已之今親獲異効尋窮其原如秦緩視晉侯之疾確然知其在肓之上膏之下然攻達之難藥石所不至寥寥千載至唐而孫真人出焉始洞徹表裏垂法萬世以膏肓穴起人之羸疾世皆稱驗惟癰疽之酷方論甚多皆不保其全活仐予發明騎竹馬灸法之良其殆孫真人發明秦緩膏肓之絶學庶幾脫人於虎口之危而奔人之急當如拯溺救焚也膏肓之灸固爲良法癰疽之灸尤爲効驗膏肓但能灸背穴於未危之先

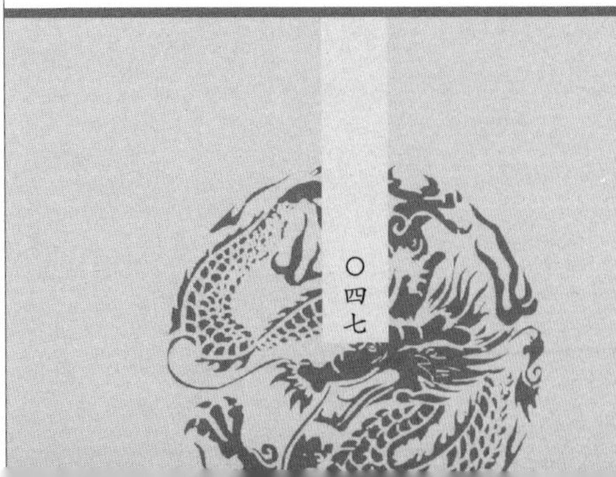

而騎竹馬灸實能脫人之危於將死之際故不得不委曲而備論之。蓋此二穴正在夾脊雙關流注之所凡人榮衛周流如環無端一呼脉行三寸一吸脉行三寸呼吸定息脉行六寸一日一夜一萬三千五百息晝夜流行無有休息故一日一夜脉行周身共計八百一十丈此即平人常經之數唯癰疽之疾血氣流滯失其常經況人一身榮衛循度如河水之流其夾脊雙關乃流注之總路如河之正道也皆自尾閭穴過又復通徹百骸九竅大絡布達膚腠無所不周灸法云凡癰疽只緣心火留滯素問云諸痛痒瘡皆屬於心又云榮血不調逆於肉理則生癰腫今此二穴所以爲効者使心火通流周遍一身蓋妙在懸一身騎於竹扛之上則尾閭雙關流注不

而骑竹马灸，实能脱人之危于将死之际，故不得不委曲而备论之。盖此二穴，正在夹脊双关流注之所。凡人荣卫周流，如环无端，一呼脉行三寸，一吸脉行三寸，呼吸定息，脉行六寸，一日一夜，一万三千五百息。昼夜流行，无有休息，故一日一夜，脉行周身，共计八百一十丈，此即平人常经之数。唯痈疽之疾，血气流滞，失其常经。况人一身荣卫循度，如河水之流，其夹脊双关，乃流注之总路，如河之正道也，皆自尾闾穴过。又复通彻百骸九窍，大络布达肤腠，无所不周。《灸法》云，凡痈疽只缘心火留滞。《素问》云：诸痛痒疮，皆属于心。又云，荣血不调，逆于肉理，则生痈肿。今此二穴，所以为效者，使心火通流，周遍一身。盖妙在悬一身骑于竹扛之上，则尾闾双关，流注不

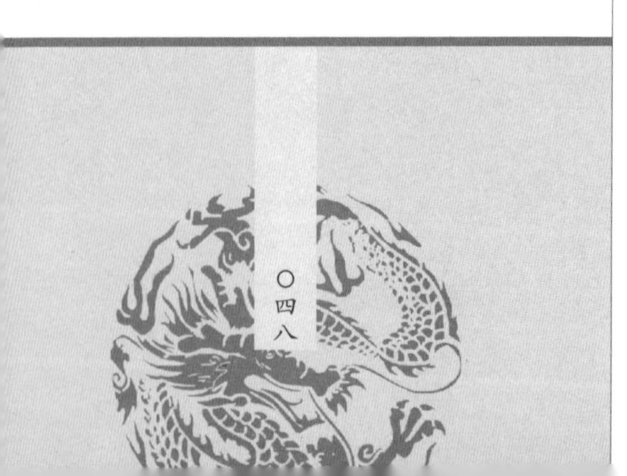

得。俟灸罢二穴，移下竹扛(杠)，其艾火即随流注先至尾闾，其热如蒸。又透两外肾，俱觉蒸热，移时复流足涌泉穴，自下而上，渐渐周遍一身，奇功异效，盖原于此也。且遍搜百家议论，皆以痈疽发背之患为最惨，如治法则专以当头灼艾为先，傥一日二日，三四五日灼艾者，尚不保其全活。至十日已后，虽当头灸之无及也。然此法似未尽善，惟骑竹马灸法，虽经日危甚，不问痈生何处，已破未破，一例灸之，无不全愈。此法最为间（简）易，而效验异常，真神仙垂世无穷之惠也。但恨得之之晚，慨念平昔，睹其长往者，哽然在念，今遇此良法，躬获大验，岂敢私秘，欲广其传，冀同志之士，见而勿哂。或好生君子，转以济人，其幸尤甚。

得。俟灸罷二穴。移下竹扛。其艾火即隨流注先至尾閭。其熱如蒸
又透兩外腎。俱覺蒸熱。移時復流足湧泉穴。自下而上。漸漸周遍
一身。奇功異效。蓋原於此也。且遍搜百家議論。皆以癰疽發背之
患爲最慘。如治法則專以當頭灼艾爲先。儻一日二日。三四五日灼
艾者。尚不保其全活。至十日已後。雖當頭灸之無及也。然此法似
未盡善。惟騎竹馬灸法。雖經日危甚。不問癰生何處。已破未破。
一例灸之。無不全愈。此法最爲間易。而效驗異常。真神仙垂世無
窮之惠也。但恨得之之晚。慨念平昔。覩其長往者。哽然在念。今遇
此良法。躬獲大驗。豈敢私秘。欲廣其傳。冀同志之士。見而勿哂。或
好生君子。轉以濟人。其幸尤甚。

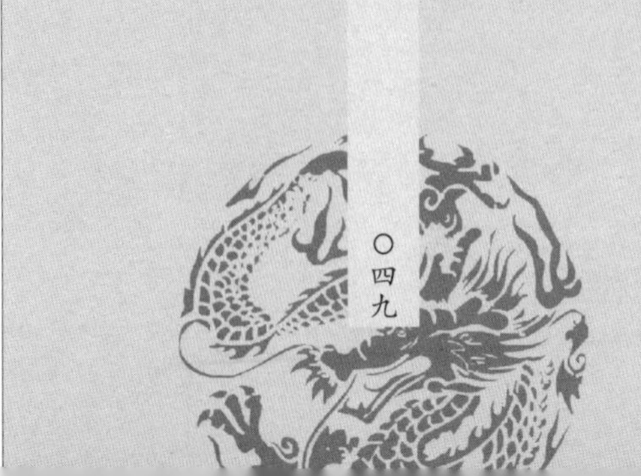

又云余三十餘年每見患癰疽發背之疾甚多十中僅得一二活者惟是着灸早則猶有可治之理儻始末不能灼灸則瘡勢引蠹内攻臟腑甚則數日而致於不救要之富貴驕奢之人動輒懼痛聞說火艾嗔怒叱去是蓋自暴自弃之甚者苟不避人神能忍一頃之灸便有再生之理自當堅壯此心向前取活以全膚體不致枉夭豈不誠大丈夫歟

又云癰疽發背要須精加審度療之於未危之先庶收萬全之効勿以勢緩而忽視勿以勢急而愴惶其勢既見不問其他便先要隔蒜當頭灸之使毒發越於外則不致内攻殺人之速也其患處當頭得灸便成瘡口良久火艾既透則瘡口滋潤或出惡水痛勢

又云，余三十余年，每见患痈疽发背之疾甚多，十中仅得一二活者。惟是着灸早，则犹有可治之理，傥始末不能灼灸，则疮势引蠹，内攻臟腑，甚则数日而致于不救。要之富贵骄奢之人，动辄惧痛，闻说火艾，嗔怒叱去，是盖自暴自弃之甚者。苟不避人神，能忍一顷之灸，便有再生之理，自当坚壮此心，向前取活。以全肤体，不致枉夭，岂不诚大丈夫欤。

又云，痈疽发背，要须精加审度，疗之于未危之先，庶收万全之效。勿以势缓而忽视，勿以势急而怆惶，其势既见，不问其他，便先要隔蒜当头灸之，使毒发越于外，则不致内攻杀人之速也。其患处当头得灸，便成疮口，良久火艾既透，则疮口滋润，或出恶水，痛势

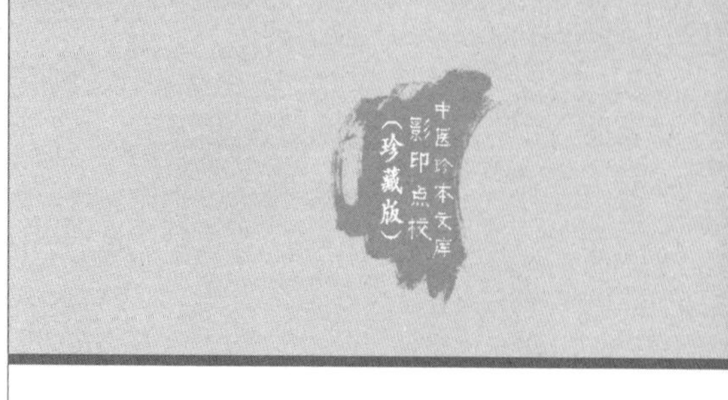

亦定，兼服五香连翘汤。纵使未能顿减，其势亦少缓矣。更以骑竹马法灸之，则随即见效。若得疾已过七日，则不须用蒜当头灸之。只用骑竹马法灸之，仍服五香连翘汤，甚则转毒散，立见功效，此所谓要识轻重缓急也。

又云，余亲以灸法，灸人甚多，皆获奇效，如遇灸穴在所发之疽相近，则其灸罢良久，便觉艾火流注，先到灸处，其效尤速。若离所发疽边，则不甚觉其火气流注，灸疮亦发迟。然痈疽在左，则左边灸疮先发，在右则右边灸疮先发。盖艾火随流注行于经络使然也。灸者宜预知此意，不须疑惑。但要依法灸之，使毒散越，不致内攻，便有向安之望。

亦定兼服五香連翹湯縱使未能頓減其勢亦少緩矣更以騎竹馬法灸之則隨即見効若得疾已過七日則不須用蒜當頭灸之只用騎竹馬法灸之仍服五香連翹湯甚則轉毒散立見功効此所謂要識輕重緩急也

又云余親以灸法灸人甚多皆獲竒効如遇灸穴在所發之疽相近則其灸罷良久便覺艾火流注先到灸處其効尤速若離所發疽邊則不甚覺其火氣流注灸瘡亦發遲然癰疽在左則左邊灸瘡先發在右則右邊灸瘡先發盖艾火隨流注行於經絡使然也灸者宜預知此意不須疑惑但要依法灸之使毒散越不致內攻便有向安之望

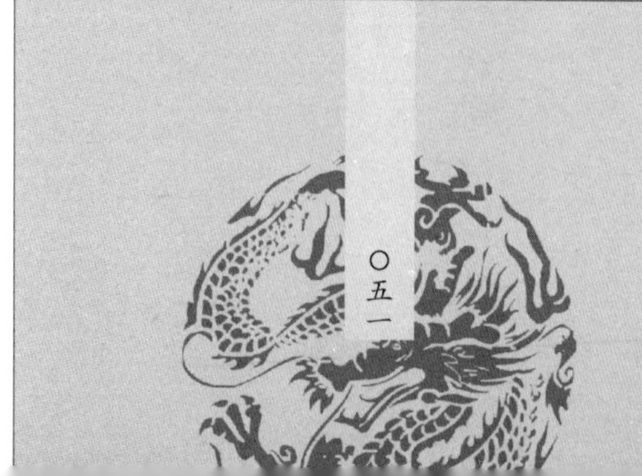

又云。嘗究癰疽之作。皆積微而至著。及其熱之驟也。如山源之水。一夕暴漲。不能小决使導。乃築塞之。勢則大决。傷人必多矣。勢既奔衝。治之宜急。苟徒以猛烈之藥。外塗肌肉。閉塞毛竅。使毒氣無所從出。是謂閉門捕賊。必有傷主之害也。法當自外以火艾引泄毒氣。然後分陰陽而服藥可也。分陰陽服藥說。備載紹興官庫所刋李迅與明州醫家所刋李世英癰疽方論。

菉豆乳香托裏散方。托毒氣不入心

菉豆粉一兩　乳香半兩

右爲末和勻。生甘草水調下。

國老膏方。使毒氣不入內

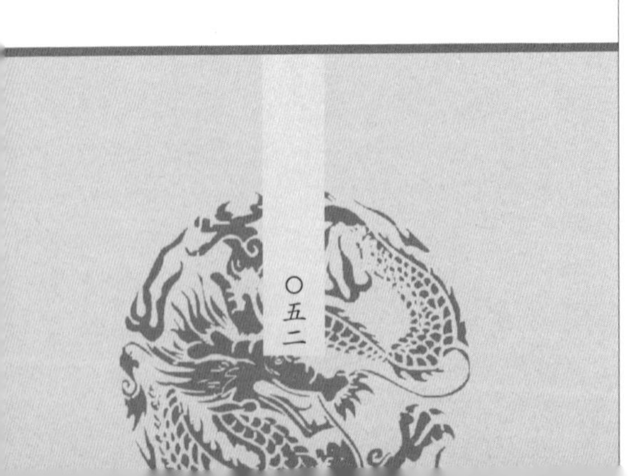

又云，尝究痈疽之作，皆积微而至著，及其热之骤也，如山源之水，一夕暴涨，不能小决使导，乃筑塞之。势则大决，伤人必多矣。势既奔冲，治之宜急。苟徒以猛烈之药，外涂肌肉，闭塞毛窍，使毒气无所从出，是谓闭门捕贼，必有伤主之害也。法当自外以火艾引泄毒气，然后分阴阳而服药可也。分阴阳服药说，备载绍兴官库所刊，李迅与明州医家，所刊李世英痈疽方论。

绿豆乳香托里散方，托毒气不入心。

绿豆粉一两　乳香半两

右为末，和匀，生甘草水调下。

国老膏方，使毒气不入内。

甘草大者二两，细剉，长流水浸一宿，揉令浆汁浓，去尽筋滓，再用绢滤过，银石器内慢火熬成膏，以瓷器收贮

每服一二匙，和酒调服，白汤调下亦得，微利为度。

五香连翘汤方，疏散郁毒之气。

木香三分，不见火　沉香三分，不见火　连翘全者去叶，三分　射干三分　升麻三分　木通三分，去节　黄芪三分，拣无文附者生用　丁香半两，拣去枝，不见火　乳香半两，别研　大黄微炒，半两，剉　甘草半两，生用　麝真者一钱半，别研　独活三分，买老羌活用　桑寄生三分，难得真者，缺之亦可

右十四味为粗末，和匀，每服三大钱，水一盏，煎至七分，去滓服，并滓煎。用银器，煎药入银一片，同煎亦得。

转毒散方，利去病根，不动元气。

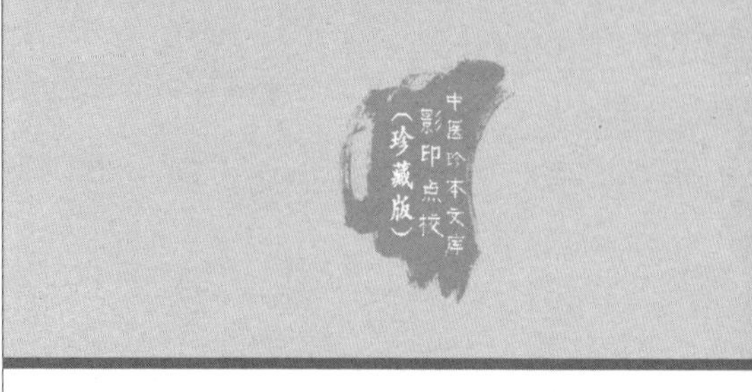

甘草大者二两細剉長流水浸一宿揉令漿汁濃去盡筋滓再用絹濾過銀石器内慢火熬成膏以瓷器收貯

每服一二匙。和酒調服白湯調下亦得。微利為度。

五香連翹湯方。疏散欝毒之氣

木香三分不見火　沉香三分不見火　連翹全者去蒂三分　射干三分

升麻三分　木通三分去節　黄芪三分揀無文附者生用　丁香半两揀去枝不見火

乳香半两别研　大黄微炒半两剉　甘草半两生用　麝真者一錢半别研

獨活三分買老羌活用　桑寄生三分難得真者缺之亦可

右十四味為麄末和匀。每服三大錢。水一盞。煎至七分。去滓服。併滓煎。用銀器。煎藥入銀一片。同煎亦得。

轉毒散方。利去病根不動元氣

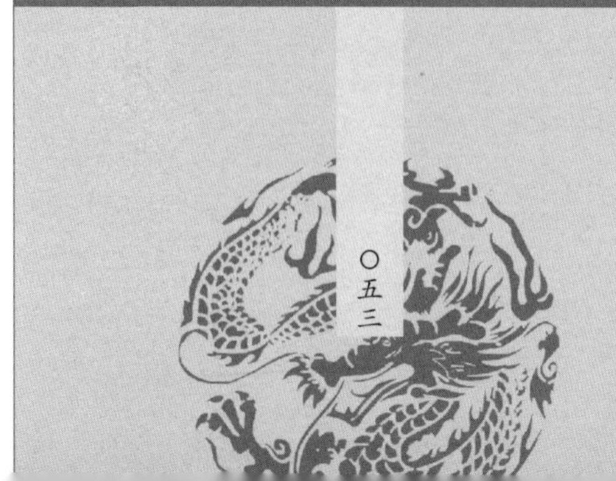

車螯紫背光厚者以塩泥固濟煅通紅候冷淨取末一兩　甘草一兩生用　輕粉半錢

右一處爲細末每服四錢匕濃煎瓜蔞一箇去皮煎酒一椀調下五更服甚者不過二服

礬黄元方專托毒不攻内

白礬一兩爲末　黄蠟半兩溶開和白凢末

右旋爲元如菉豆大每服五十元用温酒和些煎熟麻油送下不以時候

醋熨法未成膿熨之則散已成膿熨之則出

牛皮膠銚中畧入水溶釋攤刷皮紙上中心開一圓竅如此作數片却以膠紙貼瘡上就以竅子出了瘡頭以

车螯紫背光厚者，以盐泥固济，煅通红，候冷净取末一两　甘草一两，生用　轻粉半钱

右一处为细末，每服四钱匕，浓煎瓜蒌一个去皮，煎酒一碗调下，五更服，甚者不过二服。

矾黄元方，专托毒不攻内。

白矾一两，为末　黄蜡半两，溶开和白凡末

右旋为元，如绿豆大，每服五十元，用温酒和些煎熟，麻油送下，不以时候。

醋熨法，未成脓熨之则散，已成脓熨之则出。

牛皮胶，铫中略入水溶释，摊刷皮纸上，中心开一圆窍，如此作数片，却以胶纸贴疮上，就以窍子出了疮头，以

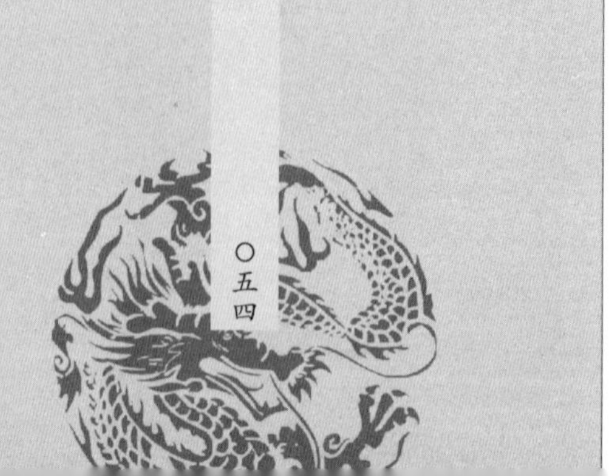

出毒气。用好酽醋，以小锅煮在面前令沸，用软布手巾段两条，蘸醋更互熨之，用竹夹子夹上，须乘热蒸熨数百度，就胶纸上，团团熨不住手，纸破再换。如痒愈熨，切不可以痒而止。如有脓从窍中流，更自熨，歇落，熨三五日不妨时暂歇。熨时更以好拔毒膏药贴之，仍出窍子以泄毒气。其熨时直候疮上有血水来，痒止痛止，然后住熨。或要住熨，而胶粘于背，可煎贯众汤，洗之即脱。一面熨了，一面看阴阳证，随证用药。

此法甚简，而功甚大，委有神验，切不可忽，酽醋即米醋也。

出毒氣。用好釅醋。以小鍋煮在面前令沸。用軟布手巾段兩條。蘸醋更互熨之。用竹夾子夾上須乘熱蒸熨數百度。就膠紙上。團團熨不住手。紙破再換。如痒愈熨。切不可以痒而止。如有膿從竅中流。更自熨。歇落。熨三五日不妨時暫歇。熨時更以好拔毒膏藥貼之。仍出竅子以泄毒氣。其熨時直候瘡上有血水來。痒止痛止。然後住熨。或要住熨。而膠粘於背。可煎貫衆湯洗之即脫。一面熨了。一面看陰陽證。隨證用藥。

此法甚簡。而功甚大。委有神驗。切不可忽。釅醋即米醋也。

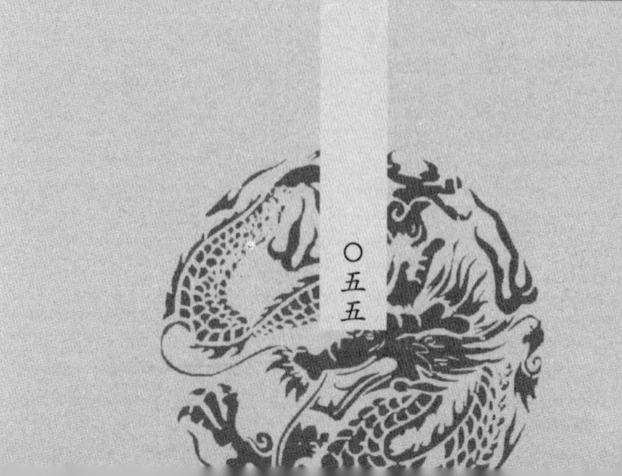

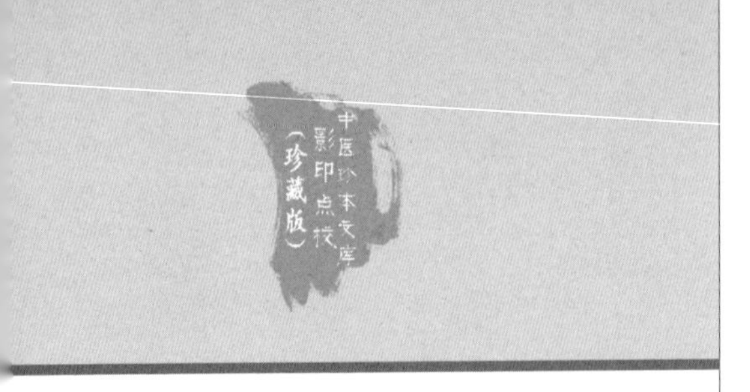

鷺鷥藤酒

李氏方云病癰疽人適有僻居村疃及無錢收買高貴藥材只得急服鷺鷥藤酒不問已灸未灸連服數劑并用盦法方在後候其疽破即以神異膏方在李氏集驗背疽方論貼之亦屢用取效應發眉發頤發背但是瘇發尽量多服無不取效前後用此醫田夫野老百發百中

蘇沈良方云鷺鷥藤一名忍冬草葉尖圓蔓生葉背有毛田野籬落處處有之兩葉對生春夏開葉梢尖面色柔綠葉微薄秋冬即堅厚色深而圓得霜則葉卷而色紫開花極芬芳香聞數步初開色白數日則變黃每枝黃白相間

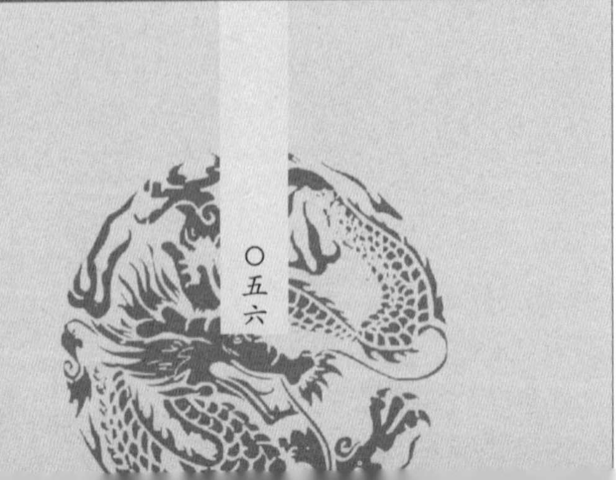

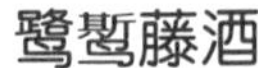

鹭鸶藤酒

李氏方云，病痈疽人，适有僻居村疃，及无钱收买高贵药材，只得急服鹭鸶藤酒，不问已灸未灸，连服数剂，并用盦法，方在后。候其疽破，即以神异膏，方在李氏集验，皆疽方论贴之，亦屡用取效应。发眉发颐发背，但是肿发，尽量多服，无不取效。前后用此医田夫野老，百发百中。

《苏沈良方》云，鹭鸶藤一名忍冬草，叶尖圆，蔓生，叶背有毛，田野篱落，处处有之。两叶对生，春夏开，叶梢尖，面色柔绿，叶微薄，秋冬即坚厚，色深而圆，得霜则叶卷而色紫，开花极芬芳，香闻数步。初开色白，数日则变黄，每枝黄白相间，故一名金银花。花间曳蕊数茎如丝，故一名老翁须，一名金银股。冬间叶圆厚似薜荔，故一名大薜荔。花气可爱，似末利瑞香辈，古人但以为补药，今以治疽奇验。

鹭鸶藤嫩苗叶五两，不得犯铁器，用木捶捶碎　甘草一两，生用，剉为粗末

右二味同入瓦器内，用水二碗，文武火缓煎至一碗，入好无灰醴酒一大碗，同煎十数沸，滤去滓，分为三服，微温连进，一日一夜吃尽。病势重者，连进数剂。既云可作补药，必然无虑伤脾，服至大小肠通利为度。

鹭鸶藤图形

又名甜藤

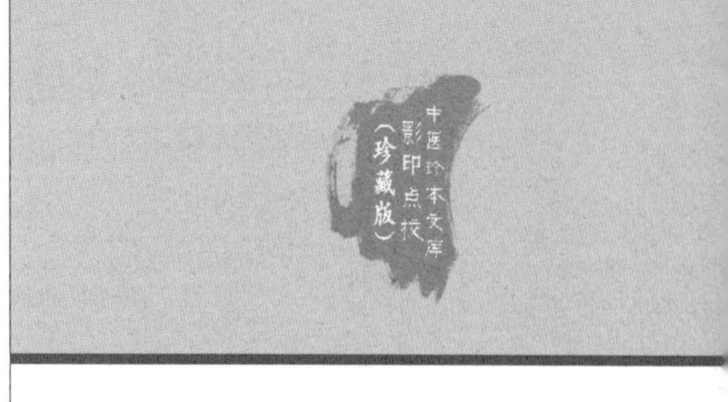

故一名金銀花。花間曳蕊數莖如絲。故一名老翁鬚。一名金銀股。冬間葉圓厚似薜荔。故一名大薜荔。花氣可愛似末利瑞香輩。古人但以為補藥。今以治疽奇驗。

鷺鷥藤嫩苗葉五兩不得犯鐵器用木搥搥碎　甘草一兩生用剉為麄末

右二味同入瓦器內用水二盌。文武火緩緩煎至一盌。入好無灰醴酒一大盌同煎十數沸。濾去滓分為三服。微溫連進。一日一夜喫盡。病勢重者。連進數劑。既云可作補藥。必然無慮傷脾。服至大小腸通利為度。

鷺鷥藤圖形

又名甜藤

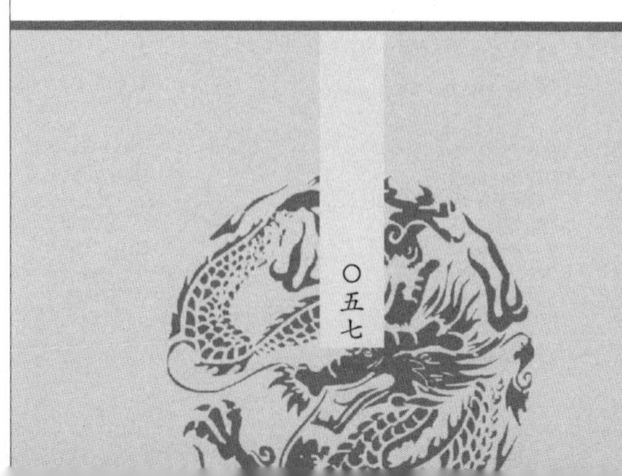

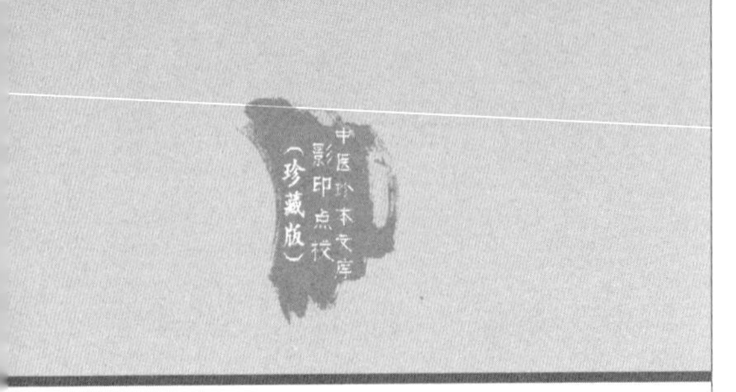

盦散癰疽法

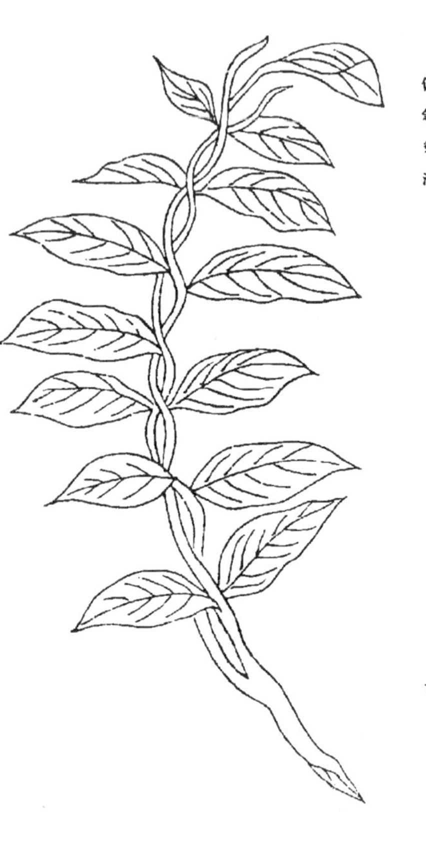

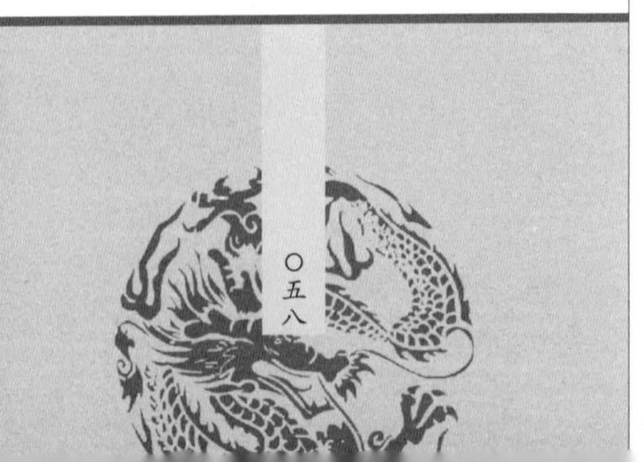

盦散痈疽法

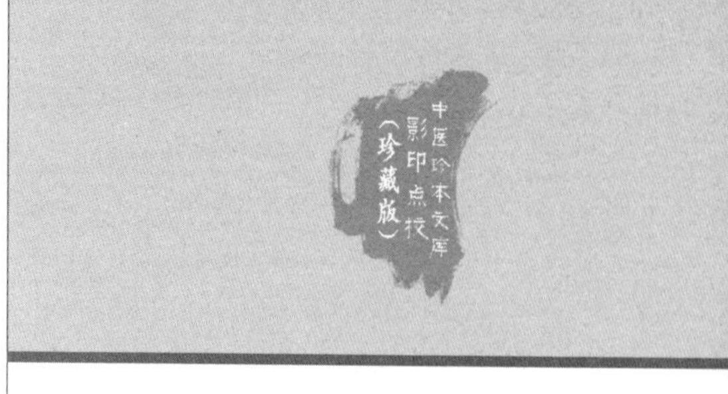

鹭鸶藤，取叶不拘多少，入砂盆内烂碾，入无灰醋酒少许，调和稀稠，得所涂盦患处四围中心，留一大穴，以泄毒气，早晚换盦，不可间断。

治头脑上痈肿，川芎通气散。

天花粉洗净为细末　川芎不见火，为细末　川山甲头项上甲，炒为细末

右等分，每服五钱，重用瓜蒌一个，取子并肉研细，入无灰醋酒一碗洹之。滤去滓，重汤煎熟，却将此酒来调药，食后稍空服，连进数剂，并用前方鹭鸶藤酒，每碗加川芎末三钱重调下。与通气散更互服之，及急剃去发，用前方盦法。大凡痈疽服药，须是作急连进，方能救疗。

鷺鷥藤取葉不拘多少。入砂盆内爛碾。入無灰醋酒少許。調和稀稠得所塗盦患處四圍中心留一大穴。以洩毒氣。早晚換盦不可間斷。

治頭腦上癰瘇川芎通氣散。

天花粉洗淨爲細末　川芎不見火爲細末　川山甲頭項上甲炒爲細末

右等分。每服五錢重用瓜蔞一箇取子并肉研細入無灰醋酒一椀洹之。濾去滓重湯煎熟却將此酒來調藥食後稍空服。連進數劑并用前方鷺鷥藤酒每椀加川芎末三錢重調下。與通氣散更互服之。及急剃去髮用前方盦法。大凡癰疽服藥須是作急連進方能救療。

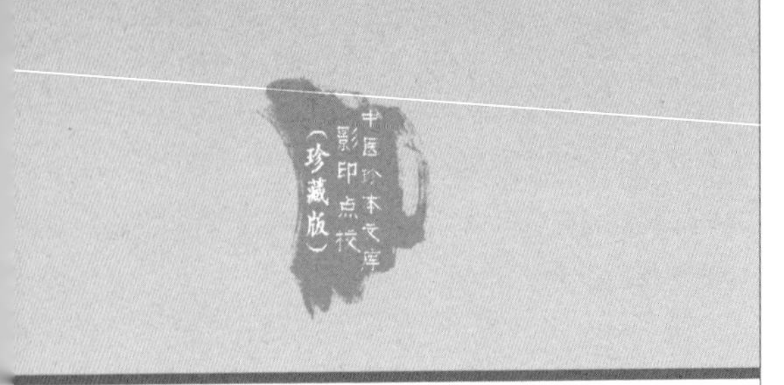

竹閣經驗備急藥方

石氏常服治頭風烏辛茶。

川烏一隻生去皮　高麗細辛二錢　茶芽二錢

右㕮咀作三服。每服水兩大盞。姜十片。煎至七分。臨發後連進。或嘔痰。即愈。

近見桃谿居士劉信甫所刋事證方中。有麝香散茶芽湯。大略相似。但用川烏草烏不同耳。近時川烏既難得。今併載以資速辦。

麝香散。治頭風。及偏正頭痛。夾腦風。連眉骨項頸徹腮頂疼痛不可忍者。累有神驗。

竹阁经验备急药方

石氏常服，治头风乌辛茶。

川乌一只，生去皮　高丽细辛二钱　茶芽二钱

右㕮咀，作三服，每服水两大盏，姜十片，煎至七分，临发后连进，或呕痰，即愈。

近见桃溪居士刘信甫，所刊事证方中，有麝香散茶芽汤，大略相似，但用川乌、草乌不同耳。近时川乌既难得，今并载以资速办。

麝香散，治头风，及偏正头痛，夹脑风，连眉骨项颈彻腮顶，疼痛不可忍者，累有神验。

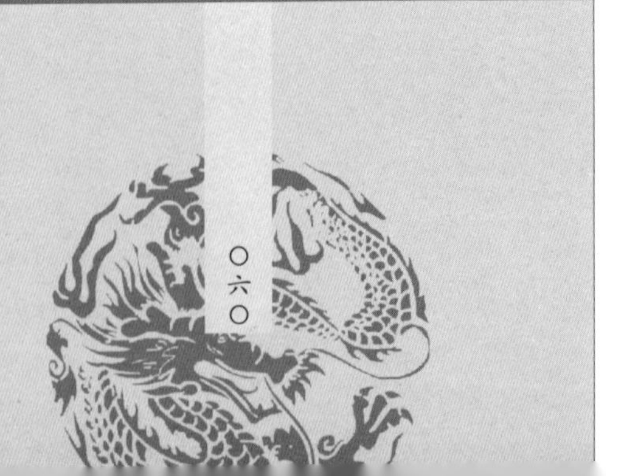

草乌二两，用大者，炮裂去皮、尖，剉如豆大，入盐，炒黄色

高丽细辛二两，剉　草茶四两，略研

右三味，共为细末，每服一大钱，入麝香少许，蜡茶清调下。

茶芽汤，治偏正头疼，恶心呕吐不止者。

生草乌半两，去皮尖　高丽细辛半两　茶芽一两

右为粗末，每服四钱，水二盏，慢火煎至六分，去滓温服，一服取效。

小托里散，顺气进食，排脓去毒。

香白芷　山药　白蒺藜　桔梗　瓜蒌根　甘草

右等分，共炒为末，每服二大钱，北枣一个，生姜三片，水一

草烏二兩用大者炮裂去皮尖剉如豆大入鹽炒黃色　高麗細辛二兩剉　草茶四兩略研

右三味共為細末每服一大錢入麝香少許蠟茶清調下。

茶芽湯治偏正頭疼惡心嘔吐不止者。

生草烏半兩去皮尖　高麗細辛半兩　茶芽一兩

右為麄末每服四錢水二盞慢火煎至六分去滓溫服一服取効。

小托裏散順氣進食排膿去毒。

香白芷　山藥　白蒺藜　桔梗　瓜蔞根　甘草

右等分共炒為末每服二大錢北棗一箇生姜三片水一

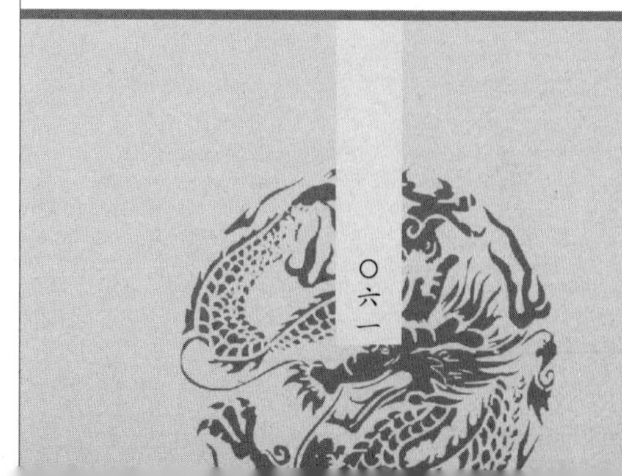

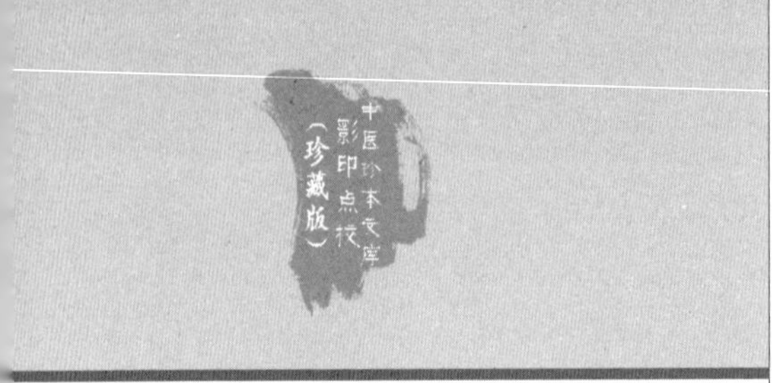

盞煎至六分空心服。

人有患癰疽者每以十補托裏散爲第一藥然數年以來人參與銀同價當歸又數倍之非富貴之家安得入口偶得此方頗便貧者本出劉涓子鬼遺論余幼子八九歲時右腿因閃肭生膿不□針砭曾服有効

瓜蔞酒治一切癰疽

大甘草 半兩爲麄末生者　沒藥 二錢半研　大瓜蔞 黃熟者一箇去皮連子切碎俗所謂杜瓜是也

右三件用無灰酒三升熬至半碗放温服之再進不妨欲大便略通加皂角刺七枚同煎

此治腋下忽有硬核壅腫不可下臂久則生膿及婦人

盏，煎至六分，空心服。

人有患痈疽者，每以十补托里散为第一药。然数年以来，人参与银同价，当归又数倍之，非富贵之家，安得入口。偶得此方，颇便贫者，本出刘涓子《鬼遗论》。余幼子八九岁时，右腿因闪肭生脓，不□针砭，曾服有效。

瓜蒌酒治一切痈疽。

大甘草半两，为粗末，生者　没药二钱半，研　大瓜蒌黄熟者，一个，去皮连子，切碎，俗所谓杜瓜是也

右三件，用无灰酒三升，熬至半碗，放温服之，再进不妨。欲大便略通，加皂角刺七枚，同煎。

此治腋下忽有硬核，壅肿不可下臂，久则生脓，及妇人

妳痈，男子便毒最验。瓜蒌最通乳脉，妇人有妳，乳不通者服之，乳至如泉。

治腿髀间生肿毒，名曰便毒。

大甘草　地榆　地骨皮一名狗杞，其根即是取生者，洗去泥，用之尤验

右三味等分，锉了和匀，分作三服，每服水一碗，煎至七分。先将生乌豆一掬，嚼细围疮四边，令周匝留疮口。用大葱白槌扁，与疮长短相似，安于疮口上。煎药熟，即将药滓乘热覆盖于乌豆及葱白之上，将手护定，恐药滓撒落，仍乘热服药。却将第二服药，侯（候）药熟，即扫去药滓及葱豆，别爵豆，用与葱白如前法。第三服即就，药滓用片帛缚定，坐

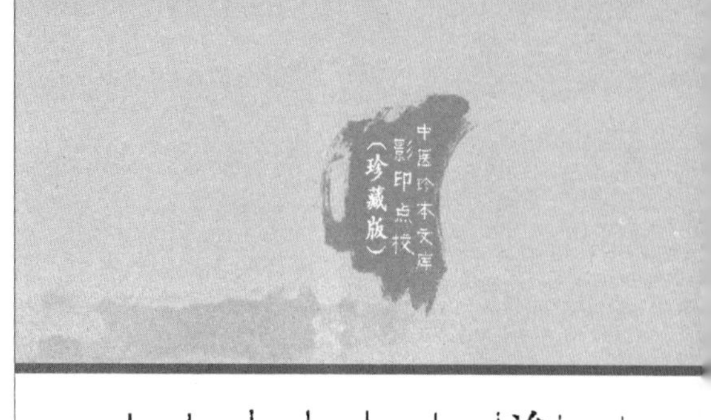

妳癰。男子便毒最驗。瓜蔞最通乳脉。婦人有妳。乳不通者服之。乳至如泉。

治腿髀間生腫毒。名曰便毒。

大甘草　地榆　地骨皮一名狗杞其根即是取生者洗去泥用之尤驗

右三味等分。剉了和匀。分作三服。每服水一碗。煎至七分。先將生烏豆一掬。嚼細圍瘡四邊。令周匝留瘡口。用大葱白槌扁。與瘡長短相似。安於瘡口上。煎藥熟。即將藥滓乘熱覆蓋於烏豆及葱白之上。將手護定。恐藥滓撒落。仍乘熱服藥。却將第二服藥。侯藥熟。即掃去前藥滓及葱豆。別爵豆。用與葱白如前法。第三服即就藥滓用片帛縛定。坐

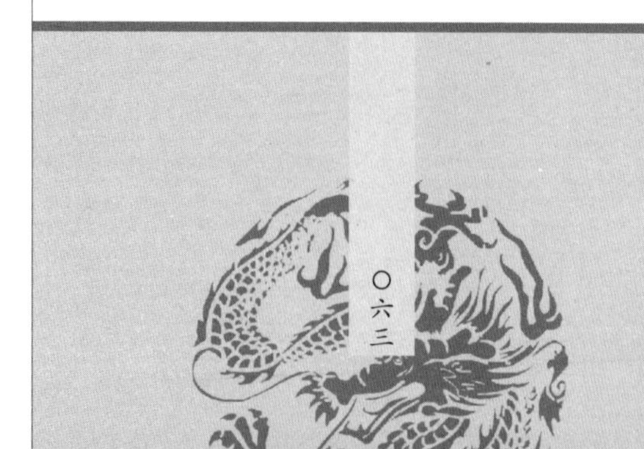

卧任便。其瘡未結者立消。已結者易破。已破者瘡口易合。須空心連服三次。神驗。

治髭癰。人有摘髭鬚誤斷。忽髭鬚根赤腫生膿。甚者殺人。

取桑樹上耳。爛嚼盦敷一夜。髭鬚根可出。腫亦退。

治紫癜風。

榆樹皮燒存性。細研爲末。糟茄蘸擦。一二次即除。

治脫囊。曾有小兒發熱作驚。啼哭不已。視其外腎。則紅腫囊皮脫去。曾用之神驗。

朱陵土 此是燒人地上赤土。約是人尸腰間所臨之處。不拘多少。取研爲細末

右用水調。鵝毛刷付。土乾則嫩肉已生於裏矣。

卧任便，其疮未结者立消，已结者易破，已破者疮口易合。须空心连服三次，神验。

治髭痈，人有摘须误断，忽须根赤肿生脓，甚者杀人。

取桑树上耳，烂嚼盦敷一夜，须根可出，肿亦退。

治紫癜风。

榆树皮烧存性，细研为末，糟茄蘸擦，一二次即除。

治脱囊，曾有小儿发热作惊，啼哭不已，视其外肾，则红肿囊皮脱去，曾用之神验。

朱陵土此是烧人地上赤土，约是人尸腰间所临之处，不拘多少，研为细末

右用水调，鹅毛刷付，土干则嫩肉已生于里矣。

治喉闭，脓血胀塞喉中，语声不得，命在须臾。

用真鸭嘴胆矾为细末，将筋头卷少绵子在上，先在米醋中打湿。然后蘸前药末，令人撑患人口开，将筋头药点入喉中肿处，其脓血即时吐出，所患即愈。如不能开口者，只用生姜一块如栗子大，剜一小孔，入巴豆肉一粒在内，更用麻油小半盏，安沙盆中，将生姜磨尽为度，竟以姜油灌入喉中，即时吐出脓血，其效尤速。若喉中未生毒，方觉难进食，便以叶下红叶，同甘草少许，入蜜些子，并皆烂捣如泥，用绵子裹如圆眼大，外以线系定，令线要长，直入喉中，以风涎出尽为度。

治喉閉膿血脹塞喉中。語声不得。命在須臾。

用真鴨觜膽礬為細末。将筋頭捲少綿子在上。先在米醋中打濕。然後蘸前藥末。令人撐患人口開。将筋頭藥點入喉中腫處。其膿血即時吐出。所患即愈。如不能開口者只用生姜一塊如栗子大。剜一小孔。入巴豆肉一粒在内。更用麻油小半盞。安沙盆中。将生姜磨尽為度。竟以姜油灌入喉中。即時吐出膿血。其効尤速。若喉中未生毒。方覺難進食。便以葉下紅葉。同甘草少許。入蜜些子。並皆爛搗如泥。用綿子裹如圓眼大。外以線繫定。令線要長。直入喉中。以風涎出尽為度。

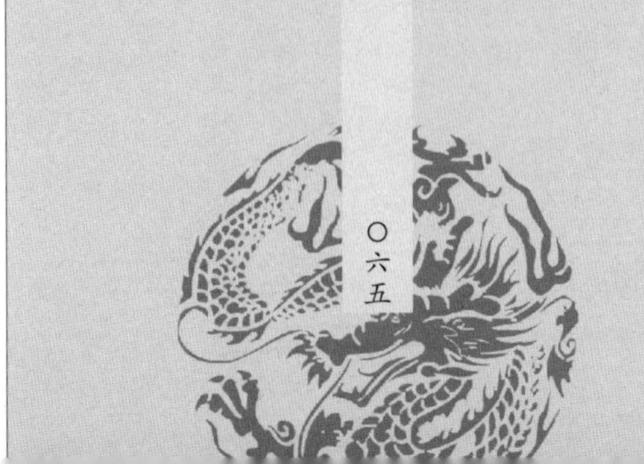

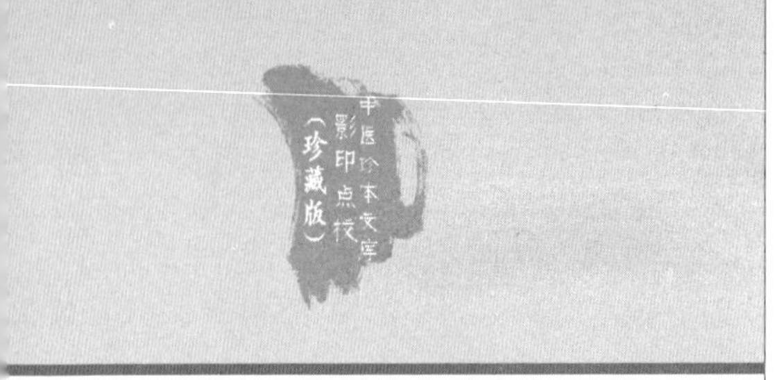

膽礬絶難得真者。只用薄荷一握。皂角一挺同搗。真汁滴入即破。尤為簡便。

治湯火所傷。

釅米醋。將多年舊窗紙蘸濕。輕輕貼其上。自然腫消。

治蛷螋叮。

山上蕨萁葉。不拘多少。燒存性研細末。輕粉麻油敷。

治一切毒蛇所傷。

於所傷處。先用頭繩縛定。不可令毒氣流行。急用香白芷半兩。研細末。以麥門冬洗淨。連根葉濃煎湯。調前藥末服之。却急討芭楊葉一小籃爛搗。又加生姜二十文。再搗

胆矾绝难得真者，只用薄荷一握，皂角一挺同捣，真汁滴入即破，尤为简便。

治汤火所伤。

酽米醋，将多年旧窗纸蘸湿，轻轻贴其上，自然肿消。

治蛷螋叮。

山上蕨萁叶，不拘多少，烧存性研细末，轻粉麻油敷。

治一切毒蛇所伤。

于所伤处，先用头绳缚定，不可令毒气流行，急用香白芷半两，研细末，以麦门冬洗净，连根叶浓煎汤，调前叶末服之，却急讨笆杨叶一小篮烂捣。又加生姜二十文，再捣

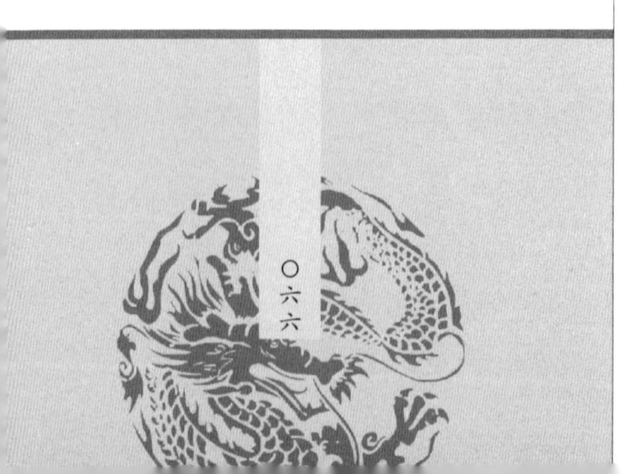

如泥，将酒一碗许逗起，绞取药汁两碗。先将一碗，更入酒半碗许，令热和药汁一碗服之。其滓盦所伤处，外以绢帛缚定。如过一二时，如前法再服一碗，不三四遍，即愈，屡用有功。

治眼目暴肿，疼痛出血。

春夏之月，人患此者，谓之天丝毒，治法取不可不审。余居江之南，有小儿忽两眼肿起，疼痛出血，或令赎药，局中眼药，薰洗者径成青盲，旁复有一人如此。偶田夫相教曰，我有一草药，正治此证，亟取而用之，毒涎从口中流出，次日即平复。

如泥。将酒一椀許逗起。絞取藥汁兩椀。先将一椀。更入酒半椀許。令熱和藥汁一椀服之。其滓盦所傷處。外以絹帛縛定。如過一二時。如前法再服一椀。不三四遍。即愈。屢用有功。

治眼目暴腫。疼痛出血。

春夏之月。人患此者。謂之天絲毒。治法㝡不可不審。余居江之南。有小兒忽兩眼腫起。疼痛出血。或令贖藥。局中眼藥。薰洗者徑成青盲。旁復有一人如此。偶田夫相教曰。我有一草藥。正治此證。亟取而用之。毒涎從口中流出。次日即平復。

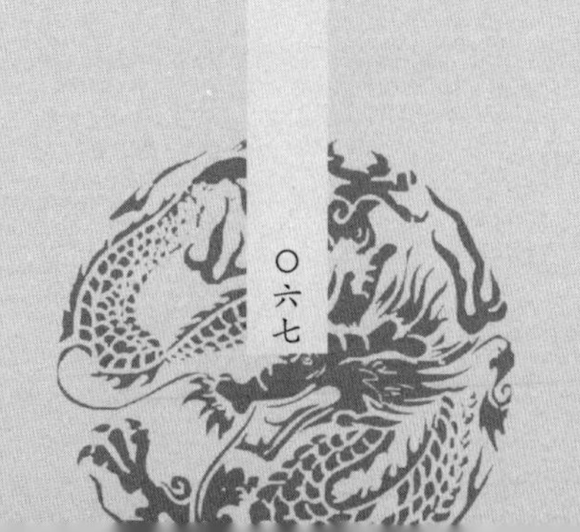

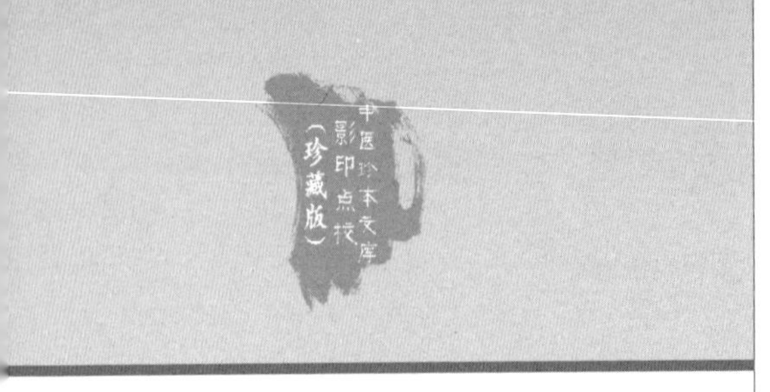

壐漆樹葉不拘多少搗爛成服和面和眼壅洗仍却以滓汁盦眼上

鷹鶻鶬鶴之類春夏多食毒蛇抛糞空虛間或懸在樹梢遇風飄揚細如絲塵人有當之者則為天絲毒此方固嘗傳得今始信為神妙

治腎臟風凡陰囊濕痒臂腕髀旁指縫肘頭生瘡搔起白花不可住手者皆此證也

旌德草烏肆兩不去皮

右分作四堆每堆入鹽一兩先取河水一椀不要江溪井水却將第一堆同水入銚內煮乾又將河水一椀入第二堆同添再煮乾又將河水草烏如前法至第四堆候水乾次第煮者欲要生熟得宜取

玺漆树叶不拘多少，捣烂成胶，和面，和眼壅洗，仍却以滓汁盦眼上

鹰鹘鹳鹤之类，春夏多食毒蛇，抛粪空虚间，或悬在树梢，遇风飘扬，细如丝尘。人有当之者，则为天丝毒，此方固尝传得，今始信为神妙。

治肾脏风，凡阴囊湿痒，臂腕髀旁指缝肘头生疮，搔起白花，不可住手者，皆此证也。

旌德草乌四两，不去皮

右分作四堆，每堆入盐一两，先取河水一碗，不要江溪井水，却将第一堆，同水入铫内煮干。又将河水一碗，入第二堆同添，再煮干。又将河水草乌如前法，至第四堆候水干，次第煮者，欲要生熟得宜，取

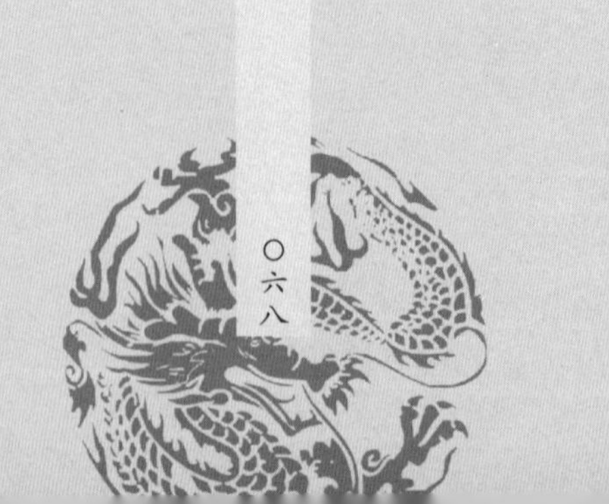

出切片子。先用麻油少许抹铫内，却将草乌片炒黄色，地上出火毒，研为细末。又入好土硃一两，米醋糊为元，如梧桐子大，每服四十元，空心食前酒下。如觉麻人，则减元数。不觉麻人，则增元数，尽此一料，则疾去矣。

治小儿误吞铜钱入腹者。

羊胫炭即炭中极小，坚硬掷地有声音

右为细末，米饮调下，少顷，炭即裹钱，随粪出来，累有神效，亦治诸般鲠，及小儿误吞棋子者。

治久患脾寒，寒热不已，或一日，或间两三日，或半年，或三年者，无不克验。

出切片子。先用麻油少許抹銚內。却將草烏片炒黃色。地上出火毒。研爲細末。又入好土硃一兩。米醋糊爲元。如梧桐子大。每服四十元。空心食前酒下。如覺麻人。則減元數。不覺麻人。則增元數。尽此一料。則疾去矣。

治小兒悮吞銅錢入腹者。

羊脛炭 即炭中極小堅硬擲地有声者

右爲細末。米飲調下。少頃。炭即裹錢。隨糞出來。累有神効。亦治諸般鯁。及小兒悮吞棊子者。

治久患脾寒。寒熱不已。或一日。或間兩三日。或半年。或三年者。無不剋驗。

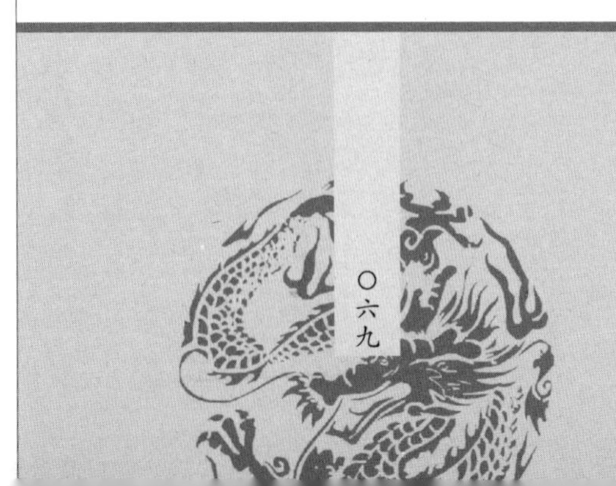

朴硝 二錢用烏盞於火上鎔釋

右用熱酒一盞候朴硝釋時傾在酒內乘熱於當日身上寒凛凛發作時服之鬬發一次更不再作。

治男子婦人小便卒不通方。妊婦有臨月患此者累得効。

褁茶蒻 一兩燒灰存性研　滑石 半兩細研

右同碾勻每服壹貳錢用臈茶少許沸湯點入生麻油二三滴服。

治一切發背癰疽延開不已須用圍住方。

台烏 研為細末

右用蜜水調傅四邊早晚換傅則毒腫不開旋斂於中。

朴硝二钱，用乌盏于火上镕释

右用热酒一盏，候朴硝释时，倾在酒内，乘热于当日身上寒凛凛发作时服之，斗发一次，更不再作。

治男子妇人小便卒不通方，妊妇有临月患此者，累得效。

裹茶蒻一两，烧灰存性，研　滑石半两，细研

右同碾匀，每服一二钱，用臈茶少许，沸汤点入生麻油二三滴服。

治一切发背痈疽，延开不已，须用围住方。

台乌研为细末

右用蜜水调，傅四边，早晚换傅，则毒肿不开，旋敛于中。

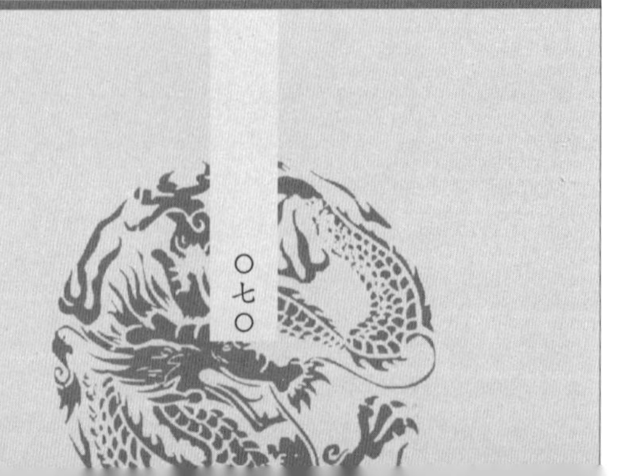

其效捷甚。

治一切赤肿疖毒，初发便贴，无有不散。

黄头浆粉炒十分黑色，一两　黄蘖皮半两，炙

右为细末，用芭蕉油调傅。东阳陈氏专施此药

治一切疮疖，已溃未溃，皆可贴。

五倍子一两　白矾二钱

右为细末，用井花水调傅。

治下血不止，及肠风脏毒败证灸法。

量脐心与脊骨平，于脊骨上灸七壮，即止，如再发，即再灸七壮，永除根本。

其効捷甚。

治一切赤腫瘡毒。初發便貼。無有不散。

黃頭漿粉炒十分黑色壹兩　黃蘗皮半兩炙

右爲細末。用芭蕉油調傅。東陽陳氏專施此藥

治一切瘡癤已潰未潰。皆可貼。

五倍子壹兩　白礬貳錢

右爲細末。用井花水調傅。

治下血不止及腸風臟毒敗證灸法。

量臍心與脊骨平。於脊骨上灸柒壯即止。如再發。即再灸柒壯。永除根本。

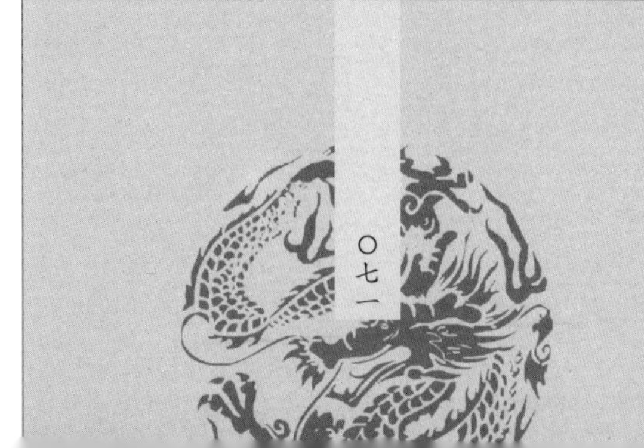

治噎疾灸法。

脚底中指中節。灸柒壯。男左女右。

治男子遺精白濁。起止不可者灸法。

先點丹田穴。更向上去些小。灸柒壯。臍下一寸爲丹田

治湯火所傷。又神驗於前者。

或用竈底黄土。或用無名異。皆爲細末。用冷水調傅。痛即定。無瘢痕。人家尤易取辦。

治一切嗽疾。不問新舊。熏喉法。

款冬花約壹分 鵝管石約壹分 雄黄約壹分之半

右爲極細末。用無雄烏鷄子清調。頭次生下者是無雄 次將白紙一方。以

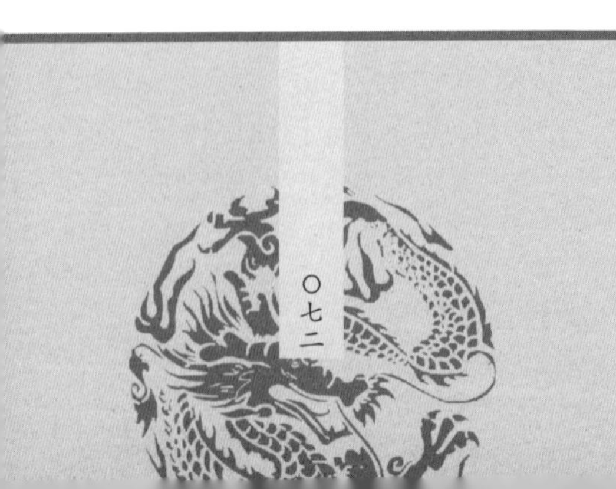

治噎疾灸法。

脚底中指中节，灸七壮，男左女右。

治男子遗精白浊，起止不可者灸法。

先点丹田穴，更向上去些小，灸七壮，脐下寸为丹田。

治汤火所伤，又神验于前者。

或用灶底黄土，或用无名异，皆为细末，用冷水调傅，痛即定，无瘢痕，人家尤易取办。

治一切嗽疾，不问新旧，熏喉法。

款冬花约一分　鹅管石约一分　雄黄约一分之半

右为极细末，用无雄乌鸡子清调，头次生下者是无雄，次将白纸一方，以

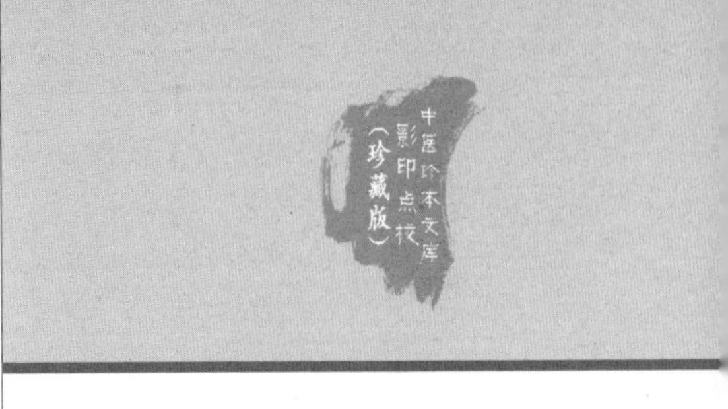

所调药刷一半候干，卷成小筒，将一半无药处撚定，于无灰火上烧浓烟，直安入近喉处，闭口使烟气冲入，觉必要嗽，须略忍住。便以冷茶清呷数口，此用先办，随即哕出痰数口，无不差者，闭口熏烟时，更记牢捻鼻孔，莫令烟出。

治脚气风湿气贯法，四肢疼痛。

四味理中汤，去人参，加红曲为细末，热酒调服。

治臂痛指弱，此由伏痰在内，中脘停滞，四肢属脾，脾血相搏，伏苓圆。

赤伏苓一两　半夏三两　枳实半两　风化朴硝一分

右为细末，姜汁糊为元，梧桐子大，每服三十元，姜汤下。余以前红曲理中汤并下，效尤速。

所調藥刷一半候乾捲成小筒將一半無藥處撚定於無灰火上燒濃煙直安入近喉處閉口使煙氣衝入覺必要嗽須略忍住便以冷茶清呷數口此用先辦隨即噦出痰數口無不差者閉口熏煙時更記牢撚鼻孔莫令煙出

治脚氣風濕氣貫法四肢疼痛

四味理中湯去人參加紅曲爲細末熱酒調服

治臂痛指弱此由伏痰在内中脘停滯四肢屬脾脾血相搏伏苓圓

赤伏苓壹兩　半夏叁兩　枳實半兩　風化朴硝壹分

右爲細末薑汁糊爲元梧桐子大每服三十元薑湯下余以前紅麯理中湯併下効尤速

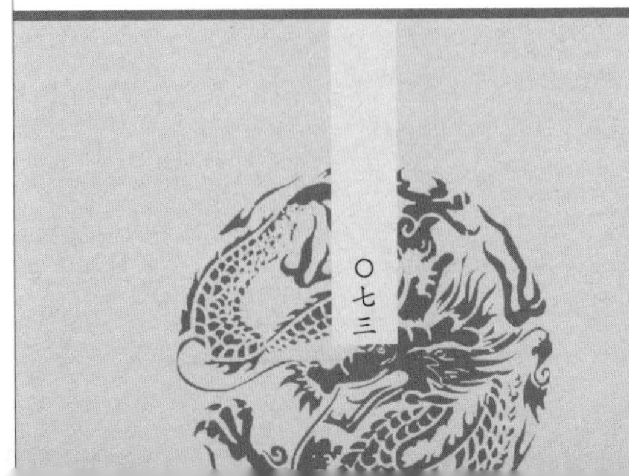

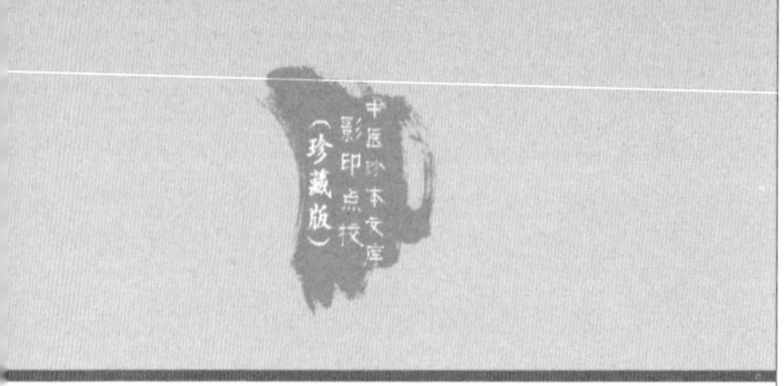

治髀間發腫此因敗精滯氣加以陰濕名曰髀毒及腎癰未散自腰以下一切腫毒咸治之

焰硝 壹錢重 通臨安買盆硝有鋒芒者草店中味醎者不可用

右為細末用熱酒調極空心服之放微温不可太温不可便喫熱食恐作吐覺小便微疼時是毒從小便出去一溺便安覺未退再進一服無不效者毒作而腫甚如蒸餅大者亦洩去且不用破又不動元氣士大夫有服之累效者

治從高墜下攧撲閃肭專能散血踈氣

黃熟茄種連皮肉薄切紅瓦上焙干入糖粉收貯臨時研為末入乳香少許酒調下能飲者以醉為度 雖氣欲絶者急擘牙灌入

治髀间发肿，此因败精滞气，加以阴湿，名曰髀毒，及肾痈未散，自腰以下，一切肿毒咸治之。

焰硝一钱重，通临安买盆硝有锋芒者，草店中味咸者不可用

右为细末，用热酒调，极空心服之，放微温，不可太温，不可便吃热食，恐作吐。觉小便微疼时，是毒从小便出去，一溺便安。觉未退，再进一服，无不效者。毒作而肿甚如蒸饼大者，亦泄去，且不用破。又不动元气，士大夫有服之累效者。

治从高坠下，攧扑闪肭，专能散血疏气。

黄熟茄种，连皮肉薄切，红瓦上焙干，入糖粉收贮，临时研为末，入乳香少许，酒调下，能饮者以醉为度，虽气欲绝者，急擘牙灌入。

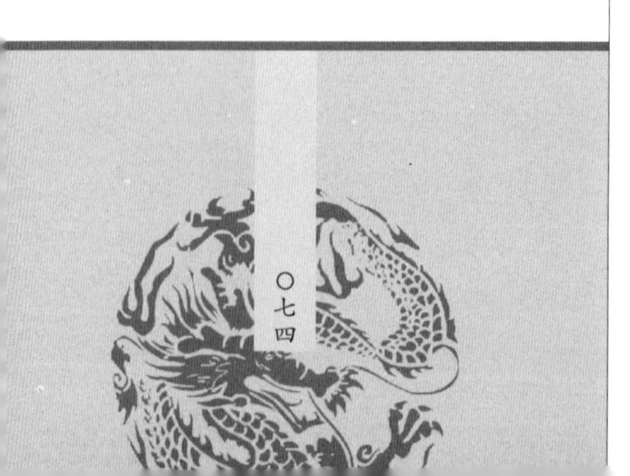

治刀伤，竹木刺破，专能止血定疼。

三叶豆，又名冲客笼，五六月采取，晒干为末，掺患处。

近秋方生子，叶厚若有微毛，大率似柿叶，与篱豆猫儿豆相似而非，不可误用。

此二方桃源张寺丞面授，累试有效，不可忽之。

治赤眼，及睛疼多泪，暴赤肿者一宗方。

宣药雄黄解毒元，量虚实下。〇贴药，蛇莓草。春间生红莓子，不可食者，洗净捣烂，摊青纱上，盦眼如水。又泡真北枣，取肉，渗以脑子，

治刀傷。竹木刺破。專能止血定疼。

三葉豆。又名衝客籠。五六月採取。晒干為末。摻患處。

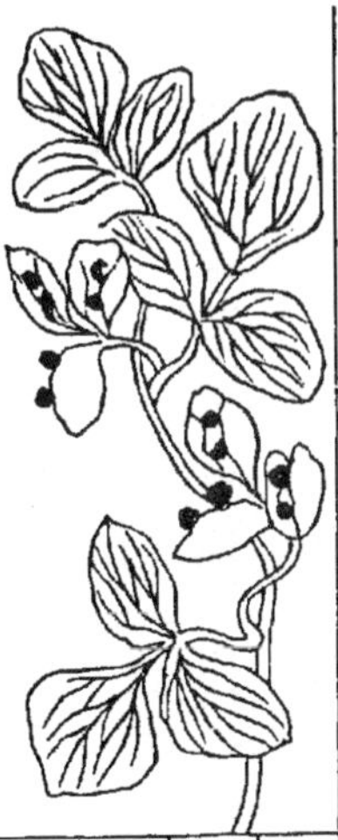

近秋方生子。葉厚若有微毛。大率似柿葉。與籬豆猫兒豆相似而非。不可誤用。

此二方桃源張寺丞面授。累試有効。不可忽之。

治赤眼及睛疼多淚。暴赤腫者一宗方。

宣藥雄黃解毒元。量虛實下。〇貼藥。蛇苺草。春間生紅苺子不可食者洗淨搗爛。攤青紗上。盦眼如氷。又泡真北棗。取肉。滲以腦子

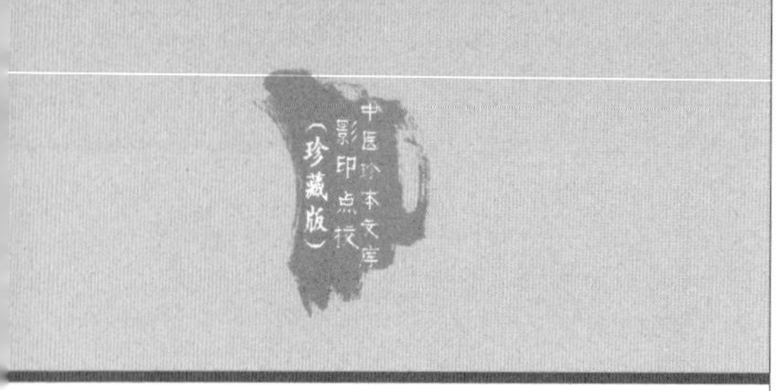

或薄荷煎貼太陽亦並用青紗體襯如當三錢大○搐鼻藥欝金真焰硝各少許略入腦子○洗藥四物湯加防風黃連杏仁赤芍藥○服藥三黃散用黃芩黃連赤芍藥龍膽草大黃漢防巳木香等分為細末食後温酒調下點藥帶皮生姜一塊鍮筋蕩成小穴入蜜攪勻點之盖血得熱則散專用腦子醫家所忌虛證者當先補腎別有方法。

貼一切腫毒凡欲結癰瘸之未成者。

用酸米醋一盞皂角一条鎚碎同煎至七分以成片牛皮膠同浸椀㮌中令軟隨大小貼赤腫上。

治腰疼甚至不可擡舉者。

或薄荷煎，贴太阳，亦并用青纱体衬，如当三钱大。〇搐鼻药，郁金，真焰硝，各少许，略入脑子。〇洗药，四物汤，加防风、黄连、杏仁、赤芍药。〇服药，三黄散，用黄芩、黄连、赤芍药、龙胆草、大黄、汉防己、木香等分，为细末，食后温酒调下。点药，带皮生姜一块，鍮筋荡成小穴，入蜜搅匀点之。盖血得热则散，专用脑子，医家所忌，虚证者当先补肾，别有方法。

贴一切肿毒，凡欲结痈疖之未成者。

用酸米醋一盏，皂角一条，锤碎同煎至七分，以成片牛皮胶。同浸碗楪中令软，随大小贴赤肿上。

治腰疼，甚至不可抬举者。

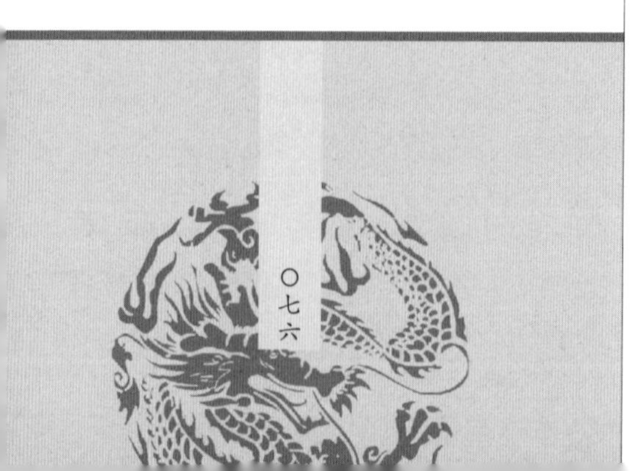

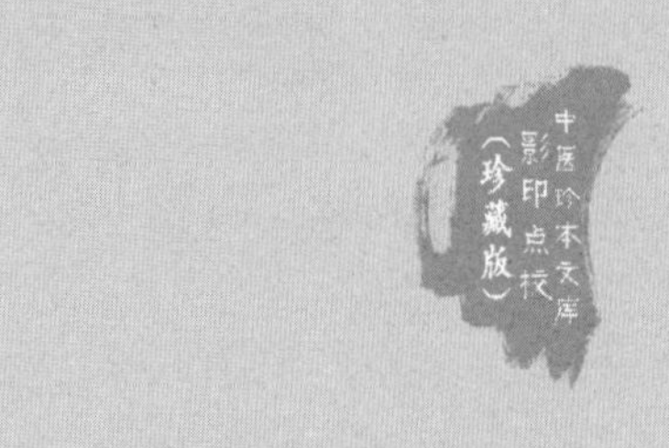

两脚曲脉内，摺缝中间，寻两筋之中取穴，两脚齐灸三壮，即愈。仍倚物立定，取穴并灸。若痛发时，灸尤验。

治风蛀虫牙。

篱上雀梅藤，收于刀上，取油沥，将小白蟢窠惹湿成元，塞患处，一塞一定。

治妳痈。

车螯壳

右烧成粉为末，米饮下，生用尤妙。

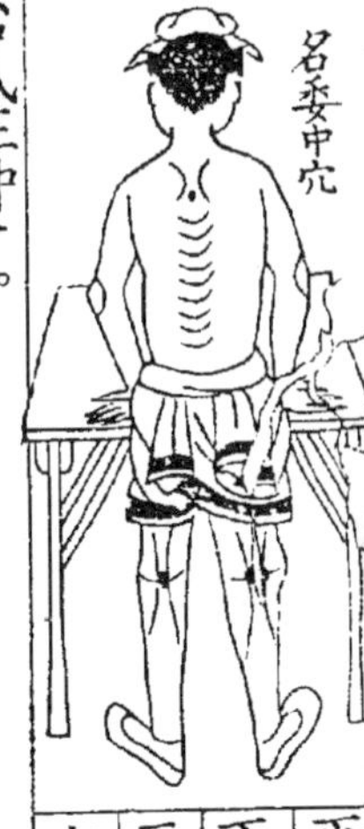

兩脚曲脉內。摺縫中間。尋兩筋之中取穴。兩脚齊灸三壯即愈。仍倚物立定取穴并灸。若痛發時。灸尤驗。

治風蛀蚛牙。

籬上雀梅藤。收于刀上。取油瀝將小白蟢窠惹濕成元塞患處一塞一定。

治妳癰。

車螯殼

右燒成粉為末。米飲下。生用尤妙。

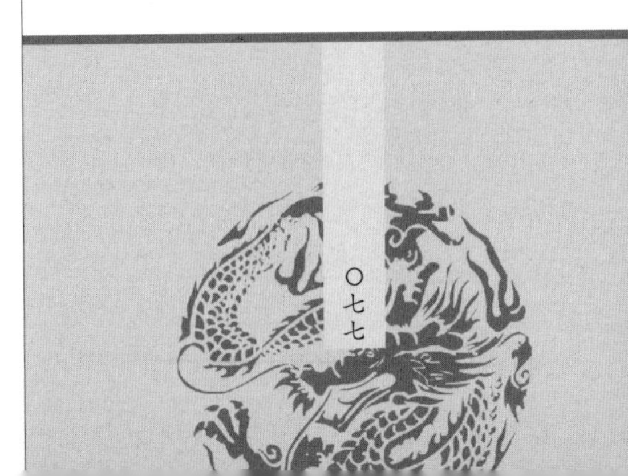

十二经穴病候撮要

恽树珏　辑

自序

自今日之眼光观之，经穴云者，包括生理、医学、化学、内分泌、神经系诸端，其基础建筑于形能两字之上。其成功不知历几何年月，积不知几千万病人之经验。故鄙人于此，极端认为有研究价值之一种学问，惜乎自《灵》、《素》而后，学者囿于见闻，限于学步，无复有伟大之精神，为所以然探讨。迄今日因《灵》、《素》以五行为说，与科学格不相入，遂欲破坏之，摧残之，靡所不用其极。若惟恐去恶之不尽也者，其实勿思之甚。鄙意以为中国医学而无价值，不待摧残将自消灭。苟有价值，自然江河不废，惟余亦非具有伟大之精神。能为根本探讨者，不过为后此学者之先河，则固窃比于当仁，况吾侪既治中医，安有经穴可以置之不讲者。故不辞谫陋，辑为此篇。大段节目皆蓝本沈氏《尊生》书，多所删节，为学者容易明瞭，省畧刻也。

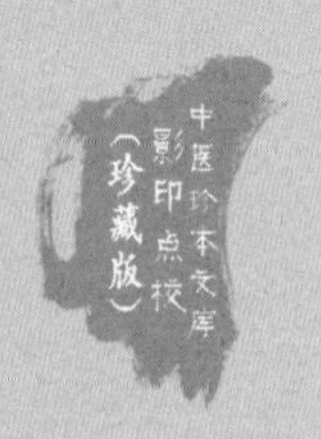

自序

自今日之眼光觀之。經穴云者。包括生理醫學化學內分泌神經系諸端。其基礎建築於形能兩字之上。其成功不知歷幾何年月。積不知幾千萬病人之經驗。故鄙人於此。極端認爲有研究價值之一種學問。惜乎自靈素而後。學者囿於見聞。限於學步。無復有偉大之精神。爲所以然之探討。迄今日因靈素以五行爲說。與科學格不相入。遂欲破壞之。摧殘之。靡所不用其極。若惟恐去惡之不盡也者。其實勿思之甚。鄙意以爲中國醫學而無價值。不待摧殘將自消滅。苟有價值。自然江河不廢。惟余亦非具有偉大之精神。能爲根本探討者。不過爲後此學者之先河。則固竊比於當仁。況吾儕既治中醫。安有經穴可以置之不講者。故不辭譾陋。輯爲此篇。大段節目皆藍本沈氏尊生書。多所刪節。爲學者容易明瞭。省畧刻也。

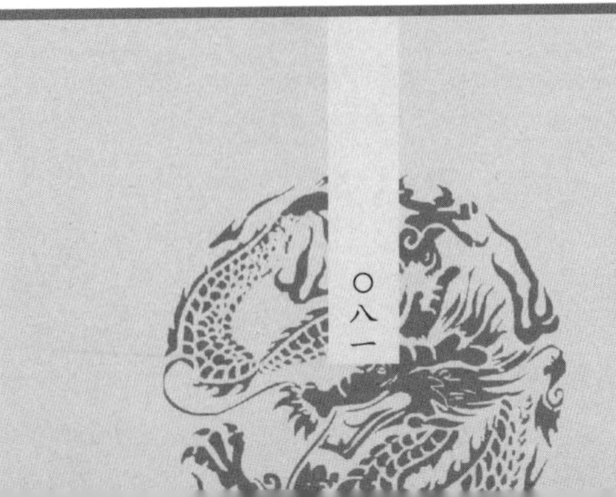

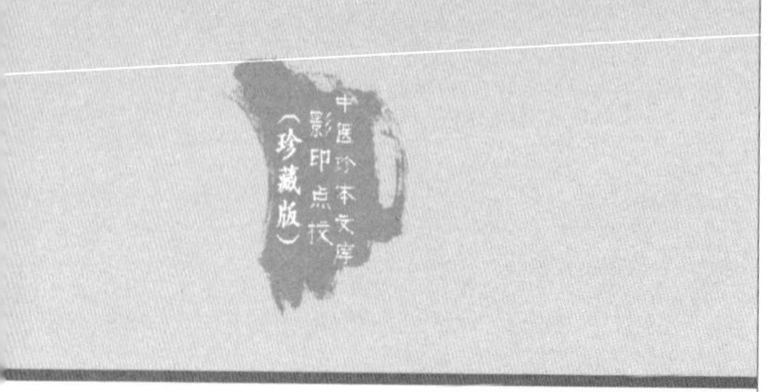

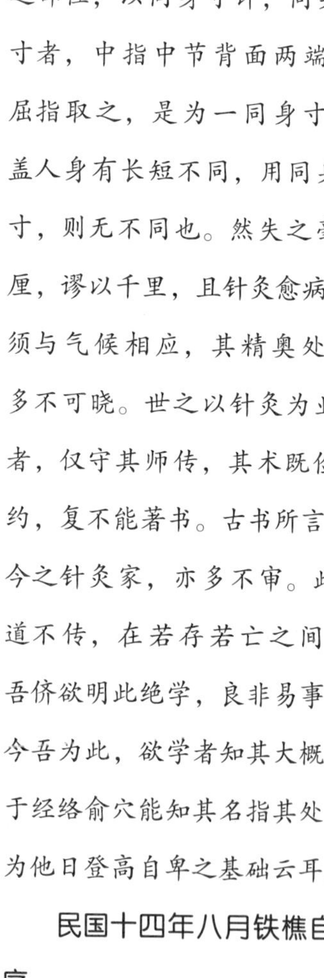

經穴本鍼灸家所當有事。凡穴有可針者。有不可針者。有可灸者。有不可灸者。穴之部位。以同身寸計。同身寸者。中指中節背面兩端。屈指取之。是爲一同身寸。蓋人身有長短不同。用同身寸。則無不同也。然失之毫釐。謬以千里。且鍼灸愈病。須與氣候相應。其精奧處。多不可曉。世之以針灸爲業者。僅守其師傳。其術既儉約。復不能著書。古書所言。今之鍼灸家。亦多不審。此道不傳。在若存若亡之間。吾儕欲明此絕學。良非易事。今吾爲此。欲學者知其大概。於經絡俞穴能知其名指其處。爲他日登高自卑之基礎云耳。

民國十四年八月鐵樵自序。

经穴本针灸家所当有事。凡穴有可针者，有不可针者；有可灸者，有不可灸者。穴之部位，以同身寸计，同身寸者，中指中节背面两端，屈指取之，是为一同身寸。盖人身有长短不同，用同身寸，则无不同也。然失之毫厘，谬以千里，且针灸愈病，须与气候相应，其精奥处，多不可晓。世之以针灸为业者，仅守其师传，其术既俭约，复不能著书。古书所言，今之针灸家，亦多不审。此道不传，在若存若亡之间，吾侪欲明此绝学，良非易事。今吾为此，欲学者知其大概，于经络俞穴能知其名指其处，为他日登高自卑之基础云耳。

民国十四年八月铁樵自序。

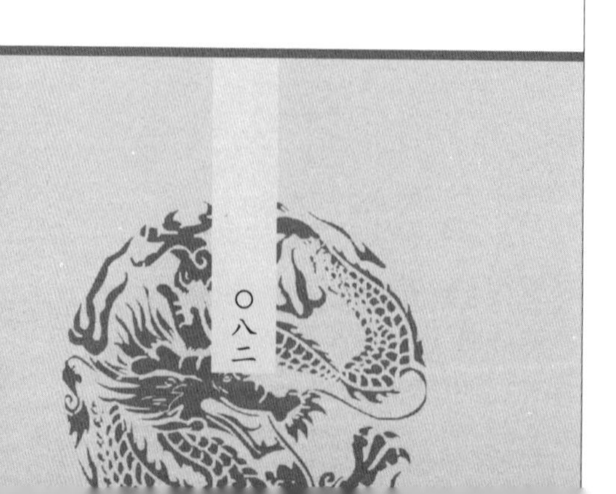

十二经穴病候撮要目次

自序

手太阴肺　一

肺胀　肺萎　肺痈　息贲　欬嗽　哮喘　诸气　瘄子

手阳明大肠　一七

肠痈　脏毒　肠鸣　脱肛　肛门痒痛

足阳明胃　二八

胃痈　胃痛　霍乱　诸痿

足太阴脾　五四

痞气　呕吐哕　噎塞反胃　关格　泄泻　痞满　肿胀

十二經穴病候撮要目次

自序

手太陰肺……一

肺脹　肺痿　肺癰　息賁　欬嗽　哮喘　諸氣　瘄子

手陽明大腸……一七

腸癰　臟毒　腸鳴　脫肛　肛門癢痛

足陽明胃……二八

胃癰　胃痛　霍亂　諸痿

足太陰脾……五四

痞氣　嘔吐噦　噎塞反胃　關格　泄瀉　痞滿　腫脹

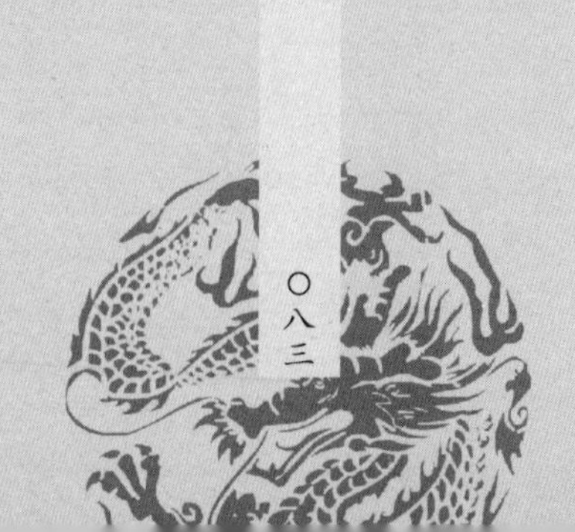

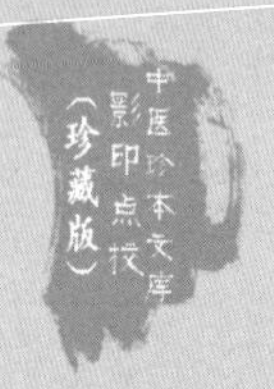

手少陰心……七五

伏梁 心痛 心癰 怔忡 卑惵 驚悸悲喜 健忘 不寐 諸汗 涕泣

手太陽小腸……一〇九

小腸氣 小腸癰

足太陽膀胱……一一六

膀胱氣 轉胞症 小便癃閉 交腸

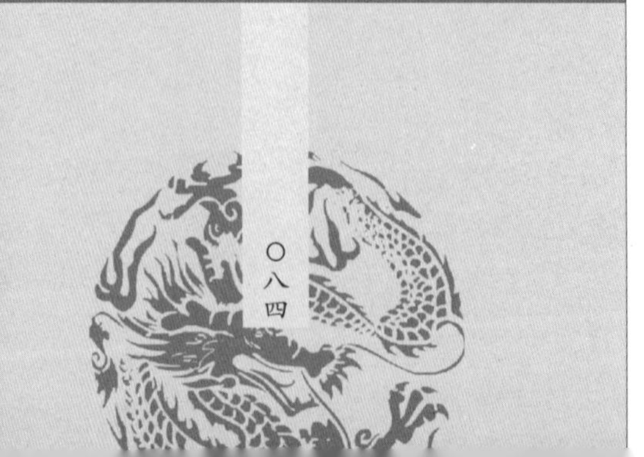

手少阴心 七五

伏梁 心痛 心痈 怔忡 卑惵 惊悸悲喜 健忘 不寐 诸汗 涕泣

手太阳小肠 一〇九

小肠气 小肠痈

足太阳膀胱 一一六

膀胱气 转胞症 小便癃闭 交肠

十二经穴病候撮要

武进恽铁樵辑

受业江阴章巨膺参校

手太阴肺

手太阴之脉，起于中焦（中焦在胃，中脘主熟腐，水谷精微，上注于肺，肺行荣卫，故十二经脉自此为始。所以手太阴之脉，起于中焦），下络大肠（大肠为肺之雄，故肺脉络大肠），环循胃中（胃中为胃之上口，贲门之位也），上膈属肺（手太阴为肺之经，故其脉上膈属肺），从肺系横出腋下（腋谓肩之里也），下循臑内（臑谓肩肘之间），行少阴心主之前（少阴在后心主处中，而太阴行其前），下肘中（尺泽穴分也），循臂内上骨下廉（上骨谓臂之上骨，下廉谓上骨之下廉），入寸中（经渠穴在寸口中），上鱼（鱼谓手

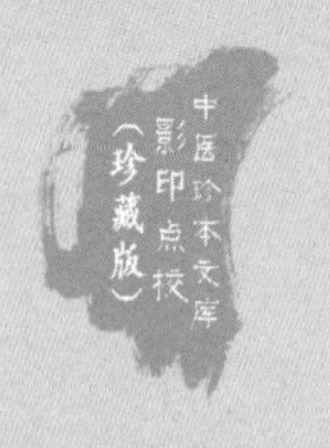

十二經穴病候撮要

武進惲鐵樵輯　受業江陰章巨膺參校

手太陰肺

手太陰之脈。起於中焦。（中焦在胃。中脘主熟腐。水穀精微。上注於肺。肺行榮衛。故十二經脈自此爲始。所以手太陰之脈。起於中焦。）下絡大腸。（大腸爲肺之雄。故肺脈絡大腸。）環循胃口。（胃口爲胃之上口。賁門之位也。）上膈屬肺。（手太陰爲肺之經。故其脈上膈屬肺。）從肺系橫出腋下。（腋謂肩之裏也。）下循臑內。（臑謂肩肘之間。）行少陰心主之前。（少陰在後心主處中。而太陰行其前。）下肘中。（尺澤穴分也。）循臂內上骨下廉。（上骨謂臂之上骨。下廉謂上骨之下廉。）入寸口。（經渠穴在寸口中。）上魚。（魚謂手

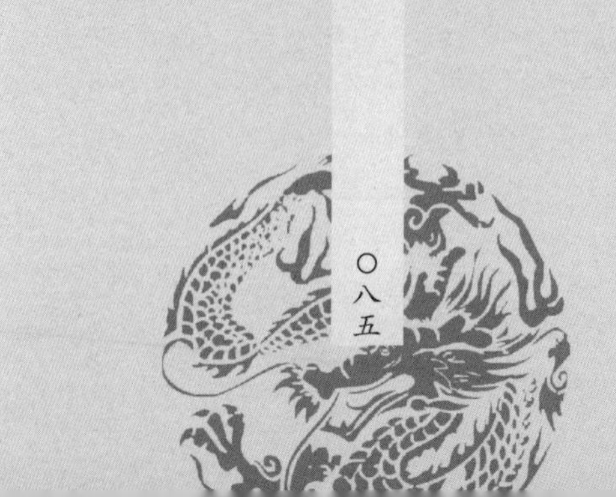

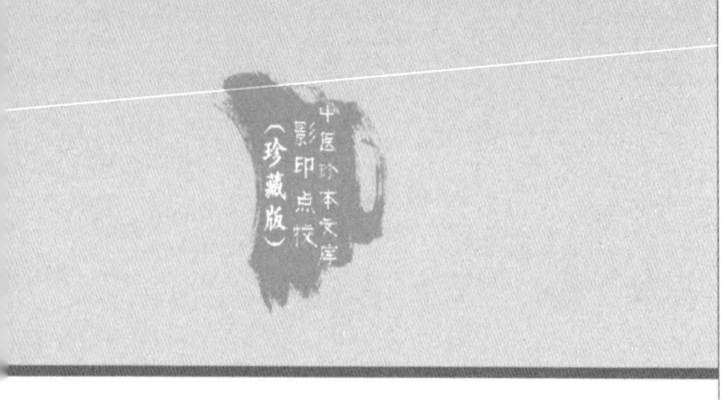

大指之後。以其處如魚形）循魚際。（魚際謂手魚之際。有穴居此。故名曰魚際）出大指之端。（少商穴分也）其支者。（鍼經曰支而橫者爲絡。此手太陰之絡。別走陽明者也。穴名列缺）從腕後直出次指內廉出其端。（手太陰自此交入手陽明）是動則病。（手太陰常多氣少血。今氣先病。是謂是動。難經曰。是動者氣也）肺脹滿膨膨而喘欬。（膨膨謂氣不宣暢）缺盆中痛。（缺盆穴名。在肩下橫骨陷中。謂其處如缺谿之盆。故曰缺盆）甚則交兩手而瞀。（太素註云。瞀低目也）是謂臂厥。（肘前曰臂。氣逆曰厥）主肺所生病者。（邪在氣留而不去。則傳之於血也。血既病矣。是氣之所生。故云所生病也。難經曰。所生病者血也）欬嗽上氣、喘渴、煩、心胸滿、臑臂內前廉痛、掌中熱。氣盛有餘。則肩背痛風。汗出中風。小便數而欠。（數頻也。欠少也。謂小便數而少也）氣虛則肩背痛寒。少氣不足以息。溺色變。卒遺矢無度。……下略

大指之后，以其处如鱼形）。循鱼际（鱼际谓手鱼之际，有穴居此，故名曰鱼际），出大指之端（少商穴分也）。其支者（《针经》曰：支而横者为络，此手太阴之络，别走阳明者也，穴名列缺）。从腕后直出次指内廉出其端（手太阴自此交入手阳明），是动则病（手太阴常多气少血，今气先病，是谓是动。《难经》曰，是动者气也）。肺胀满膨膨而喘欬（膨膨谓气不宣畅），缺盆中痛（缺盆穴名，在肩下横骨陷中，谓其处如缺谿之盆，故曰缺盆）。甚则交两手而瞀（《太素》注云，瞀低目也），是谓臂厥（肘前曰臂，气逆曰厥），主肺所生病者（邪在气留而不去，则传之于血也。血既病矣，是气之所生，故云所生病也。《难经》曰：所生病者血也）。欬嗽上气、喘、渴、烦、心胸满、臑臂内前廉痛、掌中热，气盛有余，则肩背痛风，汗出中风，小便数而欠（数，频也，欠，少也，谓小便数而少也）。气虚则肩背痛寒，少气不足以息，溺色变，卒遗矢无度……下略。

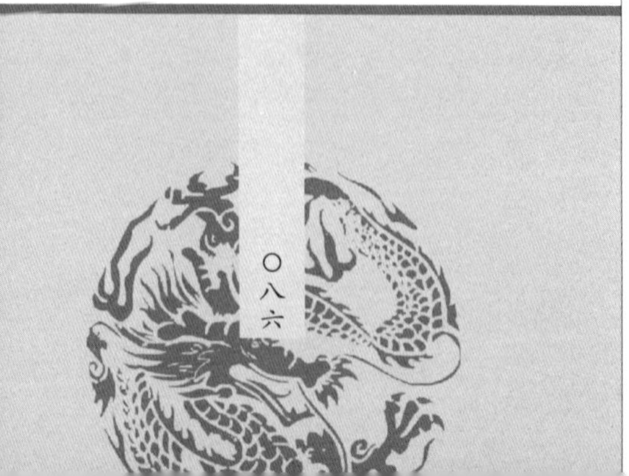

手太阴肺经

（左右凡二十二穴）

少商　在手大指端内侧去爪甲角如韭叶。

鱼际　在手大指本节后散纹中。

太渊　在掌后陷中。

经渠　在寸口脉中。

列缺　在腕后一寸五分。

孔最　去腕上七寸。

尺泽　在肘约文中。

侠白　在天府下一寸动脉中，尺泽上五寸。

天府　在腋下三寸，臂内廉动脉中。

云门　在巨骨下气户旁二寸陷中，动脉应手举臂取之。

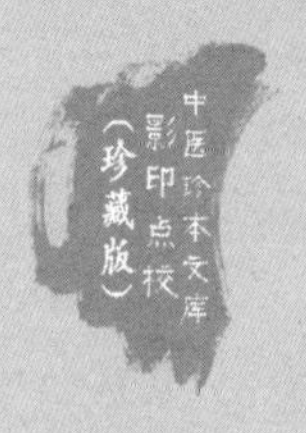

少商　在手大指端內側去爪甲角如韭葉。

魚際　在手大指本節後散紋中。

太淵　在掌後陷中。

經渠　在寸口脈中。

列缺　在腕後一寸五分。

孔最　去腕上七寸。

尺澤　在肘約文中。

俠白　在天府下一寸動脈中。尺澤上五寸。

天府　在腋下三寸。臂內廉動脈中。

雲門　在巨骨下氣戶旁二寸陷中。動脈應手舉臂取之。

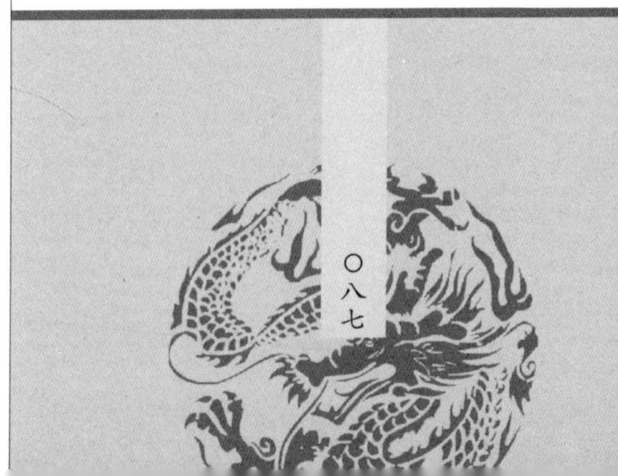

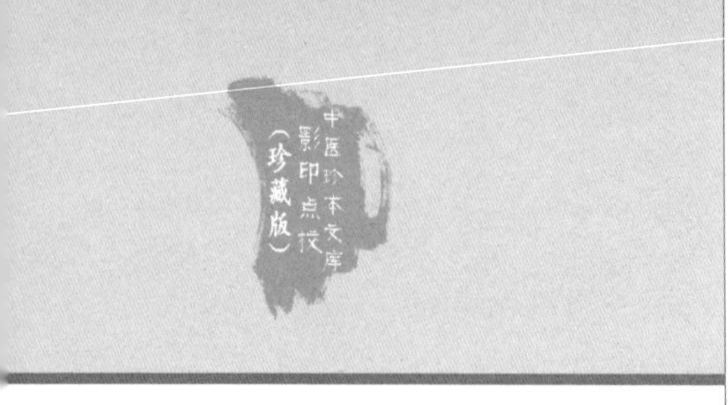

中府　在雲門下一寸六分。按乳頭往上數至第三肋間。動脈應手者。

手太陰肺之病候。曰肺脹。曰肺萎。曰肺癰。曰息賁。曰欬嗽。曰哮喘。曰諸氣。曰瘮子。

肺脹

沈氏尊生書云。肺脹。肺家氣分病也。仲景曰。欬而上氣煩躁者。爲肺脹。欲作風水。發汗自愈。又曰欬而上氣。此爲肺脹。其人喘。目如脫狀。脈浮大者。越婢加半夏湯主之。又曰肺脹欬而上氣。煩躁而喘。脈浮者。心下有水氣。小青龍湯加石膏主之。丹溪曰。肺脹而嗽。或左或右。不得眠。此痰挾瘀血凝氣而病。宜養血。俾流動以平氣降火。疏肝以清痰。四物湯加桃仁、訶子、青皮、竹瀝之類。沈金鰲云。肺脹爲肺經氣分之病。故宜以收斂爲主。卽挾痰挾血者。亦不離乎氣。不得專

中府　在云门下一寸六分，按乳头往上数至第三肋间，动脉应手者。

手太阴肺之病候，曰肺胀，曰肺萎，曰肺痈，曰息贲，曰欬嗽，曰哮喘，曰诸气，曰瘆子。

肺胀

沈氏《尊生》书云，肺胀，肺家气分病也。仲景曰，欬而上气烦躁者，为肺胀。欲作风水，发汗自愈。又曰：欬而上气，此为肺胀，其人喘，目如脱状，脉浮大者，越婢加半夏汤主之。又曰：肺胀欬而上气，烦躁而喘，脉浮者，心下有水气，小青龙汤加石膏主之。丹溪曰：肺胀而嗽，或左或右，不得眠，此痰挟瘀血，凝气而病，宜养血。俾流动以平气降火，疏肝以清痰，四物汤加桃仁、诃子、青皮、竹沥之类。沈金鳌云：肺胀为肺经气分之病，故宜以收敛为主，即挟痰挟血者，亦不离乎气，不得专议血，专议痰也，宜清化丸。

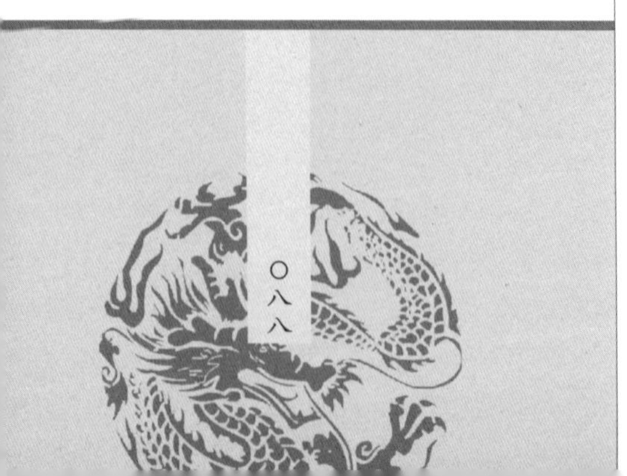

清化丸方　贝母一钱　杏仁五钱　青黛二钱　姜汁砂糖丸含化。

【铁樵按】婴儿有猝然喘满，手脚牵掣，俗名肺喘惊风者。实即肺胀之候，所谓肺喘惊风，病者之胸背皆高起。此种乃大危险症候，实无善法，《保赤》新书中有牛黄夺命丸治此病。然亦未曾实验，恐不能取效，因上膈及背皆骨骼，喘满至于骨骼变更地位，肺胀之剧烈可见。又此病有慢性者，可以延喘至十余年，更无办法，谢蘅窗先生之老太太患此，中西名医毕集，无药不尝，卒未得一当也。

肺痿

肺痿久欬，肺虚而热，在上焦病也。其症状必寒热往来，自汗，气急，烦闷，多唾或带红线脓血，宜急治之。宜举肺汤，元参精肺饮，切忌升散温热辛燥。仲景云：或有患此症吐涎沫而欬者，有吐涎沫而不欬者，其人不渴，必遗尿小便数。所以然者，以上虚不能制下故也。此为肺中冷，必眩多吐涎，必温之，宜生姜甘草汤。

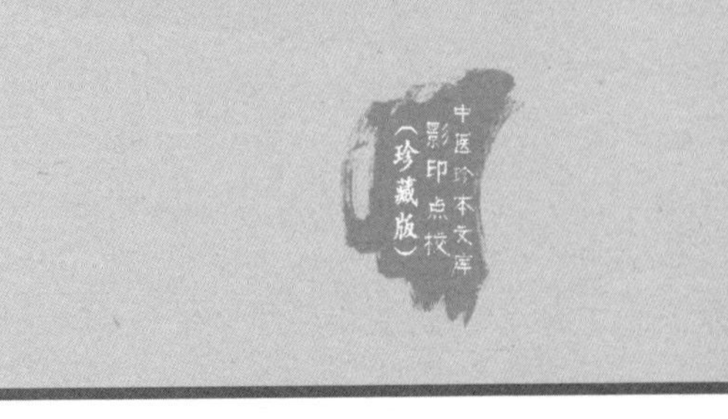

清化丸方　貝母一錢　杏仁五錢　青黛二錢　薑汁砂糖丸含化

鐵樵按。嬰兒有猝然喘滿。手脚牽掣。俗名肺喘驚風者。實卽肺脹之候。所謂肺喘驚風。病者之胸背皆高起。此種乃大危險症候。實無善法。保赤新書中有牛黃奪命丸治此病。然亦未曾實驗。恐不能取效。因上膈及背皆骨骼。喘滿至於骨骼變更地位。肺脹之劇烈可見。又此病有慢性者。可以延喘至十餘年。更無辦法。謝蘅窗先生之老太太患此。中西名醫畢集。無藥不嘗。卒未得一當也。

肺痿

肺痿久欬。肺虛而熱。在上焦病也。其症狀必寒熱往來。自汗。氣急。煩悶。多唾或帶紅綫膿血。宜急治之。宜舉肺湯。元參清肺飲。切忌升散溫熱辛燥。仲景云。或有患此症吐涎沫而欬者。有吐涎沫而不欬者。其人不渴。必遺尿小便數。所以然者。以上虛不能制下故也。此爲肺中冷。必眩多吐涎。必溫之。宜生薑甘草湯。

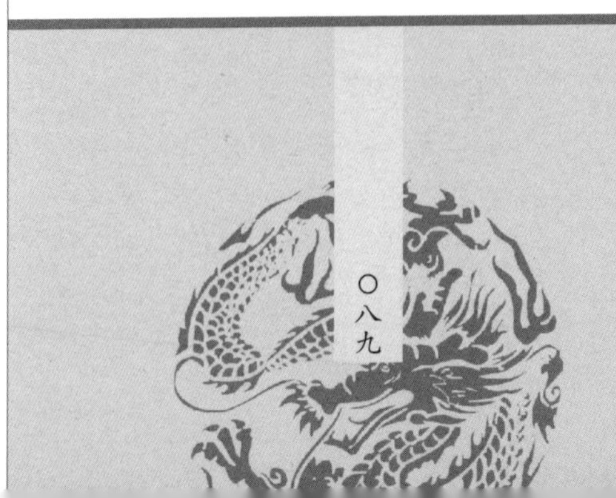

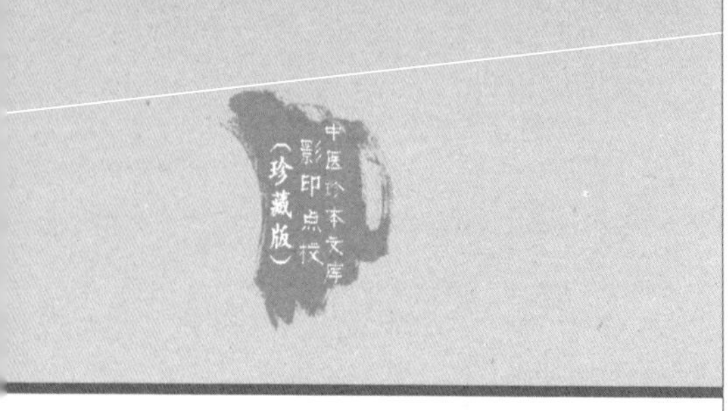

又有火盛者。宜人參平肺散。有喘急而面浮者。宜葶藶湯。大約此症總以養氣養肺養血清金降火爲主。若肺萎將變爲癰。又必兼理膿毒。宜紫菀散。

舉肺湯　桔梗　甘草　天冬　竹茹　阿膠　沙參　貝母　百合

元參清肺飲　元參　柴胡　陳皮　桔梗　茯苓　麥冬　苡仁　人參　甘草　檳榔　童便　地骨皮

生薑甘草湯　生薑　炙草　人參　紅棗　此方治肺寒欬吐。

甘草乾薑湯　炙草　乾薑炭　此方治吐而不欬。

人參平肺散　桑皮　知母　人參　炙草　天冬　赤苓　青皮　地骨皮　陳皮　五味　生薑

葶藶湯　炒葶藶爲末二錢　大棗十枚　煎湯調末服。

鐵樵按。葶藶萬不可用二錢。此物甚悍。三四分已足。

又有火盛者，宜人参平肺散，有喘急而面浮者，宜葶苈汤。大约此症总以养气养肺，养血清金降火为主。若肺萎将变为痈，又必兼理脓毒，宜紫菀散。

举肺汤　桔梗　甘草　天冬　竹茹　阿胶　沙参　贝母　百合

元参清肺饮　无参　柴胡　陈皮　桔梗　茯苓　麦冬　苡仁　人参　甘草　槟榔　童便　地骨皮

生姜甘草汤　生姜　炙草　人参　红枣　此方治肺寒欬吐。

甘草干姜汤　炙草　干姜炭　此方治吐而不欬。

人参平肺散　桑皮　知母　人参　炙草　天冬　赤苓　青皮　地骨皮　陈皮　五味　生姜

葶苈汤　炒葶苈为末二钱　大枣十枚　煎汤调末服。

【铁樵按】葶苈万不可用二钱，此物甚悍，三四分已足。

紫菀散　紫菀　人参　知母　五味　桔梗　贝母　茯苓　阿胶　甘草　生姜

肺痈

肺痈，肺热极而成病也，其症痰中腥臭或带脓也，宜清金散。是脾虚肺弱，虚火上燔之败症，故补脾亦是要着。初起时咳嗽气急，胸中隐痛，吐痰如脓，宜麦冬平肺饮。或欬吐脓痰，胸膈胀满，气喘发热，宜元参清肺饮。或病重不能卧，宜宁肺桔梗汤。或已吐脓血，必以去脓补气为要，宜排脓散。勿论已成未成，总当清热涤痰，使无留壅，自然易愈。凡患肺痈，手掌皮粗，气急脉数，颧红鼻扇，不能饮食者，皆不治。

清金散　苡仁　橘叶　黄芩　花粉　贝母　桑皮　桔梗　牛蒡　蒺藜

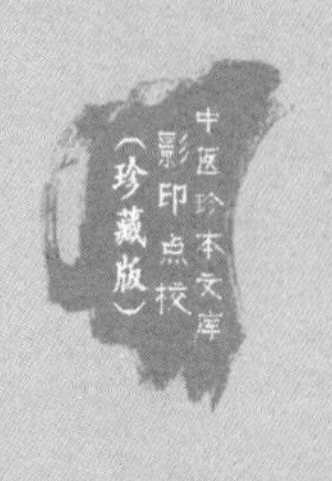

紫菀散　紫菀　人參　知母　五味　桔梗　貝母　茯苓　阿膠　甘草　生薑

肺癰

肺癰。肺熱極而成病也。其症痰中腥臭或帶膿也。宜淸金散。是脾虛肺弱。虛火上燔之敗症。故補脾亦是要着。初起時欬嗽氣急。胸中隱痛。吐痰如膿。宜麥冬平肺飮。或欬吐膿痰。胸膈脹滿。氣喘發熱。宜元參淸肺飮。或病重不能臥。宜甯肺桔梗湯。或已吐膿血。必以去膿補氣爲要。宜排膿散。勿論已成未成。總當淸熱滌痰。使無留壅。自然易愈。凡患肺癰。手掌皮粗。氣急脈數。顴紅鼻扇。不能飮食者。皆不治。

淸金散　苡仁　橘葉　黃芩　花粉　貝母　桑皮　桔梗　牛蒡　蒺藜

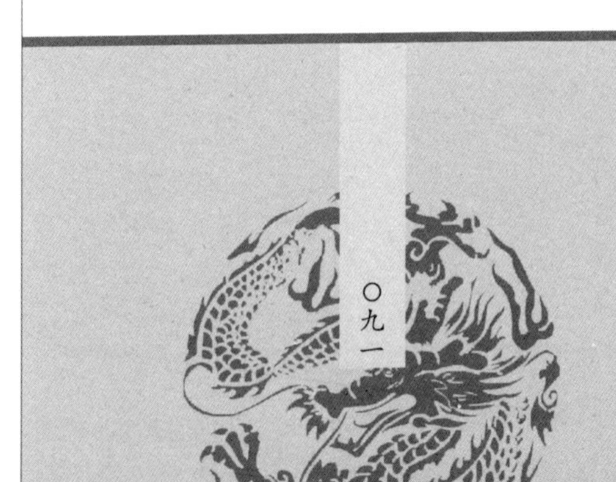

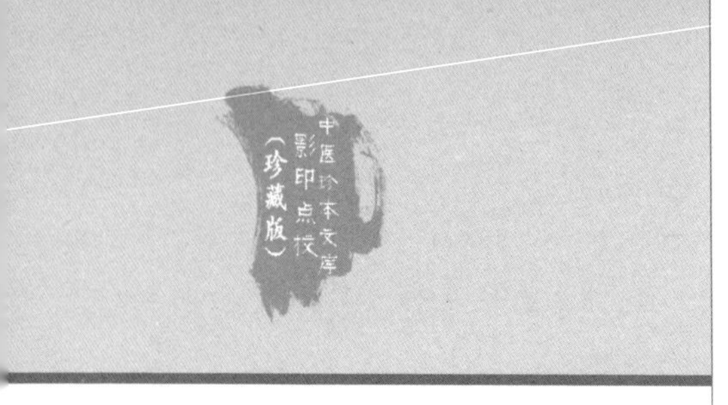

麥冬平肺飲　麥冬　人參　赤芍　檳榔　甘草　赤苓　陳皮　桔梗

元參清肺飲　元參　柴胡　陳皮　桔梗　茯苓　麥冬　苡仁　地骨皮　炙草　檳榔　人參　童便

甯肺桔梗湯　桔梗　貝母　當歸　黃芪　枳殼　桑皮　防己　瓜蔞仁　五味　百合　苡仁　葶藶　杏仁　甘草　知母　地骨皮　欬甚者倍百合。發熱加柴胡。便閉加大黃。

排膿散　人參　黃芪　白芷　五味子　等分。

息賁

息賁。肺積病也。在右脅下如覆盆狀。令人洒洒然寒熱。背痛嘔逆喘欬。發肺癰。脈必浮而長。肺氣虛。痰熱壅結也。當以降氣清熱開痰散結爲主。宜息賁丸。

息賁丸　厚朴八錢　乾薑錢半　茯苓錢半　青皮一錢　黃連一兩二錢

麦冬平肺饮　麦冬　人参　赤芍　槟榔　甘草　赤苓　陈皮　桔梗

元参清肺饮　无参　柴胡　陈皮　桔梗　茯苓　麦冬　苡仁　地骨皮　炙草　槟榔　人参　童便

宁肺桔梗汤　桔梗　贝母　当归　黄芪　枳壳　桑皮　防己　瓜蒌仁　五味　百合　苡仁　葶苈　杏仁　甘草　知母　地骨皮　欬甚者倍百合；发热加柴胡；便闭加大黄。

排脓散　人参　黄芪　白芷　五味子　等分。

息贲

息贲，肺积病也。在右胁下如覆盆状，令人洒洒然寒热，背痛呕逆喘欬，发肺痈，脉必浮而长，肺气虚，痰热壅结也。当以降气清热，开痰散结为主，宜息贲丸。

息贲丸　厚朴八钱　干姜钱半　茯苓钱半　青皮一钱　黄连一两二钱

川椒钱半　紫菀钱半　人参二钱　桂枝一钱　桔梗一钱　川乌一钱　三棱一钱　天冬一钱　陈皮一钱　蔻仁一钱　巴豆霜四分

茯苓另研，余为末，筛过，和茯苓研匀。再入巴豆霜研匀，蜜丸梧子大，初服二丸，每日加一丸，渐加至大便微溏，再从两丸加服。积去大半，便勿服。

咳嗽

《病源》方药详风劳鼓病论，病理各论。

哮喘

哮，肺病也。哮与喘与短气，三症相似而不同。《入门》曰，哮以声响言，喘以气息言。盖哮无不与痰俱，喉间沙沙有声，病作时，肺管中皆痰也。古人辨此，说多而不

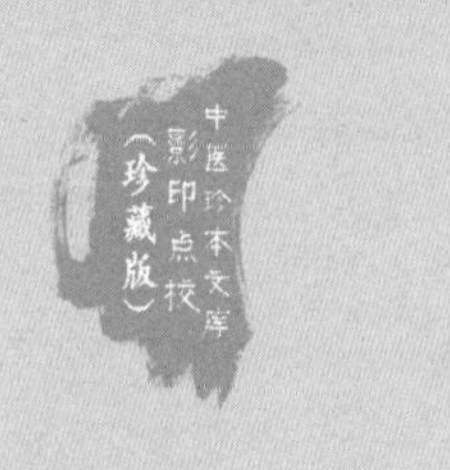

川椒錢半　紫菀錢半　人參二錢　桂枝一錢　桔梗一錢
川烏一錢　三稜一錢　天冬一錢　陳皮一錢　蔻仁一錢
巴豆霜四分
茯苓另研。餘爲末。篩過。和茯苓研勻。再入巴豆霜研勻。蜜丸梧子大。初服二丸。每日加一丸。漸加至大便微溏。再從兩丸加服。積去大半。便勿服。

欬嗽

病源方藥詳風勞鼓病論、病理各論。

哮喘

哮。肺病也。哮與喘與短氣。三症相似而不同。入門曰。哮以聲響言。喘以氣息言。盖哮無不與痰俱。喉間沙沙有聲。病作時。肺管中皆痰也。古人辨此。說多而不

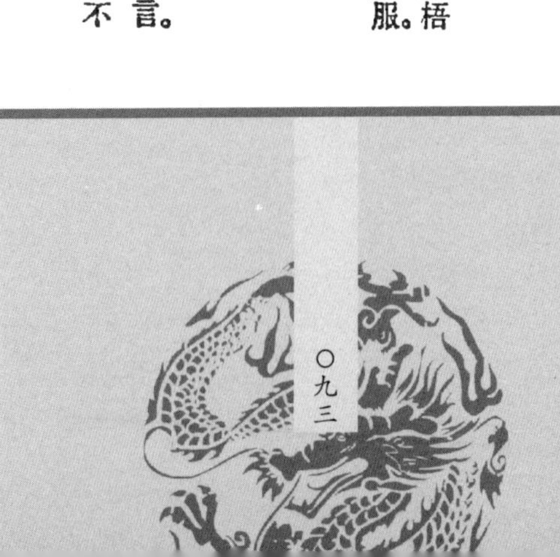

甚清楚。茲以吾意說之。氣道窒。痰鳴者。哮也。氣息壅湧。呼吸如不及者。喘也。或謂擡肩搖身者爲哮。按擡肩云者。卽所謂肩息。搖身者。謂呼吸困難。身爲動搖。此二字。哮有之。喘亦有之。若以意會之。恐失之彌遠。惟以寒熱虛實爲辨。則灼然可見。凡病暴者多實。久者多虛。暴者屬熱。久者屬寒。暴病有屬寒者。乃中寒。陰盛於內。陽亡於外之候。故其症必有汗。久病有屬熱者。乃陰分旣虛。水不涵火之候。故其舌必乾絳。兩顴必發赤。哮吼之病。往往完全不見熱象。且此症恒見之於童年。終身不能愈。以云病久。無有更久於此者。秋杪卽劇。春暮乃瘥。其爲肺寒。不勝外界冷空氣壓迫。極爲顯著。故全生集用豆豉白信石治此病。其爲寒證甚確。李士材謂是寒包火。謂於八九月未寒時。用大承氣下其熱。至冬寒無熱可包。便不發作。此說甚不經。患哮病者。無有不虛。用大承氣豈非犯虛虛之禁乎。沈金鰲云。哮症大都感於幼稚之時。客犯鹽醋。透滲氣脘。一遇風寒。

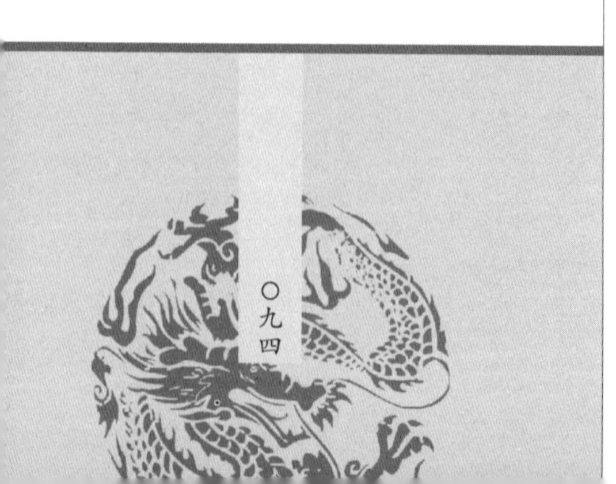

甚清楚，兹以吾意说之。气道窒，痰鸣者，哮也；气息壅涌，呼吸如不及者，喘也。或谓抬肩摇身者为哮，按抬肩云者，即所谓肩息。摇身者，谓呼吸困难，身为动摇，此二字，哮有之，喘亦有之。若以意会之，恐失之弥远，惟以寒热虚实为辨，则灼然可见。凡病暴者多实，久者多虚；暴者属热，久者属寒；暴病有属寒者，乃中寒。阴盛于内，阳亡于外之候，故其症必有汗。久病有属热者，乃阴分既虚，水不涵火之候。故其舌必干绛，两颧必发赤。哮吼之病，往往完全不见热象，且此症恒见之于童年，终身不能愈，以云病久，无有更久于此者。秋杪即剧，春暮乃瘥，其为肺寒，不胜外界冷空气压迫，极为显著。故《全生集》用豆豉、白信石治此病，其为寒证甚确。李士材谓是寒包火，谓于八九月未寒时，用大承气下其热。至冬寒无热可包，便不发作。此说甚不经，患哮病者，无有不虚，用大承气岂非犯虚虚之禁乎？沈金鳌云：哮症大都感于幼稚之时，客犯盐醋，透渗气脘，一遇风寒，便窒塞道路，气息急促，故多发于冬初。必须淡饮食，行气化痰为主，禁凉剂，恐风邪难解也。禁热剂，恐痰火易升也。苏子、枳壳、青皮、桑皮、桔梗、半夏、前胡、杏仁、栀子皆治哮必用之药，验方列后。

千金汤　麻黄　桑皮　苏子　杏仁　白果　黄芩　半夏　甘草　款冬　此方能治一切哮症。

水哮方　芫花　紫背浮萍　米粉和为颗，清水煮熟，恣意食之，水哮谓哮而兼饮者。

皂荚丸　皂荚去皮子弦蜜丸二钱　明矾　杏仁　白牵牛头末各一钱　紫菀　炙草　桑皮　石菖蒲　半夏各二钱　胆星一钱半

右药研末，用百部一两二钱煎膏丸，此方治久哮，每服一钱。

千缗导痰汤　姜夏三钱　胆星一钱　陈皮一钱　赤苓一钱　枳壳一钱　皂荚一寸　甘草一钱　蜜炙姜五片煎服，此方治风痰哮。

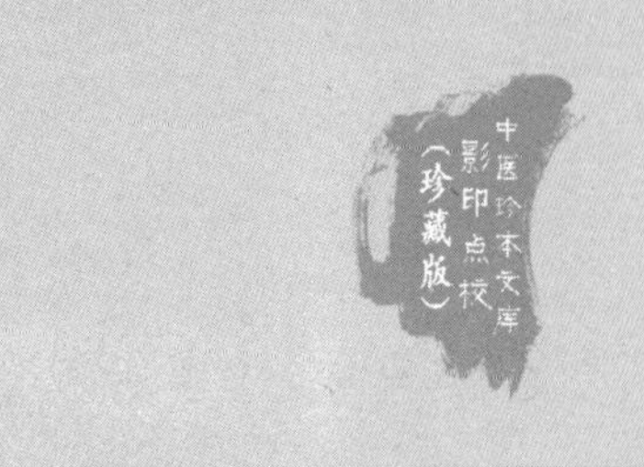

便窒塞道路氣息急促故多發於冬初必須淡飲食行氣化痰爲主禁涼劑恐風邪難解也。禁熱劑。恐痰火易升也。蘇子、枳殼、靑皮、桑皮、桔梗、半夏、前胡、杏仁、梔子皆治哮必用之藥。驗方列後。

千金湯　麻黃　桑皮　蘇子　杏仁　白果　黃芩　半夏　甘草　款冬　此方能治一切哮症。

水哮方　芫花　紫背浮萍　米粉和爲顆。清水煑熟。恣意食之。水哮謂哮而兼飲者

皂莢丸　皂莢去皮子弦蜜丸二錢　明礬　杏仁　白牽牛頭末各一錢　紫菀　炙草　桑皮　石菖蒲　半夏各二錢　胆星一錢半

右藥研末。用百部一兩二錢煎膏丸。此方治久哮。每服一錢。

千緡導痰湯　薑夏二錢　胆星一錢　陳皮一錢　赤苓一錢　枳殼一錢　皂莢一寸　甘草一錢　蜜炙薑五片煎服。此方治風痰哮。

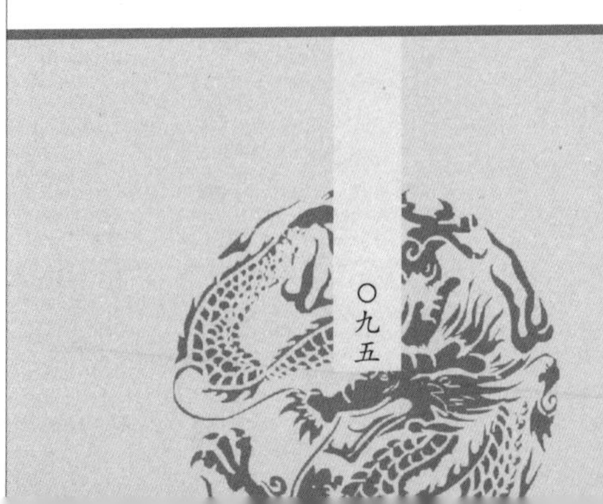

參蘇溫肺湯　人參　紫蘇　木香　肉桂　五味子　桑皮　陳皮　半夏　白朮　茯苓各一錢　甘草五分　薑三片　煎服。

此方治肺寒而哮。

諸氣（內經謂諸氣皆屬於肺故凡氣爲病者皆肺經病）

中氣　中去聲。如中風之中。中氣暴病也。暴喜傷陽。暴怒傷陰。憂愁怫意。氣多厥逆。皆能致中氣之病。要惟忿怒爲尤甚。怒則肺舉葉張。氣有升而無降。可以痰涎壅塞。牙關緊閉。一時昏倒。不省人事。若以薑湯急灌之。立時可醒。既醒之後。隨症調治。非若中風之病。一發便不易挽救也。入門曰。中氣之病。虛者八味順氣散。實者四七湯。

八味順氣散　人參　白朮　茯苓　炙草　白芷　烏藥　青陳皮

四七湯　薑夏　茯苓　厚朴　蘇葉　生薑

参苏温肺汤　人参　紫苏　木香　肉桂　五味子　桑皮　陈皮　半夏　白术　茯苓各一钱　甘草五分　姜三片　煎服。

此方治肺寒而哮。

诸气（《内经》谓诸气皆属于肺，故凡气为病者，皆肺经病）

中气　中去声，如中风之中，中气暴病也，暴喜伤阳，暴怒伤阴，忧愁怫意，气多厥逆，皆能致中气之病。要惟忿怒为尤甚，怒则肺举叶张，气有升而无降，可以痰涎壅塞，牙关紧闭，一时昏倒，不省人事。若以姜汤急灌之，立时可醒。既醒之后，随症调治。非若中风之病，一发便不易挽救也。《入门》曰，中气之病，虚者八味顺气散，实者四七汤。

八味顺气散　人参　白术　茯苓　炙草　白芷　乌药　青陈皮

四七汤　姜夏　茯苓　厚朴　苏叶　生姜

短气　短气有虚实两种，元气虚乏，呼吸浅促，对面微闻声息者，当补气，不可泻肺。无急病者，当视其所亏何藏，斟酌调理，急病末路，见呼吸出多入少者难治，宜生脉散。仲景曰，平人寒热短气，不足以息者，实也。又曰，短气有微饮，当从小便去之。

生脉散　人参　麦冬　五味子　加阿胶、白术、陈皮者，名加味生脉散。

气逆　气逆火病也。《内经》曰，诸逆冲上，皆属于火。今所见者，以妇人为多，其病多属冲任肝胆。沈云，治逆惟有散火，火清而逆自平，宜退热清气汤。火盛者，滋阴降火汤。丹溪云，病人自言冷气从下而上者，此上升之气，自肝而出，中挟相火，其热为甚，自觉其冷，非真冷也。又曰，气之上逆属阳，无寒之理，觉恶寒者，乃火极似水也。

退热清气汤　柴胡　陈皮　赤苓　半夏　枳壳　香附　川芎　砂仁

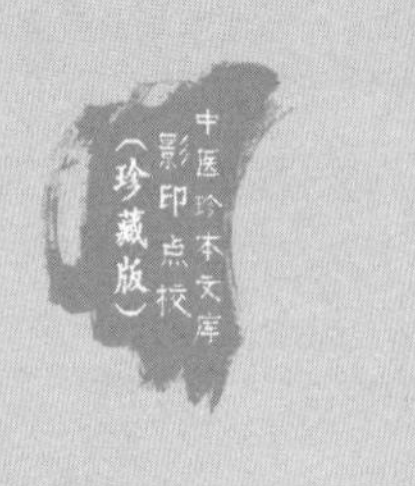

短氣　短氣有虛實兩種。元氣虛乏呼吸淺促。對面微聞聲息者。當補氣。不可瀉肺。無急病者。當視其所虧何藏。斟酌調理。急病末路。見呼吸出多入少者難治。宜生脈散。仲景曰。平人寒熱短氣。不足以息者。實也。又曰。短氣有微飲。當從小便去之。

生脈散　人參　麥冬　五味子　加阿膠白朮陳皮者。名加味生脈散。

氣逆　氣逆火病也。內經曰。諸逆衝上。皆屬於火。今所見者。以婦人爲多。其病多屬衝任肝胆。沈云。治逆惟有散火。火清而逆自平。宜退熱清氣湯。火盛者。滋陰降火湯。丹溪云。病人自言冷氣從下而上者。此上升之氣。自肝而出。中挾相火。其熱爲甚。自覺其冷。非眞冷也。又曰。氣之上逆屬陽。無寒之理。覺惡寒者。乃火極似水也。

退熱清氣湯　柴胡　陳皮　赤苓　半夏　枳殼　香附　川芎　砂仁

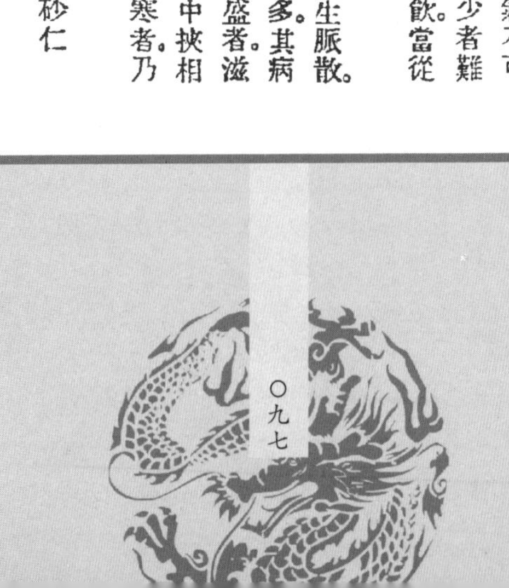

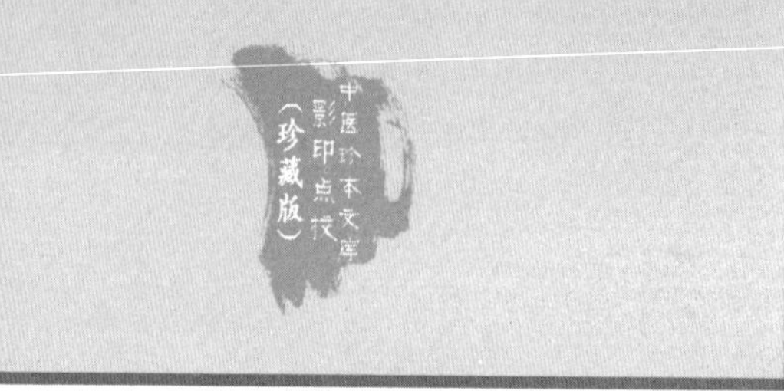

木香　炙草

滋陰降火湯　白芍　當歸　熟地　天冬　麥冬　白朮　生地　陳皮　蜜炙知母　蜜炙黄柏　炙草　生薑　大棗

氣痛　三焦內外俱有病也。入門曰。人身元氣與血循環。凡橫於藏府之間而爲疼痛。積聚痃癖壅逆胸臆之上。而爲痞滿刺痛等症。皆由氣結。甚則爲痰飲。初起宜辛溫開鬱行氣豁痰消積。久則宜用辛寒降火以除根。沈云。氣滯上焦。則爲心胸痞痛。宜枳橘湯。清膈蒼莎丸。凝滯中焦。則腹脅刺痛。宜木香破氣散。撞氣阿魏丸。凝滯下焦。則爲疝瘕腰痛。宜四磨湯。木香檳榔丸。凝滯於內。則爲癖積疼痛。宜化積丸。三稜散。凝滯於外。則爲徧身刺痛。或浮腫或膜脹。宜流氣飲子。

枳橘湯　枳殼　陳皮　生薑

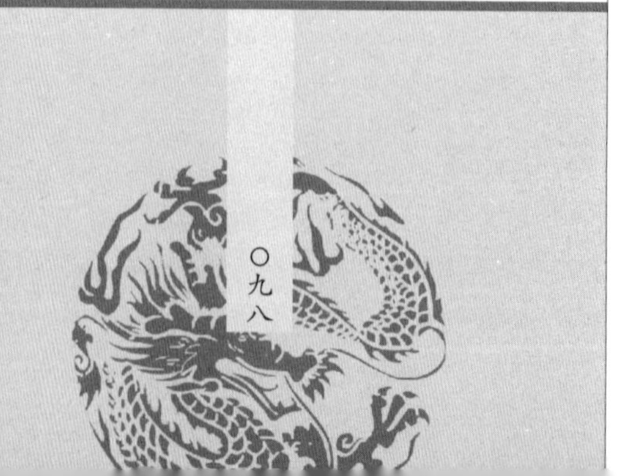

木香　炙草

滋阴降火汤　白芍　当归　熟地　天冬　麦冬　白术　生地　陈皮　蜜炙知母　蜜炙黄柏　炙草　生姜　大枣

气痛　三焦内外俱有病也。《入门》曰，人身元气与血循环。凡横于藏府之间而为疼痛，积聚痃癖壅逆胸臆之上，而为痞满刺痛等症，皆由气结。甚则为痰饮，初起宜辛温开郁，行气豁痰消积，久则宜用辛寒降火以除根。沈云：气滞上焦，则为心胸痞痛，宜枳橘汤。清膈苍莎丸，凝滞中焦，则腹胁刺痛，宜木香破气散，撞气阿魏丸。凝滞下焦，则为疝瘕腰痛，宜四磨汤，木香槟榔丸。凝滞于内，则为癖积疼痛，宜化积丸，三棱散。凝滞于外，则为遍身刺痛，或浮肿，或膜胀，宜流气饮子。

枳橘汤　枳壳　陈皮　生姜

清膈苍莎丸　苍术　香附　黄连　黄芩　瓜蒌

木香破气散　香附　乌药　姜黄　炙草　木香

撞气阿魏丸　莪术　丁香　青皮　陈皮　川芎　炙草　茴香各一两　砂仁　肉桂　白芷各五钱　胡柳二钱五分　阿魏一钱五分　酒浸一夜打糊，生姜四两切片，用食盐一两，淹一夜，炒至褐色。共为末，以阿魏糊丸芡子大，硃砂为衣。每服三丸，带饥时服，细嚼姜汤下，亦治一切气痛。

四磨汤　枳实　乌药　槟榔　沈香　虚者加人参。

此方治下焦气痛。

木香槟榔丸　大黄二两　木香一两　当归一两　香附一两　黑牵牛二两　槟榔一两　枳壳一两　陈皮一两　黄芩二两　黄连一两

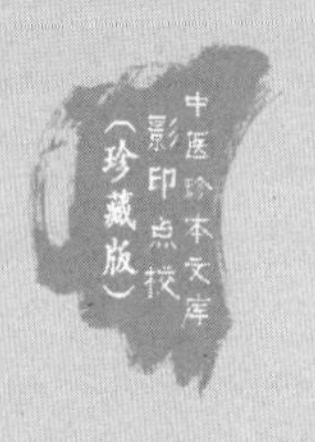

清膈蒼莎丸　蒼朮　香附　黃連　黃芩　瓜蔞

木香破氣散　香附　烏藥　薑黃　炙草　木香

撞氣阿魏丸　莪朮　丁香　青皮　陳皮　川芎　炙草　茴香各一兩　砂仁　肉桂　白芷各五錢　胡椒二錢五分　阿魏一錢五分　酒浸一夜打糊。生薑四兩切片。用食鹽一兩。淹一夜。炒至褐色。共爲末。以阿魏糊丸芡子大。硃砂爲衣。每服三丸。帶飢時服。細嚼薑湯下。亦治一切氣痛。

四磨湯

枳實　烏藥　檳榔　沈香　虛者加人參。

此方治下焦氣痛。

木香檳榔丸　大黃二兩　木香一兩　當歸一兩　香附一兩　黑牽牛二兩　檳榔一兩　枳殼一兩　陳皮一兩　黃芩二兩　黃連一兩

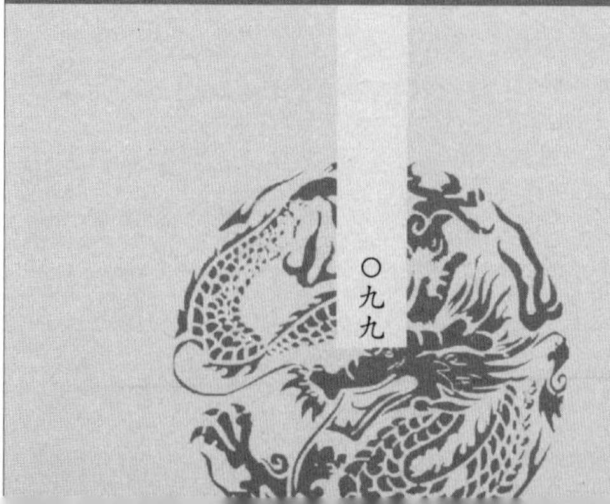

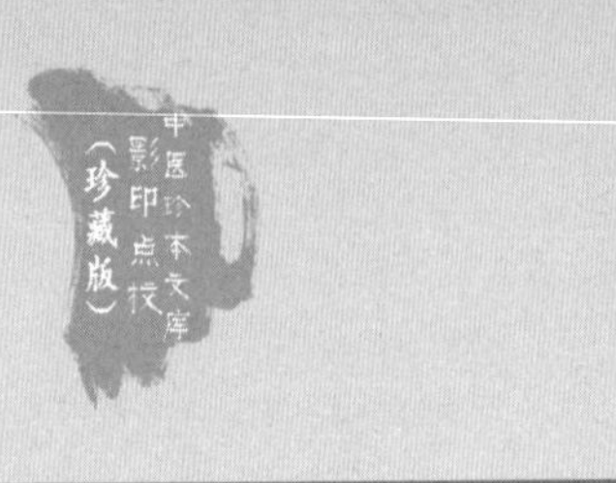

青皮一兩　莪茂一兩　黃柏一兩　研末水泛丸每服一錢。

化積丸　三稜　莪朮　阿魏　海浮石　瓦楞子　香附　雄黃　五靈脂　研末。水泛丸。

三稜散　三稜八錢　川芎四錢　煨大黃一錢

流氣飲子　大腹子一錢　陳皮　赤苓　當歸　白芍　川芎　黃芪　半夏　枳實　甘草　防風各七分半　蘇葉　烏藥　青皮　桔梗各一錢半　木香一錢　薑二片　棗二個

疹子

疹子亦肺病之屬。故其症必咳。已著專篇。在保赤新書中。

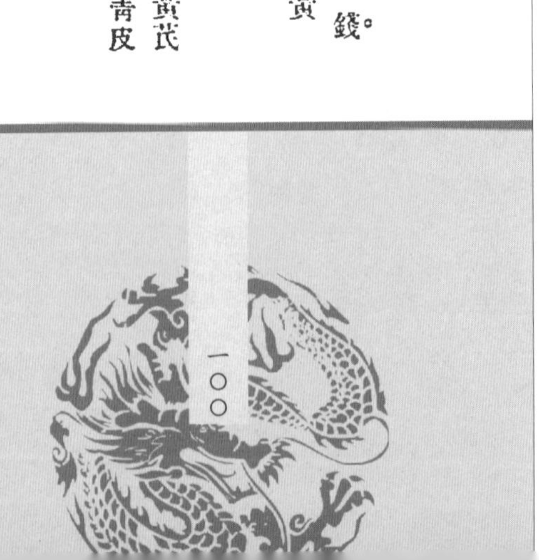

青皮一两　莪术一两　黄柏一两　研末水泛丸，每服一钱。

化积丸　三棱　莪术　阿魏　海浮石　瓦楞子　香附　雄黄　五灵脂　研末，水泛丸。

三棱散　三棱八钱　川芎四钱　煨大黄一钱

流气饮子　大腹子一钱　陈皮　赤苓　当归　白芍　川芎　黄芪　半夏　枳实　甘草　防风各七分半　苏叶　乌药　青皮　桔梗各一钱半　木香一钱　姜二片　枣二个

疹子

疹子亦肺病之属，故其症必咳，已著专篇，在《保赤新书》中。

手阳明大肠

手阳明之脉，起于大指次指之端内侧（次指之端，商阳穴在焉），循指上廉出合谷两骨之间（合谷，穴名，在此两骨之间），上入两筋之中（阳溪穴所在），循臂上廉（臂之上廉遍历之分，手阳明之终也。

【铁按】语甚费解，义未详）。

入肘外廉（曲池穴分），上循臑外前廉上肩出髃骨之前廉（髃骨谓肩髃之骨，肩髃亦穴名，在此髃骨之端），上出柱骨之会上（《气府论》注云，柱骨之会，乃天鼎穴也。在颈缺盆上，直扶突气舍后，同身寸之半寸是也）。下入缺盆络肺（肺为大肠之雌，故大肠脉络肺），下膈属大肠（手阳明为大肠之经，故其脉属大肠）。其支者，从缺盆上颈（结喉之后曰颈，颈后曰项），贯颊（颊谓面旁），入下齿中，还出挟口交人中（人中一名水沟，在鼻柱之下），左之右，右之左，上挟鼻孔（手阳明自此交入足阳明），是动则病（手阳明常

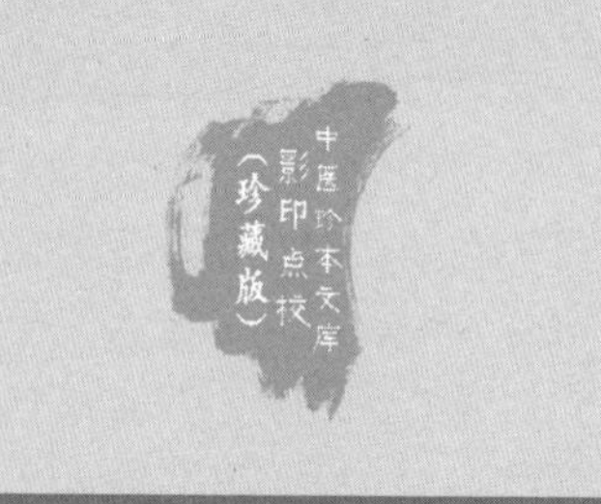

手陽明大腸

手陽明之脈。起於大指次指之端內側。（次指之端。商陽穴在焉。）循指上廉出合谷兩骨之間。（合谷。穴名。在此兩骨之間。）上入兩筋之中。（陽谿穴所在。）循臂上廉。（臂之上廉徧歷之分。手陽明之終也。［鐵按。語甚費解。義未詳。］）入肘外廉。（曲池穴分。）上循臑外前廉上肩出髃骨之前廉。（髃骨謂肩髃之骨。肩髃亦穴名。在此髃骨之端。）上出柱骨之會上。（氣府論注云。柱骨之會。乃天鼎穴也。在頸缺盆上。直扶突氣舍後同身寸之半寸是也。）下入缺盆絡肺。（肺爲大腸之雌。故大腸脈絡肺。）下膈屬大腸。（手陽明爲大腸之經。故其脈屬大腸。）其支者。從缺盆上頸。（結喉之後曰頸。頸後曰項。）貫頰。（頰謂面旁。）入下齒中。還出挾口交人中。（人中一名水溝。在鼻柱之下。）左之右。右之左。上挾鼻孔。（手陽明自此交入足陽明。）是動則病。（手陽明常

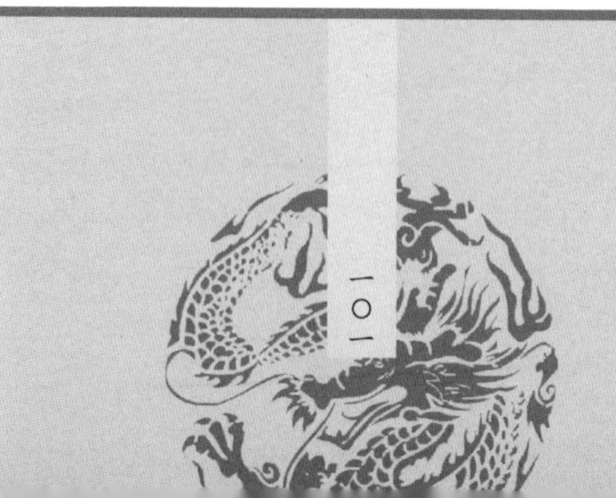

多氣少血。今氣先病。是謂是動。）齒痛䪼腫。（䪼謂準之秀骨。）是主津所生病者。（血受病於氣。是氣之所生。故云所生病也。手陽明血氣常多。乃人之常數也。亦有異於常者。靈樞經曰。手陽明之上。血氣盛。則髭美。血少氣多。則髭惡。血氣皆少。則無髭。手陽明之下。血氣盛。則腋下毛美。手魚肉以温。血氣皆少。則手瘦寒。由此則手陽明血氣多少。可得而知也。）目黃口乾鼽衄。（王冰曰。鼻中出水曰鼽。血出曰衄。）喉痺肩前臑痛。大指次指痛不用。氣有餘。則當脈所過者熱腫。虛則寒慄不復。（慄。戰也。陰氣盛。陽氣不足。則爲寒慄。）

手陽明大腸經（左右凡四十穴）

商陽　一名絕陽。在手大指次指內側去爪甲角如韭葉。

二間　一名間谷。在手大指次指本節前內側陷中。

三間　一名少谷。在手大指次指本節後內側陷中。

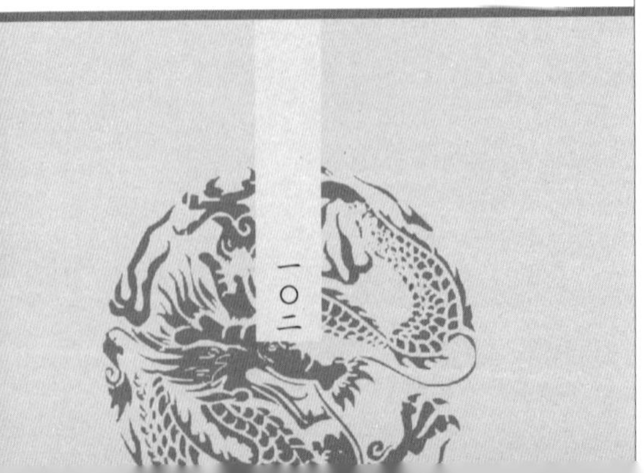

多气少血。今气先病，是谓是动），齿痛䪼肿（䪼谓准之秀骨），是主津所生病者（血受病于气，是气之所生，故云所生病也。手阳明血气常多，乃人之常数也，亦有异于常者。《灵枢经》曰，手阳明之上，血气盛，则髭美。血少气多，则髭恶。血气皆少，则无髭。手阳明之下，血气盛，则腋下毛美。手鱼肉以温，血气皆少，则手瘦寒，由此则手阳明血气多少，可得而知也）。目黄、口干、鼽衄（王冰曰：鼻中出水曰鼽，血出曰衄），喉痹肩前臑痛，大指次指痛不用，气有余，则当脉所过者热肿，虚则寒慄不复（慄战也，阴气盛，阳气不足，则为寒慄）。

手阳明大肠经

（左右凡四十穴）

商阳　一名绝阳，在手大指次指内侧去爪甲角如韭叶。

二间　一名间谷，在手大指次指本节前内侧陷中。

三间　一名少谷，在手大指次指本节后内侧陷中。

合谷　一名虎口，在大指岐（歧）骨间。

阳溪　一名中魁，在腕中上侧两筋陷中。

偏历　在腕后三寸。

温留　在腕后小士五寸，大士六寸。

下廉　在辅骨下上廉一寸。

上廉　在三里下一寸。

三里　在曲池下二寸。

曲池　在肘外辅骨屈肘曲骨之中。

肘髎　在肘大骨外廉陷中。

五里　在肘上三寸，行向里大脉中。

臂臑　在肘上七寸。

合谷　一名虎口在大指岐骨間

陽谿　一名中魁在腕中上側兩筋陷中。

偏歷　在腕後三寸。

温留　在腕後小士五寸大士六寸。

下廉　在輔骨下上廉一寸。

上廉　在三里下一寸。

三里　在曲池下二寸。

曲池　在肘外輔骨屈肘曲骨之中。

肘髎　在肘大骨外廉陷中。

五里　在肘上三寸行向裏大脈中。

臂臑　在肘上七寸。

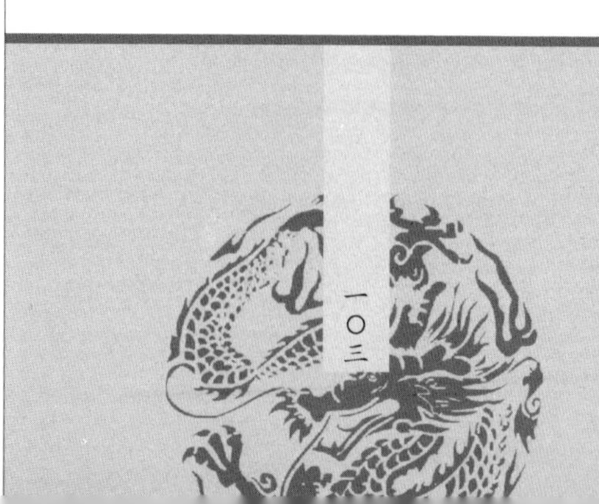

肩髃　在肩端兩骨間。

巨骨　在肩端上行兩叉骨間。

天鼎　在頸缺盆直扶突後一寸。

迎香　一名衝陽。在禾髎上鼻孔旁五分。

扶突　在人迎後一寸五分。

禾髎　一名長頻。直鼻孔挾水溝傍五分。

手陽明大腸病候。曰腸癰。曰臟毒。曰腸鳴。曰脫肛。曰肛門癢痛。

大腸癰

大腸癰。因七情因飲食。或經行產後瘀血留積。以致大腸實火兼熱所生病也。經云。關元穴屬小腸。天樞穴屬大腸。丹田穴屬三焦。其穴分隱痛者爲疽。上肉微起者爲癰。是古人之分大小腸癰。只以發現於本位者名之。而其爲病則相

肩髃　在肩端两骨间。

巨骨　在肩端上行两叉骨间。

天鼎　在颈缺盆直扶空后一寸。

迎香　一名冲阳，在禾髎上鼻孔旁（旁）五分。

扶突　在人迎后一寸五分。

禾髎　一名长频，直鼻孔挟水沟傍（旁）五分。

手阳明大肠病候，曰肠痈，曰脏毒，曰肠鸣，曰脱肛，曰肛门痒痛。

大肠痈

大肠痈，因七情因饮食，或经行产后瘀血留积，以致大肠实火兼热所生病也。经云：关元穴属小肠，天枢穴属大肠，丹田穴属三焦，其穴分隐痛者为疽，上肉微起者为痈。是古人之分大小肠痈，只以发现于本位者名之，而其为病则相

似，故古人之书概曰肠痈也。仲景云，肠痈为病，小腹肿而强，按之则痛，小便数似淋，时时汗出，发热而复恶寒，身皮甲错，腹皮急如肿状，甚者腹胀大，转侧有水声，或绕脐生疮，脓从疮出，或有出脐者，惟大便下脓血者自愈。沈金鳌云：小便数似淋，惟小肠痈有之；大便下脓血，则大肠痈居多。盖小肠痈竟有脓血自小便出者，大肠痈脓血断无自小便出者也。腹皮急按之濡，身不热者，乃阴寒所成，宜牡丹散，内托十宣散加茯苓。其小腹痞坚，按之痛，身发热者，乃结热所成，宜大黄牡丹汤、黄黑散。此病寒热皆不离乎湿，治法更有先后，脉迟紧者，脓尚未成，急解毒使毋内攻，兼须止痛，宜通肠饮或大黄汤下之。脉滑数则脓已成，以下脓为主，宜太乙膏。脉洪数，小腹痛，尿涩，则为脓滞，以宣通为要，宜牡丹散。腹濡痛，时时下脓，则由元气虚，当于下脓药中，兼补益，宜丹皮散。溃后疼痛过甚，淋沥不已，则为气血大亏，宜用峻补，宜参芪地黄汤。尤要者，凡患肠痈，不

似。故古人之書概曰腸癰也。仲景云。腸癰爲病。小腹腫而强。按之則痛。小便數似淋。時時汗出。發熱而復惡寒。身皮甲錯。腹皮急如腫狀。甚者腹脹大。轉側有水聲。或繞臍生瘡。膿從瘡出。或有出臍者。惟大便下膿血者自愈。沈金鰲云。小便數似淋。惟小腸癰有之。大便下膿血。則大腸癰居多。蓋小腸癰竟有膿血自小便出者。大腸癰膿血斷無自小便出者也。腹皮急按之濡。身不熱者。乃陰寒所成。宜牡丹散、內托十宣散加茯苓。其小腹痞堅。按之痛。身發熱者。乃結熱所成。宜大黃牡丹湯黃黑散。此病寒熱皆不離乎濕。治法更有先後。脈遲緊者。膿尚未成。急解毒使毋內攻。兼須止痛。宜通腸飲或大黃湯下之。脈滑數則膿已成。以下膿爲主。宜太乙膏。脈洪數。小腹痛。尿澁。則爲膿滯。以宣通爲要。宜牡丹散。腹濡痛。時時下膿。則由元氣虛。當於下膿藥中。兼補益。宜丹皮散。潰後疼痛過甚。淋瀝不已。則爲氣血大虧。宜用峻補。宜參芪地黃湯。尤要者。凡患腸癰。不

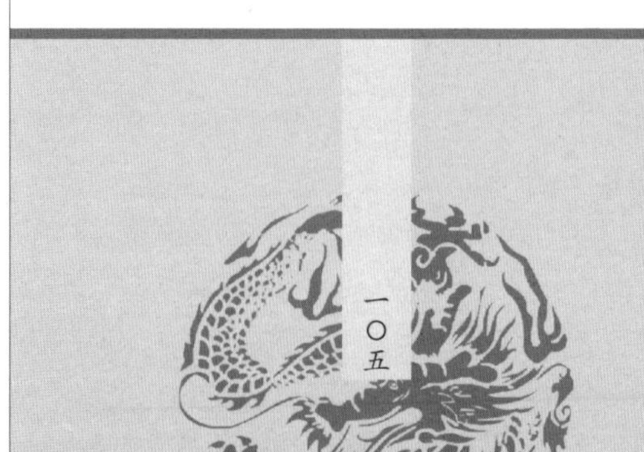

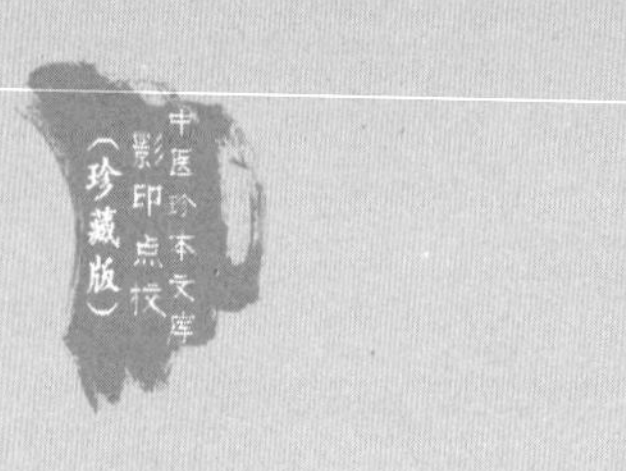

可受驚。驚則腸斷而死。宜靜攝。食物勿過飽。丹溪曰，腸癰大腸有積熱死。血流注。宜桃仁承氣湯加秦艽連翹下之。瘍科選粹曰大便或臍間出膿者。不治。

牡丹散　人參　丹皮　天麻　茯苓　苡仁　黃芪　桃仁　白芷　當歸　川芎　猺桂　甘草　木香

本方去猺桂天麻，加白芍名丹皮散。

內托十宣散　人參　黃芪　當歸　厚朴　桔梗　猺桂　川芎　防風　白芷　甘草

大黃牡丹湯　大黃　芒硝　丹皮　桃仁　瓜蔞仁

黃黑散　大黃一兩取末四錢半　破故紙一兩取末二錢　牛蒡一兩取末一錢　黑牽牛一兩取末二錢

上藥和勻蜜調服二錢。不知再服。以利爲度。

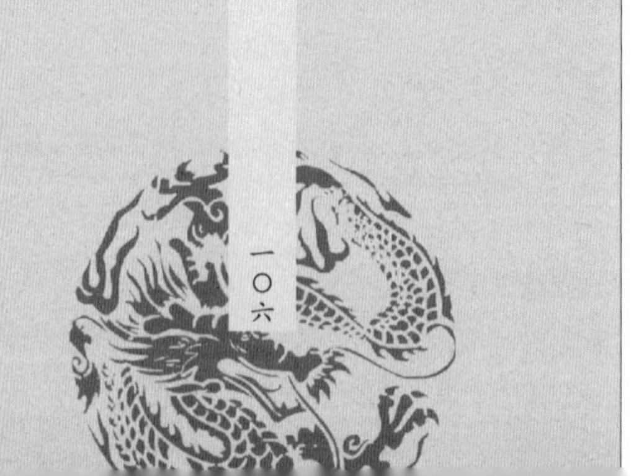

可受惊，惊则肠断而死，宜静摄，食物勿过饱。丹溪曰，肠痈大肠有积热死，血流注，宜桃仁承气汤加秦艽连翘下之。《疡科选粹》曰：大便或脐间出脓者，不治。

牡丹散　人参　丹皮　天麻　茯苓　苡仁　黄芪　桃仁　白芷　当归　川芎　猺桂　甘草　木香

本方去猺桂、天麻，加白芍，名丹皮散。

内托十宣散　人参　黄芪　当归　厚朴　桔梗　猺桂　川芎　防风　白芷　甘草

大黄牡丹汤　大黄　芒硝　丹皮　桃仁　瓜蒌仁

黄黑散　大黄一两，取末四钱半　破故纸一两，取末二钱　牛蒡一两，取末一钱　黑牵牛一两，取末二钱

上药和匀，蜜调服二钱，不知再服，以利为度。

脏毒

脏毒之候，由大肠血热，或平素喜食辛燥煎煿之物而成病也。其患在大肠尽处肛门之内，往往溃烂至于肛门之外。治法大约与肠痈相仿，而主药必以忍冬藤、麦冬为主，并多加地榆、蒲黄。

肠鸣

肠鸣之候，大肠气虚为病也。大小肠部位，小肠在胃之左，胃下口曰幽门，即小肠上口，小肠盘十六曲，至下口曰兰阑门，主别清浊，即大肠上口。大肠即回肠当脐之右，亦盘十六曲，至广肠。广肠者，即直肠至肛门，其所以鸣者，一由中气虚。若用破气药，虽或暂止亦不愈，宜补中益气汤加炮姜。一由脏寒有水，宜理中汤加肉桂、茯苓、车前；一由火欲上升，击动其水，宜二陈汤加黄芩、黄连、山栀；一由泄泻，宜升阳除湿智半汤；一由下气，暂止复响，宜益中汤；一由疾行，如囊裹

臟毒

臟毒之候。由大腸血熱或平素喜食辛燥煎煿之物而成病也。其患在大腸盡處肛門之內。往往潰爛至於肛門之外。治法大約與腸癰相彷而主藥必以忍冬藤麥冬爲主。并多加地榆蒲黃。

腸鳴

腸鳴之候。大腸氣虛爲病也。大小腸部位。小腸在胃之左。胃下口曰幽門。即小腸上口。小腸盤十六曲至下口曰闌門。主別清濁。即大腸上口。大腸即迴腸當臍之右。亦盤十六曲。至廣腸。廣腸者。即直腸至肛門。其所以鳴者。一由中氣虛。若用破氣藥。雖或暫止亦不愈。宜補中益氣湯加炮薑。一由臟寒有水。宜理中湯加肉桂茯苓車前。一由火欲上升。擊動其水。宜二陳湯加黃芩黃連山梔。一由泄瀉。宜升陽除濕智半湯。一由下氣。暫止復響。宜益中湯。一由疾行。如囊裹

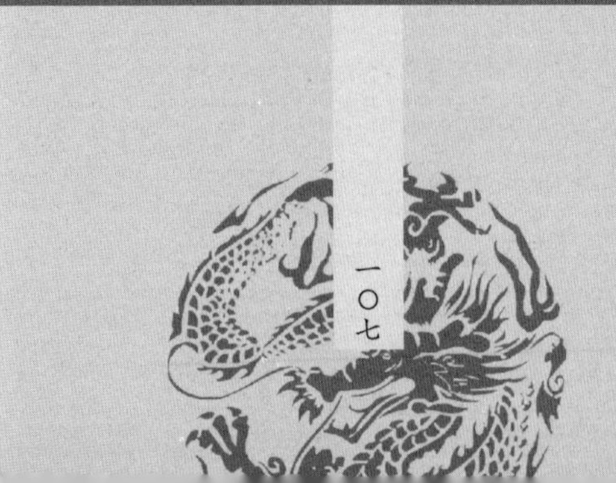

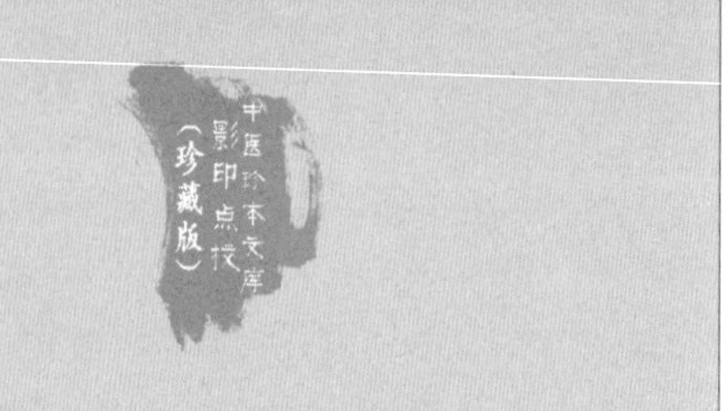

水之聲。宜河間葶藶丸。靈樞曰。大腸病者。陽中切痛而鳴濯濯。又曰。腹痛腸鳴。氣上衝胸。喘不能久立。邪在大腸也。又曰。腸中寒則腸鳴飧泄。入門曰。腸虛則鳴。又寒氣相搏則爲腸鳴。

補中益氣湯　人參　黃芪　白朮　當歸　升麻　柴胡　陳皮　炙草

理中湯　人參　白朮　甘草　乾薑

二陳湯　陳皮　半夏　茯苓　甘草

升陽除濕智半湯　益智仁　半夏　蒼朮　防風　白朮　茯苓　白芍　生薑

益中湯　人參　白朮　黃芩　黃連　枳殼　乾薑　甘草

河間葶藶丸　葶藶　澤瀉　杏仁　椒目　桑皮　豬苓各四錢　蜜丸葱湯下利爲度。

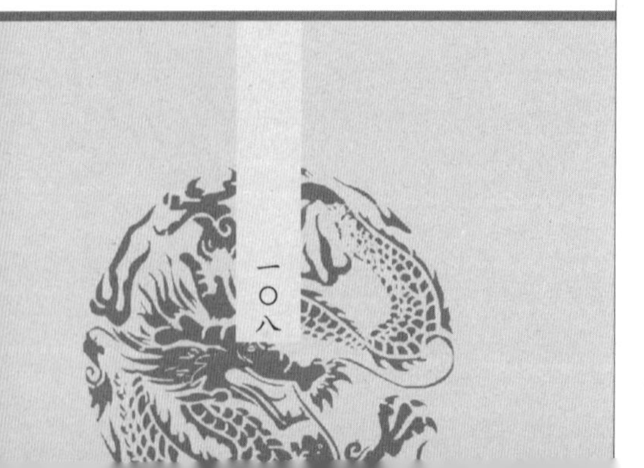

水之声，宜河间葶苈丸。《灵枢》曰：大肠病者，阳中切痛而鸣濯濯。又曰：腹痛肠鸣，气上冲胸，喘不能久立，邪在大肠也。又曰：肠中寒则肠鸣飧泄。《入门》曰：肠虚则鸣，又寒气相搏则为肠鸣。

补中益气汤　人参　黄芪　白术　当归　升麻　柴胡　陈皮　炙草

理中汤　人参　白术　甘草　干姜

二陈汤　陈皮　半夏　茯苓　甘草

升阳除湿智半汤　益智仁　半夏　苍术　防风　白术　茯苓　白芍　生姜

益中汤　人参　白术　黄芩　黄连　枳壳　干姜　甘草

河间葶苈丸　葶苈　泽泻　杏仁　椒目　桑皮　猪苓各四钱　蜜丸，葱汤下利为度。

脱肛

脱肛，大肠气虚病也，大肠之气虚衰下陷。又或兼湿热，故成此症，治虽不同，要以升提为主。李士材云：脱肛一症，最难用药，热则肛门闭，寒则肛门出，宜内外兼治。沈云：宜补中益气汤，重用参、芪、升麻，或由于胃家之热，移注大肠者，兼宜清热，宜四君子汤加黄连、黄柏而外，以涩剂煎汤洗之。

肛门痒痛

肛门痒痛为湿火之候，大肠有湿流注于肛门则作痒，宜秦艽羌活汤。甚或生虫，其痒难当，治以与虫痔同，宜神应黑玉丹，扁蓄汤外，以苦楝根煎汤薰洗。大肠有火，郁闭不宣，则肛门作痛，宜七圣丸，秦艽白术散。甚或大便燥鞕弩出肠头下血，宜当归郁李仁汤。

秦艽羌活汤　羌活钱半　秦艽一钱　黄芪一钱　防风七分　升麻三分

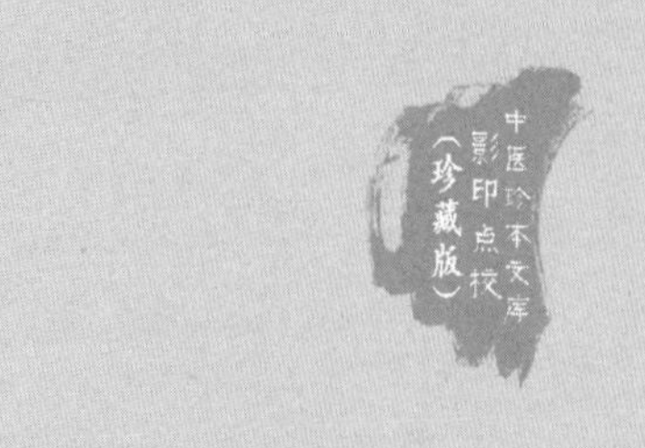

脫肛。大腸氣虛病也。大腸之氣虛衰下陷。又或兼濕熱。故成此症。治雖不同。要以升提為主。李士材云。脫肛一症。最難用藥。熱則肛門閉。寒則肛門出。宜內外兼治。沈云。宜補中益氣湯重用參芪升麻。或由於胃家之熱。移注大腸者。兼宜清熱。宜四君子湯加黃連黃柏而外。以濇劑煎湯洗之。

肛門癢痛

肛門癢痛為濕火之候。大腸有濕流注於肛門則作癢。宜秦艽羌活湯。甚或生虫。其癢難當。治以與虫痔同。宜神應黑玉丹、扁蓄湯外。以苦楝根煎湯薰洗。大腸有火。鬱閉不宣。則肛門作痛。宜七聖丸、秦艽白朮散。甚或大便燥鞕弩出腸頭下血。宜當歸郁李仁湯。

秦艽羌活湯　羌活錢半　秦艽一錢　黃芪一錢　防風七分　升麻三分

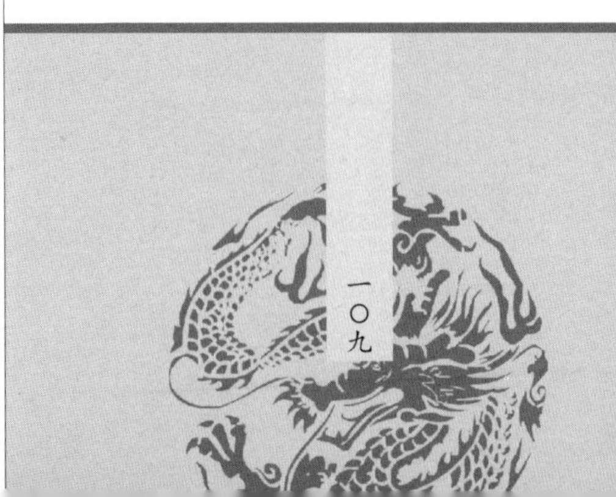

麻黃三分　柴胡五分　藁木五分　紅花五分　細辛一分

右方兼治痔漏成塊下墜。不勝其癢者。

神應黑玉丹　猬皮四兩　猪懸蹄二十五個　亂髮二兩　敗棕二兩　槐米一兩半　雷丸一兩　牛角腮三兩　胡麻一兩

研粗末。磁器內煆存性。研細入。乳香去油五錢　麝香二錢　和勻酒糊丸。先嚼胡桃肉一枚。以溫酒吞丸三錢。食前帶飢服。三服除根。兼治諸痔。

扁蓄湯　扁蓄一握。水一碗。煎取半碗。隔夜先勿食。翌晨食前服。

七聖丸　郁李仁　羌活　煨大黃　桂心　檳榔　木香　川芎各五錢　蜜丸。白湯下一錢。微利爲度。

當歸郁李仁湯　郁李仁一錢　枳實七分　秦艽五分　麻仁五分　歸尾五分

麻黄三分　柴胡五分　藁木（本）五分　红花五分　细辛一分

右方兼治痔漏成块下坠，不胜其痒者。

神应黑玉丹　猬皮四两　猪悬蹄二十五两　乱发二两　败棕二两　槐米一两半　雷丸一两　牛角腮三两　胡麻一两

研粗末，磁器内煅存性，研细入，乳香去油五钱　麝香二钱　和匀酒糊丸，先嚼胡桃肉一枚，以温酒吞丸三钱，食前带饥服，三服除根，兼治诸痔。

扁蓄汤　扁蓄一握，水一碗，煎取半碗，隔夜先勿食，翌晨食前服。

七圣丸　郁李仁　羌活　煨大黄　桂心　槟榔　木香　川芎各五钱　蜜丸，白汤下一钱，微利为度。

当归郁李仁汤　郁李仁一钱　枳实七分　秦艽五分　麻仁五分　归尾五分

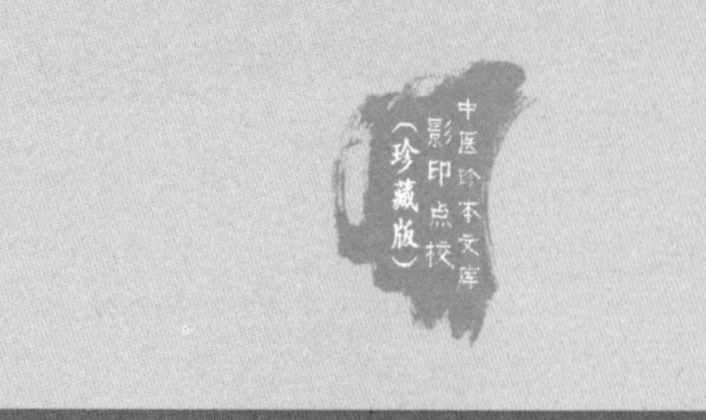

皂甲仁煅一钱　生地五分　苍术五分　泽泻三分　煨大黄三分

【铁樵按】右各节，独无肠风下血，似大肠痈即属肠风下血。然通常习见之便血症，实为肠痈之前一步病。凡便血初起治之而愈者，皆未成痈者也。屡痊屡发，则肠壁坏矣，往往为终身之累。《千金方》中言之最详，然亦无法可以除根。此病以槐花为特效药，初起即治，愈后慎摄，可不再发。若发至三五次以上，便成痼疾。在肛门者，曰外痔；在直肠者，曰内痔，皆肠风之属也。西医治此，以割为根治，然戚友中经西医割治者，雅不乏人，而结果无良好者。凡病当谨小慎微，已成之后，总难全也。故孔子所慎曰：齐战疾，不曰齐战病。

皂甲仁煅一錢　生地五分　蒼朮五分　澤寫三分　煨大黃三分

鐵樵按。右各節。獨無腸風下血。似大腸癰卽屬腸風下血。然通常習見之便血症。實爲腸癰之前一步病。凡便血初起治之而愈者。皆未成癰者也。屢痊屢發。則腸壁壞矣。往往爲終身之累。千金方中言之最詳。然亦無法可以除根。此病以槐花爲特效藥。初起卽治。愈後愼攝。可不再發。若發至三五次以上。便成痼疾。在肛門者曰外痔。在直腸者。曰內痔。皆腸風之屬也。西醫治此。以割爲根治。然戚友中經西醫割治者。雅不乏人。而結果無良好者。凡病當謹小愼微。已成之後。總難全也。故孔子所愼曰齋戰疾。不曰齋戰病。

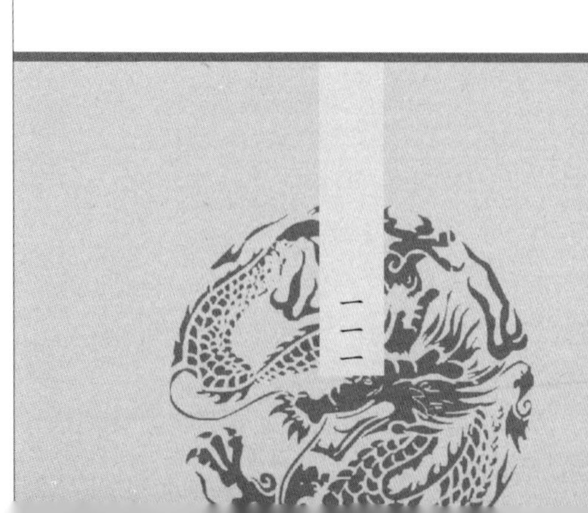

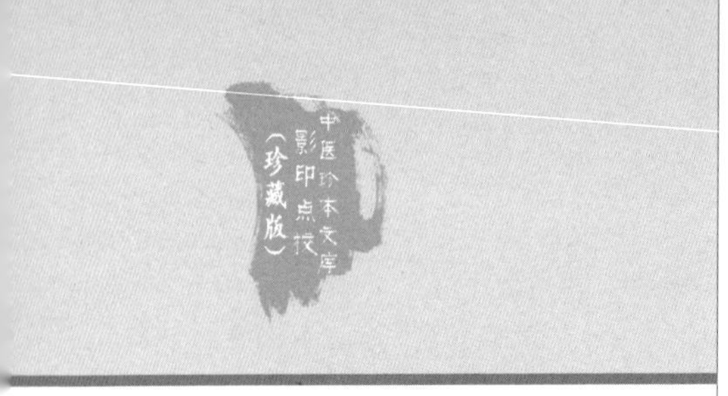

足陽明胃

足陽明之脈。起於鼻交頞中。（兩目之間。鼻拗深處。謂之頞中。）旁約太陽之脈。（足太陽起於目眥。而陽明旁行約之。）下循鼻外。（迎香穴分。）入上齒中還出挾口環脣下交承漿。（承漿穴名。在頤前脣下宛宛中。）却循頤後下廉出大迎。（大迎之穴。在曲頷前同身寸一寸二分陷者中。）循頰車。（頰車謂頰之牙車也。言足陽明之脈。循此頰車而行。故頰車穴在耳下曲頰之端陷中。）上耳前過客主人。（客主人穴在耳前起首開口有空處。）循髮際至額顱。其支者。從大迎前下人迎。（人迎在結喉兩旁。大脈動應手是也。）循喉嚨入缺盆下膈屬胃。（足陽明胃之經。故其脈屬於胃。）絡脾。（脾也胃之雌。故胃脈絡於脾也。）其直者。從缺盆下乳內廉。下挾臍入氣衝中。（氣衝穴名。在股下挾兩旁。相去同身寸之四寸。鼠鼷上身云在毛際兩旁。鼠鼷上乃三焦之道

足阳明胃

足阳明之脉，起于鼻交頞中（两目之间，鼻拗深处，谓之頞中），旁约太阳之脉（足太阳起于目眦，而阳明旁行约之），下循鼻外（迎香穴分），入上齿中还出挟口环唇下交承浆（承浆穴名，在颐前唇下宛宛中），却循颐后下廉出大迎（大迎之穴，在曲颔前同身寸一寸二分陷者中），循颊车（颊车谓颊之牙车也，言足阳明之脉，循此颊车而行，故颊车穴在耳下曲颊之端陷中）。上耳前过客主人（客主人穴，在耳前起首开口有空处），循发际至额颅。其支者，从大迎前下人迎（人迎在结喉两旁，大脉动应手是也）。循喉咙入缺盆下膈属胃（足阳明胃之经，故其脉属于胃），络脾（脾也胃之雌，故胃脉络于脾也），其直者，从缺盆下乳内廉，下挟脐入气冲中（气冲穴名，在股下挟两旁，相去同身寸之四寸，鼠鼷上身云在毛际两旁，鼠鼷上乃三焦之道

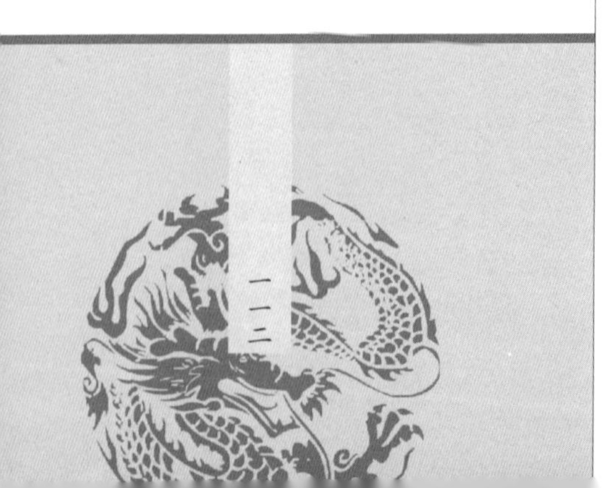

路。故云气冲，或曰在归来下同身寸一寸），其支者起胃下口（胃下口，即小肠上口，此处名幽门），循腹里下至气冲中而合以下髀关抵伏免（伏免穴在膝上同身寸六寸），下入膝膑中（膑谓膝之盖骨），下循骱外廉（骱外廉，三里穴分也），下足跗（跗谓足上也，冲阳穴在焉），入中指内间。

【铁按】凡足经之指，当作趾。

其支者下膝三寸而别以下入中指外间，其支者别跗上入大指间出其端（大指间，次指之端也，厉兑所居。《素问》云：阳明根起于厉兑，足阳明自此交入足太阳），是动则病（足阳明常多气多血，今先气病，是为是动），悽悽然（悽悽然，不乐之貌），振寒（寒气客于经，则阴气盛，阳气虚，故为振寒），善伸（伸谓努筋骨也），数欠，颜黑（颜黑也），病至恶入（足阳明厥，则喘而惋，惋则恶人）与火（足阳明气血常盛，邪客之则热，热甚则恶火），闻木音则惕然而惊（胃土也，木能克土，故闻木音则惕然而惊。

【铁按】

路故云氣衝或曰在歸來下同身寸一寸）其支者起胃下口（胃下口即小腸上口此處名幽門）循腹裏下至氣衝中而合以下髀關抵伏兔（伏兔穴在膝上同身寸六寸）下入膝臏中（臏謂膝之蓋骨）下循䯒外廉（䯒外廉三里穴分也）下足跗（跗謂足上也衝陽穴在焉）入中指內間（鐵按凡足經之指當作趾）其支者下膝三寸而別以下入中指外間其支者別跗上入大指間出其端（大指間次指之端也厲兌所居素問云陽明根起於厲兌足陽明自此交入足太陰）是動則病（足陽明常多氣多血今先氣病是爲是動）悽悽然（悽悽然不樂之貌）振寒（寒氣客於經則陰氣盛陽氣虛故爲振寒）善伸（伸謂努筋骨也）數欠顏黑（顏額也）病至惡人（足陽明厥則喘而惋惋則惡人）與火（足陽明氣血常盛邪客之則熱熱甚則惡火）聞木音則惕然而驚（胃土也木能尅土故聞木音則惕然而驚鐵按

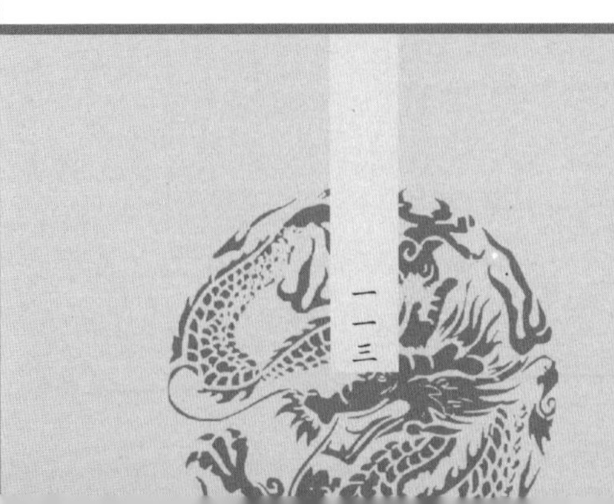

虛則聞聲惕然。神經爲熱所炙。亦聞聲惕然。固不限於木音。以五行配五藏。謂肝乘脾爲木剋土。未嘗說不去。以軀體之外之木音爲說。則誤矣。經文語意本極含渾。注家復循文鑿說。遂爲後人指摘之斑疵。須知五音五行五藏相配。內經之所謂木音。卽是角音。不必指樹木之木。五音旋相爲宮。原無定程。謂聲浪政密至某程度。則病人惕然而驚。理較圓滿。）心動。（謂心不安也。）欲獨閉戶牖而處。（陰陽相薄。陽盡陰盛。故欲獨閉戶牖而居。以其惡喧爾。）甚則欲上高而歌。（甚謂盛也。陽盛則四肢實。實則能登高也。歌者以陽主喜。故其聲爲歌耳。）棄衣而走。（熱盛於身。故棄衣。陽主動故走。）賁響腹脹。是爲骭厥。（肝脛之別名。）是主血所生病者。（血受病於氣。是氣之所生。故云所生病也。足陽明血氣常多。乃人之常數也。亦有異於常者。靈樞曰。足陽明之上。血氣盛則美髯長。血少氣多則鬚短。氣少血多則鬚少。血氣皆少則無鬚髯。兩搊多畫。足陽明

虚则闻声惕然，神经为热所炙，亦闻声惕然，固不限于木音，以五行配五藏，谓肝乘脾为木克土，未尝说不去。以躯体之外之木音为说，则误矣。经文语意本极含浑，注家复循文凿说，遂为后人指摘之斑疵。须知五音五行五藏相配，《内经》之所谓木音，即是角音，不必指树木之木。五音旋相为宫，原无定程，谓声浪政（致）密至某程度，则病人惕然而惊，理较圆满。

心动（谓心不安也），欲独闭户牖而处（阴阳相薄，阳尽阴盛，故欲独闭户牖而居，以其恶喧尔）。甚则欲上高而歌（甚谓盛也，阳盛而四肢实，实则能登高也。歌者以阳主喜，故其声为歌耳），弃衣而走（热盛于身，故弃衣，阳主动，故走），贲响腹胀，是为骭厥（肝胫之别名），是主血所生病者（血受病于气，是气之所生，故云所生病也。足阳明血气常多，乃人之常数也，亦有异于常者。《灵枢》曰，足阳明之上，血气盛则美髯长，血少气多则须短，气少血多则须少，血气皆少则无须髯，两吻多画，足阳明

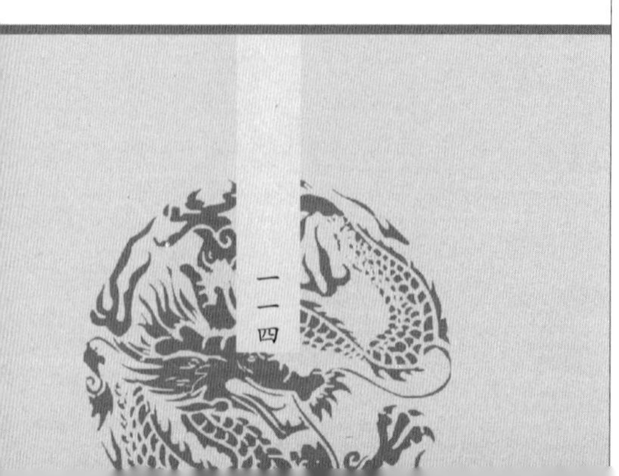

之下血气盛，则下毛美长至胸；血多气少，则下毛美短至脐，行则善高举，足指少肉，足善寒，血少气多，则肉面善瘃；血气皆少，则无毛，有则稀枯悴，善痿厥，足痺。又云：美髯者，阳明多血，由此则足阳明血气多少，可得而知也），狂疟（足阳明病发，则多狂妄），温淫汗出（其体温壮，浸淫可止，汗出乃已，然已而复起），鼽衄口㖞唇胗（胗谓唇疡），颈肿喉痺，大腹水肿（胃为水谷之济气，虚弱则不能传化水谷令水肿，因而留滞肠胃之间，其腰大，故曰大腹水盛）。膝膑肿痛，循膺乳（胸旁曰膺，膺下曰乳），街股伏免（街谓气冲，股谓膝上），骭外廉足跗上皆痛，中指不用，气盛则身以前皆热（气盛身热说在下文）。其有余于胃，则消谷善饥（胃为水谷之海，其气有余，则能消化气谷，故病善饥）。溺色黄，气不足则身以前皆寒（腹为阴，背为阳，足阳明行身之阴，其气盛，故身以前皆热。其气不足，故身以前皆寒慄。——善行身之阳者，足太阳之

之下血氣盛則下毛美長至胸血多氣少則下毛美短至臍行則善高舉足指少肉。足善寒。血少氣多。則肉面善瘃。血氣皆少則無毛。有則稀枯悴。善痿厥。足痺。又云美髯者。陽明多血。由此則足陽明血氣多少。可得而知也。）狂瘧。（足陽明病發則多狂妄）溫淫汗出。（其體溫壯浸淫可止。汗出乃已然已而復起。）鼽衄口喎脣胗。（胗謂脣瘍。）頸腫喉痺。大腹水腫。（胃爲水穀之濟氣。虛弱則不能傳化水穀令水腫因而留滯腸胃之間。其腰大。故曰大腹水盛。）膝臏腫痛。循膺乳。（胸旁曰膺。膺下曰乳。）街股伏兔。（街謂氣衝。股謂膝上。）骭外廉足跗上皆痛。中指不用。氣盛則身以前皆熱。（氣盛身熱說在下文。）其有餘於胃。則消穀善飢。（胃爲水穀之海。其氣有餘。則能消化氣穀。故病善饑）溺色黃。氣不足則身以前皆寒。（腹爲陰背爲陽。足陽明行身之陰。其氣盛。故身以前皆熱。其氣不足。故身以前皆寒慄。—善行身之陽者。足太陽之

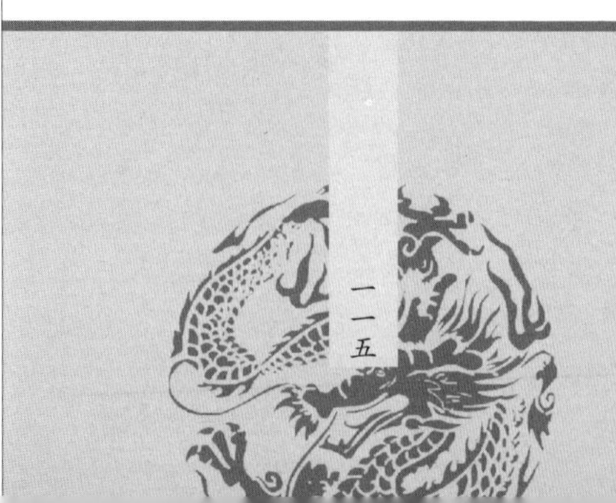

謂也。）胃中寒則脹滿。（寒者陰氣也。陰主下。若陰氣盛則復上行。故病脹滿一此從影印大定本繕錄。就中不可解處。疑有訛誤。」）

足陽明胃經（左右九十穴）

厲兌　在足大指次指端去爪甲如韭葉。

內庭　在足大指次指外間陷中。

陷谷　在足大指次指之間本節陷中去內庭二寸。

衝陽　一名會元。足跗上五寸。骨間動脈上去陷谷三寸。

解谿　在衝陽後一寸半腕上陷中。

豐隆　在外踝上八寸。下廉䯒外廉間別走太陰。

下巨虛　一名下廉。在上廉下三寸。

條口　在下廉上一寸。

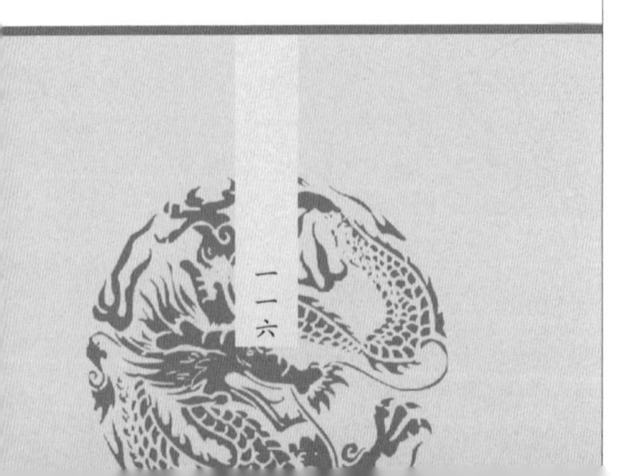

谓也），胃中寒则胀满（寒者阴气也，阴主下。若阴气盛则复上行，故病胀满——此从影印大定本缮录，就中不可解处，疑有讹误）。

足阳明胃经

（左右九十穴）

厉兑　在足大指次指端去爪甲如韭叶。

内庭　在足大指次指外间陷中。

陷谷　在足大指次指之间本节陷中去内庭二寸。

冲阳　一名会元，足跗上五寸，骨间动脉上去陷谷三寸。

解溪　在冲阳后一寸半腕上陷中。

丰隆　在外踝上八寸，下廉行外廉间别走太阴。

下巨虚　一名下廉，上廉下三寸。

条口　在下廉上一寸。

上巨虚　一名上廉，在三里下三寸。

三里　在膝下三寸胻骨外大筋内宛宛中。

犊鼻　在膝膑下行骨上挟解大筋中。

梁丘　在膝上二寸两筋间。

阴市　一名阴鼎，在膝上三寸伏免下。

伏免　在膝上六寸起肉是。

髀关　是在膝上伏免后交分是。

气冲　在归来下鼠鼷上一寸动脉中。

归来　在水道下二寸。

水道　在大巨下一寸。

大巨　在外陵下一寸。

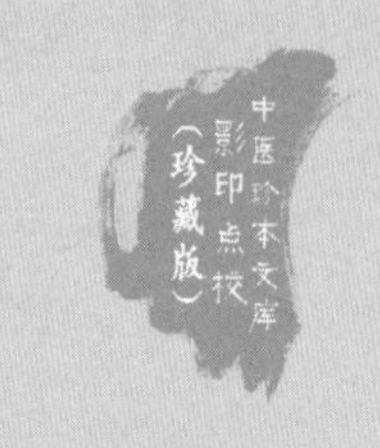

三里　在膝下三寸胻骨外大筋內宛宛中。

犢鼻　在膝臏下胻骨上挾解大筋中。

梁丘　在膝上二寸兩筋間。

陰市　一名陰鼎在膝上三寸伏兎下。

伏兎　在膝上六寸起肉是。

髀關　是在膝上伏兎後交分是。

氣衝　在歸來下鼠鼷上一寸動脈中。

歸來　在水道下二寸。

水道　在大巨下一寸。

大巨　在外陵下一寸。

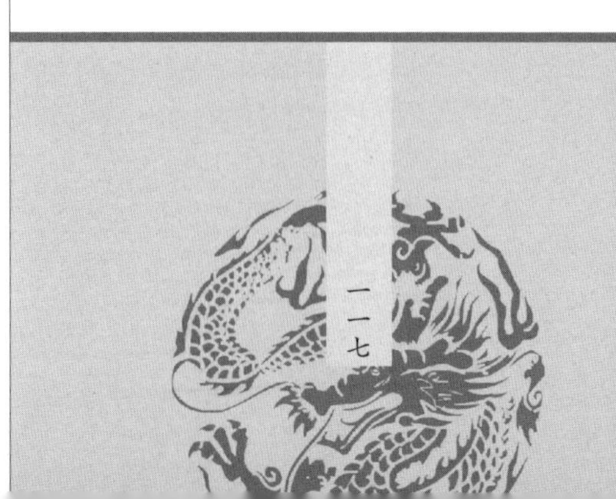

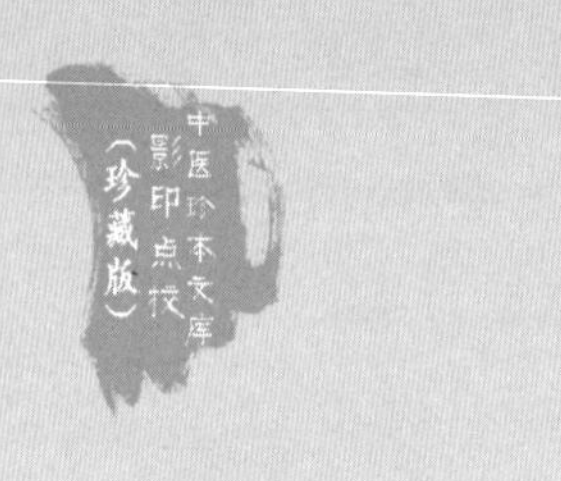

外陵　在天樞下一寸。

天樞　一名長谿。一名谷門。在盲腧旁一寸五分挾臍二寸。

滑肉門　在太一下一寸。

關門　在梁門下一寸。

梁門　在承滿下一寸。

承滿　在不容下一寸。

不容　在幽門旁相去各一寸五分下同。

乳根　在乳中下一寸六分陷中仰面取之。

乳中　當乳中是也。

膺窗　在屋翳下一寸六分。

外陵　在天枢下一寸。

天枢　一名长溪，一名谷门，在盲（肓）腧旁一寸五分挟脐二寸。

滑肉门　在太一下一寸。

关门　在梁门下一寸。

梁门　在承满下一寸。

承满　在不容下一寸。

不容　在幽门旁相去各一寸五分下同。

乳根　在乳中下一寸六分陷中仰面取之。

乳中　当乳中是也。

膺窗　在屋翳下一寸六分。

屋翳　在库房下一寸六分陷中。

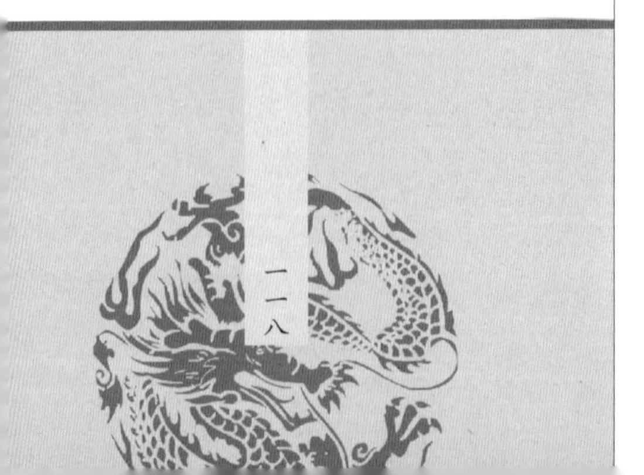

库房　在气户下一六寸分陷中。

气户　在巨骨下腧府两旁相去各二寸陷中下同。

缺盆　一名天盖，在肩下横骨陷中。

气舍　在颈直人迎下挟天突陷中。

水突　一名水门，在颈大筋前直人迎下气舍上。

人迎　一名五会，在颈大脉动应手挟结喉旁一寸五分。

大迎　在曲颔前一寸三分骨陷中动脉。

地仓　一名胃维，挟口吻旁四分外跻脉足阳明之交会。

巨髎　挟孔鼻旁八分直目瞳子。

四白　在目下一寸直目瞳子。

承泣　在目下七分直目瞳子。

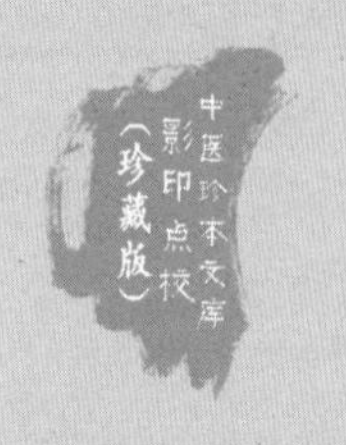

氣戶　在巨骨下腧府兩旁相去各二寸陷中下同。

缺盆　一名天蓋。在肩下横骨陷中。

氣舍　在頸直人迎下挾天突陷中。

水突　一名水門。在頸大筋前直人迎下氣舍上。

人迎　一名五會。在頸大脈動應手挾結喉旁一寸五分。

大迎　在曲頷前一寸三分骨陷中動脈。

地倉　一名胃維。挾口脗旁四分外蹻脈足陽明之交會。

巨髎　挾孔鼻旁八分直目瞳子。

四白　在目下一寸直目瞳子。

承泣　在目下七分直目瞳子。

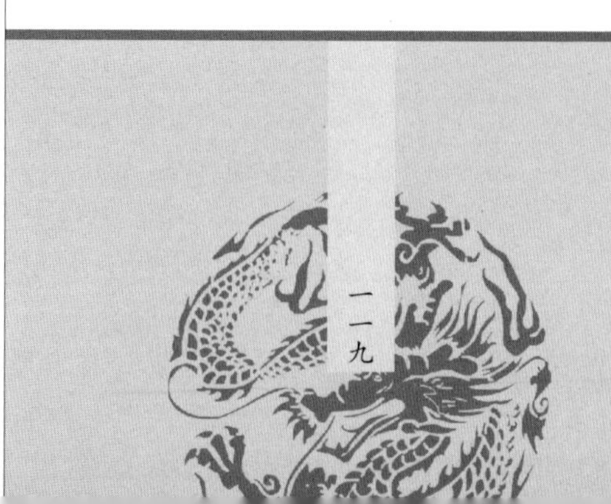

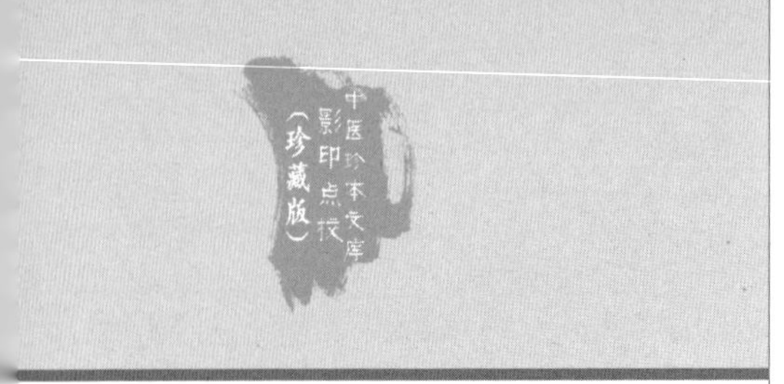

頰車　在耳下曲頰端陷中。

下關　在上關下合口有空。

頭維　在額角入髮際本節旁一寸五分。

足陽明胃之病候。曰胃癰。曰胃痛。曰霍亂。曰諸瘻。

沈云。脾與胃均屬土。脾內而胃外。以藏府言也。脾陰而胃陽。以表裏言也。脾主運而胃主化。以氣化言也。故脾與胃相連。顧胃當相火居正之地。而其地又爲太陽少陽部位相合而明之處。故曰陽明。凡三焦膽之所游部。心胞絡之所總司。皆與胃同有腐熱水穀之妙用。經曰。陽明者午也。午爲夏之中。相火之本職。又三陽之合氣。故於十二經氣獨盛血獨旺。熱極多。而心胞絡之代心以主相火者。皆與胃同其功用也。故就胃言之。實營衛之大主。五藏之宗主。其氣騰而上盛。則脈倍見於人迎。其精充而下輸。則脈湧盛於趺陽。仲景治病。必三部候

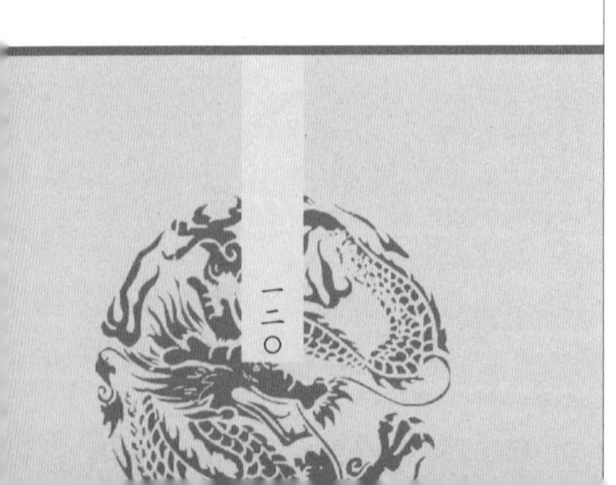

颊车　在耳下曲颊端陷中。

下关　在上关下合口有空。

头维　在额角入发际本节旁一寸五分。

足阳明胃之病候，曰胃痛，曰胃痛，曰霍乱，曰诸瘘。

沈云：脾与胃均属土，脾内而胃外，以藏府言也。脾阴而胃阳，以表里言也。脾主运而胃主化，以气化言也。故脾与胃相连，顾胃当相火居正之地，而其地又为太阳、少阳部位。相合而明之处，故曰阳明。凡三焦胆之所游部，心胞络之所总司，皆与胃同有腐热水谷之妙用。经曰：阳明者午也，午为夏之中，相火之本职。又三阳之合气，故于十二经气独盛，血独旺，热极多，而心胞络之代心以主相火者，皆与胃同其功用也。故就胃言之，实营卫之大主，五藏之宗主，其气腾而上盛，则脉倍见于人迎。其精充而下输，则脉涌盛于趺阳，仲景治病，必三部候

脉，两手之外，必兼诊两夹喉动脉之人迎，两足趺之卫阳。盖以肾为先天之本，胃为后天之本。胃强则后天强，而先天于以补助。胃绝则后天绝，虽先天足恃，七日不食亦死。故胃虽府，其脉能大，见于寸口，五藏亦待以养也。阳明之经，既气独旺，血独盛，故其为病，亦皆实热有余之症。试观狂疟、温淫汗出、鼻衄、口喎、唇胗、腮肿、喉痺斑黄、狂乱谵妄、潮热、登高而呼、弃衣而走、骂詈不避亲疏。凡其在经在络在府，无不以气实血热为显症，非以其府两阳合明之故乎？仲景曰：阳明之为病，胃家实也。是实固指气血独多，热独多，所发之病，皆为有余而言，非仅燥满便鞭，下焦坚实之谓也。虽然胃家病，虽属有余，而亦有不足。譬如相火既虚，不能为胃蒸化，胃气即不能旺，即怯而不支，故亦有虚寒之症。

胃痈

《圣济总录》云：胃脘痈由寒气隔阳，热聚胃口，寒热不调，血肉腐坏，气逆于胃，故

脈兩手之外必兼診兩夾喉動脈之人迎兩足趺之衝陽蓋以腎爲先天之本。胃爲後天之本。胃强則後天强。而先天於以補助。胃絕則後天絕。雖先天足恃。七日不食亦死。故胃雖府。其脈能大。見於寸口。五藏亦待以養也。陽明之經。既氣獨旺血獨盛。故其爲病。亦皆實熱有餘之症。試觀狂瘧、溫淫汗出、鼻衄、口喎、脣胗、䐜腫、喉痺斑黃、狂亂譫妄、潮熱、登高而呼、棄衣而走、駡詈不避親疏。凡其在經在絡在府。無不以氣實血熱爲顯症。非以其府兩陽合明之故乎。仲景曰。陽明之爲病。胃家實也。是實固指氣血獨多。熱獨多。所發之病。皆爲有餘而言。非僅燥滿便鞕下焦堅實之謂也。雖然胃家病。雖屬有餘。而亦有不足。譬如相火既虛。不能爲胃蒸化。胃氣卽不能旺。卽怯而不支。故亦有虛寒之症。

胃癰

聖濟總錄云。胃脘癰由寒氣隔陽。熱聚胃口。寒熱不調。血肉腐壞。氣逆於胃。故

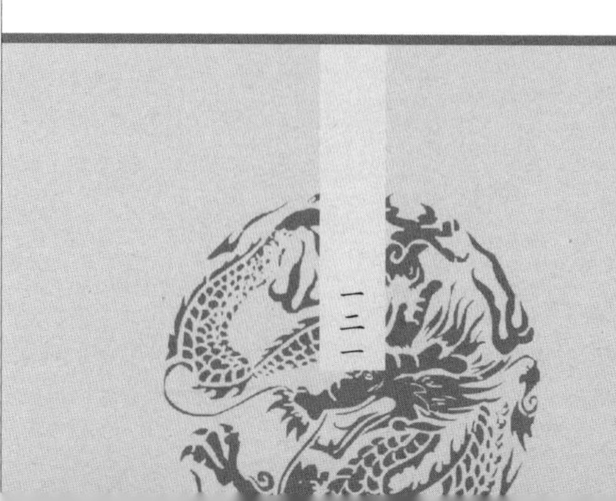

胃脈沈細。陽氣不能上升。人迎熱甚。令人寒熱如瘧。身皮甲錯。或欬嗽。或嘔膿血。若脈洪數。膿已成也。急用排膿之劑。脈遲緊屬瘀血也。急當議下。否則毒氣內攻。腸胃幷腐。其害不小。但此症非比肺癰之可認。苟不嘔膿血。未免他誤矣。沈云。胃癰之由。端由胃陽之遏。其所以致遏。又必有因。不僅是寒。大分先由飲食積聚。或好飲醇醪。或喜食煎煿。一種熱毒之氣。累積於中。又或七情之火。鬱結日久。復感風寒。使熱毒之氣。填塞胃脘。胃中清氣下陷。故胃脈沈細。惟爲風寒所隔。故人迎緊盛也。若有此二脈。非胃癰而何。然症之成也必以漸。而治之之法。亦不可混施。如初起寒熱如瘧。欬吐膿血。宜射干湯。後必有風熱固結。脣口瞤動者。宜薏苡仁湯。有因積熱積聚者。宜清胃散、芍藥湯。有胸乳間痛吐膿血腥臭者。宜牡丹散。宜各因其症而以藥瘳之也。內經曰。診此者。當候胃脈。其脈當沈細。沈細者。氣逆也。逆者。人迎甚盛。盛則熱。人迎者。胃脈也。逆而盛。則熱

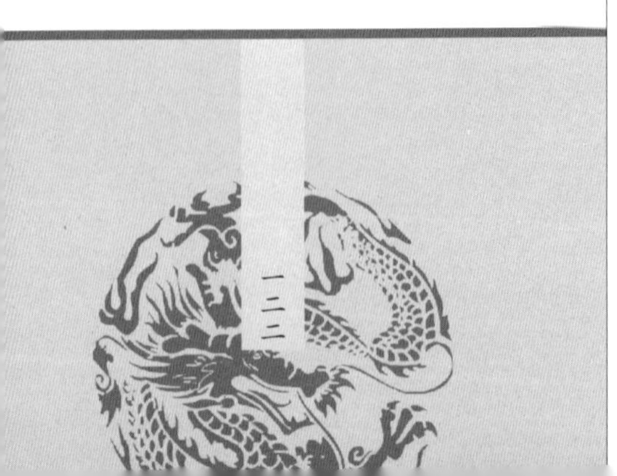

胃脉沈细，阳气不能上升，人迎热甚，令人寒热如疟，身皮甲错，或欬嗽，或呕脓血，若脉洪数，脓已成也，急用排脓之剂。脉迟紧属瘀血也，急当议下，否则毒气内攻，肠胃并腐，其害不小。但此症非比肺痈之可认，苟不呕脓血，未免他误矣。沈云：胃痈之由，端由胃阳之遏，其所以致遏，又必有因，不仅是寒，大分先由饮食积聚，或好饮醇醪，或喜食煎煿，一种热毒之气，累积于中。又或七情之火，郁结日久，复感风寒，使热毒之气，填塞胃脘，胃中清气下陷，故胃脉沉细。惟为风寒所隔，故人迎紧盛也。若有此二脉，非胃痈而何？然症之成也必以渐，而治之之法，亦不可混施，如初起寒热如疟，欬吐脓血，宜射干汤。后必有风热固结，唇口瞤动者，宜薏苡仁汤。有因积热积聚者，宜清胃散、芍药汤。有胸乳间痛，吐脓血腥臭者，宜牡丹散。宜各因其症而以药瘳之也。《内经》曰，诊此者，当候胃脉，其脉当沈细。沈细者，气逆也。逆者，人迎甚盛，盛则热，人迎者，胃脉也。逆而盛，则热

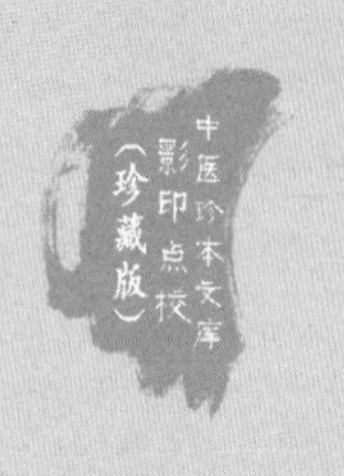

聚于胃口而不行，故胃脘为痈也。《灵枢》曰，中脘穴属胃，隐隐痛者胃脘痛也。《入门》曰：外症寒热如疟，胃浊则肺益失养，故身皮甲错，或欬或呕，或唾脓血，射干汤主之。千金内消散，内消沃雪汤，东垣托里散，皆可服。

射干汤　射干　山栀　赤苓　升麻　赤芍　白术

薏苡仁汤　苡仁　防己　赤豆　炙草

清胃散　归身　生地　丹皮　黄连　升麻　石膏　细辛　黄芩

芍药汤　赤芍　石膏　犀角　麦冬　木通　朴硝　荠尼　升麻　元参　甘草

牡丹散　丹皮　地榆　苡仁　黄芩　赤芍　桔梗　升麻　甘草　败酱草

千金内消散　大黄　银花　归尾　赤芍　白芷　乳香　没药　木鳖子

聚於胃口而不行。故胃脘爲癰也。靈樞曰。中脘穴屬胃。隱隱痛者胃脘痛也。入門曰。外症寒熱如瘧。胃濁則肺益失養。故身皮甲錯。或欬或嘔。或唾膿血。射干湯主之。千金內消散、內消沃雪湯、東垣托裏散。皆可服。

射干湯　射干　山梔　赤苓　升麻　赤芍　白朮

薏苡仁湯　苡仁　防已　赤豆　炙草

清胃散　歸身　生地　丹皮　黃連　升麻　石膏　細辛　黃芩

芍藥湯　赤芍　石膏　犀角　麥冬　木通　朴硝　薺尼　升麻　元參　甘草

牡丹散　丹皮　地榆　苡仁　黃芩　赤芍　桔梗　升麻　甘草　敗醬草

千金內消散　大黃　銀花　歸尾　赤芍　白芷　乳香　沒藥　木鱉子

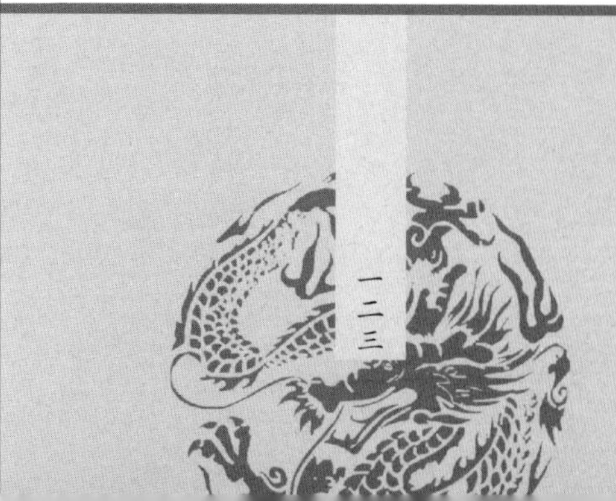

薑蠶 花粉 皂角刺 瓜蔞仁 甘草節 穿山甲
水酒煎。

內消沃雪湯 歸身 白芍 黃芪 射干 連喬 白芷 貝母 甘草節
陳皮 花粉 銀花 木香 青皮 乳香 沒藥 皂角刺
大黃 穿山甲 水酒煎。

東垣托裏散 銀花 當歸 大黃 牡蠣 花粉 朴硝 赤芍 皂角刺
連喬 黃芩 水酒煎。

胃痛

胃痛。邪干胃脘病也。胃稟沖和之氣。多氣多血。壯者邪不能干。虛則著而爲病。偏寒偏熱。水停食積。皆與眞氣相搏而痛。惟肝氣相乘爲尤甚。以木姓暴。且正尅也。

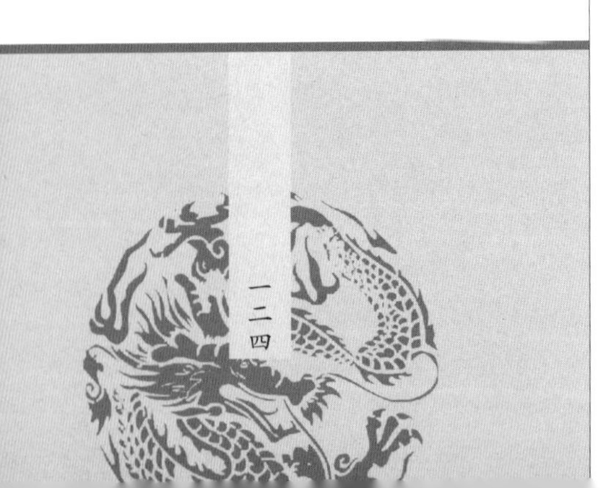

姜蚕 花粉 皂角刺 瓜蒌仁 甘草节 穿山甲 水酒煎。

内消沃雪汤 归身 白芍 黄芪 射干 连乔 白芷 贝母 甘草节 陈皮 花粉 银花 木香 青皮 乳香 没药 皂角刺 大黄 穿山甲 水酒煎。

东垣托里散 银花 当归 大黄 牡蛎 花粉 朴硝 赤芍 皂角刺 连乔 黄芩 水酒煎。

胃痛

胃痛，邪干胃脘病也，胃禀冲和之气，多气多血，壮者邪不能干，虚则著而为病，偏寒偏热，水停食积，皆与真气相搏而痛。惟肝气相乘为尤甚，以木姓（性）暴，且正克也。

【铁樵按】此节措词稍费解，今为释之如下：邪字为正字之对，凡体工所应有者，皆谓之正。所不当有者，皆谓之邪，故风寒为邪。食积亦为邪，聚水亦为邪，热向内攻亦谓邪，胃能行使职权，邪从而为之梗，则痛。假使胃败，不能行使职权，虽有邪，胃亦不以为忤，则并不能痛矣。此行使职权之能力，谓之真气，故云与真气相迫而痛。五藏之气，强抑之皆能反应，肝尤甚，故《内经》谓肝为将军之官。将军字所以形容其不受厌抑之强项态度，故云木性暴，肝所分泌之液体，专能助胃肠消化，故肝气条达，胃力则健。肝失其职，胃则痛而呕逆，是肝能病胃，故云木能克土。肝失其职，不但病胃，亦能病肾病脾。然不如肝胃关系之密切，肝病胃即病，其影响为直接的，故云正克。

痛必上支两胁，里急，饮食不下，膈咽不通，名曰食痹，谓食入即痛，吐出乃止也，宜肝气犯胃方。

鐵樵按此節措詞稍費解。今爲釋之如下。邪字爲正字之對。凡體工所應有者。皆謂之正。所不當有者。皆謂之邪。故風寒爲邪。食積亦爲邪。聚水亦爲邪。熱向內攻亦謂邪。胃能行使職權。邪從而爲之梗。則痛。假使胃敗。不能行使職權。雖有邪。胃亦不以爲忤。則并不能痛矣。此行使職權之能力。謂之眞氣。故云與眞氣相迫而痛。五藏之氣。強抑之皆能反應。肝尤甚。故內經謂肝爲將軍之官。將軍字所以形容其不受壓抑之強項態度。故云木性暴。肝所分泌之液體。專能助胃腸消化。故肝氣條達。胃力則健。肝失其職。胃則痛而嘔逆。是肝能病胃。故云木能尅土。肝失其職。不但病胃。亦能病腎病脾。然不如肝胃關係之密切。肝病胃卽病。其影響爲直接的。故云正尅。

痛必上支兩脅。裏急。飲食不下。膈咽不通。名曰食痺。謂食入卽痛。吐出乃止也。

宜肝氣犯胃方。

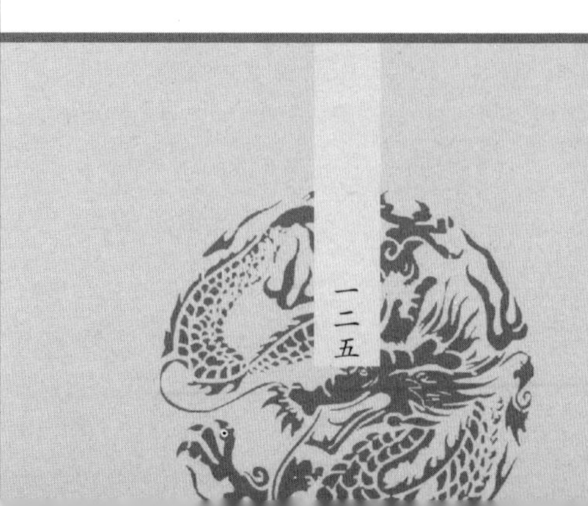

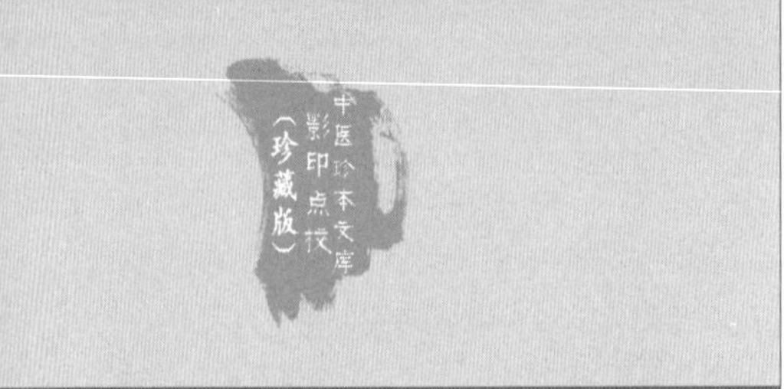

胃經本病。或滿或脹。或嘔吐吞酸。或不食。或便難。或瀉利。或面浮黃。四肢倦怠。此等本病。必與客邪參雜而見。蓋胃病有因外吸涼風。內食冷物。猝然痛者。宜二陳湯加草蔻仁乾薑吳萸。有因寒者。宜草果厚朴良薑菖蒲。寒且甚者。宜畢澄茄納去核紅棗中。水草紙包煨存性。米湯下。日一枚。七日愈。（鐵樵按。原文云用畢澄茄一枚。畢澄茄性味均與吳萸相似。並非甚猛悍之品。一粒太少。疑有訛誤。）有因火者。宜清中湯。有因瘀血者。宜桃仁承氣湯。有因氣壅者。宜沈香降氣湯。有因酒者。宜乾薑蔻仁砂仁。有因痰者。宜南星安中湯。甚者加白螺螄殼一錢許。且有因痰火者。宜炒白礬硃砂醋糊丸。薑湯下。有因諸蟲者。宜翦紅丸。有因食積。按之滿痛者。宜大柴胡湯。有因虛寒者。宜理中湯。大約心痛病源。多屬七情。胃痛多食積痰飲瘀血。按之痛止者爲虛。按之反甚者爲實。虛宜參朮散。實宜梔萸丸。其大較也。凡痛不可補。氣旺不通。則痛反劇。脈訣曰。沈弦

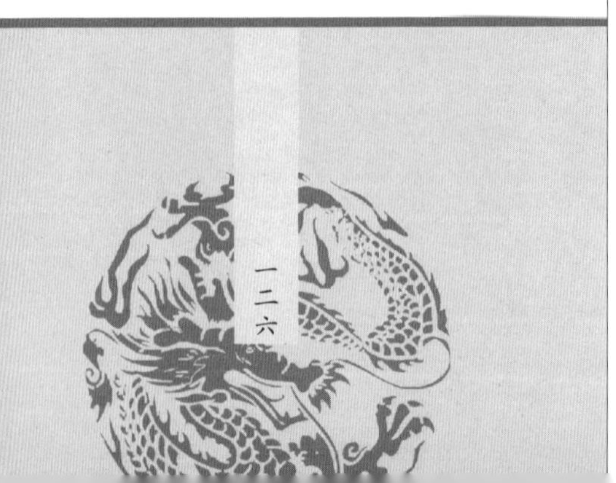

胃经本病，或满或胀，或呕吐吞酸，或不食，或便难，或泻利，或面浮黄，四肢倦怠，此等本病，必与客邪参杂而见。盖胃病有因外吸凉风，内食冷物，猝然痛者，宜二陈汤加草蔻仁、干姜、吴萸。有因寒者，宜草果、厚朴、良姜、菖蒲。寒且甚者，宜毕澄茄纳去核红枣中，水草纸包煨存性，米汤下，日一枚，七日愈

【铁樵按】原文云：用毕澄茄一枚，毕澄茄性味均与吴萸相似，并非甚猛悍之品，一粒太少，疑有讹误。

有因火者，宜清中汤。有因瘀血者，宜桃仁承气汤。有因气壅者，宜沈香降气汤。有因酒者，宜干姜、蔻仁、砂仁。有因痰者，宜南星安中汤，甚者加白螺蛳壳一钱许。且有因痰火者，宜炒白矾、硃砂，醋糊丸，姜汤下。有因诸虫者，宜翦红丸。有因食积，按之满痛者，宜大柴胡汤。有因虚寒者，宜理中汤。大约心痛病源，多属七情。胃痛多食积，痰饮瘀血，按之痛止者为虚，按之反甚者为实。虚宜参术散，实宜栀萸丸，其大较也。凡痛不可补，气旺不通，则痛反剧。《脉诀》曰，沈弦

细动，皆是痛症。心痛在寸，酸痛在关，下部痛在尺。

丹溪曰：心胃痛，须用劫药，痛方止，如仓猝散、愈痛散，皆能治之。又曰，心胃痛用山栀劫药，又发前药必不效，加元明粉即止。又曰心胃痛时，虽数日不食，不死。若痛止便食，痛即复发。

平胃散 苍术 厚朴 陈皮 甘草 姜 枣

异功散 四君汤加陈皮、姜、枣。

肝气犯胃方 乌药 枳壳 白芍 木香 砂仁 灶心土

二陈汤 陈皮 半夏 茯苓 甘草

清中汤 黄连 山栀 陈皮 半夏 茯苓 甘草 草蔻 生姜

沈香降气汤 沈香 香附 乌药 砂仁 甘草

翦红丸 雄黄 木香 槟榔 三棱 莪术 贯中 干漆 陈皮

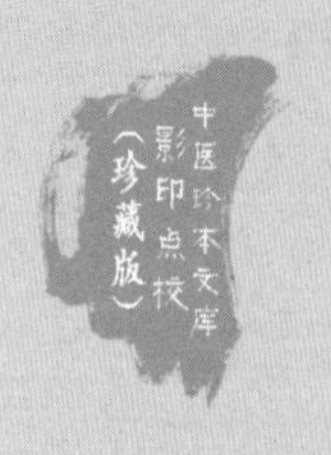

細動。皆是痛症。心痛在寸。酸痛在關。下部痛在尺。

丹溪曰。心胃痛。須用刼藥。痛方止。如倉猝散愈痛散。皆能治之。又曰。心胃痛用山梔刼藥。又發前藥必不效。加元明粉卽止。又曰心胃痛時。雖數日不食。不死。若痛止便食。痛卽復發。

平胃散 蒼朮 厚朴 陳皮 甘草 薑 棗

異功散 四君湯加陳皮薑棗。

肝氣犯胃方 烏藥 枳殼 白芍 木香 砂仁 灶心土

二陳湯 陳皮 半夏 茯苓 甘草

清中湯 黃連 山梔 陳皮 半夏 茯苓 甘草 草蔻 生薑

沈香降氣湯 沈香 香附 烏藥 砂仁 甘草

翦紅丸 雄黃 木香 檳榔 三稜 莪朮 貫中 乾漆 陳皮

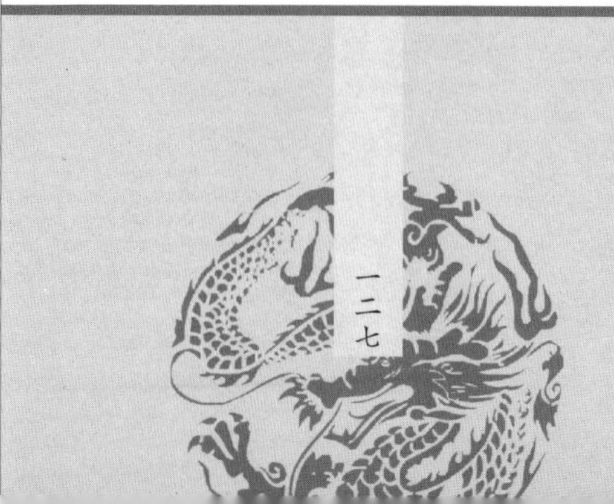

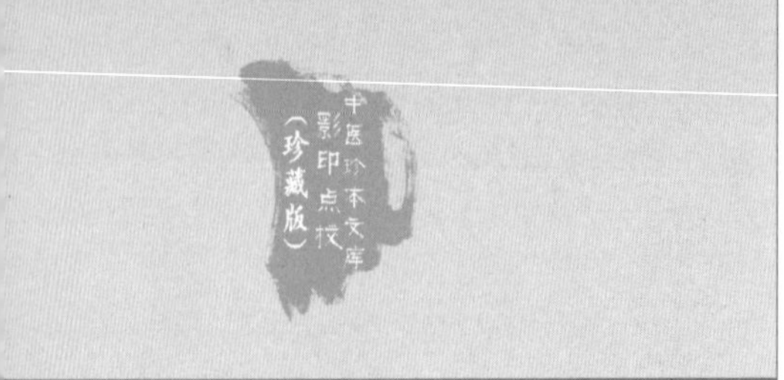

大黃

倉猝散　山梔四十九個連皮炒　大附子一個泡去皮臍

右二味。研粗末。每藥末五錢。水一盃。煎七分。入鹽少許。加川芎一錢尤妙。此方能治氣自腰腹間攣急疼痛。不可屈伸。痛不可忍。自汗如雨。手足冰冷。垂死者。

愈痛散劫藥　五靈脂　延胡索　莪朮　良薑　當歸

右藥等分。每末二錢。淡醋湯調服。

霍亂

霍亂爲脾胃升降失職。故亦屬之陽明。已著霍亂新論。不贅。

諸痿

沈云。諸痿。熱傷血脈病也。古人治痿。獨取陽明。其理由如下。經云。眞氣與穀氣

大黄

仓猝散　山栀四十九个，连皮炒　大附子一个，泡去皮脐

右二味，研粗末，每药末五钱，水一杯，煎七分，入盐少许，加川芎一钱尤妙。此方能治气自腰腹间挛急疼痛，不可屈伸，痛不可忍，自汗如雨，手足冰冷，垂死者。

愈痛散劫药　五灵脂　延胡索　莪术　良姜　当归

右药等分，每末二钱，淡醋汤调服。

霍乱

霍乱为脾胃升降失职，故亦属之阳明，已著《霍乱新论》，不赘。

诸痿

沈云：诸痿，热伤血脉病也。古人治痿，独取阳明，其理由如下：经云，真气与谷气

并而充身。又云：阳明为藏府之海，阳明虚则五藏无所禀，不能行气血，濡筋骨，利关节，故肢体中随其不得受水谷处而成痿。又云：冲为十二经之海，主渗灌溪谷，与阳明合于宗筋，而阳明为之长，皆属于带脉，络于督脉。阳明虚则宗筋缓，故足痿不用。统观经旨，阳明为诸痿之源。齐其阴阳，调其虚实，和其逆从，斯宗筋润筋骨束，机关利而病已也。经又言：五藏之痿，其病候亦为医者不可不知。经曰：肺气热，叶焦，则皮毛虚弱急薄，而生痿躄。盖肺痿者，皮毛痿也，躄者足弱不能行也。又曰，心气热，则下脉厥而上，上则下脉虚，虚则生脉痿，枢折痿，胫纵而不任地。盖心痿者，脉痿也。下脉，指三阴在下之脉。枢折挈者，如枢纽之折而不能提挈，胫纵者，纵弛也。又曰，胆气热则胆泄口苦，筋膜干则筋纵而挛，发为筋痿。盖肝痿者，筋痿也。胆附于肝，肝热则胆泄，故口苦。筋膜受热，则血液干，故拘挛而为筋痿也。又曰，脾气热，则胃干而渴，肌肉不仁，发为肉痿。盖脾痿者，

併而充身。又云陽明爲藏府之海。陽明虛則五藏無所稟。不能行氣血。濡筋骨。利關節。故肢體中隨其不得受水穀處而成痿。又云。衝爲十二經之海。主滲灌谿谷。與陽明合於宗筋。而陽明爲之長。皆屬於帶脈。絡於督脈。陽明虛則宗筋緩。故足痿不用。統觀經旨。陽明爲諸痿之源。齊其陰陽。調其虛實。和其逆從。斯宗筋潤筋骨束。機關利而病已也。經又言五藏之痿。其病候亦爲醫者不可不知。經曰。肺氣熱。葉焦。則皮毛虛弱急薄。而生痿躄。蓋肺痿者。皮毛痿也。躄者足弱不能行也。又曰。心氣熱。則下脈厥而上。上則下脈虛。虛則生脈痿。樞折痿。脛縱而不任地。蓋心痿者。脈痿也。下脈。指三陰在下之脈。樞折挈者。如樞紐之折而不能提挈。脛縱者。縱弛也。又曰。胆氣熱則胆泄口苦。筋膜乾則筋縱而攣。發爲筋痿。蓋肝痿者。筋痿也。胆附於肝。肝熱則胆泄。故口苦。筋膜受熱。則血液乾。故拘攣而爲筋痿也。又曰。脾氣熱。則胃乾而渴。肌肉不仁。發爲肉痿。蓋脾痿者。

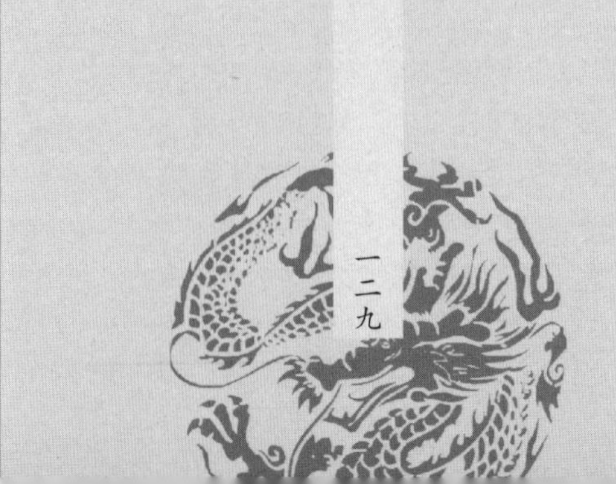

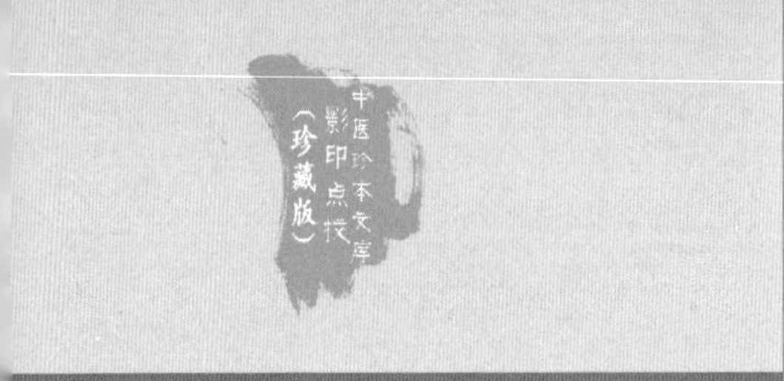

肉痿也。脾與胃以膜相連。而關竅於口。故脾熱則胃乾而渴。且精竭而肌肉不仁也。又曰。腎氣熱。則腰脊不舉。骨枯而髓滅。蓋腎痿者。骨痿也。腰者腎之府。腰貫脊。主髓。故腎熱而見症若此也。此五痿者。必外徵之色。肺熱色白而毛敗。心熱色赤而絡脈溢。肝熱色蒼而爪枯。脾熱色黃而肉濡。腎熱色黑而齒槁。五痿論治。各有所宜。方藥列後。而五痿之外。又有屬濕熱者。宜加味二妙丸。屬濕痰者。宜二陳加黃柏竹瀝薑汁。屬血虛者。宜四物湯二妙丸合用。屬氣虛者。宜四君子湯二妙丸合用。再加當歸地黃龜板虎骨。有屬食積者。宜木香檳榔丸。有屬死血者。宜歸梢湯。有屬脾氣太過者。必四肢不舉。宜承氣下之。有屬土氣不及者。亦四肢不舉。宜四君子湯加當歸。有屬熱而痿厥者。宜虎潛丸。有痿發於夏者。俗名疰夏。宜清暑益氣湯。東垣治痿。以黃柏爲君。黃芪爲佐。而無一定之方。隨其症之爲痰爲濕爲熱爲寒。爲氣爲血。各加增藥味。活潑製方。斯眞能治

肉痿也。脾与胃以膜相连，而关窍于口，故脾热则胃干而渴，且精竭而肌肉不仁也。又曰：肾气热，则腰脊不举，骨枯而髓灭。盖肾痿者，骨痿也。腰者肾之府，腰贯脊，主髓，故肾热而见症若此也。此五痿者，必外征之色，肺热色白而毛败，心热色赤而络脉溢，肝热色苍而爪枯，脾热色黄而肉濡。肾热色黑而齿槁，五痿论治，各有所宜。方药列后，而五痿之外，又有属湿热者，宜加味二妙丸。属湿痰者，宜二陈加黄柏竹沥姜汁。属血虚者，宜四物汤、二妙丸合用。属气虚者，宜四君子汤、二妙丸合用，再加当归、地黄、龟板、虎骨。有属食积者，宜木香槟榔丸。有属死血者，宜归梢汤。有属脾气太过者，必四肢不举，宜承气下之。有属土气不及者，亦四肢不举，宜四君子汤加当归。有属热而痿厥者，宜虎潜丸。有痿发于夏者，俗名疰夏，宜清暑益气汤。东垣治痿，以黄柏为君，黄芪为佐，而无一定之方，随其症之为痰为湿，为热为寒，为气为血，各加增药味，活泼制方，斯真能治

痿者。然必其人能休养精神，淡泊滋味乃可。另有阴痿，则命门火衰，痿焦虚寒之故，故所谓肾痿也。

丹溪曰：肺体燥而居上，主气，畏火者也。脾性湿而居中，主四肢，畏木者也。火性上炎，若嗜欲无节，则水失所养，火寡于畏，而侮所胜，肺得火邪而热矣。木性刚急，肺受热则金失所养，木寡于畏，而侮所胜，俾得木邪而伤矣。肺热则不能管摄一身，脾伤则四肢不能为用，而诸萎之病作矣。泻南方，则肺金清而东方不实，何脾伤之有。补北方，则心火降而西方不虚，何肺热之有。阳明实则宗筋润，能束骨而利机关矣。治萎之法，无出于此。

【铁樵按】 丹溪之说，本于《内经》，《内经》学说，本有各方面，其最精处，与《易》相通，其说形能，与现在生理学、医化学相通，推说五行生克，则于理不可通，亦为现社会指摘丛集之焦点。五行之说，来源亦正古。惟春秋以前，虽有其说，而不

痿者。然必其人能休養精神。淡泊滋味乃可。另有陰痿。則命門火衰。痿焦虛寒之故。卽所謂腎痿也。

丹溪曰。肺體燥而居上。主氣。畏火者也。脾性濕而居中。主四肢。畏木者也。火性上炎。若嗜欲無節。則水失所養。火寡於畏。而侮所勝。肺得火邪而熱矣。木性剛急。肺受熱則金失所養。木寡於畏。而侮所勝。俾得木邪而傷矣。肺熱則不能管攝一身。脾傷則四肢不能爲用。而諸萎之病作矣。瀉南方。則肺金淸而東方不實。何脾傷之有。補北方。則心火降而西方不虛。何肺熱之有。陽明實則宗筋潤。能束骨而利機關矣。治萎之法。無出於此。

鐵樵按。丹溪之說。本於內經。內經學說。本有各方面。其最精處。與易相通。其說形能。與現在生理學醫化學相通。推說五行生剋。則於理不可通。亦爲現社會指摘叢集之焦點。五行之說。來源亦正古。惟春秋以前。雖有其說。而不

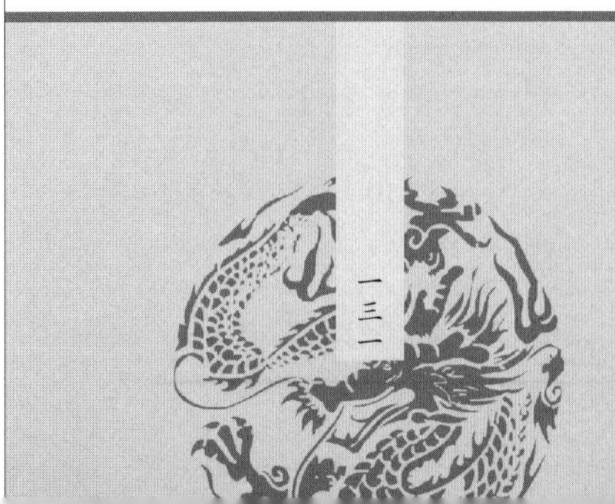

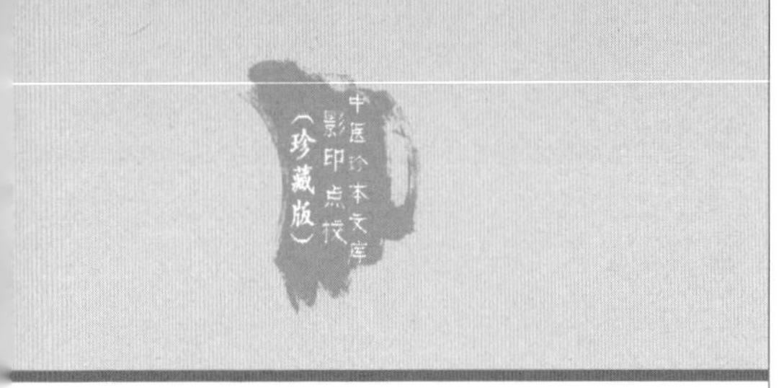

盛。至東漢。則凡百學說。皆以五行爲言。不僅醫也。故吾疑凡內經中涉及生剋之說。皆無另一家言。而爲漢人摻入者。不僅天元配以下篇爲不倫。本節所言。其所本者。卽內經侮所不勝而薄所勝。所不勝愛之所生爲病數語。其云瀉南方謂瀉心也。補北方謂補腎也。瀉心不助肝氣。故云東方不實。補腎不傷肺氣。故云西方不虛。此等說法。極爲籠統。無論何病。皆可隨意論議。瀾翻不窮。其實於醫學無與。古人汗牛充棟之醫書。什九皆屬此類。孟河學派。是其後勁。晚近執醫界之牛耳者。幾五十年。是吾儕既治醫。不可不略加探討。故著其說於此。所謂略加探討者。卽此已足。毋更深求。須知鄙人對於五行生剋。所知雖少。然丹溪所知者。亦未必能更多也。丹溪謂治痿不可用風藥。河間謂痿由於燥。燥之爲屬。血衰不能營養百骸。故手足痿弱。此二說極有理。就今日吾人所知者言之。手足弛緩。乃因司運動之纖維神經弛緩之

盛，至东汉，则凡百学说，皆以五行为言，不仅医也。故吾疑凡《内经》中涉及生克之说，皆无另一家言，而为汉人掺入者，不仅《天元》配以下篇为不伦，本节所言，其所本者，即《内经》侮所不胜而薄所胜，所不胜爱之所生为病数语，其云泻南方谓泻心也，补北方谓补肾也，泻心不助肝气，故云东方不实。补肾不伤肺气，故云西方不虚。此等说法，极为笼统，无论何病，皆可随意论议，澜翻不穷，其实于医学无与。古人汗牛充栋之医书，什九皆属此类。孟河学派，是其后劲，晚近执医界之牛耳者，几五十年，是吾侪既治医，不可不略加探讨。故著其说于此，所谓略加探讨者，即此已足，毋更深求。须知鄙人对于五行生克，所知虽少，然丹溪所知者，亦未必能更多也。丹溪谓治痿不可用风药，河间谓痿由于燥，燥之为属，血衰不能营养百骸，故手足痿弱。此二说极有理，就今日吾人所知者言之，手足弛缓，乃因司运动之纤维神经弛缓之

故，而此种纤维神经，赖血以为养，血衰不能荣养，宜其痉也，不能用风药，亦是一个理由。因风药燥血之故，然痉与痿，同是纤维神经为病，产后失血致痉者，旧医籍亦谓之血不养筋。但痿为弛缓，痉为紧张，既同是血不养筋，同是纤维神经为病，何以有紧缓两种，其真相如何？尚待研究。若就病能说，则中枢神经不病者，多弛缓，中枢神经病则多紧张。故痉病者，什九皆不知人，痿病则神志清楚。又痉病与中风初起，昏不知人，迨病势大定，则知识恢复。痿病初起，神志清楚，迨年久成痼疾，则言语不伦，健忘善怒。然则可以断言，痉病者，由中枢神经先病，而后及纤维神经。痿病者，由纤维神经先病，而后及中枢神经也。又痿病不能用风药，语意尚嫌含浑，痿病用虎骨四斤丸颇效。而虎骨明明是风药，故当云治痿不可燥血，非不可用风药也。

《正传》曰，肝肾俱虚，筋骨痿弱，宜加味四觔丸，五兽三匮丸。湿热痿弱，宜神龟滋

故。而此種纖維神經。賴血以爲養。血衰不能榮養。宜其痙也。不能用風藥。亦是一個理由。因風藥燥血之故。然痙與痿。同是纖維神經爲病。產後失血致痙者。舊醫籍亦謂之血不養筋。但痿爲弛緩。痙爲緊張。既同是血不養筋。同是纖維神經爲病。何以有緊緩兩種。其眞相如何。尚待研究。若就病能說。則中樞神經不病者。多弛緩。中樞神經病則多緊張。故痙病者。什九皆不知人。痿病則神志清楚。又痙病與中風初起。昏不知人。迨病勢大定。則知識恢復。痿病初起。神志清楚。迨年久成痼疾。則言語不倫。健忘善怒。然則可以斷言。痙病者。由中樞神經先病。而後及纖維神經。痿病者。由纖維神經先病。而後及中樞神經也。又痿病不能用風藥。語意尚嫌含渾。痿病用虎骨四斤丸頗效。而虎骨明明是風藥。故當云治痿不可燥血。非不可用風藥也。

正傳曰。肝腎俱虛。筋骨痿弱。宜加味四觔丸。五獸三匱丸。濕熱痿弱。宜神龜滋

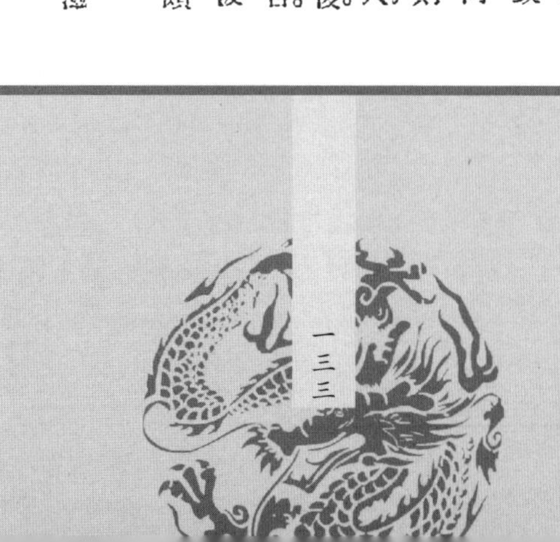

陰丸、三妙丸、加味二妙丸。長夏暑濕成痿。宜健步丸、四製蒼柏丸、清燥湯。

犀角桔梗湯肺痿　黃芪　石斛　天冬　麥冬　百合　山藥　犀角　通草　桔梗　黃芩　杏仁　秦艽

鐵粉丸心痿　鐵粉　銀屑　黃連　苦參　石蜜　龍齒　牛黃　地骨皮　秦艽　丹皮　胆草　雷丸　犀角　白蘚皮

紫犀湯肝痿　紫葳　天冬　百合　杜仲　黃芩　黃連　萆薢　牛膝　防風　蒺藜　菟絲子

二陳湯脾痿　茯苓　陳皮　半夏　甘草

金剛丸腎痿　萆薢　杜仲　蓯蓉　菟絲子　等分。酒煮豬腎。打泥爲丸。

加味二妙丸　歸尾　防己　萆薢　蒼朮　黃柏　牛膝　龜板

歸梢湯　歸梢　赤芍　莪朮　桃仁　紅花　歸梢卽歸尾，當歸梢也。

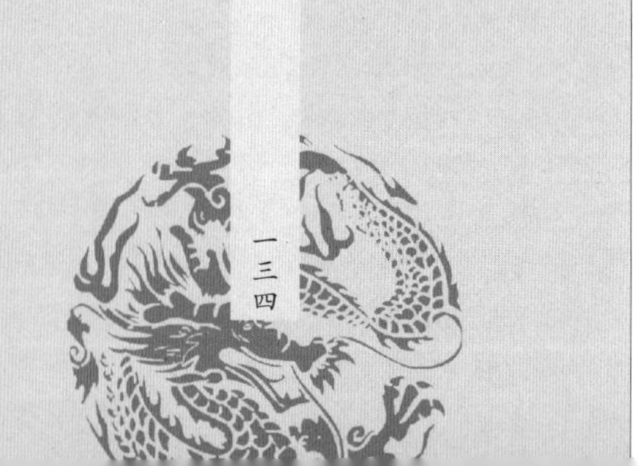

阴丸、三妙丸、加味二妙丸。长夏暑湿成痿，宜健步丸、四制苍柏丸、清燥汤。

犀角桔梗汤肺痿　黄芪　石斛　天冬　麦冬　百合　山药　犀角　通草　桔梗　黄芩　杏仁　秦艽

铁粉丸心痿　铁粉　银屑　黄连　苦参　石蜜　龙齿　牛黄　地骨皮　秦艽　丹皮　胆草　雷丸　犀角　白藓皮

紫犀汤肝痿　紫葳　天冬　百合　杜仲　黄芩　黄连　萆薢　牛膝　防风　蒺藜　菟丝子

二陈汤脾痿　茯苓　陈皮　半夏　甘草

金刚丸肾痿　萆薢　杜仲　苁蓉　菟丝子　等分，酒煮猪肾，打泥为丸。

加味二妙丸　归尾　防己　萆薢　苍术　黄柏　牛膝　龟板

归梢汤　归梢　赤芍　莪术　桃仁　红花　归梢即归尾，当归梢也。

虎潜丸　龟板四两　黄柏四两　熟地二两　知母二两　牛膝三两半　干姜五钱　锁阳一两　虎骨一两　当归一两　白芍一两半　陈皮七钱　加附子二两　更妙。

酒糊丸，治痿厥如神。

加味四斤丸　牛膝两半　川乌　虎胫骨　苁蓉各一两　乳香　没药各五钱　蒸热木瓜一个，捣如泥，和酒糊丸，湿酒或淡盐汤下，每三钱。

五兽三匮丸　鹿茸酥炙　虎骨酥炙　牛膝酒浸　狗脊烧去毛　麒麟竭各一个　共研末，以上五兽。

附子一个，去皮脐，挖空，用硃砂末一两填满

木瓜一个，去皮脐，挖空纳附子于中，用附子末盖口

用磁缸一个盛木瓜，隔汤蒸极烂，以上三匮。

虎潛丸　龜板四兩　黃柏四兩　熟地二兩　知母二兩　牛膝三兩半　乾薑五錢　鎖陽一兩　虎骨一兩　當歸一兩　白芍一兩半　陳皮七錢　加附子二兩　更妙。

酒糊丸。治痿厥如神。

加味四觔丸　牛膝兩半　川烏　虎脛骨　蓯蓉各一兩　乳香　沒藥各五錢　蒸熟木瓜一個搗如泥。和酒糊丸。溫酒或淡鹽湯下。每三錢。

五獸三匱丸　鹿茸酥炙　虎骨酥炙　牛膝酒浸　狗脊燒去毛　麒麟竭各一個　共研末。以上五獸。

附子一個去皮臍挖空用硃砂末一兩填滿

木瓜一個去皮臍挖空納附子於中用附子末蓋口

用磁缸一個盛木瓜。隔湯蒸極爛。　以上三匱。

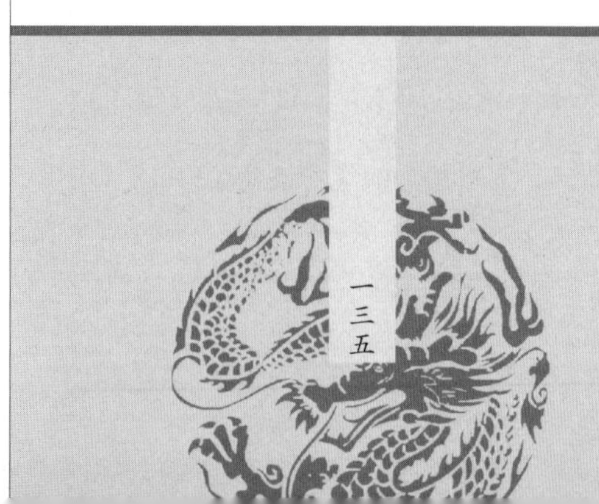

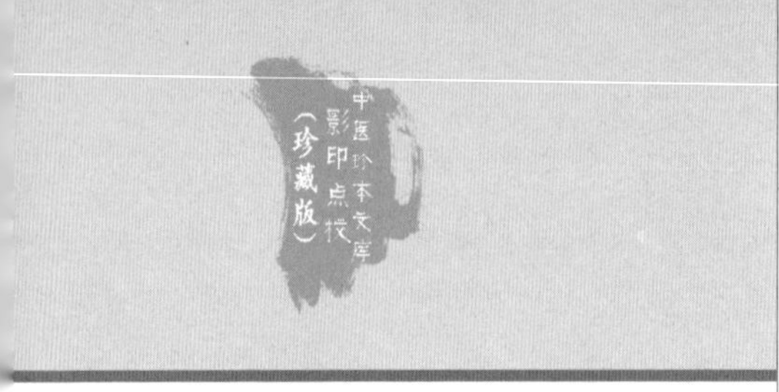

將木瓜五獸末。搗爛和丸。木瓜酒下。每服三錢。

滋陰神龜丸 龜板酥炙四兩 鹽黃柏二兩 五味子一兩 杞子一兩 瑣陽一兩 鹽知母二兩 乾薑五錢

酒糊丸。鹽酒下。治膏梁濕人傷腎。腳膝痿弱。

三妙丸 製蒼朮六兩 酒黃柏四兩 牛膝二兩 研末丸。每服一錢。此治濕熱下流。兩腳麻木痿弱。或如火烙之熱。皆濕熱也。

健步丸 防己一兩 羌活五錢 柴胡五錢 滑石五錢 炙草五錢 防風三錢 澤瀉三錢 苦參一錢 川烏一錢 肉桂五分 酒糊丸。葱白荊芥湯下。

四製蒼柏丸 黃柏二斤。以人乳童便米泔各浸八兩。酥炙八兩。浸炙各須十三次。蒼朮八兩。用川椒、五味子、補骨脂、川芎各炒二兩。剛去諸

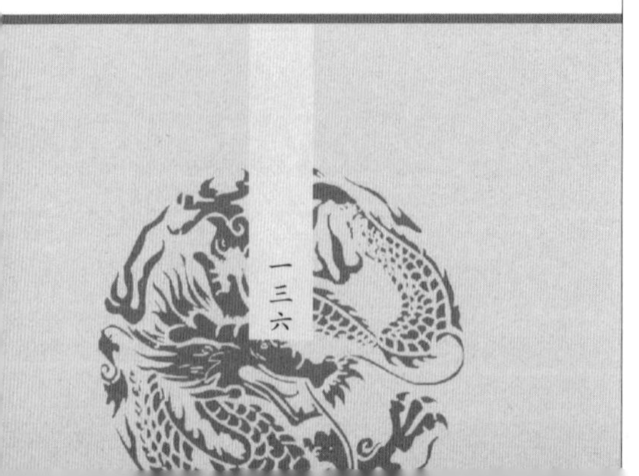

将木瓜五兽末，捣烂和丸，木瓜酒下，每服三钱。

滋阴神龟丸 龟板酥炙，四两 盐黄柏二两 五味子一两 杞子一两 琐阳一两 盐知母二两 干姜五钱

酒糊丸，盐酒下，治膏梁（粱）湿人伤肾，脚膝痿弱。

三妙丸 制苍术六两 酒黄柏四两 牛膝二两 研末丸，每服一钱。此治湿热下流，两脚麻木痿弱，或如火烙之热，皆湿热也。

健步丸 防己一两 羌活五钱 柴胡五钱 滑石五钱 炙草五钱 防风三钱 泽泻三钱 苦参一钱 川乌一钱 肉桂五分 酒糊丸，葱白荆芥汤下。

四制苍柏丸 黄柏二斤，以人乳、童便、米泔各浸八两，酥炙八两，浸炙各须十三次，苍术八两，用川椒、五味子、补骨脂、川芎各炒二两，剐去诸

药，只取黄柏、苍术，蜜丸，早晚白汤下三五十丸。

清燥汤 黄芪钱半 白术钱半 苍术一钱 陈皮七分 泽泻七分 赤苓五分 人参五分 升麻五分 生地二钱 当归二钱 猪苓二钱 麦冬二钱 神曲二钱 甘草三分 黄连三分 黄柏三分 柴胡三分 五味子三分 水煎服。

藥只取黃柏蒼朮蜜丸早晚白湯下三五十丸

清燥湯

黃芪錢半 白朮錢半 蒼朮一錢 陳皮七分 澤瀉七分

赤苓五分 人參五分 升麻五分 生地二錢 當歸二錢

豬苓二錢 麥冬二錢 神麯二錢 甘草三分 黃連三分

黃柏三分 柴胡三分 五味子三分 水煎服。

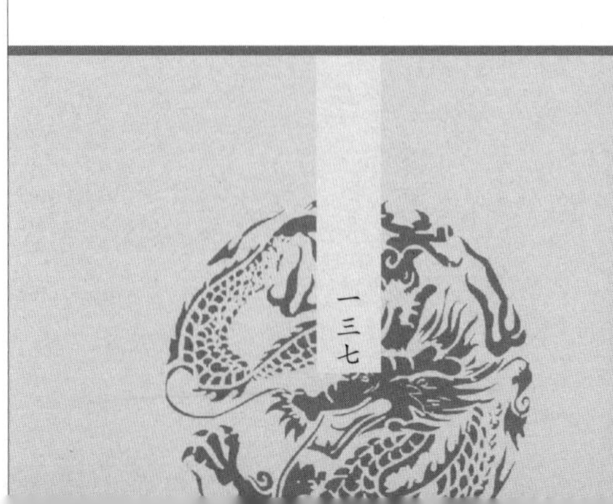

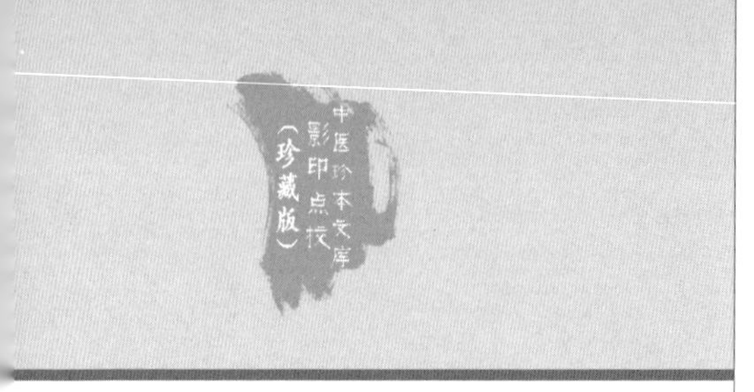

足太陰脾

足太陰之脈。起於大指之端。循指內側。（大指內側隱白所居。素問曰。太陰之根。起於隱白。）白肉際。過核骨後。（核骨之下。太白所居。）上內踝前廉。（商丘穴居內踝之前。）上踹內。（踹謂脛之魚腹。）循膝骱後。交出厥陰之前。（厥陰行太陰之前。至骱骨之後。而陰復在其前。）上循膝。（膝下內側陰陵泉穴所在。）股內前廉入腹。屬脾。（足太陰脾之經。故其咽屬於脾。）絡胃。（胃者脾之雄。故脾脈絡胃。）上膈。挾咽。連舌本。（舌本與會厭相連。發泄聲音之所也。）散舌下。（舌下有泉焉。乃脾之靈津也。道家飲此延生。號曰華池。仲長統曰。漱舌下泉而脈之名曰台倉。）其支者。復從胃別上膈。注心中。（足太陰自此交入手少陰。）是動則病。（足太陰常多氣少血。今氣先病。是爲是動。）舌本強。食則嘔。（素問所謂食則嘔者。物盛滿而上溢。故嘔也。）胃脘痛。（以其

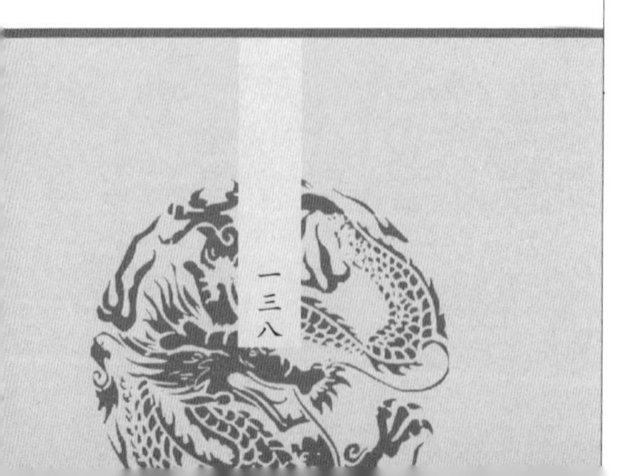

足太阴脾

足太阴之脉，起于大指之端，循指内侧（大指内侧隐白所居。《素问》曰：太阴之根，起于隐白），白肉际，过核骨后（核骨之下，太白所居），上内踝前廉（商丘穴居内踝之前），上踹内（踹谓胫之鱼腹），循膝骱后，交出厥阴之前（厥阴行太阴之前，至骱骨之后，而阴复在其前），上循膝（膝下内侧阴陵泉穴所在），股内前廉入腹，属脾（足太阴脾之经，故其咽属于脾）。络胃（胃者脾之雄，故脾脉络胃），上膈，挟咽，连舌本（舌本与会厌相连，发泄声音之所也），散舌下（舌下有泉焉，乃脾之灵津也，道家饮此延生，号曰华池。仲长统曰：漱舌下泉，而脉之名曰台仓）。其支者，复从胃别上膈，注心中（足太阴自此交入手少阴），是动则病（足太阴常多气少血，今气先病，是为是动）。舌本强，食则呕（《素问》所谓食则呕者，物盛满而上溢，故呕也）。胃脘痛（以其

脉络胃故尔），腹胀（《素问》所谓病胀者，太阴子也。十月万物气皆藏于中，故曰病胀），善噫（《素问》曰，心为噫，今足太阴之阴气盛而上走于心，故为噫耳。以其脉支者，复从胃别上膈注心中故也），得后与气，则快然如衰（十二月阴气上衰，阳气日出，故病如此）。身体皆重（脾主肉，故脾重则身体重），是主脾所生病者（血受病于气，是气之所生，故云所生病也）。舌本痛，体不能动摇，食不下，心烦，心下急痛，寒疟（凡疟先寒而后热者，谓之寒疟。先热而后寒者，谓之温疟。但热不寒者，谓之瘅疟），溏瘕泄水下（按《甲乙经》作溏泄疾，水润溏泄，谓如鸭之溏也。《素问》所谓溏，惊者是矣），黄疸，不能卧，强立，股膝内肿厥（按《甲乙经》作好卧不能食，内唇青，强立，股膝内肿厥），足大指不用。

足太阴脾经

（左右四十二穴）

隐白　在足大指内侧端去爪甲如韭叶。

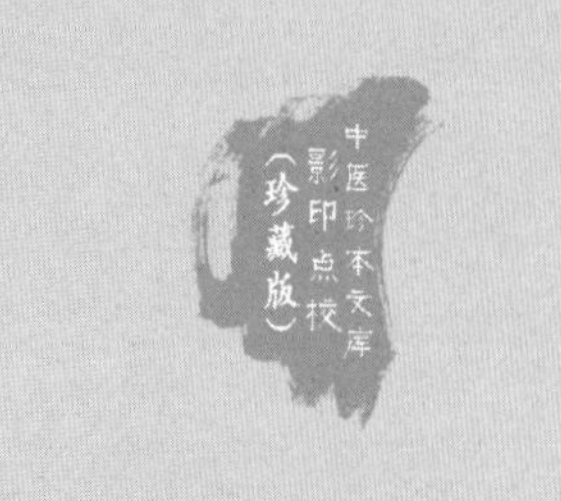

脈絡胃故爾）腹脹（素問所謂病脹者太陰子也十月萬物氣皆藏於中故曰病脹。）善噫。（素問曰。心爲噫。今足太陰之陰氣盛而上走於心。故爲噫耳。以其脈支者。復從胃別上膈注心中故也。）得後與氣。則快然如衰。（十二月陰氣上衰。陽氣日出。故病如此。）身體皆重。（脾主肉。故脾重則身體重。）是主脾所生病者。（血受病於氣。是氣之所生。故云所生病也。）舌本痛。體不能動搖。食不下。心煩。心下急痛。寒瘧。（凡瘧先寒而後熱者。謂之寒瘧。先熱而後寒者。謂之溫瘧。但熱不寒者。謂之殫瘧。）溏瘕泄水下。（按甲乙經作溏泄疾。水潤溏泄。謂如鴨之溏也。素問所謂溏鶩者是矣。）黃疸。不能臥。強立。股膝內腫厥。（按甲乙經作好臥不能食。內脣靑强立股膝內腫厥。）足大指不用。

足太陰脾經（左右四十二穴）

隱白　在足大指內側端去爪甲如韭葉。

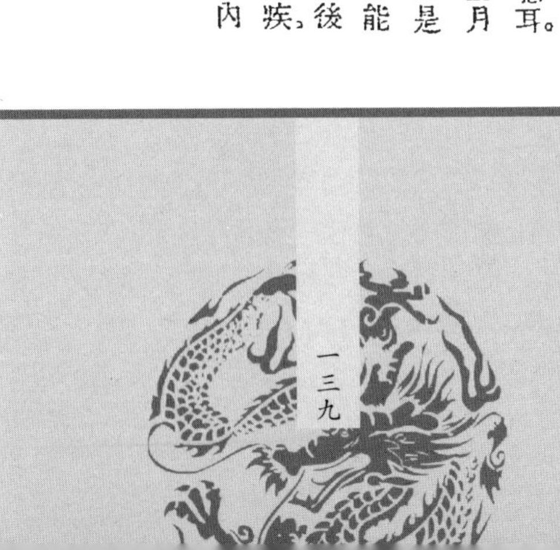

大都　在足大指本節後陷中。

太白　在足內側核骨下陷中。

公孫　在足大指本節後一寸。

商丘　在足內踝下微前陷中。

三陰交　在內踝上三寸骨下陷中。

漏谷　內踝上六寸骨下陷中。

地機　一名脾舍。在別走上一寸空中。膝下五寸。

陰陵泉　在膝下內側輔骨下陷中。

血海　在膝腹上內廉白肉二寸。

箕門　在魚腹上越筋間陰股內動脈中。

大都　在足大指本节后陷中。

太白　在足内侧核骨下陷中。

公孙　在足大指本节后一寸。

商丘　在足内踝下微前陷中。

三阴交　在内踝上三寸骨下陷中。

漏谷　内踝上六寸骨下陷中。

地机　一名脾舍，在别走上一寸空中，膝下五寸。

阴陵泉　在膝下内则辅骨下陷中。

血海　在膝腹上内廉白肉二寸。

箕门　在鱼腹上越筋间阴股内动脉中。

冲门　在府舍下。

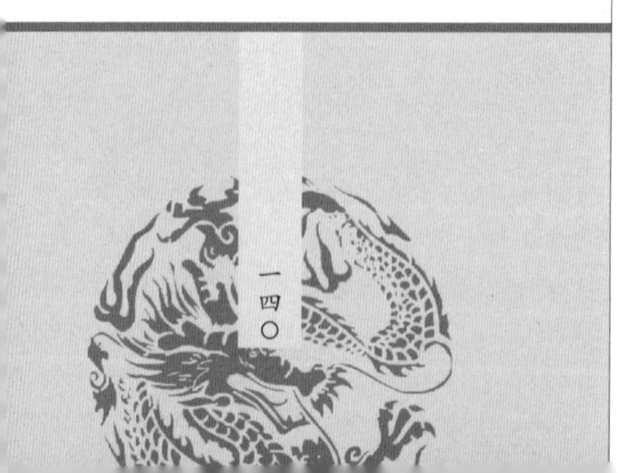

府舍　在腹结下三寸。

腹结　一名肠屈，在大横下三寸。

大横　在腹哀下三寸五分。

腹哀　在日月下一寸五分。

食窦　在天溪下一寸六分。

天溪　在胸乡下一寸六分。

胸乡　在周荣下一寸六分。

周荣　在中府下一寸六分陷中。

大包　在渊腋下三寸九肋间。

足太阴经病候，曰痞气，曰呕吐哕，曰噎塞反胃，曰关格，曰泄泻，曰肿胀，曰痞满。沈云：脾也者，心君储精待用之府也。赡运用，散精微，为胃行精液，故其位即在

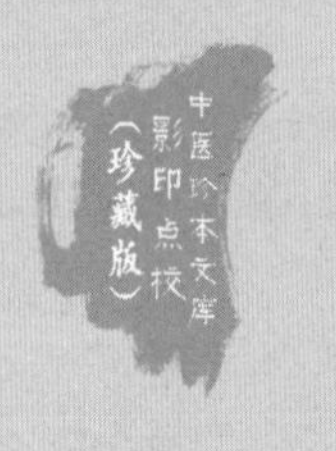

府舍　在腹結下三寸。

腹結　一名腸屈。在大横下三寸。

大横　在腹哀下三寸五分。

腹哀　在日月下一寸五分。

食竇　在天谿下一寸六分。

天谿　在胸鄉下一寸六分。

胸鄉　在周榮下一寸六分。

周榮　在中府下一寸六分陷中。

大包　在淵腋下三寸九肋間。

足太陰經病候。曰痞氣。曰嘔吐噦。曰噎塞反胃。曰關格。曰泄瀉。曰腫脹。曰痞滿。

沈云。脾也者。心君儲精待用之府也。贍運用。散精微。爲胃行精液。故其位卽在

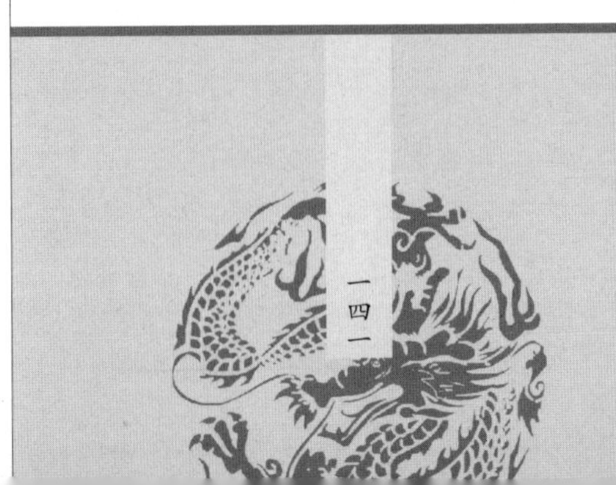

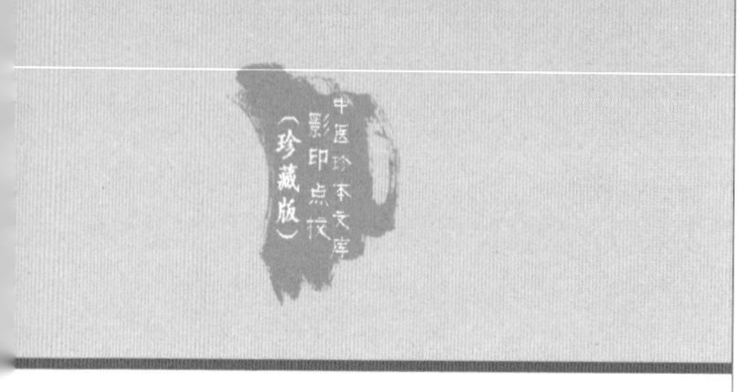

廣明之下。脾心緊切相承。其職掌太倉之運量。而以升爲德。其部當水穀之海。故患濕。其屬土。居中央以灌四旁。注四末。故爲六經內注。其所以爲脾如此。脾有病。必波及其餘四藏。四藏有病。亦必待養於脾。故古人謂脾統四藏。爲後天之本。靈樞曰。有所擊仆。若醉飽入房。汗出當風。則傷脾。又曰。脾氣虛則四肢不用。五藏不安。實則腹脹。大小便不利。又曰。邪在脾胃。則病肌肉痛。陽氣有餘。陰氣不足。則熱中善飢。陽氣不足。陰氣有餘。則寒中腸鳴腹痛。素問曰。脾病者。日昧慧。日出甚。下晡靜。難經曰。脾病之外症。面黃。善噫。內症當有臍動氣。按之脾若痛。其病腹脹滿。食不消。體重節痛。怠惰嗜臥。四肢不收。脾實宜除濕淸熱。除濕宜健脾。白朮、白蔻、砂仁、扁豆、厚朴等。宜分利。雲苓、豬苓、澤瀉、車前、滑石等。淸熱山梔、黃連、葛根等。脾虛宜甘溫。參、芪、山藥、扁豆、建蓮。宜辛酸。橘紅、木瓜、棗仁、白芍、砂仁、豆蔻等。脾寒宜溫。乾薑、附子、吳萸、厚朴、茴香、丁香等。

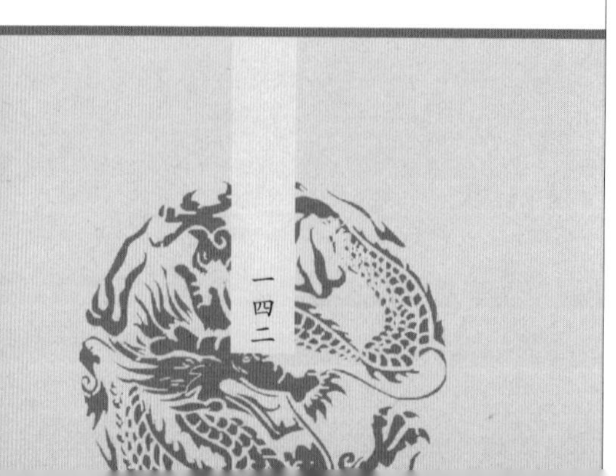

广明之下。脾心紧切相承，其职掌太仓之运量，而以升为德，其部当水谷之海，故患湿。其属土，居中央以灌四旁，注四末，故为六经内注。其所以为脾如此，脾有病，必波及其余四藏。四藏有病，亦必待养于脾，故古人谓脾统四藏，为后天之本。《灵枢》曰，有所击仆，若醉饱入房，汗出当风，则伤脾。又曰，脾气虚则四肢不用，五藏不安，实则腹胀，大小便不利。又曰，邪在脾胃，则病肌肉痛，阳气有余，阴气不足，则热中善饥，阳气不足，阴气有余，则寒中肠鸣腹痛。《素问》曰，脾病者，日昧慧，日出甚，下晡静。《难经》曰：脾病之外症，面黄，善噫，内症当有脐动气，按之脾若痛。其病腹胀满，食不消，体重节痛，怠惰嗜卧，四肢不收。脾实宜除湿清热，除湿宜健脾，白术、白蔻、砂仁、扁豆、厚朴等。宜分利，云苓、猪苓、泽泻、车前、滑石等。清热山栀、黄连、葛根等。脾虚宜甘温，参、芪、山药、扁豆、建莲，宜辛酸，橘红、木瓜、枣仁、白芍、砂仁、豆蔻等。脾寒宜温，干姜、附子、吴萸、厚朴、茴香、丁香等。

痞气

脾之积曰痞气，其候在胃脘，如覆盆大，久则令人四肢不收，黄疸，饮食不为肌肤，心痛澈背，背痛澈心，脉必浮大而长，由脾虚气郁所至。宜健脾，宜散结滞，宜痞气丸、增损五积丸。

痞气丸 黄连八钱 厚朴钱半 吴萸三钱 黄芩二钱 白术二钱 茵陈钱半 砂仁钱半 干姜钱半 茯苓一钱 人参一钱 泽泻一钱 川乌四分 川椒四分 桂心四分 巴豆霜四钱 每服一钱。

增损五积散 黄连 厚朴 川乌 干姜 人参 茯苓

兼见肝症如胁痛经阻等症，酌加柴胡、莪术、皂角刺等药。如见血热舌绛，加黄芩；虚火加肉桂；血热加丹参；寒加茯神、菖蒲等

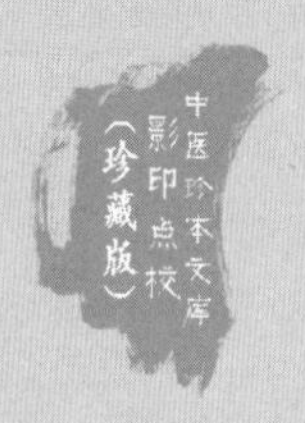

脾之積曰痞氣。其候在胃脘。如覆盆大。久則令人四肢不收。黃疸。飲食不爲肌膚。心痛徹背。背痛徹心。脈必浮大而長。由脾虛氣鬱所至。宜健脾。宜散結滯。宜痞氣丸增損五積丸。

痞氣丸 黃連八錢 厚朴錢半 吳萸三錢 黃芩二錢 白朮二錢 茵蔯錢半 砂仁錢半 乾薑錢半 茯苓一錢 人參一錢 澤瀉一錢 川烏四分 川椒四分 桂心四分 巴豆霜四錢 每服一錢。

增損五積散 黃連 厚朴 川烏 乾薑 人參 茯苓

兼見肝症如脅痛經阻等症。酌加柴胡莪朮皂角刺等藥。如見血熱舌絳。加黃芩。虛火加肉桂。血熱加丹參。寒加茯神菖蒲等

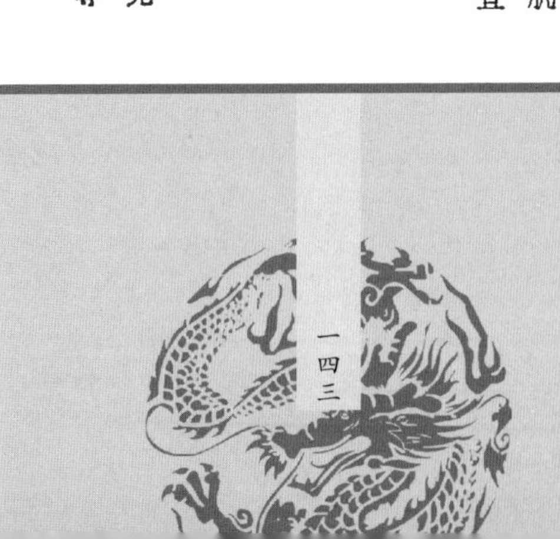

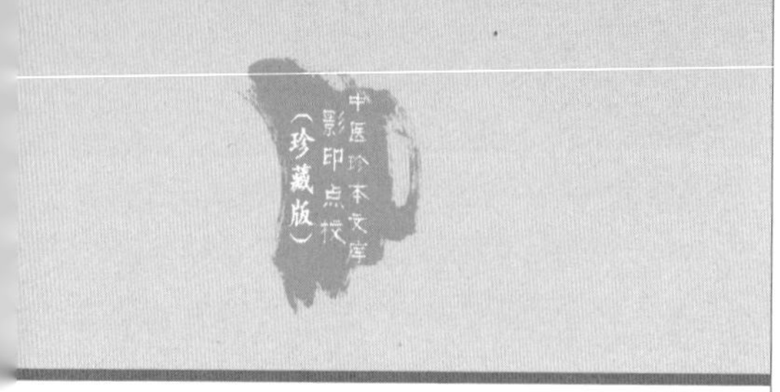

藥。如見肺症。痰不活動者。加桔梗紫菀。燥加天麥冬。濕痰加青陳皮白蔻等。如見腎症腰痠經阻者。加延胡。相火盛者加澤瀉天冬。腎陽虛。脈硬肢寒汗多者。加附子等。

嘔吐噦

嘔吐噦。脾胃虛弱病也。以氣血多少而分。東垣云。嘔屬陽明。其府多血多氣。氣血俱病。故有聲有物而爲嘔。氣逆者散之。故以生薑爲主藥。吐屬太陽。其府多血少氣。血病。故有物無聲而爲吐。以橘紅爲主藥。噦屬少陽。其府多氣少血。氣病。故有聲無物而爲噦。以半夏爲主藥。是三者皆本於脾虛。或爲寒氣所客。或爲飲食所傷。或爲痰涎所聚。皆當別寒熱虛實以爲治。又有無物無聲者。曰惡心乾嘔。其在傷寒。爲胃中寒。或胃中有熱。在雜病爲胃家氣血兩虛。胃有痰者亦乾嘔。其病總不離乎脾胃。當食畢之時。亦吐亦嘔者。宜橘紅半夏湯。其虛而

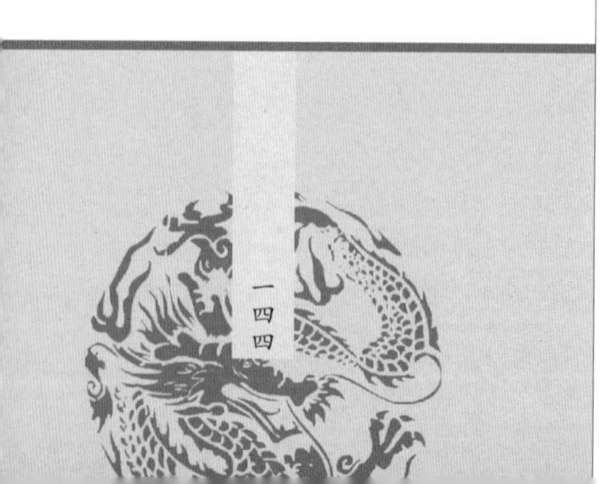

药。如见肺症，痰不活动者，加桔梗、紫菀；燥加天麦冬；湿痰加青陈皮、白蔻等。如见肾症腰痠经阻者，加延胡。相火盛者加泽泻、天冬。肾阳虚，脉硬肢寒汗多者，加附子等。

呕吐哕

呕吐哕，脾胃虚弱病也，以气血多少而分。东垣云：呕属阳明，其府多血多气，气血俱病，故有声有物而为呕，气逆者散之，故以生姜为主药。吐属太阳，其府多血少气，血病，故有物无声而为吐，以橘红为主药。哕属少阳，其府多气少血，气病，故有声无物而为哕。以半夏为主药，是三者皆本于脾虚，或为寒气所客，或为饮食所伤，或为痰涎所聚，皆当别寒热虚实以为治。又有无物无声者，曰恶心干呕，其在伤寒，为胃中寒，或胃中有热，在杂病为胃家气血两虚，胃有痰者亦干呕，其病总不离乎脾胃。当食毕之时，亦吐亦呕者，宜橘红半夏汤。其虚而

挟寒者，喜热恶冷，脉必细，宜理中汤。如得汤仍吐者，去术草之壅，加丁香、沈香立止。其虚而挟热者，喜冷恶热烦渴，小便赤涩，脉必洪而数，宜二陈加山栀、黄连、竹茹、葛根、姜汁、芦根。中脘素有痰积，遇寒即发者，脉必沈滑，宜丁香、白蔻、砂仁、干姜、陈皮、半夏、生姜汁、白芥子。如痰满胸膈，汤药到口即吐，宜用来复丹先控其痰涎，俟药可进，然后予以二陈、砂仁、厚朴、枳实、生姜、人参。其素禀中寒，兼有肝气者，宜理中加乌药、沈香、木香、香附。其有怒中饮食，因而呕吐，胸满膈胀，关格不过者，宜二陈加木香、青皮。如不效，加丁、沈、砂、蔻、厚朴、藿香、神曲、姜枣。更有五苓散症，吴茱萸症，乌梅丸症，均见《伤寒论》，不复赘。

易老曰，呕吐有三，曰气，曰积，曰寒。气者天之阳也，属上焦，其脉浮而洪，其症食已暴吐，渴欲饮水，大便燥结，气上冲胸而发痛，其治当降气和中。中焦吐者，皆属积，有阴有阳，食与气相假为积而痛，脉浮而强，其症或先吐而后痛，或先痛

挾寒者喜熱惡冷脈必細宜理中湯如得湯仍吐者去术草之壅加丁香沈香立止。其虛而挾熱者。喜冷惡熱煩渴。小便赤濇。脈必洪而數。宜二陳加山梔黃連、竹茹、葛根、薑汁、蘆根。中脘素有痰積。遇寒卽發者。脈必沈滑。宜丁香、白蔻、砂仁、乾薑、陳皮、半夏、生薑汁、白芥子。如痰滿胸膈。湯藥到口卽吐。宜用來復丹先控其痰涎。俟藥可進。然後予以二陳、砂仁、厚朴、枳實、生薑、人參。其素稟中寒。兼有肝氣者。宜理中加烏藥、沈香、木香、香附。其有怒中飲食。因而嘔吐。胸滿膈脹。關格不過者。宜二陳加木香、青皮。如不效。加丁、沈、砂、蔻、厚朴、藿香、神曲、薑棗。更有五苓散症、吳茱萸症、烏梅丸症。均見傷寒論。不復贅。

易老曰。嘔吐有三。曰氣。曰積。曰寒。氣者天之陽也。屬上焦。其脈浮而洪。其症食已暴吐。渴欲飲水。大便燥結。氣上衝胸而發痛。其治當降氣和中。中焦吐者。皆屬積。有陰有陽。食與氣相假爲積而痛。脈浮而强。其症或先吐而後痛或先痛

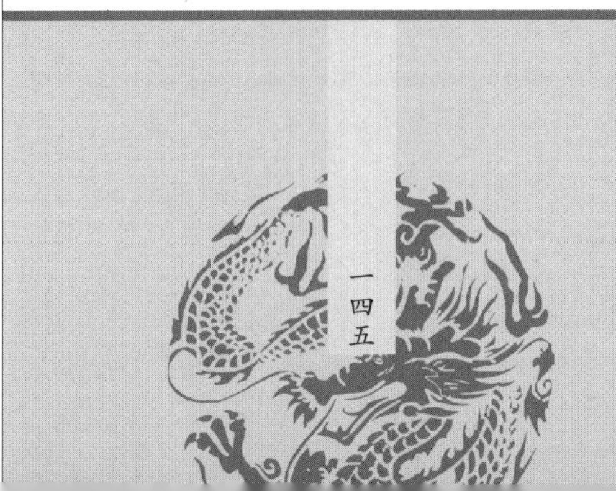

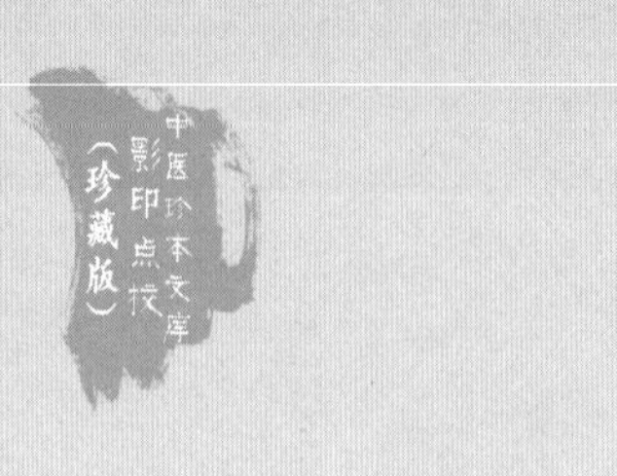

而後吐。治法當以小毒藥去其積。木香檳榔和其氣。下焦吐者。皆從於寒。地道也。脈沈而遲。其症朝食暮吐。暮食朝吐。小便清利。大便閉而不通。治法當以毒藥去其閉塞。溫其寒氣。大便漸通。復以中焦藥和之。不令大府閉結而自安也。直指曰。陽明之氣下行則順。嘔吐者。每每大便閉結。上下壅遏。氣不流行。當思有以利導之。

橘紅湯乾嘔　橘皮一味不拘多少煎服。

梔子竹茹湯胃熱　山梔　陳皮　竹茹　薑汁

生薑橘皮湯厥冷　生薑　橘皮

生薑半夏湯上脘吐　半夏　生薑

二陳湯　半夏　陳皮　茯苓　甘草

調氣平胃散吐酸　木香　檀香　砂仁　蔻仁　烏藥　厚朴　陳皮

而后吐，治法当以小毒药去其积，木香、槟榔和其气。下焦吐者，皆从于寒，地道也。脉沈而迟，其症朝食暮吐，暮食朝吐，小便清利，大便闭而不通，治法当以毒药去其闭塞，温其寒气，大便渐通，复以中焦药和之，不令大府闭结而自安也。《直指》曰：阳明之气下行则顺，呕吐者，每每大便闭结，上下壅遏，气不流行，当思有以利导之。

橘红汤干呕　橘皮一味，不拘多少煎服。

栀子竹茹汤胃热　山栀　陈皮　竹茹　姜汁

生姜橘皮汤厥冷　生姜　橘皮

生姜半夏汤上脘吐　半夏　生姜

二陈汤　半夏　陈皮　茯苓　甘草

调气平胃散吐酸　木香　檀香　砂仁　蔻仁　乌药　厚朴　陈皮

藿香　甘草　苍术

平胃散　苍术　厚朴　陈皮　甘草

人参汤　人参　黄芩　玉竹　知母　芦根　竹茹　白术　陈皮　栀子　石膏

呕吐有因下焦实热，二便不通，气上逆而然者，曰走哺，宜右方。

噎塞反胃

噎塞为脾虚病，反胃为胃虚病。经云，三阳结谓之膈，三阳者大肠、小肠、膀胱也，结者热结也。小肠结则血脉燥，大肠结则后不便，膀胱结则津液不行。三阳俱结，前后闭塞，下既不通，必反而上行，所以噎。食不下，即下亦复出，乃阳火上行而不下降。据此，则噎塞反胃，二者皆在膈间受病，故通名为膈也。洁古所谓上焦吐皆从于气，食则暴吐，此即噎塞病也。所谓下焦吐皆于寒，朝食暮吐，暮食

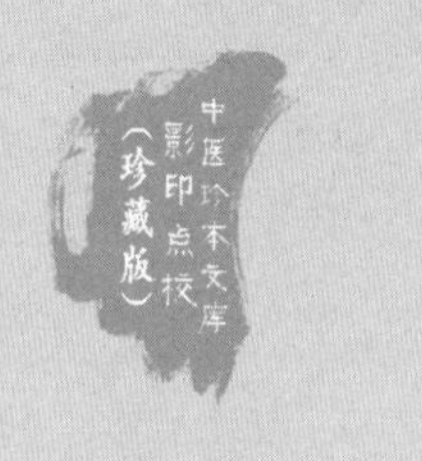

藿香　甘草　蒼朮

平胃散　蒼朮　厚朴　陳皮　甘草

人參湯　人參　黃芩　玉竹　知母　蘆根　竹茹　白朮　陳皮　梔子　石膏

嘔吐有因下焦實熱。二便不通。氣上逆而然者。曰走哺。宜右方。

噎塞反胃

噎塞爲脾虛病。反胃爲胃虛病。經云。三陽結謂之膈。三陽者大腸小腸膀胱也。結者熱結也。小腸結則血脈燥。大腸結則後不便。膀胱結則津液不行。三陽俱結。前後閉塞。下既不通。必反而上行。所以噎。食不下。即下亦復出。乃陽火上行而不下降。據此。則噎塞反胃二者皆在膈間受病。故通名爲膈也。潔古所謂上焦吐皆從於氣。食則暴吐。此即噎塞病也。所謂下焦吐皆於寒。朝食暮吐。暮食

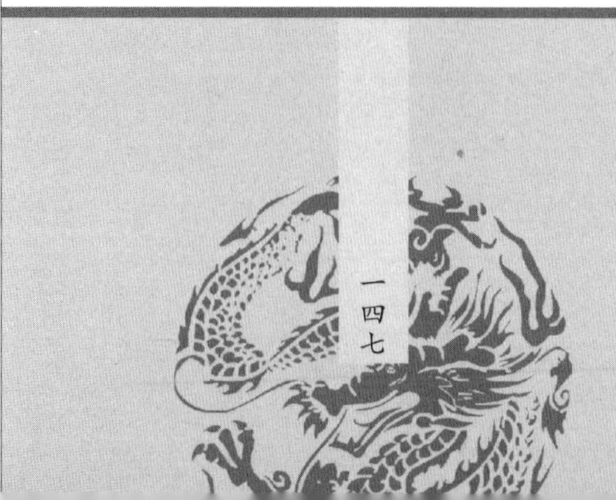

朝吐。此即反胃病也。王太僕亦云。噎塞爲食不得入。是有火。屬於熱。反胃爲食入反出。是無火。屬寒。然寒熱云云。不可死煞句下。李士材云。脈大有力作熱治。脈小無力作寒治。色黃而枯者爲虛寒。色紅而澤者爲實熱。以色合脈。以脈合症。乃得。洵爲通論。

噎塞由於脾家氣血兩虛。而多半由血液枯乾。蓋入藏府之津液。灌溉百脈。皆賴脾胃運行。稍不運行。則津液壅滯而陰血不榮。故患噎塞。推其原。或起憂鬱。至氣結胸中而生痰。痰久成塊。膠於上焦。道路窄狹。飲可下。食難入。病之初。有如此者。宜香砂寬中丸。又或有脾氣虧敗。血液俱耗。胃脘乾枯。小便閉。大便如羊糞。隧道濇而成病。宜參用補氣健脾丸。有由痰飲阻滯者。宜先用來復丹控其痰。再用大半夏湯加茯苓枳殼竹瀝等。

鐵樵按。津液枯乾。何以患噎塞。殊令人無從索解。既是噎塞由於津液枯乾。

朝吐，此即反胃病也。王太仆亦云，噎塞为食不得入，是有火，属于热，反胃为食入反出，是无火，属寒，然寒热云云，不可死煞句下。李士材云，脉大有力作热治，脉小无力作寒治，色黄而枯者为虚寒，色红而泽者为实热，以色合脉，以脉合症，乃得，洵为通论。

噎塞由于脾家气血两虚，而多半由血液枯干，盖入藏府之津液，灌溉百脉，皆赖脾胃运行，稍不运行，则津液壅滞而阴血不荣，故患噎塞。推其原，或起忧郁，至气结胸中而生痰，痰久成块，胶于上焦，道路窄狭，饮可下，食难入。病之初，有如此者，宜香砂宽中丸。又或有脾气亏败，血液俱耗，胃脘干枯，小便闭，大便如羊粪，隧道涩而成病，宜参用补气健脾丸。有由痰饮阻滞者，宜先用来复丹控其痰，再用大半夏汤加茯苓枳壳竹沥等。

【铁樵按】 津液枯干，何以患噎塞，殊令人无从索解。既是噎塞，由于津液枯干，则用药宜润不宜燥。不但厚朴、生姜在所当禁，即川连、半夏岂血液干枯者所能受。而木香、香附、砂仁、蔻仁，非但不禁，且为要药，何哉？鄙意此等半关病理，半亦文字有语病，其云小肠结则血脉燥，与生理真相吻合。但文字当易为小肠结，则不能吸收。人为温带动物，至今寒热两带人之文明，不如温带，是即人类生存以适寒温为第一要义证据。小肠结者，热结也。小肠局部热结，是即局部不适寒温，而其处以吸收输送为职司，不能吸收即无物可输送，以供给血脉。斯血液感不足，夫是之谓血脉燥，天然之设施，各方面皆有其自然因应之妙用，胃肠皆以降为顺，以升为逆。小肠之所以能降，正与其能吸收为相互维系的两个互相作用，此两个作用皆肠壁为之。肠壁对于吸收工作既已失职，则其下降之工作，当然同时停止。一方面见血液不足之证据，同时即见在下不通，在上呕吐之病证，故云噎塞之病。由于血液

則用藥宜潤不宜燥不但厚朴生薑在所當禁卽川連半夏亦豈血液乾枯者所能受。而木香香附砂仁蔻仁。非但不禁。且爲要藥。何哉。鄙意此等半關病理。半亦文字有語病。其云小腸結則血脈燥。與生理眞相脗合。但文字當易爲小腸結。則不能吸收。人爲溫帶動物。至今寒熱兩帶人之文明。不如溫帶。是卽人類生存以適寒溫爲第一要義證據。小腸結者。熱結也。小腸局部熱結。是卽局部不適寒溫。而其處以吸收輸送爲職司。不能吸收卽無物可輸送。以供給血脈。斯血液感不足。夫是之謂血脈燥。天然之設施。各方面皆有其自然因應之妙用。胃腸皆以降爲順。以升爲逆。小腸之所以能降。正與其能吸收爲相互維繫的兩個互相作用。此兩個作用皆腸壁爲之。腸壁對於吸收工作既已失職。則其下降之工作。當然同時停止。一方面見血液不足之證據。同時卽見在下不通。在上嘔吐之病證。故云噎塞之病。由於血液

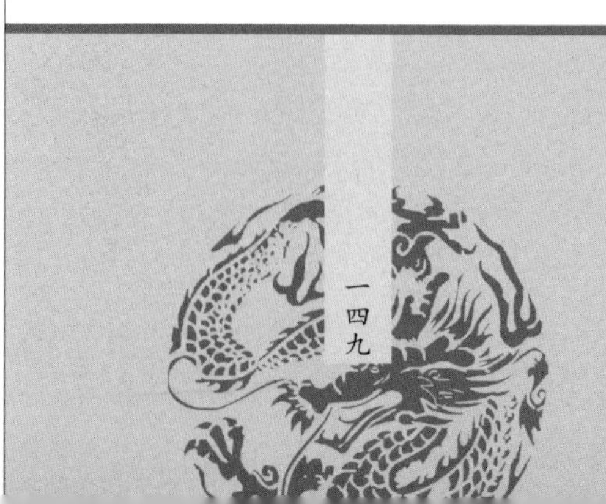

枯乾。此兩語。連續讀之。甚爲費解。其實絲毫不誤。不過未將個中曲折詳細說出。後人不能領會。說理乃不能圓滿。而用藥不免有惝怳失據之時矣。必能明白如許曲折。然後後文之香砂寬中輔氣運脾等方。所以不礙血液乾枯。而能取效。乃灼然明瞭無疑義也。

東垣曰。堵塞咽喉。陽氣不得出者。名曰塞。陰氣不得降者。名曰噎。咽塞於胸膈之間。口開目瞪。氣悶欲絕。當用辛甘升陽之品。宜參、芪、升、紫、歸、益智、草蔻等。引胃氣以治其本。如通塞之藥以治其標。宜木香、麥芽、青陳皮等。有梅核膈者。喉中有物。膈間痛。死血居多。宜昆布、當歸、桃仁、韭汁、童便。甚加大黃。亦或因痰結宜滌痰丸。醫鑑謂或結於咽喉。時覺有所妨礙。吐之不出。咽之不下。由氣鬱痰結而然。正指此也。反胃由於眞火衰微。胃寒脾弱。不能納食。故朝食暮吐。暮食朝吐。日日如此。以飲食入胃。既抵胃之下脘。復返而出也。宜附子理中湯。若脈

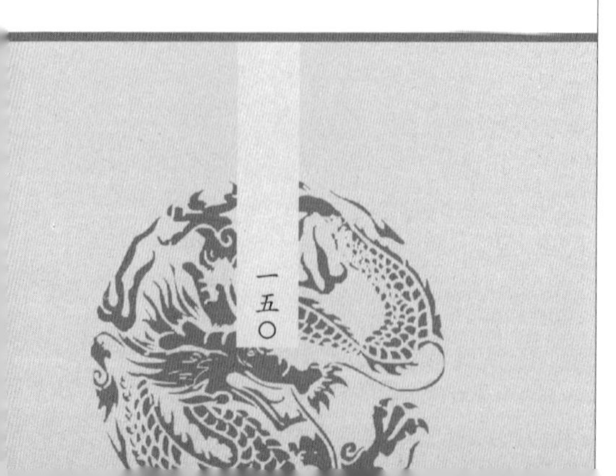

枯干，此两语，连续读之，甚为费解。其实丝毫不误，不过未将个中曲折详细说出，后人不能领会，说理乃不能圆满，而用药不免有惝怳失据之时矣，必能明白如许曲折。然后后文之香砂宽中辅气运脾等方，所以不碍血液干枯，而能取效，乃灼然明瞭无疑义也。

东垣曰：堵塞咽喉，阳气不得出者，名曰塞。阴气不得降者，名曰噎。咽塞于胸膈之间，口开目瞪，气闷欲绝，当用辛甘升阳之品，宜参、芪、升、紫、归、益智、草蔻等，引胃气以治其本。如通塞之药以治其标，宜木香、麦芽、青陈皮等，有梅核膈者，喉中有物，膈间痛，死血居多，宜昆布、当归、桃仁、韭汁、童便，甚加大黄，亦或因痰结宜涤痰丸。《医鉴》谓或结于咽喉，时觉有所妨碍，吐之不出，咽之不下，由气郁痰结而然，正指此也。反胃由于真火衰微，胃寒脾弱，不能纳食。故朝食暮吐，暮食朝吐，日日如此。以饮食入胃，既抵胃之下脘，复返而出也，宜附子理中汤。若脉

数，为邪热不杀谷，乃火性上炎，多升少降也，宜异功散加沈、连、归、地。若口吐白沫，粪如羊矢，则属危笃不治之症，养气扶阳，滋血抑阴，则肺无畏火肾渐生水，津液能荣润肠胃，亦有幸而能愈者。李绛治反胃久闭不通，攻补兼施，每用小青龙丸渐次加之，关扃自透，再用人参利膈丸，然或服通剂过多，血液耗竭，转加闭结，不可狃也。

丹溪曰：血液俱耗，胃脘干槁，其槁在上，近咽之下，水饮可行，食物难入。间或可入，人亦不多，名之曰噎。其槁在下，与胃相近，食虽可入，难尽入胃，良久复出，名之曰膈，亦曰反胃。大便秘少若羊矢，然名虽不同，病出一体。其槁在贲门，食入则胃脘常心而痛，须臾吐出，食出痛乃止，此上焦之噎膈也。或食物可下，难尽入胃，良久复出。其槁在幽门，此中焦之噎膈也。其或朝食暮吐，暮食朝吐。其槁在阑门，此下焦之噎膈也。

數爲邪熱不殺穀。乃火性上炎。多升少降也。宜異功散加沈連歸地。若口吐白沫。糞如羊矢。則屬危篤不治之症。養氣扶陽。滋血抑陰。則肺無畏火。腎漸生水。津液能榮潤腸胃。亦有幸而能愈者。李絳治反胃久閉不通。攻補兼施。每用小青龍丸漸次加之。關扃自透。再用人參利膈丸。然或服通劑過多。血液耗竭。轉加閉結。不可狃也。

丹溪曰。血液俱耗。胃脘乾槁。其槁在上。近咽之下。水飲可行。食物難入。間或可入。人亦不多。名之曰噎。其槁在下。與胃相近。食雖可入。難盡入胃。良久復出。名之曰膈。亦曰反胃。大便祕少若羊矢。然名雖不同。病出一體。其槁在賁門。食入則胃脘當心而痛。須臾吐出。食出痛乃止。此上焦之噎膈也。或食物可下。難盡入胃。良久復出。其槁在幽門。此中焦之噎膈也。其或朝食暮吐。暮食朝吐。其槁在闌門。此下焦之噎膈也。

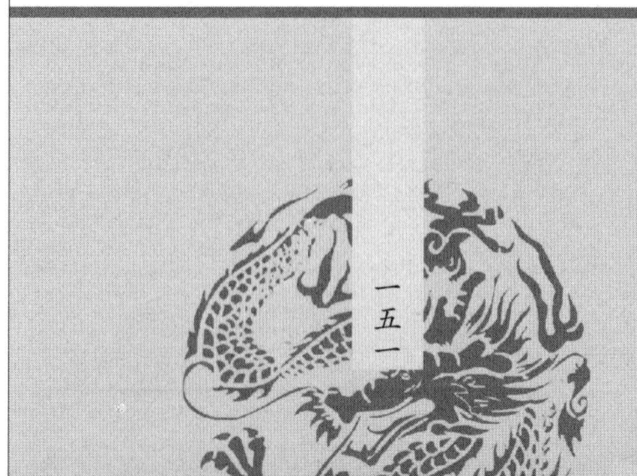

鐵樵按。噎膈反胃。略如上述。題無剩義。食不入爲格。故通常謂之格食。膈字出內經。乃實字活用。義同格。非名詞也。觀於二陽結謂之消句。消字與膈字對舉。意義自明。噎膈反胃。當然是消化系病。與神經系無涉。乃醫林謂噎格之症不屬虛實寒熱。乃神氣中一點病云云。神氣中一點病句。於文字爲不詞。於醫理不澈底。不可爲訓。此病本有肝氣關係。肝固關涉神經。然人身百脈皆通。原無一藏一府單獨爲病。他藏府絕不生影響之理。名從所主。噎膈而牽涉神經。豈特讀者不明瞭。即著者亦難自伸其說也。

香砂寬中丸初起　木香　白朮　香附　陳皮　蔻仁　砂仁　青皮　檳榔　茯苓　半夏　厚朴　甘草　生薑　煉蜜丸

補氣健脾丸脾虛　人參　茯苓　黃芪　白朮　砂仁　半夏　橘紅　甘草　薑　棗

【铁樵按】噎膈反胃，略如上述，题无剩义，食不入为格，故通常谓之格食。膈字出《内经》，乃实字活用，义同格，非名词也。观于二阳结谓之消句，消字与膈字对举，意义自明。噎膈反胃，当然是消化系统病，与神经系无涉，乃《医林》谓噎格之症不属虚寒热，乃神气一点病云云。神气中一点病句，于文字为不词，于医理不澈底，不可为训。此病本有肝气关系，肝固关涉神经。然人身百脉皆通，原无一藏一府单独为病，他藏府绝不生影响之理，名从所主，噫膈而牵涉神经，岂特读者不明瞭，即著者亦难自伸其说也。

香砂宽中丸初起　木香　白术　香附　陈皮　蔻仁　砂仁　青皮　槟榔　茯苓　半夏　厚朴　甘草　生姜　炼蜜丸

补气健脾丸脾虚　人参　茯苓　黄芪　白术　砂仁　半夏　橘红　甘草　姜　枣

滋血润肠丸血枯　当归　白芍　生地　红花　桃仁　枳壳　大黄　韭汁

四生丸火热　大黄　黑牵牛　皂角　芒硝

来复丹痰饮　硝石　硫黄　各一两为末，同入磁器内微火炒，柳条搅。须微火，不伤药力，至相得，候冷，研末，名曰二气末。水飞元精石一两，五灵脂去砂，青陈皮去白，各二两，研末，与二气末同丸，每服一二钱。此方一名养正丸，一名黑锡丹，又名二和丹。

大半夏汤痰滞　半夏　人参　白蜜

开关利膈丸栗粪　人参　大黄　当归　枳壳　木香　槟榔

异功散火热　人参　茯苓　白术　甘草　陈皮

涤痰丸痰壅　胆星　半夏　枳壳　橘红　菖蒲　人参　茯苓　竹茹

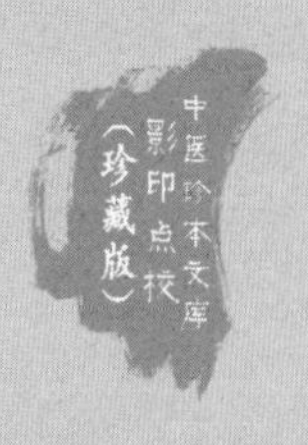

滋血潤腸丸血枯　當歸　白芍　生地　紅花　桃仁　枳殼　大黃　韭汁

四生丸火熱　大黃　黑牽牛　皂角　芒硝

來復丹痰飲　硝石　硫黃　各一兩爲末。同入磁器內微火炒。柳條攪。須微火。不傷藥力。至相得。候冷。研末。名曰二氣末。水飛元精石一兩。五靈脂去砂。青陳皮去白。各二兩。研末。與二氣末同丸。每服一二錢。此方一名養正丸。一名黑錫丹。又名二和丹。

大半夏湯痰滯　半夏　人參　白蜜

開關利膈丸粟糞　人參　大黃　當歸　枳殼　木香　檳榔

巽功散火熱　人參　茯苓　白朮　甘草　陳皮

滌痰丸痰壅　胆星　半夏　枳殼　橘紅　菖蒲　人參　茯苓　竹茹

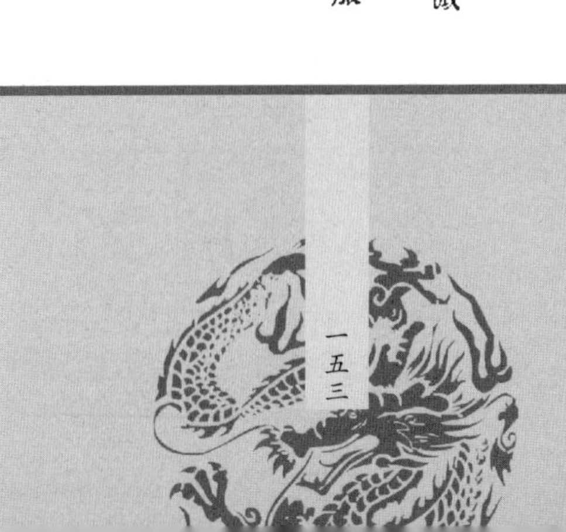

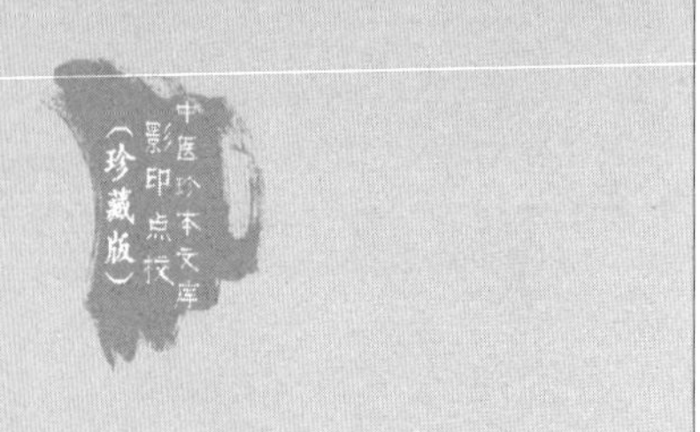

甘草

清熱二陳湯 翻胃 半夏 陳皮 赤苓 甘草 人參 白朮 砂仁 竹茹 山梔 麥冬 烏梅 棗 薑

關格

關格。內經三焦約病也。約者不行之謂。謂三焦之氣。不得通行也。惟三焦之氣不行。上而吐格曰格。下而不得大小便曰關。其所以然者。由寒氣遏絕胸中。水漿不得入。格因以成。熱氣閉結丹田。二便不得出。關因以成也。靈樞曰。邪在六府則陽脈不和。陽脈不和。則氣留之而陽脈盛矣。邪在五藏則陰脈不和。陰脈不和。則血留之而陰脈盛矣。陰氣太盛。則陽氣不得相營。故曰格。陽氣太盛。則陰氣不得相營。故曰關。陰陽俱盛。不得相營。故曰關格。關格者。不得盡其命而死矣。

甘草

清热二陈汤翻胃　半夏　陈皮　赤苓　甘草　人参　白术　砂仁　竹茹　山栀　麦冬　乌梅　枣　姜

关格

关格，《内经》三焦约病也，约者不行之谓，谓三焦之气，不得通行也。惟三焦之气不行，上而吐格曰格，下而不得大小便曰关。其所以然者，由寒气遏绝胸中，水浆不得入，格因以成，热气闭结丹田，二便不得出，关因以成也。《灵枢》曰：邪在六府则阳脉不和，阳脉不和，则气留之而阳脉盛矣。邪在五藏则阴脉不和，阴脉不和，则血留之而阴脉盛矣。阴气太盛，则阳气不得相营，故曰格。阳气太盛，则阴气不得相营，故曰关。阴阳俱盛，不得相营，故曰关格。关格者，不得尽其命而死矣。

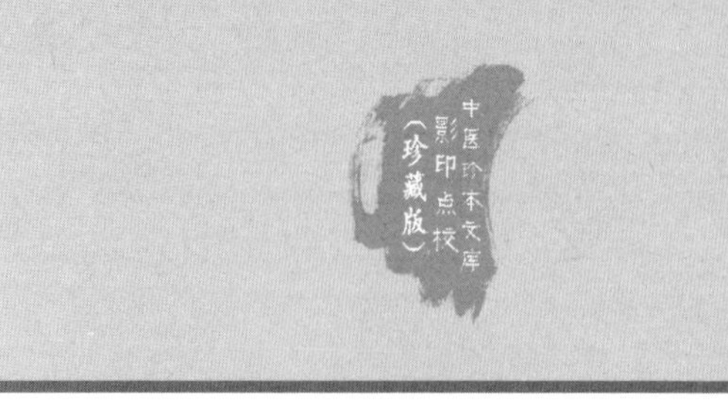

【铁樵按】关格之名词，数见于《灵》、《素》，其意义只是上文所引数语。至《内经》人迎大于气口四倍名曰格，气口大于人迎四倍名曰关，其真意义若何？殊不可晓。说详《群经见智录》。又照《灵枢》说，亦复不能明瞭。曰阴气太盛，阳气不得相营，故曰格。是阳气之不得相营，坐阴气太盛之故。下之互易其辞，阴气不得相营，坐阳气太盛之故。一方太盛既不得相营，在理双方并盛当相营矣。何以并盛又为上关下格，且阴阳并虚之病，固常常遇之。阴阳并盛之病，为何病乎？曰关格者不得尽命而死，似乎垂死之人，藏气外格者，皆所谓关格。果尔，又似各种病末传之名词，是关格非病名也。曰邪在六府，则阳盛而格，邪在五藏，则阴盛而关，是藏府并病者关格。然则伤寒两感证，其关格邪，凡此皆不得不存疑。

泄泻

鐵樵按關格之名詞數見於靈素其意義只是上文所引數語至內經人迎大於氣口四倍名曰格氣口大於人迎四倍名曰關其眞意義若何殊不可曉說詳羣經見智錄又照靈樞說亦復不能明瞭曰陰氣太盛陽氣不得相營故曰格是陽氣之不得相營坐陰氣太盛之故下之互易其辭陰氣不得相營坐陽氣太盛之故一方太盛既不得相營在理雙方並盛當相營矣何以並盛又爲上關下格且陰陽並虛之病固常常遇之陰陽並盛之病爲何病乎曰關格者不得盡命而死似乎垂死之人藏氣外格者皆所謂關格果爾又似各種病末傳之名詞是關格非病名也曰邪在六府則陽盛而格邪在五藏則陰盛而關是藏府並病者關格然則傷寒兩感證其關格邪凡此皆不得不存疑

泄瀉

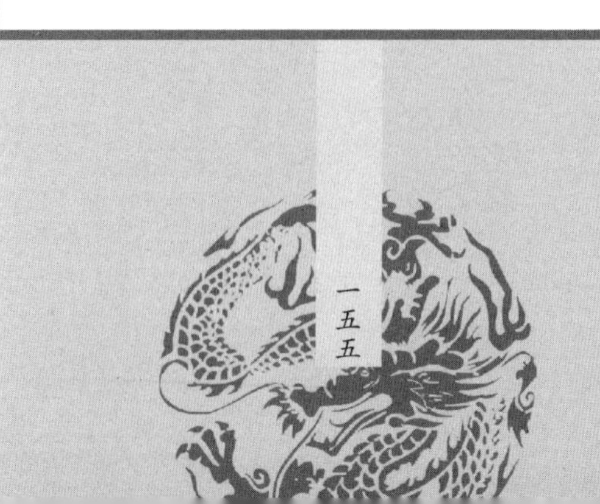

泄瀉。脾病也。脾受濕。不能滲泄。致傷關門元氣。不能分別水穀。併入大腸。而成泄瀉。故口渴腸鳴腹痛。小便赤濇。大便反快。是爲脾濕。經曰。春傷於風。夏爲飧泄。則謂風。爲膈季伏病。又曰。暴注下迫。皆屬於熱。則爲熱瀉。又曰。諸病水液澄澈清冷。皆屬寒。則稱寒瀉。又曰。清氣在下。則生飧泄。則爲虚陷。以上風寒熱虚四種泄瀉。皆其脾濕在内。苟平素脾健運者。雖犯風寒熱虚。不爲泄瀉。其夏日之飧泄。兼寒化者。宜理中。腹鳴而兼表證者。平胃散加羌獨生柴。熱瀉所下。多稠黏垢穢。宜胃苓湯加黄連。寒濕所瀉爲鴨溏。多脈遲溲清。宜理中。水瀉肢冷有汗者。宜附子理中。濕勝氣脱。脈細而濡。困倦少力。遇食即瀉。完穀不化者。宜附子理中。參升陽除濕湯。

此外最習見者。曰痢疾。曰暑泄。痢疾另立專篇。暑泄之候。壯熱煩渴尿赤。自汗面垢。暴瀉清水爲注。此不能温。不可誤認爲理中症。宜香薷湯桂苓甘露飲加

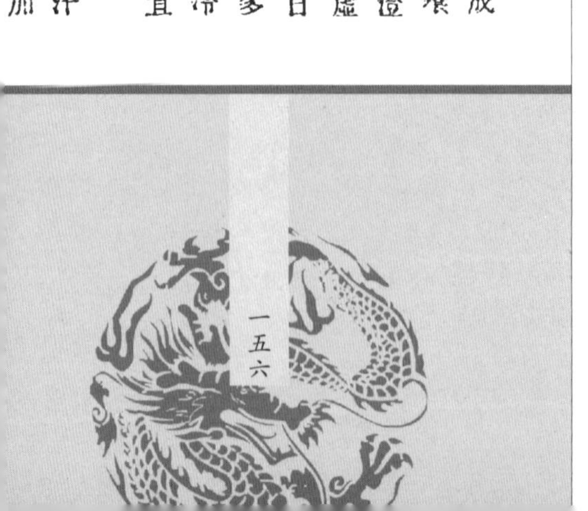

泄泻，脾病也。脾受湿，不能渗泄，致伤关门元气，不能分别水谷，并入大肠，而成泄泻，故口渴、肠鸣、腹痛、小便赤涩、大便反快，是为脾湿。经曰：春伤于风，夏为飧泄，则谓风，为膈季伏病。又曰：暴注下迫，皆属于热，则为热泻。又曰，诸病水液，澄澈清冷，皆属寒，则称寒泻。又曰：清气在下，则生飧泄，则为虚陷。以上风、寒、热、虚四种泄泻，皆其脾湿在内。苟平素脾健运者，虽犯风、寒、热、虚，不为泄泻。其夏日之飧泄，兼寒化者，宜理中。腹鸣而兼表证者，平胃散加羌、独、生、柴，热泻所下，多稠黏垢秽，宜胃苓汤加黄连。寒湿所泻为鸭溏，多脉迟溲清，宜理中。水泻肢冷有汗者，宜附子理中。湿胜气脱，脉细而濡，困倦少力，遇食即泻，完谷不化者，宜附子理中，参升阳除湿汤。

此外最习见者，曰痢疾，曰暑泄。痢疾另立专篇，暑泄之候，壮热，烦渴，尿赤，自汗面垢，暴泻清水为注，此不能温，不可误认为理中症，宜香薷汤，桂苓甘露饮加

生姜。

以上所列泄泻症虽简，然尚扼要，鄙意以为太多而不得要领，反足令读者目迷五色，故原本所有者概从删节，古方治泄泻者颇详备，读者可自检也。

平胃散　苍术　厚朴　陈皮　甘草

胃苓汤　平胃散加猪云苓　泽泻　肉桂

升阳除湿汤　苍术　柴胡　防风　羌活　神曲　陈皮　猪苓　泽泻　麦芽　升麻　甘草

香薷汤　香薷　厚朴　川连　扁豆子

桂苓甘露饮　滑石　赤苓　泽泻　石膏　甘草　白术　肉桂　寒水石　猪苓

痞满

生薑

以上所列泄瀉症雖簡。然尙扼要。鄙意以爲太多而不得要領。反足令讀者目迷五色。故原本所有者概從删節。古方治泄瀉者頗詳備。讀者可自檢也。

平胃散　蒼朮　厚朴　陳皮　甘草

胃苓湯　平胃散加豬雲苓　澤瀉　肉桂

升陽除濕湯　蒼朮　柴胡　防風　羌活　神曲　陳皮　豬苓　澤瀉　麥芽　升麻　甘草

香薷湯　香薷　厚朴　川連　扁豆子

桂苓甘露飲　滑石　赤苓　澤瀉　石膏　甘草　白朮　肉桂　寒水石　豬苓

痞滿

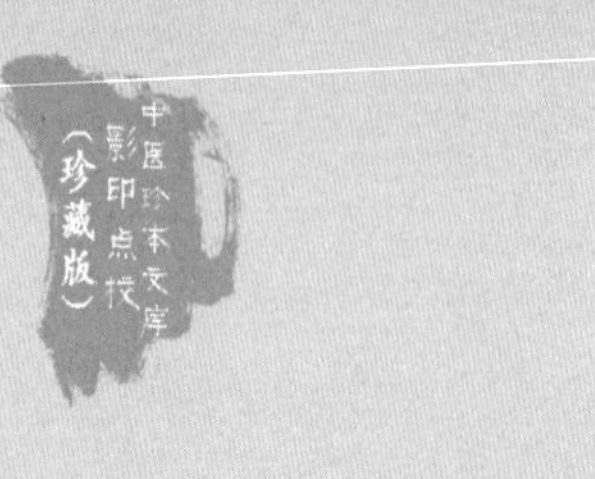

痞滿。脾病也。本由脾氣虛。及氣鬱不能運行。心下痞塞塡滿。故有中氣不足。不能運化而成者。有食積而成者。有痰結而成者。有濕熱太甚而成者。虛則補其中氣。積則消導。痰濕熱則化之燥之淸之。連朴枳實竹茹二陳砂蔻。酌量選用。不必重藥。致傷元氣。其傷寒下早。因而成痞滿結胸。從傷寒法。痞與脹不同者。滿痞之病。外無脹結之形。又痞滿僅見於胸脘脅膈間。脹則連腹部也。

腫脹　詳風勞鼓病論。

痞满，脾病也，本由脾气虚，及气郁不能运行，心下痞塞填满，故有中气不足，不能运化而成者。有食积而成者，有痰结而成者，有湿热太甚而成者。虚则补其中气，积则消导，痰湿热则化之燥之清之，连、朴、枳实、竹茹、二陈、砂、蔻，酌量选用，不必重药，致伤元气。其伤寒下早，因而成痞满结胸，从伤寒法。痞与胀不同者，满痞之病，外无胀结之形。又痞满仅见于胸脘胁膈间，胀则连腹部也。

肿胀详风劳鼓病论

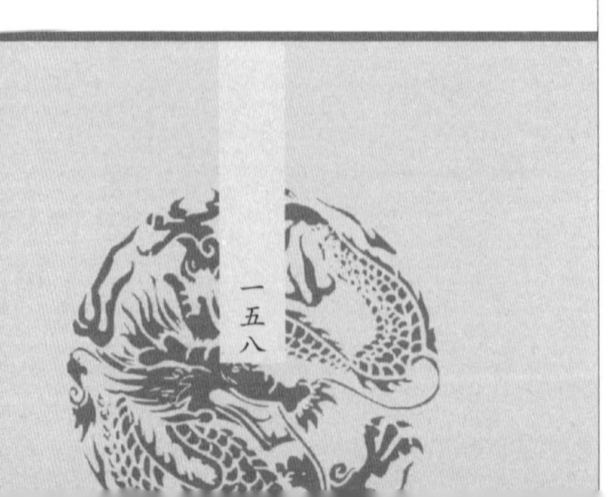

手少阴心

手少阴之脉，起于心中，出属心系，下膈络小肠（小肠心之雄，故其脉络小肠也）。其支者。从心系上挟咽喉目系。其直者，复从心系却上肺，下出腋下，下循臑内后廉，行太阴心主之后（太阴心主行臑之前，而少阴出其后），下肘内廉（肘内横纹，少海所居），循臂内后廉，抵掌后（灵道在掌后同身寸一寸五分），锐骨之端（神门六穴也），入掌后内廉（少府所居），循小指之内，出其端（少冲居此小指内侧，手少阴脉自此交入手太阳也），是动则病（手少阴常少血多气，今气先病，是谓是动）。嗌干心痛，渴而欲饮，是为臂厥，是主心所生病者（血受病于气，是气之所生，故云所生病也）。目黄胁痛，臑臂内后廉痛厥，掌中热。

手少阴经

（左右凡十八穴）

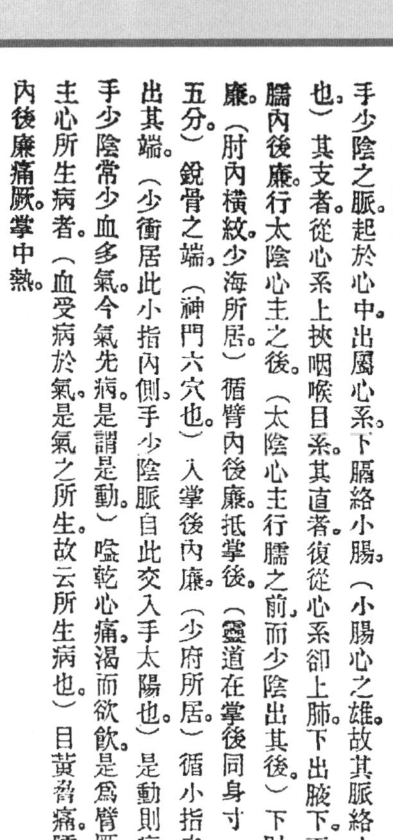
手少陰心

手少陰之脈。起於心中。出屬心系。下膈絡小腸。（小腸心之雄。故其脈絡小腸也）其支者。從心系上挾咽喉目系。其直者。復從心系卻上肺。下出腋下。下循臑內後廉。行太陰心主之後。（太陰心主行臑之前。而少陰出其後。）下肘內廉。（肘內橫紋。少海所居。）循臂內後廉。抵掌後。（靈道在掌後同身寸一寸五分。）銳骨之端。（神門六穴也。）入掌後內廉。（少府所居。）循小指之內。出其端。（少衝居此小指內側。手少陰脈自此交入手太陽也。）是動則病。（手少陰常少血多氣。今氣先病。是謂是動。）嗌乾心痛。渴而欲飲。是爲臂厥。是主心所生病者。（血受病於氣。是氣之所生。故云所生病也。）目黃脅痛。臑臂內後廉痛厥。掌中熱。

手少陰經（左右凡十八穴）

十二經穴病候撮要　七五

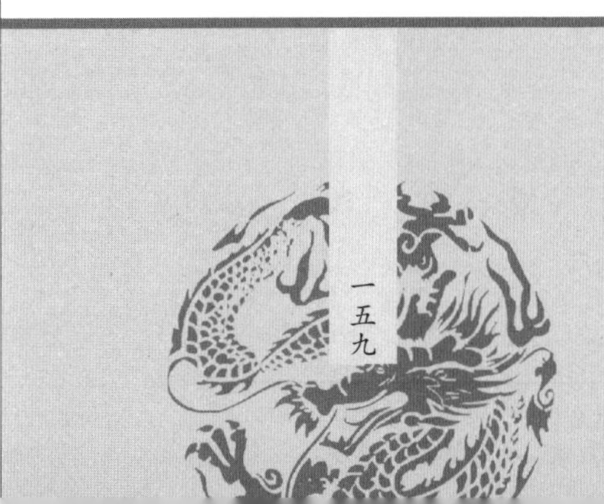

少衝　一名經始。在手小指內廉端去爪甲如韭葉。
少府　在手小指本節後陷中直勞宮。
神門　一名兌衝。一名中都。在掌後銳骨端。
陰郄　在掌後脈中去腕五分。
通里　在腕後一寸。
靈道　在掌後一寸五分。或又曰一寸也。
少海　一名曲節。在肘內廉節後陷中。
青靈　在肘上三寸。
極泉　在臂內腋下筋間動脈入胸。
手少陰病候。曰伏梁。曰心痛。曰心癰。曰怔忡。曰卑惵。曰驚悸悲喜。曰健忘。曰不寐。曰癲狂。曰汗。曰涕泣。

少冲　一名经始，在手小指内廉端去爪甲如韭叶。

少府　在手小指本节后陷中直劳宫。

神门　一名兑冲，一名中都，在掌手锐骨端。

阴郄　在掌后脉中去腕五分。

通里　在腕后一寸。

灵道　在掌后一寸五分，或又曰一寸也。

少海　一名曲节，在肘内廉节后陷中。

青灵　在肘上三寸。

极泉　在臂内腋下筋间脉入胸。

手少阴病候，曰伏梁，曰心痛，曰心痈，曰怔忡，曰卑惵，曰惊悸悲喜，曰健忘，曰不寐，曰癫狂，曰汗，曰涕泣。

经云：十二经皆听命于心，故为君。位南方，配夏令，属火，故为君火。十二经之气皆感而应心，十二经之精，皆贡而养心，故为生之本，神之居，血之主，脉之宗。盖神以气存，气以精宅，其理洵不诬也。惟心精常满，故能分神于四藏。惟心气常充，故能引精于六府，此所以为心之大概也。心与肾连，经曰：心舍脉，其主肾，经不以其克，而反以为主。故必肾水足，而后心火融，肾水不足，必至心火上炎，而心与肾百病蠭起矣。故心当无病时，养之之法有二：一从本经以养其气，勿过思抑志，或事未至而迎，或事已往而恋，使神明耗散。若过用其心，则伤其气，气伤并伤其精，而神无以为守。试观孔子毋意毋必毋固毋我。孟子必有事焉，勿正勿忘勿助，养心之法，至孔孟为已极，孔孟并未言医，然养心之道，曷尝有外于是哉。二从肾经以养其精，勿纵情房欲，勿贪恋女色，致相火常炎，不能握固。若守肾无节，则伤其精，精伤遂伤其气，而水不能制火。阴不能为阳宅，而水气

經云。十二經皆聽命於心。故爲君。位南方。配夏令。屬火。故爲君火。十二經之氣皆感而應心。十二經之精。皆貢而養心。故爲生之本。神之居。血之主。脈之宗。蓋神以氣存。氣以精宅。其理洵不誣也。惟心精常滿。故能分神於四藏。惟心氣常充。故能引精於六府。此所以爲心之大概也。心與腎連。經曰。心舍脈。其主腎。經不以其尅。而反以爲主。故必腎水足。而後心火融。腎水不足。必至心火上炎。而心與腎百病蠭起矣。故心當無病時。養之之法有二。一從本經以養其氣。勿過思抑志。或事未至而迎。或事已往而戀。使神明耗散。若過用其心。則傷其氣。氣傷並傷其精。而神無以爲守。試觀孔子毋意毋必毋固毋我。孟子必有事焉。勿正勿忘勿助。養心之法。至孔孟爲已極。孔孟並未言醫。然養心之道。曷嘗有外於是哉。二從腎經以養其精。勿縱情房慾。勿貪戀女色。致相火常炎。不能握固。若守腎無節。則傷其精。精傷遂傷其氣。而水不能制火。陰不能爲陽宅。而水氣

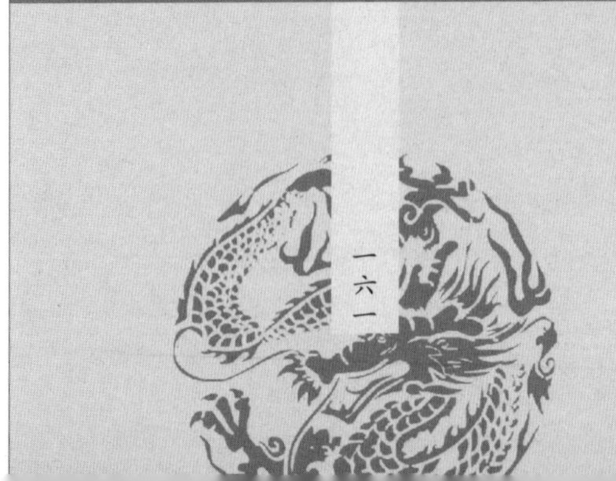

因而淩心矣。是以象川翁曰。精能生氣。氣能生神。榮衞一身。莫大於此。養生之士。先寶其精。精滿則氣王。氣王則神王。神王則身健。身健則少病。丹溪曰。主閉藏者腎。司疏泄者肝。二藏皆有相火。而其系上屬於心。心君火也。感則動。心動則相火亦動。而精自走。可知精之走泄。固由於腎。累於肝。傷於心。一病則俱病。象川丹溪。明揭其旨。固可爲千古養心家炯戒也。故心失所養而心病。腎失所養而心亦病。

鐵樵按。中西醫學。迥然不同。前此治醫者。都疑無可媾通之理。然就形能爲說。則可通處甚多。余前著各書所言者。一一可以復按。常得讀者來函。亦多贊成斯語。中醫自西學東漸後。爲社會所吐棄。自有吾書。已漸能喚起社會同情也。惟此中有顯然不同之一節。而其理仍屬相通者。盡人都未知曉。其事爲何。卽西人主腦。中國主心是已。西醫謂腦爲知識所從出。中國內經則

因而凌心矣。是以象川翁曰：精能生气，气能生神，荣卫一身，莫大于此。养生之士，先宝其精，精满则气王，气王则神王，神王则身健，身健则少病。丹溪曰：主闭藏者肾，司疏泄者肝，二藏皆有相火，而其系上属于心，心君火也。感则动，心动则相火亦动，而精自走，可知精之走泄，固由于肾，累于肝，伤于心。一病则俱病，象川丹溪，明揭其旨，固可为千古养心家炯戒也。故心失所养而心病，肾失所养而心亦病。

【铁樵按】中西医学，迥然不同。前此治医者，都疑无可媾通之理，然就形能为说，则可通处甚多，余前著各书所言者，一一可以复按。常得读者来函，亦多赞成斯语。中医自西学东渐后，为社会所吐弃，自有吾书，已渐能唤起社会同情也。惟此中有显然不同之一节，而其理仍属相通者，尽人都未知晓。其事为何？即西人主脑，中国主心是已。西医谓脑为知识所从出，中国《内经》则

谓心者神明所从出。然征之于生理学，则西说是而中说非，于是持调和论者，谓《内经》所言，是广义的心，假使果为广义的心，是已在医学范围以外。《内经》所言，固明明医学范围以内事，然则《内经》非欤，鄙人对于此点，别有会心，试解释之如下。

西医谓知识出于脑，知识果出于脑乎？尝谓神经为知识所行之路径，脑海为知识所居之窟宅，譬诸电线为通电之路，电池为蓄电之区，谓知识出于脑，是不啻谓电出于电池，其说之非是，不辩自明矣。心固为循环器总汇之区，然有交感神经，与肝肺等联成一个系统，而总系于交感神经节。凡外界恐怖之事，内部欣羡愤怒忧患之事，此神经节皆有直接之感应，而脑筋反无震荡跳动诸表示。譬诸机器，神经节乃引擎全体最重要之部分也，谓原动力是电则可，谓原动力是蓄电池则不可。且与其谓原动力是蓄电池，毋

謂心者神明所從出。然徵之於生理學。則西說是而中說非。於是持調和論者。謂內經所言。是廣義的心。假使果爲廣義的心。是已在醫學範圍以外。內經所言。固明明醫學範圍以內事。然則內經非歟。鄙人對於此點。別有會心。試解釋之如下。

西醫謂知識出於腦。知識果出於腦乎。嘗謂神經爲知識所行之路徑。腦海爲知識所居之窟宅。譬諸電線爲通電之路。電池爲蓄電之區。謂知識出於腦。是不啻謂電出於電池。其說之非是。不辯自明矣。心固爲循環器總匯之區。然有交感神經。與肝肺等聯成一個系統。而總系於交感神經節。凡外界恐怖之事。內部欣羨憤怒憂患之事。此神經節皆有直接之感應。而腦筋反無震盪跳動諸表示。譬諸機器。神經節乃引擎全體最重要之部份也。謂原動力是電則可。謂原動力是蓄電池則不可。且與其謂原動力是蓄電池。毋

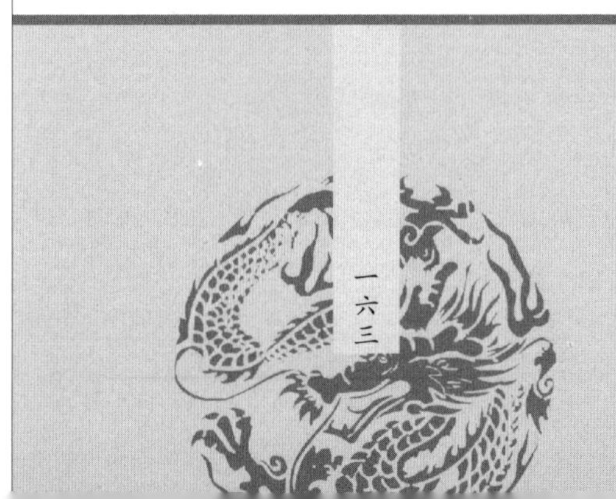

寧謂原動力是引擎。準此。則中西兩說皆非絕對眞確。而中說反較長也。間嘗思之。天地間自然物。人類加以說明或治理。均屬假定的。非絕對不可移易的。所以然之故。因人類知識。對於自然物體。僅能達某程度。不能澈底。以故人異其說。惟其人異其說。故甲一是非。乙則爲別一是非。必謂某一是非始爲眞確。主其一。奴其一。皆蔽也。故孔子毋固毋我。是故中國醫學以十二經爲十二官。以心爲君主。爲神明所自出。其說有條理。其治病有效果。我則承認爲一種有價值的醫學。西國分類以研究人體。處處實地研求。其說有條理。其治病有效果。吾亦承認爲一種有價値的醫學。乃至西國最新發明之細胞學說。言之成理。持之有故。吾亦承認爲一種醫學。本書之宗旨。不同化於人。而取諸人以爲善。故所采西說頗多。卽神經節之說。亦以我所固有者。此則切磋攻错上之所許。是故故步自封。排斥他人不可。見異思遷。喪其

宁谓原动力是引擎，准此，则中西两说皆非绝对真确，而中说反较长也。间尝思之，天地间自然物，人类加以说明或治理，均属假定的，非绝对不可移易的。所以然之故，因人类知识，对于自然物体，仅能达某程度，不能澈底，以故人异其说。惟其人异其说，故甲一是非，乙则为别一是非，必谓某一是非始为真确，主其一，奴其一，皆蔽也。故孔子毋固毋我，是故中国医学以十二经为十二官，以心为君主，为神明所自出，其说有条理，其治病有效果，我则承认为一种有价值的医学。西国分类以研究人体，处处实地研求，其说有条理，其治病有效果，吾亦承认为一种有价值的医学。乃至西国最新发明之细胞学说，言之成理，持之有故，吾亦承认为一种医学。本书之宗旨，不同化于人，而取诸人以为善，故所采西说颇多，即神经节之说，亦以我所固有者，此则切磋攻错上之所许，是故故步自封，排斥他人不可。见异思迁，丧其

所守不可，心惊他人之精密，而为维持饭碗计，口中却强词夺理，自护其短，不顾旁人齿冷，尤为不可。吾侪既治中医，若以为无价值，弃之可也。以为有价值，却非深思其故，有以发挥而光大之不可。数千年前先民之学说，不深思其故而为澈（彻）底解释，其不能与今人脑筋相融洽。有必然者，不能为澈（彻）底解释，听人蹂躏，非蹂躏者之罪，乃立于中医旗帜之下，而懵懵懂懂者，当尸其咎也。

至于右列沈氏养心二说，其第一说引孔孟之言，我固是之，而犹嫌其不澈（彻）底，兹再申吾说如下：

观人之面目，可以知人之善恶，此虽非科学家言。然放诸四海而准，故西国小说描写恶人，状其面部表情，与部位姿态之刁狡凶恶，与我国旧小说无以异也，而尤著者为屠人。凡业屠者，其脸肉多横，几乎自成一类，不必相识。

所守不可。心驚他人之精密。而爲維持飯碗計。口中却强詞奪理。自護其短。不顧旁人齒冷。尤爲不可。吾儕既治中醫。若以爲無價值。棄之可也。以爲有價值。却非深思其故。有以發揮而光大之不可。數千年前先民之學說。不深思其故而爲澈底解釋。其不能與今人腦筋相融治。有必然者。不能爲澈底解釋。聽人蹂躪。非蹂躪者之罪。乃立於中醫旗幟之下。而懵懵懂懂者。當尸其咎也。

至於右列沈氏養心二說。其第一說引孔孟之言。我固是之。而猶嫌其不澈底。茲再申吾說如下。

觀人之面目。可以知人之善惡。此雖非科學家言。然放諸四海而準。故西國小說描寫惡人。狀其面部表情。與部位姿態之刁狡凶惡。與我國舊小說無以異也。而尤著者爲屠人。凡業屠者。其臉肉多橫。幾乎自成一類。不必相識。

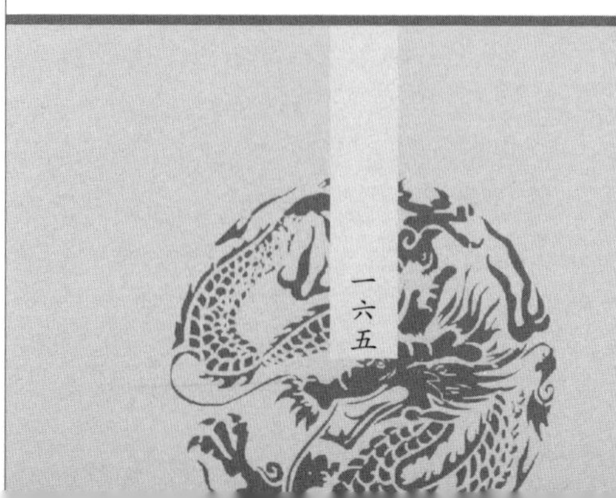

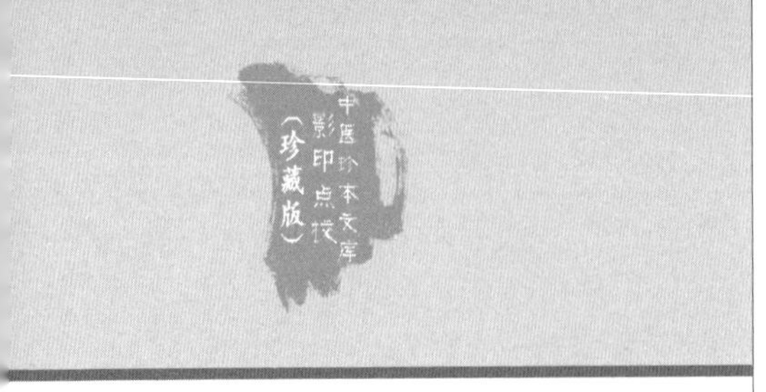

而可以辨其爲屠人。此無他。因屠人苟非心狠手辣。則將無以舉其職業。彼惟心狠習慣成自然。故面貌隨之而變。觀面貌隨心而變。則知心動則血隨之而動。心毒則血隨之而毒。此種毒。殆等於西醫所謂自身中毒。其影響至微。其變化至妙。顯微鏡所不能窺。醫化學所不能測。惟積微而至於著。則見之於面。故屠人肉横。而菩薩眉低。菩薩所以眉低。以舉念慈祥也。其事與屠人適相反。皆積而至於著者。又不但慈善與凶狠爲然。凡刁狡淫蕩。便佞卑鄙。無不一一見之於面。則血與顏面神經之受心神影響。眞有不可思議者。孟子謂學者當將惻隱之心。充類至義之盡。又曰。大人者。不失其赤子之心。是固明明示人以入道之門矣。自來注家解釋此種心字。皆離物質而言。卽所謂廣義的心。而非循環總匯之心。由吾說推之。若果離物質而言。不當有形色之著。不過此所謂心。當以交感神經節當之耳。悲則心酸。慈則心柔。奮

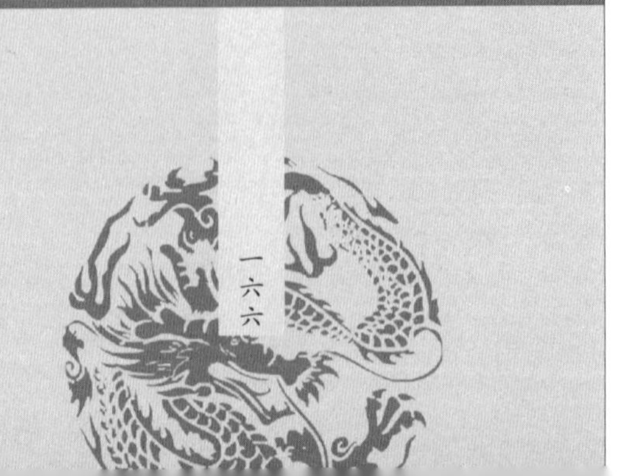

而可以辨其为屠人，此无他。因屠人苟非心狠手辣，则将无以举其职业，彼惟心狠习惯成自然，故面貌随之而变。观面貌随心而变，则知心动，则血随之而动，心毒则血随之而毒。此种毒，殆等于西医所谓自身中毒，其影响至微，其变化至妙，显微镜所不能窥，医化学所不能测。惟积微而至于著，则见之于面，故屠人肉横，而菩萨眉低。菩萨所以眉低，以举念慈详也，其事与屠人适相反，皆积而至于著者，又不但慈善与凶狠为然。凡刁狡淫荡，便佞卑鄙，无不一一见之于面，则血与颜面神经之受心神影响，真有不可思议者。孟子谓学者当将恻隐之心，充类至义之尽。又曰：大人者，不失其赤子之心，是固明明示人以入道之门矣。自来注家解释此种心字，皆离物质而言，即所谓广义的心，而非循环总汇之心。由吾说推之，若果离物质而言，不当有形色之著，不过此所谓心，当以交感神经节当之耳。悲则心酸，慈则心柔，奋

则心雄，怖则心悸，淫则心荡。明明有种种感觉，在胸脘方寸之间，故知不可离物质为说。凡诸表见，皆交感神经节为之，是即《内经》所谓君主之官，神明出焉者也。于是乎可知医学乃真真确确通乎大道。

《内经》云：心病者，胸中痛，胁支满，胁下肩背胛间痛，两臂内痛。虚则胸腹痛大，胁下与腰相引痛。就经文所言观之，病皆在血脉，而不在心之本体。沈氏以为心所主者为血脉，其所病者为经络，虚而胸腹大，缘脾胃不上纳气于心而然，虚而胁下与腰相引痛，又缘肝肾不上贡精于心而然。

【铁樵按】 所谓经络，即谓经气。《内经》谓五藏，各有畔岸，各有经界，初病病经气，继乃病脉络。若入藏，即真藏病矣。故经言某藏病，皆从经气说，不独手少阴为然。

伏梁

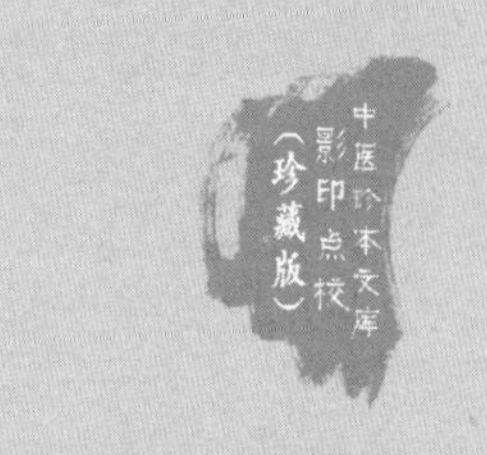

則心雄。怖則心悸。淫則心蕩。明明有種種感覺。在胸脘方寸之間。故知不可離物質爲說。凡諸表見。皆交感神經節爲之。是卽內經所謂君主之官。神明出焉者也。於是乎可知醫學乃眞眞確確通乎大道。

內經云。心病者。胸中痛。脅支滿。脅下肩背胛間痛。兩臂內痛。虛則胸腹痛大。脅下與腰相引痛。就經文所言觀之。病皆在血脈。而不在心之本體。沈氏以爲心所主者爲血脈。其所病者爲經絡。虛而胸腹大。緣脾胃不上納氣於心而然。虛而脅下與腰相引痛。又緣肝腎不上貢精於心而然。

鐵樵按。所謂經絡。卽謂經氣。內經謂五藏。各有畔岸。各有經界。初病病經氣。繼乃病脈絡。若入藏。卽眞藏病矣。故經言某藏病。皆從經氣說。不獨手少陰爲然。

伏梁

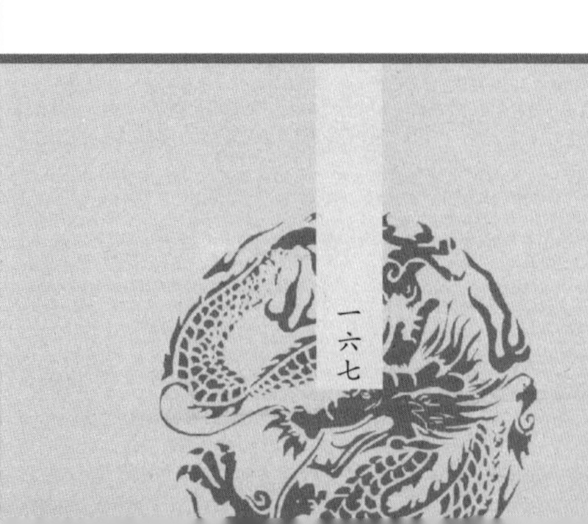

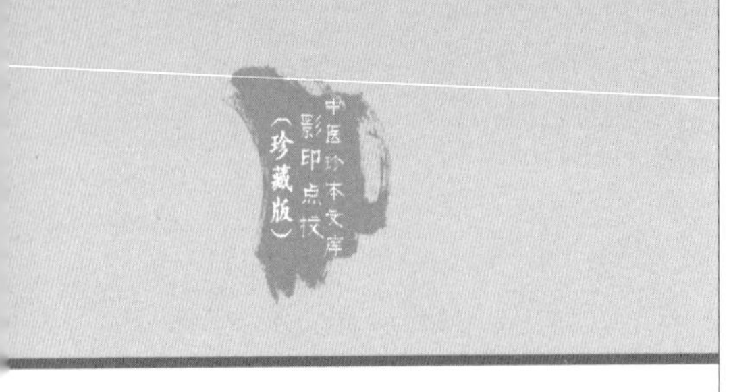

心之積曰伏梁。起臍上。大如臂。上至心下。久則令人心煩。身體脛股皆腫。環臍**痛。**脈沈而芤。由心經氣血兩虛。以致邪留不去也。治宜活血涼血散熱通結。宜**伏梁丸。**

鐵樵按。此證不常見。婦科有類似之病症。乃肝氣。伏梁丸恐亦不適用。

伏梁丸　黃連　人參　厚朴　黃芩　桂枝　丹參　茯苓　乾薑　菖蒲　巴霜　川烏　紅豆蔻蜜丸

心痛

心痛。**心胞絡病。**實不在心也。心爲君主。不受邪。其有素無心病。卒然大痛無聲。**咬牙切齒**舌青氣冷。汗出不休。手足青過肘膝。冷如冰。是爲眞心痛。旦發夕死。**夕發旦死。**急用猪心煎湯去渣。煎肉桂附子乾薑以治之。以死中求活。亦竟有得活者。

心之积曰伏梁，起脐上，大如臂，上至心下，久则令人心烦，身体胫股皆肿，环脐痛，脉沈而芤，由心经气血两虚，以致邪留不去也。治宜活血凉血，散热通结，宜伏梁丸。

【铁樵按】此证不常见，妇科有类似之病症，乃肝气，伏染丸恐亦不适用。

伏梁丸　黄连　人参　厚朴　黄芩　桂枝　丹参　茯苓　干姜　菖蒲　巴霜　川乌　红豆蔻蜜丸

心痛

心痛，心胞络病，实不在心也。心为君主，不受邪，其有素无心病，卒然大痛无声，咬牙切齿，舌青气冷，汗出不休，手足青过肘膝，冷如冰，是为真心痛。旦发夕死，夕发旦死。急用猪心煎汤去渣，煎肉桂、附子、干姜以治之，以死中求活，亦竟有得活者。

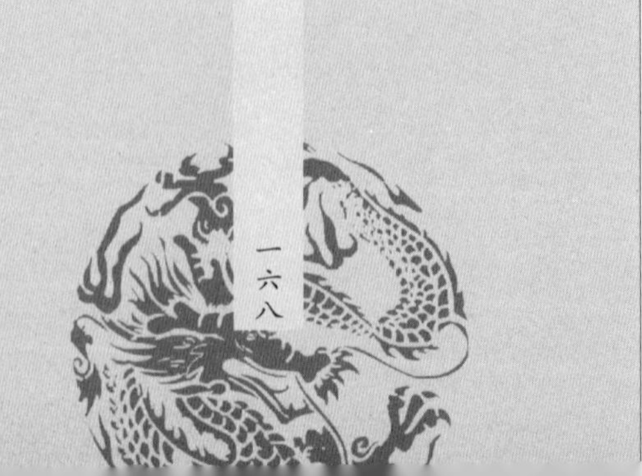

【铁樵按】此症亦未经实验，猪心煎汤煎药，似乎不平正。古人治颠痫，每用猪心血为引药，亦多不效。此种以意会之之用药法，实未敢苟同，且心痛地位太高，用附子亦必不效。余有验方，取效甚捷，录之如左。

豆豉五钱　小茴香研，钱半　公丁香卅个　鲜石菖蒲三钱　酒药一个　香葱五茎　老生姜一块

石臼中杵烂，加热饭两握，同捣做饼，著肉置鸠尾骨下中脘软膛。痛闷欲死，唇白面青者，顷刻即止。此方得之湘中一老医，惜已不忆其名，《伤寒广要》中有类此之方，小有出入。此药外观甚不精美，然有奇验，治大寒犯心，乃寒实结胸，干呕刻不得安者，皆效。酒药湘人谓之并药，本酿酒用者，一个约重二三钱，香葱连根须茎用，姜连皮捣，鲜石菖蒲亦连根叶用。饼做成后，不必烘热，惟不可太冷耳。

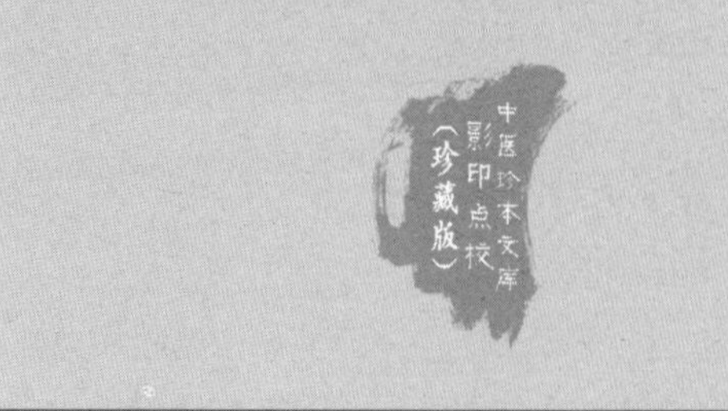

鐵樵按。此症亦未經實驗。猪心煎湯煎藥。似乎不平正。古人治顛癇。每用猪心血爲引藥。亦多不效。此種以意會之之用藥法。實未敢茍同。且心痛地位太高。用附子亦必不效。余有驗方。取效甚捷。錄之如左。

豆豉五錢　小茴香研錢半　公丁香卅個　鮮石菖蒲三錢　酒藥一個　香　葱五莖　老生薑一塊

石臼中杵爛。加熱飯兩握。同搗做餅。著肉置鳩尾骨下中脘軟膛。痛悶欲死。脣白面青者。頃刻卽止。此方得之湘中一老醫。惜已不憶其名。傷寒廣要中有類此之方。小有出入。此藥外觀甚不精美。然有奇驗。治大寒犯心。及寒實結胸。乾嘔刻不得安者。皆效。酒藥湘人謂之并藥。本釀酒用者。一個約重二三錢。香葱連根鬚莖用。薑連皮搗。鮮石菖蒲亦連根葉用。餅做成後。不必烘熱。惟不可太冷耳。

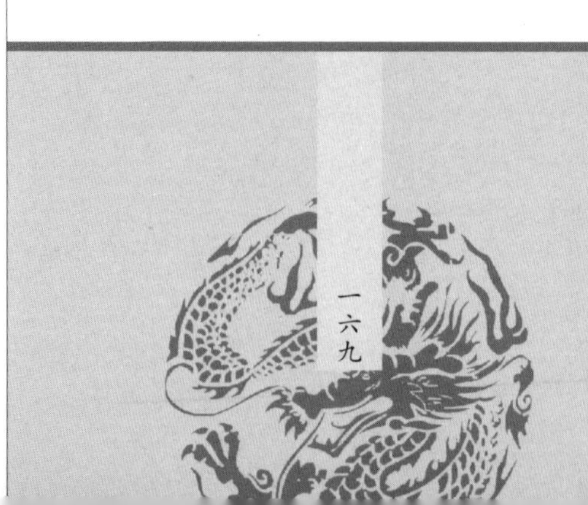

九種心痛

前節爲眞心痛。乃不經見之病。此外有九種心痛。則爲習見之病。治醫者不可不知也。

一曰食。必飽悶。時噯噫。作敗卵氣。此由食生冷或傷食也。宜青皮丸。

二曰飲。必噁心煩悶。時吐黃水。甚則搖身作水聲。由傷水飲痰涎積聚也。宜小胃丹胃苓湯。（見熱症者加黃連甘遂。寒飲加肉桂茯苓二陳蒼朮）水飲流注胸膈。宜三花神佑丸。

三曰風。因傷風冷。或肝邪乘心。兩脅引痛也。宜羌活荆芥等。

四曰寒。外寒當溫散。內寒當溫通。久則鬱。當疏解。總治宜朮附湯。佐藥隨症酌加。虛寒當溫補。宜歸脾湯加乾薑肉桂菖蒲。腎寒乘心。痛則心懸如饑。泄利下重。宜五積散。寒氣客背俞之脈。則血脈澀。則血虛。虛則痛。其俞注於心。故相引

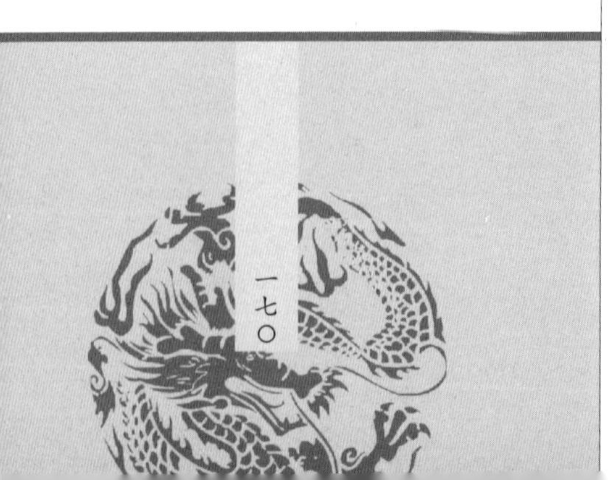

九种心痛

前节为真心痛，乃不经见之病，此外有九种心痛，则为习见之病，治医者不可不知也。

一曰食，必饱闷，时嗳噫，作败卵气，此由食生冷或伤食也，宜青皮丸。

二曰饮，必恶心烦闷，时吐黄水，甚则摇身作水声，由伤水饮痰涎积聚也。宜小胃丹、胃苓汤（见热症者加黄连、甘遂，寒饮加肉桂、茯苓、二陈、苍术），水饮流注胸膈，宜三花神佑丸。

三曰风，因伤风冷，或肝邪乘心，两胁引痛也，宜羌活、荆芥等。

四曰寒，外寒当温散，内寒当温通，久则郁，当疏解，总治宜术附汤。佐药随症酌加，虚寒当温补，宜归脾汤加干姜、肉桂、菖蒲。肾寒乘心，痛则心悬如饥，泄利下重，宜五积散。寒气客背俞之脉，则血脉涩，则血虚，虚则痛，其俞注于心，故相引

而痛，宜桂枝四七汤、神效散。

五曰热，必身热烦躁，掌热，口渴，便闭，面目赤黄，大热作痛，由积热攻心，或暑热入心也，宜金铃子散、蓟红丸。甚者宜大承气汤，痛不止，热未清也，宜清中汤。

六曰悸，劳役则头面赤而下重自烦，发热脉弦，脐上跳，心中痛，由心伤也，宜辰砂妙香散，加味四七汤。

七曰血，脉必涩，壮盛人宜下，宜代抵当汤。虚弱人须补而带行，四物汤加桃仁、穿山甲、桂心、蓬术、降香。饮下作呃，亦须行之，宜手拈散。

八曰虫，必面色青黄，有白斑，唇红能食，或食后即痛，或痛后即能食，或呕哕涎沫，或吐青水。凡吐水者，虫痛，不吐水者冷心痛也。虫心痛，小儿多有之，先以鸡肉汁或蜜糖饮之，随服妙应丸，或蓟红丸。

九曰疰，鬼疰也，必心痛。神昏猝倒，昏愦妄言，或口噤，由卒感恶也，宜苏合香丸。

而痛。宜桂枝四七湯神效散

五日熱。必身熱煩躁。掌熱。口渴。便閉。面目赤黃。大熱作痛。由積熱攻心。或暑熱入心也。宜金鈴子散蓟紅丸。甚者宜大承氣湯。痛不止。熱未清也。宜清中湯。

六日悸。勞役則頭面赤而下重自煩。發熱脈弦。臍上跳。心中痛。由心傷也。宜辰砂妙香散加味四七湯。

七日血。脈必澁。壯盛人宜下。宜代抵當湯。虛弱人須補而帶行。四物湯加桃仁穿山甲桂心蓬朮降香。飲下作呃。亦須行之。宜手拈散。

八日虫。必面色青黃。有白斑。唇紅能食。或食後卽痛。或痛後卽能食。或嘔噦涎沫。或吐青水。凡吐水者。虫痛。不吐水者冷心痛也。蟲心痛。小兒多有之。先以鷄肉汁或蜜糖飲之。隨服妙應丸或蓟紅丸。

九日疰。鬼疰也。必心痛。神昏猝倒。昏憒妄言。或口噤。由卒感惡也。宜蘇合香丸。

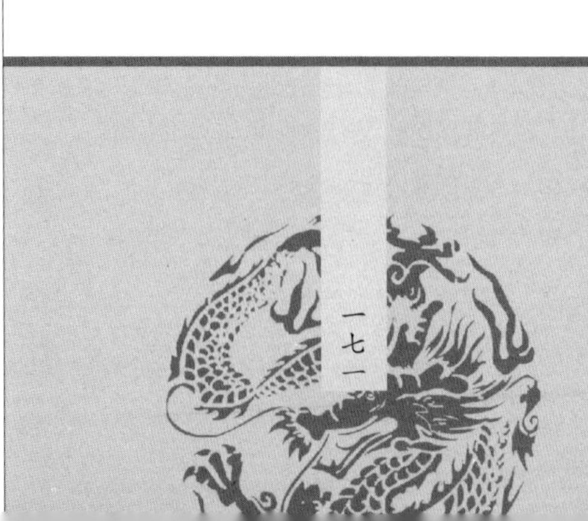

又脾胃肝腎病而心痛者。經曰。厥心痛。與背相控。善瘈。如從後觸其心。傴僂者腎心痛也。宜神保丸神聖復氣湯。腹脹胸滿。胃脘當心痛。上支兩脅。咽膈不通。胃心痛也。宜草豆蔻丸清熱解鬱湯。如以錐針刺其心。心痛甚者。脾心痛也。宜訶子散復元通氣散。色蒼蒼如死狀。終日不得太息。肝心痛也。宜金鈴子散。沈云。諸痛皆關肝腎。痛極則氣上衝而發厥。故謂之厥心痛。凡痛皆當分寒熱。手足厥逆。冷汗尿清不渴。氣微力弱而心痛。則寒厥心痛也。身熱足冷。煩躁。脈洪大而心痛甚。則熱厥心痛也。

青皮丸食痛　青皮　山查　神曲　麥芽　草果

小胃丹飲痛　芫花　甘遂　大戟　大黃　黃柏　白朮

煎膏。丸萊菔子大。臨臥帶飢服十丸。

胃苓湯飲痛　蒼朮　厚朴　陳皮　甘草　白朮　茯苓　猪苓　澤瀉

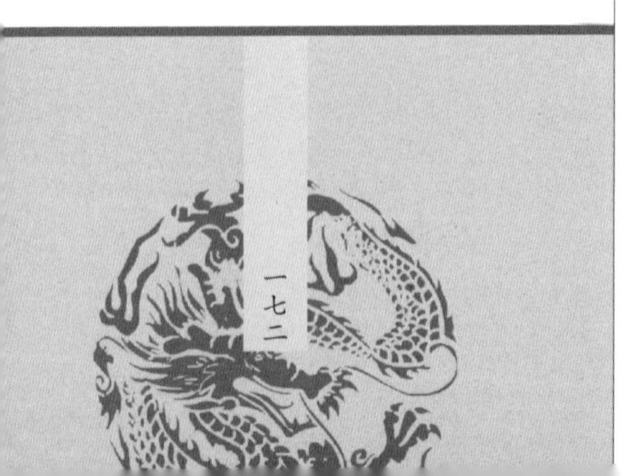

又脾、胃、肝、肾病而心痛者，经曰：厥心痛，与背相控，善瘈。如从后触其心，伛偻者肾心痛也，宜神保丸，神圣复气汤。腹胀胸满，胃脘当心痛，上支两胁，咽膈不通，胃心痛也，宜草豆蔻丸，清热解郁汤。如以锥针刺其心，心痛甚者，脾心痛也，宜诃子散，复元通气散。色苍苍如死状，终日不得太息，肝心痛也，宜金铃子散。沈云：诸痛皆关肝肾，痛极则气上冲而发厥，故谓之厥心痛。凡痛皆当分寒热，手足厥逆，冷汗尿清不渴，气微力弱而心痛，则寒厥心痛也。身热足冷，烦躁，脉洪大而心痛甚，则热厥心痛也。

青皮丸食痛　青皮　山查（楂）　神曲　麦芽　草果

小胃丹饮痛　芫花　甘遂　大戟　大黄　黄柏　白术

煎膏，丸莱菔子大，临卧带饥服十丸。

胃苓汤饮痛　苍术　厚朴　陈皮　甘草　白术　茯苓　猪苓　泽泻

肉桂　姜　枣

术附汤寒痛　白术　附子　甘草

归脾汤虚痛　人参　黄芪　当归　白术　茯神　枣仁　远志　龙眼肉　木香　甘草　姜　枣

金铃子散热痛　金铃子　延胡索　痛止再服香砂枳术丸。

加味归脾汤悸痛　人参　黄芪　白术　当归　茯神　枣仁　远志　龙眼　木香　甘草　大枣　菖蒲　桂心

手拈散呃痛　延胡　草果　没药　五灵脂　等分为末，每服三钱，热酒下。

妙应丸虫痛　槟榔一两二钱　黑牵牛头末三钱　使君子肉一钱　木香　大黄　雷丸　锡灰　芜荑各一钱

葱白煎浓汤，露一宿，和丸，粟米大，每服四五十丸，五更葱汤下。

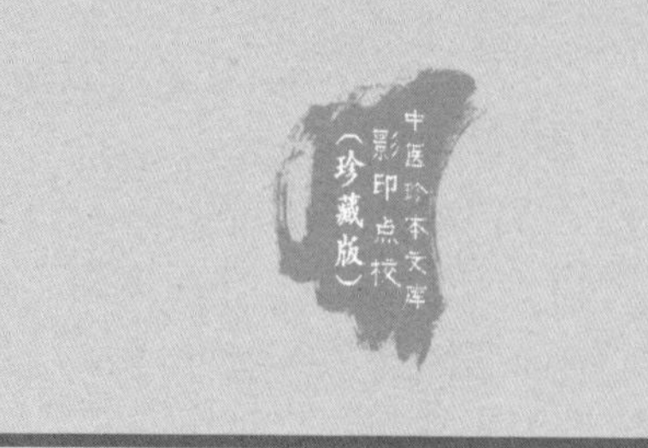

肉桂　薑　棗

朮附湯寒痛　白朮　附子　甘草

歸脾湯虛痛　人參　黃芪　當歸　白朮　茯神　棗仁　遠志　龍眼肉

木香　甘草　薑　棗

金鈴子散熱痛　金鈴子　延胡索　痛止再服香砂枳朮丸。

加味歸脾湯悸痛　人參　黃芪　白朮　當歸　茯神　棗仁　遠志

龍眼　木香　甘草　大棗　菖蒲　桂心

手拈散呃痛　延胡　草果　沒藥　五靈脂　等分爲末。每服三錢。熱酒下。

妙應丸虫痛　檳榔一兩二錢　黑牽牛頭末三錢　使君子肉一錢

木香　大黃　雷丸　錫灰　蕪荑各一錢

葱白煎濃湯。露一宿。和丸。粟米大。每服四五十丸。五更葱湯下。

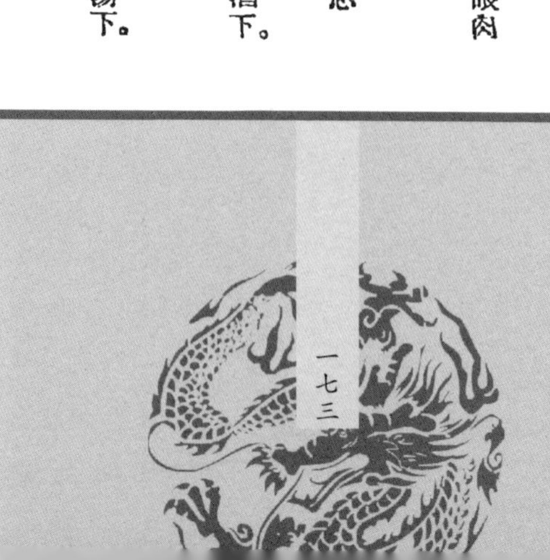

如取寸白蟲。以石榴根皮煎湯下。三歲以內嬰兒減半。此丸不損眞氣。有蟲下蟲。無蟲下積。

三花神佑丸飲痛　芫花　牽牛　大戟　甘遂　輕粉　大黃

鐵樵按。既用甘遂。似不必大黃。又原方無分量。僅云不可輕用。鄙意凡用此等藥。審證當確。固不待言。而用藥之量。不通芝蔴大三四粒。非可服幾錢或幾分也。丹溪常用此方。愚意與其用此。不如徑用十棗湯。凡用甘遂。須米泔水浸去毒。分量不得過五分。

代抵當湯血痛　桃仁　蓬朮　大黃　芒硝　當歸　生地

翦紅丸熱痛　蓬朮　三稜　雄黃　木香　檳榔　貫仲　乾漆　陳皮　大黃煎湯丸。每服一錢。米湯下。凡用乾漆。須炒令煙盡。分量不

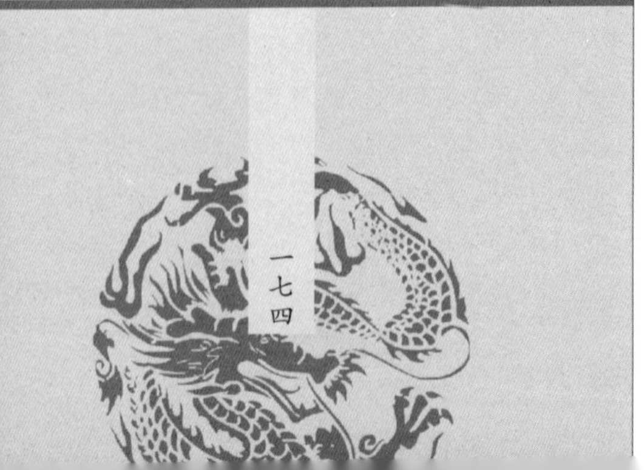

如取寸白虫，以石榴根皮煎汤下，三岁以内婴儿减半，此丸不损真气，有虫下虫，无虫下积。

三花神佑丸饮痛　芫花　牵牛　大戟　甘遂　轻粉　大黄

【铁樵按】既用甘遂，似不必大黄。又原方无分量，仅云不可轻用。鄙意凡用此等药，审证当确，固不待言，而用药之量，不通芝麻大三四粒，非可服几钱或几分也。丹溪常用此方，愚意与其用此，不如径用十枣汤。凡用甘遂，须米泔水浸去毒，分量不得过五分。

代抵当汤血痛　桃仁　蓬术　大黄　芒硝　当归　生地

翦红丸热痛　蓬术　三棱　雄黄　木香　槟榔　贯仲　干漆　陈皮　大黄煎汤丸，每服一钱，米汤下。凡用干漆，须炒令烟尽，分量不

可过七分。

清中汤热痛　黄连　山栀　陈皮　茯苓　姜夏　甘草　草豆蔻　生姜

神保丸肾心痛　全蝎七个　巴豆霜十粒　木香二钱半　胡椒二钱半　硃砂为衣，蒸饼丸，每服三分许。

神圣复气汤肾心痛　黄柏　川连　生地　枳壳　川芎　细辛　蔓荆子　以上七味，各三分，先一宿用新汲水浸。羌活　柴胡各一钱　藁本　甘草各八分　附子　炮姜各三分　白葵花三朵，去心　水五盏　煎至二盏，加黄芪。草豆蔻各一钱　橘红五分　煎至一盏，乃取前隔宿浸之七味，连水倾入，煎至一盏，去渣热服。

桂枝四七汤寒痛　桂枝　半夏　白芍　茯苓　厚朴　枳壳　人参

可過七分。

清中湯熱痛　黃連　山梔　陳皮　茯苓　薑夏　甘草　草豆蔻　生薑

神保丸腎心痛　全蠍七個　巴豆霜十粒　木香二錢半　胡椒二錢半

硃砂爲衣。蒸餅丸。每服三分許。

神聖復氣湯腎心痛　黃柏　川連　生地　枳殼　川芎　細辛　蔓荆子

以上七味。各三分。先一宿用新汲水浸。　羌活　柴胡各一錢

藁本　甘草各八分　姜夏　升麻各七分　當歸六分　郁李仁

防風　人參各五分　附子　炮薑各三分　白葵花三朵去心

水五盞　煎至二盞。加黃芪草豆蔻各一錢　橘紅五分　煎至

一盞。乃取前隔宿浸之七味。連水傾入。煎至一盞。去渣熱服。

桂枝四七湯寒痛　桂枝　半夏　白芍　茯苓　厚朴　枳殼　人參

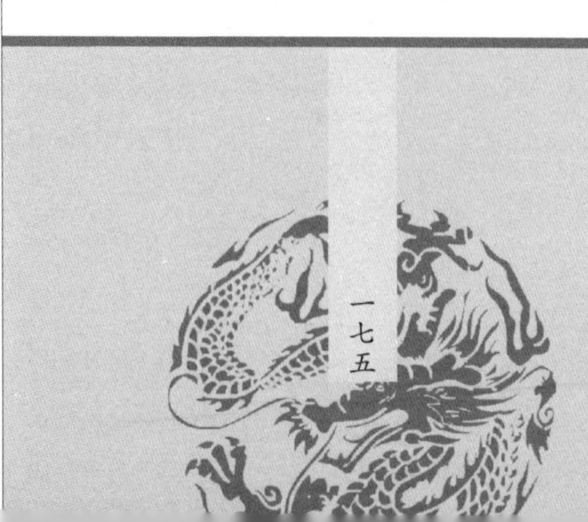

蘇葉　炙草　薑　棗

神效散寒痛　木香　青皮　陳皮　麥芽　枳殼　三稜　蓬朮　神曲
肉桂　白芷　白芍　甘草　延胡　補骨脂各七分
畢澄茄　公丁香各三分　薑　棗

辰砂妙香散悸痛　黃芪　山藥　茯苓　茯神　遠志　人參　桔梗
甘草　辰砂　木香　麝香　每末二錢。蓮肉湯下。

加味四七湯悸痛　厚朴　半夏　赤苓　茯神　蘇葉　炙草　石菖蒲
遠志　薑　棗

草豆蔻丸胃心痛　枳實　煨草蔻　白朮　麥芽　神曲　半夏　乾薑
青皮　陳皮　食鹽　蒸餅丸。白湯下。

清熱解鬱湯胃心痛　山梔錢半　枳殼七分　川芎七分　香附七分　黃連七分

苏叶　炙草　姜　枣

神效散寒痛　木香　青皮　陈皮　麦芽　枳壳　三棱　蓬术　神曲　肉桂　白芷　白芍　甘草　延胡　补骨脂各七分　毕澄茄　公丁香各三分　姜　枣

辰砂妙香散悸痛　黄芪　山药　茯苓　茯神　远志　人参　桔梗　甘草　辰砂　木香　麝香　每末二钱，莲肉汤下。

加味四七汤悸痛　厚朴　半夏　赤苓　茯神　苏叶　炙草　石菖蒲　远志　姜　枣

草豆蔻丸胃心痛　枳实　煨草蔻　白术　麦芽　神曲　半夏　干姜　青皮　陈皮　食盐　蒸饼丸，白汤下。

清热解郁汤胃心痛　山栀钱半　枳壳七分　川芎七分　香附七分　黄连七分

苍术五分　陈皮五分　炮姜五分　炙草五分　生姜三片　煎服，戒饮食半日，一服即止。

诃子散脾心痛　炮诃子　厚朴　泡姜　草果　陈皮　良姜　茯苓　神曲　麦芽　炙草

等分研末，每服三钱，入盐少许，痛时煎服。

复元通气散脾心痛　白丑头末二两　穿山甲炙，一两半　小茴香炒，一两半　延胡一两　炙草一两　陈皮一两　木香五钱　每末二钱，姜汤下。

心痈

心痈心热病也，经云：诸痛疮疡，皆属心火，其发于他经者，且莫不由于心火。况本经积热，而即发于本经部位者乎？其所以致热之故，则必其平日好饮酒，或

蒼朮五分　陳皮五分　炮薑五分　炙草五分　生薑三片

煎服。戒飲食半日。一服卽止。

訶子散脾心痛　炮訶子　厚朴　泡薑　草果　陳皮　良薑　茯苓

神　曲　麥芽　炙草

等分研末。每服三錢。入鹽少許。痛時煎服。

復元通氣散脾心痛　白丑頭末二兩　穿山甲炙一兩半　小茴香炒一兩半

延胡一兩　炙草一兩　陳皮一兩　木香五錢

每末二錢。薑湯下。

心癰

心癰心熱病也。經云。諸痛瘡瘍。皆屬心火。其發於他經者。且莫不由於心火。況本經積熱。而卽發於本經部位者乎。其所以致熱之故。則必其平日好飲酒。或

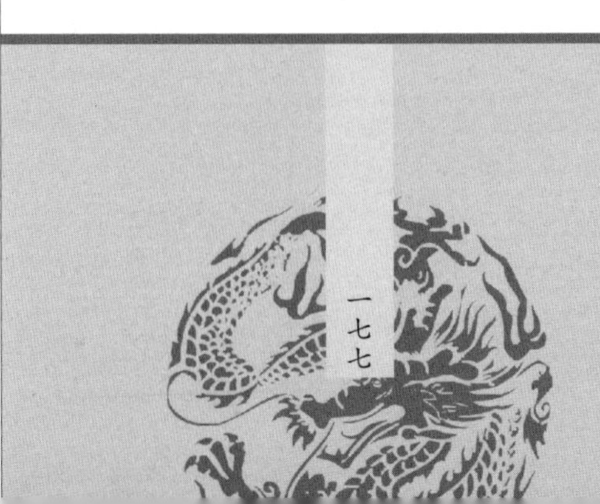

嗜食辛辣熱物。以致日久凝聚而生此症也。入門曰。心癰者。生於胸乳間。靈樞所謂一名井疽。狀如豆大。三四日起。不早治則入於腹。七日死。急用疏導心火之藥。宜用清心丸瀉心湯。瘍科選粹曰。心癰發胸乳間者。名井疽。若在鳩尾者。最緊要。係心熱極盛者。當導心火。緩則不救。小便澁者清心散。或涼膈散去硝黃加白芷花粉木通瞿麥。大便祕者。內固清心散。涼膈散去硝加白芷花粉生地

鐵樵按。余固不知外科。然確知以上所說不確。當糾正。丙寅四月。至友陸君延診其岳老太太。所患爲井疽。其地位恰在鳩尾。已潰爛大如三寸經碟子。形圓不紅。潰處低陷二分許。膿如水奇臭。面色舌色均無熱象。陸氏本世代外科。故病人就醫於堉。初用成法治之。不效。乃延著名西醫某君治十餘日不效。將腐肉用顯微鏡照視。更化驗。斷定是梅毒。病人爲五十許甯波鄉裏人。且係舊家。

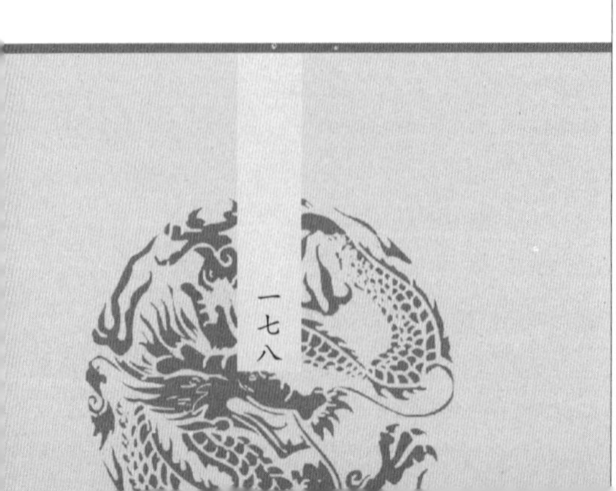

嗜食辛辣热物，以致日久凝聚而生此症也。《入门》曰：心痈者，生于胸乳间。《灵枢》所谓一名井疽。状如豆大，三四日起，不早治则入于腹，七日死。急用疏导心火之药，宜用清心丸，泻心汤。《疡科选粹》曰：心痈发胸乳间者，名井疽。若在鸠尾者，最紧要，系心热极盛者，当导心火，缓则不救。小便涩者清心散，或凉膈散去硝黄，加白芷、花粉、木通、瞿麦。大便秘者，内固清心散，凉膈散去硝，加白芷、花粉、生地。

【铁樵按】余固不知外科，然确知以上所说不确，当纠正。丙寅四月，至友陆君延诊其岳老太太，所患为井疽，其地位恰在鸠尾，已溃烂大如三寸经碟子，形圆不红，溃处抵陷二分许，脓如水奇臭，面色、舌色均无热象。陆氏本世代外科，故病人就医于堉，初用成法治之，不效。乃延著名西医某君治十余日不效，将腐肉用显微镜照视，更化验，断定是梅毒，病人为五十许宁波乡里人，且系旧家，

平素极诚朴，万无患梅毒理，则云是先天梅毒。然病人之父母及外家，皆耕读良家，从无患梅毒者。然西医以科学方法证实，确是梅毒，壁垒甚坚，不容有非难余地。于是用梅毒注射药，治之十余日复不效，而病人渐呈昏瞀谵语，病家惶急，乃延余。意在一决生死，亦不冀余能治也。余候其色脉，皆阴症，为书方用附子一钱，桂枝、吴萸半之，麻黄又半之，白芥子量同，甚熟地量倍附子。陆君问何如？余曰，病良险，然服此十剂当有效，此阴症，旧方书所言者非是，梅毒之说尤谬。病人固无患梅毒理，且先天梅毒是伏病，伏病之发，最迟在三十五至四十，所以然之故，因肾气由盛入衰，不发于天癸竭绝之年也。明日复延诊，病情无甚出入，药仅服半剂。余谓余方已极轻，更减半，是等于未药，当将原方分量加半，坚嘱速服勿疑，计附子一钱半，桂枝、吴萸各八分，连服七日，每日一剂，病人神清，疮口发痒。更延诊，复经一度讨论，陆君亦觉有柄握，乃将原方逐日予

平素極誠樸萬無患梅毒理則云是先天梅毒。然病人之父母及外家皆耕讀良家。從無患梅毒者。然西醫以科學方法證實。確是梅毒。壁壘甚堅。不容有非難餘地。於是用梅毒注射藥。治之十餘日復不效。而病人漸呈昏瞀譫語。病家惶急。乃延余。意在一决生死。亦不冀余能治也。余候其色脈。皆陰症。爲書方用附子一錢。桂枝吳萸半之。麻黄又半之。白芥子量同。甚熟地量倍附子。陸君問何如。余曰。病良險。然服此十劑當有效。此陰症。舊方書所言者非是。梅毒之說尤謬。病人固無患梅毒理。且先天梅毒是伏病。伏病之發。最遲在三十五至四十。所以然之故。因腎氣由盛入衰。不發於天癸竭絶之年也。明日復延診。病情無甚出入。藥僅服半劑。余謂余方已極輕。更減半。是等於未藥。當將原方分量加半。堅囑速服勿疑。計附子一錢半。桂枝吳萸各八分。連服七日。每日一劑。病人神清。瘡口發癢。更延診。復經一度討論。陸君亦覺有柄握。乃將原方逐日予

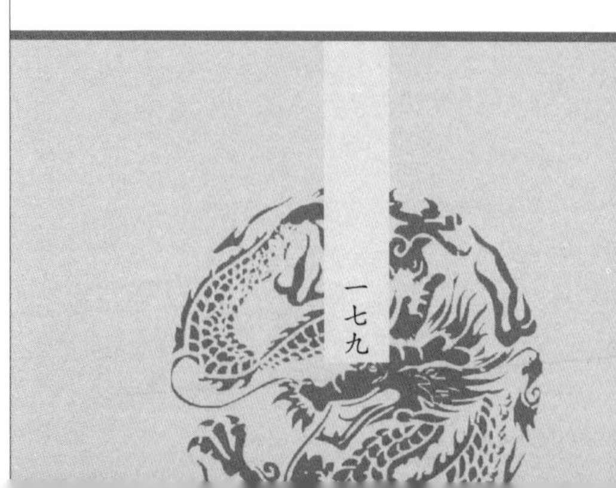

服。至三十餘劑。霍然全愈。陸君遂令其弟從余學醫。準此以談。西醫常自負謂辨症優於中醫。又謂凡科學所證明者。皆鐵案如山。不可移易。其然豈其然乎。至於靈樞之說。亦非確論。總以色脈爲準。若陰症忽用涼藥。固可决其七日必死也。病固不能一概而論。若陽症自當用涼藥。誤服附子。禍不旋踵。仍列方於後備參考。

清心散　遠志　赤苓　赤芍　生地　麥冬　知每　甘草　薑　棗

加黃連尤效

內固清心散　白豆蔻一錢　人參一錢　硃砂一錢　赤苓一錢　雄黃一錢　皂角刺一錢　朴硝一錢　甘草一錢　菉豆一錢　冰片一分　麝香一分

每服末一錢。蜜水調下。

服，至三十余剂，霍然全愈。陆君遂令其弟从余学医，准此以谈，西医常自负谓辨症优于中医，又谓凡科学之所以证明者，皆铁案如山，不可移易，其然岂其然乎？至于《灵枢》之说，亦非确论，总以色脉为准。若阴症忽用凉药，固可决其七日必死也。病固不能一概而论，若阳症自当用凉药，误服附子，祸不旋踵，仍列方于后备参考。

清心散　远志　赤苓　赤芍　生地　麦冬　知母　甘草　姜　枣　加黄连尤效。

内固清心散　白豆蔻一钱　人参一钱　硃砂一钱　赤苓一钱　雄黄一钱　皂角刺一钱　朴硝一钱　甘草一钱　绿豆一钱　冰片一分　麝香一分

每服末一钱，蜜水调下。

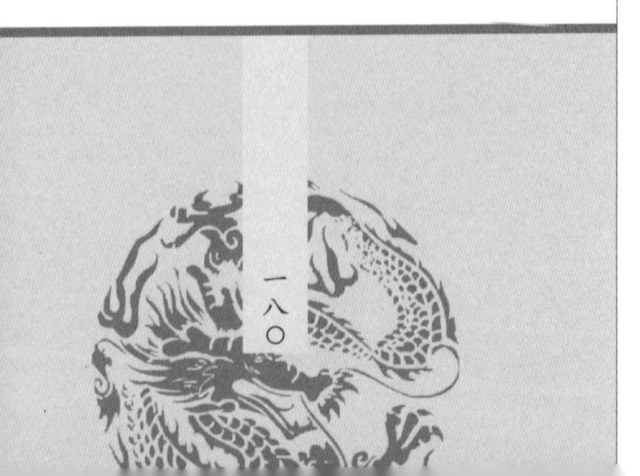

凉膈散　连乔　山栀　淡芩　薄荷　大黄　朴硝　竹叶

怔忡

怔忡，心血不足为病也。人所主者心，心所主者血，心血消亡，神气失守，则心中空虚，怏怏动摇，不得安宁，无时不作，名曰怔忡。或由阳气内虚，或由阴血内耗，或由水饮停于心下，水气乘心，侮其所胜。心畏水不自安，或亟亟富贵，戚戚贫贱，或事故烦宂，用心太劳，甚至一经思虑，心便动悸，皆当以养心血、调心气为主。清热祛饮，开郁适事为佐。

【铁樵按】沈氏原文稍嫌冗沓，兹特节之如右。此病最多，凡心惕不宁，气向上冲者，皆是。大约肝气稍王，上盛下虚，即不免有此病。病后虚弱，与处境拂逆，皆制造此病之大源。在今日所最普通习见者，为脉促结，而艰于成寐，其甚者，自汗盗汗，神经过敏。近人习用之药如夜交藤、合欢皮，殆就药名望文生义，丝毫无

涼膈散　連喬　山梔　淡芩　薄荷　大黃　朴硝　竹葉

怔忡

怔忡。心血不足爲病也。人所主者心。心所主者血。心血消亡。神氣失守。則心中空虛。怏怏動搖。不得安甯。無時不作。名曰怔忡。或由陽氣內虛。或由陰血內耗。或由水飲停於心下。水氣乘心。侮其所勝。心畏水不自安。或亟亟富貴。戚戚貧賤。或事故煩宂。用心太勞。甚至一經思慮。心便動悸。皆當以養心血、調心氣爲主。清熱祛飲。開鬱適事爲佐。

鐵樵按。沈氏原文稍嫌冗沓。茲特節之如右。此病最多。凡心惕不甯。氣向上衝者。皆是。大約肝氣稍王。上盛下虛。卽不免有此病。病後虛弱。與處境拂逆。皆製造此病之大源。在今日所最普通習見者。爲脈促結。而艱於成寐。其甚者。自汗盜汗。神經過敏。近人習用之藥如夜交藤合歡皮。殆就藥名望文生義。絲毫無

效則因不究病理。顢頇應付。乃魔道之甚者。選方列後。

清鎮湯勞心　茯神　棗仁　遠志　菖蒲　石蓮　當歸　生地　貝母　麥冬　柏子仁　犀角、硃砂、琥珀、龍齒、等可以酌加。

養心湯脈結代　黃芪　當歸　茯苓　茯神　川芎　半夏　遠志　棗仁　人參　五味　炙草　柏子仁

如覺胸脘有聲。便是停水。加茯苓檳榔。

天王補心丹總治　生地　黃連　菖蒲　人參　當歸　天冬　麥門冬　五味　棗仁　元參　丹參　茯神　遠志　桔梗　柏子仁

右方能治怔忡。甯心神。定驚悸。愈健忘。

卑惵

卑惵。心血不足爲病也。與怔忡略同而較甚。其症狀。胸痞不能飲食。心中常若

效，则因不究病理，颟顸应付，乃魔道之甚者，选方列后。

清镇汤劳心　茯神　枣仁　远志　菖蒲　石莲　当归　生地　贝母　麦冬　柏子仁　犀角、硃砂、琥珀、龙齿等可以酌加。

养心汤脉结代　黄芪　当归　茯苓　茯神　川芎　半夏　远志　枣仁　人参　五味　炙草　柏子仁

如觉胸脘有声，便是停水，加茯苓、槟榔。

天王补心丹总治　生地　黄连　菖蒲　人参　当归　天冬　麦门冬　五味　枣仁　元参　丹参　茯神　远志　桔梗　柏子仁　右方能治怔忡，宁心神，定惊悸，愈健忘。

卑惵

卑惵，心血不足为病也，与怔忡略同而较甚。其症状，胸痞不能饮食，心中常若

有所失，如痴如醉，喜独居暗室，见人即惊避，似无地可自容者。每病至数年，不得以癫症治之也，宜天王补心丹、人参养荣丸、古庵心肾丸。

人参养荣丸　白芍　人参　黄芪　陈皮　肉桂　当归　白术　五味子　炙草　熟地　茯苓　远志

古庵心肾丸　生地　熟地　山药　茯神　当归　泽泻　盐酒炒黄柏　山萸　杞子　龟板　牛膝　黄连　丹皮　鹿茸　生甘草蜜丸，砆砂为衣，空心盐汤下。

右方治劳损，心肾虚，而潮热、惊悸、怔忡、遗精、盗汗、目暗、耳鸣、腰酸、脚痿，并效，久服乌须发，令人有子。

惊悸悲喜

前列怔忡、卑惵，亦即是此种。所以不避繁复者，因七情之动，羌无故实，而不能

有所失。如癡如醉。喜獨居暗室。見人卽驚避。似無地可自容者。每病至數年。不得以癲症治之也。宜天王補心丹、人參養榮丸、古菴心腎丸。

人參養榮丸　白芍　人參　黃芪　陳皮　肉桂　當歸　白朮　五味子　炙草　熟地　茯苓　遠志

古菴心腎丸　生地　熟地　山藥　茯神　當歸　澤瀉　鹽酒炒黃柏　山萸　杞子　龜板　牛膝　黃連　丹皮　鹿茸　生甘草蜜丸。硃砂爲衣。空心鹽湯下。

右方治勞損。心腎虛。而潮熱、驚悸、怔忡、遺精、盜汗、目暗、耳鳴、腰痠、腳痿。並效。久服烏鬚髮。令人有子。

驚悸悲喜

前列怔忡卑惵。亦卽是此種。所以不避繁複者。因七情之動。羌無故實。而不能

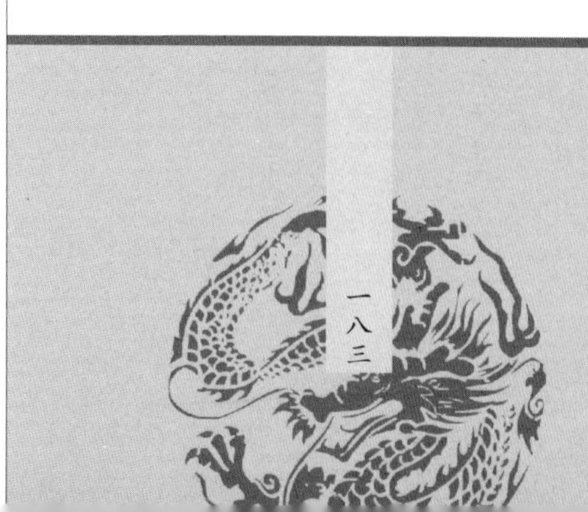

自制者。皆病也。著之可以爲辨症之助。且各種精神病之成。皆緣治之不早。毫毛之斲。突薪之徙。防微杜漸。有不容忽視者。

驚者心與肝胃病也。心氣强者。雖遇非常。亦能鎮定。虛則不爾。心氣之所以虛。當是由肝胃積漸而來。故內經言驚屬肝胃。心虛甚者。多短氣。自汗坐臥不安。寐則易覺。多魘。宜溫胆湯。琥珀養心丹。其脈動如豆者。急當鎮定。宜黃連安神丸。

溫胆湯　半夏　枳實　竹茹　陳皮　茯苓　甘草

琥珀養心丹　琥珀　龍齒　菖蒲　遠志　人參　茯神　棗仁　柏子仁　當歸　黃連　生地　硃砂　牛黃　猪心血丸。金箔爲衣。

黃連安神丸　黃連　珠砂　生地　甘草　當歸頭

心悸者。心痺病也。不必外界有所恐怖。而心自跳動不寧。其原因水衰火王。宜

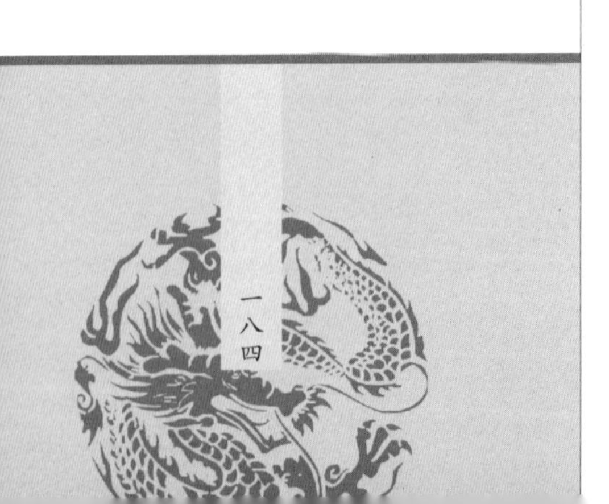

自制者，皆病也。著之可以为辨症之助，且各种精神病之成，皆缘治之不早，毫毛之斲，突薪之徙，防微杜渐，有不容忽视者。

惊者心与肝胃病也，心气强者，虽遇非常，亦能镇定。虚则不尔，心气之所以虚，当是由肝胃积渐而来，故《内经》言惊属肝胃。心虚甚者，多短气，自汗坐卧不安，寐则易觉，多魇，宜温胆汤，琥珀养心丹。其脉动如豆者，急当镇定，宜黄连安神丸。

温胆汤　半夏　枳实　竹茹　陈皮　茯苓　甘草

琥珀养心丹　琥珀　龙齿　菖蒲　远志　人参　茯神　枣仁　柏子仁　当归　黄连　生地　硃砂　牛黄　猪心血丸，金箔为衣。

黄连安神丸　黄连　珠砂　生地　甘草　当归头

心悸者，心痺病也，不必外界有所恐怖，而心自跳动不宁。其原因水衰火王，宜

天王补心丹。心下停水，亦筑筑然跳动，当利水。

悲者，心肝两虚病也。心虚则神失所守，肝虚则不能生血。所谓悲者，不必有可悲之事，只是怏怏不乐，宜安神补心汤。

安神补心汤 当归 生地 茯神 黄芩 麦冬 白芍 枣仁 川芎 元参 甘草 白术 远志

喜者，心肺二经病也。喜不是病，经谓：暴喜伤阳，伤阳却是病。《灵枢》谓：喜乐无极，则伤魄。伤魄者，伤肺也，则亦是病矣。沈云：宜定志丸加天冬、麦冬。

定志丸 人参 菖蒲 茯苓 茯神 远志 白术 硃砂

健忘

健忘，心肾不交病也。心不下交于肾，则浊火乱其神明，肾不上交于心，则精气伏而不用。火居上，则因而为痰。水居下，则因而生燥，故惟有补肾养心，使意志

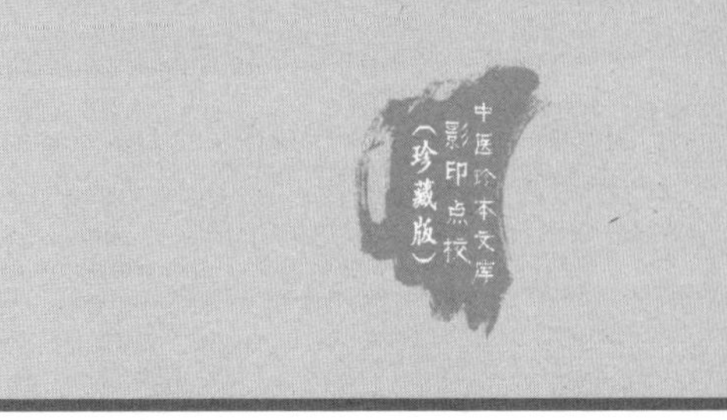

天王補心丹心下停水亦築築然跳動當利水

悲者。心肝兩虛病也。心虛則神失所守。肝虛則不能生血。所謂悲者。不必有可悲之事。只是怏怏不樂。宜安神補心湯。

安神補心湯　當歸　生地　茯神　黃芩　麥冬　白芍　棗仁　川芎　元參　甘草　白朮　遠志

喜者。心肺二經病也。喜不是病。經謂暴喜傷陽。傷陽却是病。靈樞謂喜樂無極。則傷魄。傷魄者。傷肺也。則亦是病矣。沈云。宜定志丸加天冬麥冬。

定志丸　人參　菖蒲　茯苓　茯神　遠志　白朮　硃砂

健忘

健忘。心腎不交病也。心不下交於腎。則濁火亂其神明。腎不上交於心。則精氣伏而不用。火居上。則因而爲痰。水居下。則因而生燥。故惟有補腎養心。使意志

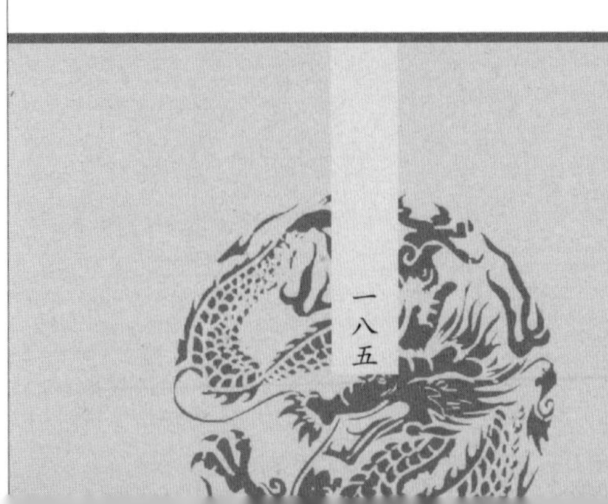

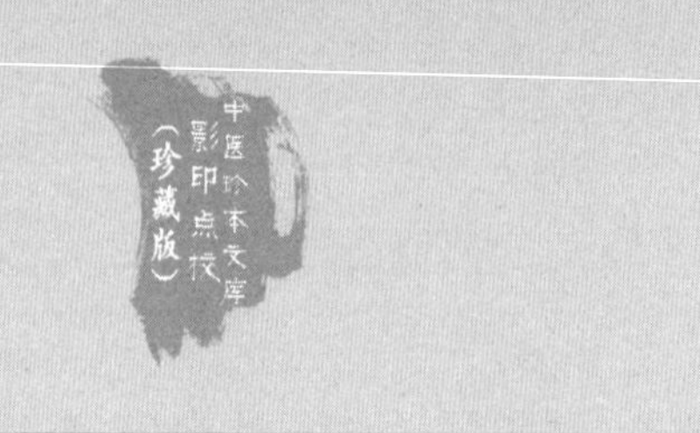

常治。而健忘自愈。其有兼他藏。或兼他症者。後列之方選用。

引神歸舍丹　胆星二兩　硃砂一兩　附子七錢　猪心血丸黍米大。每服一錢。萱草根煎湯下。思慮過度。病在心脾者。宜此方。

茯苓湯　半夏　陳皮　茯苓　甘草　香附　人參　烏梅　益智仁　竹瀝　薑汁　健忘兼痰飲者。宜此方。

人參養榮湯　白芍　人參　黃芪　陳皮　肉桂　炙草　當歸　五味子　熟地　茯苓　遠志　生薑　大棗　氣血兩虛。形神不足者。宜之。

朱雀丸　沈香　茯神　人參　蜜丸服。

右方心腎不交者宜之

不寐

常治，而健忘自愈。其有兼他藏，或兼他症者，后列之方选用。

引神归舍丹　胆星二两　朱砂一两　附子七钱　猪心血丸黍米大，每服一钱，萱草根煎汤下。思虑过度，病在心脾者，宜此方。

茯苓汤　半夏　陈皮　茯苓　甘草　香附　人参　乌梅　益智仁　竹沥　姜汁　健忘兼痰饮者，宜此方。

人参养荣汤　白芍　人参　黄芪　陈皮　肉桂　炙草　当归　五味子　熟地　茯苓　远志　生姜　大枣　气血两虚，形神不足者，宜之。

朱雀丸　沈香　茯神　人参　蜜丸服。

右方心肾不交者宜之。

不寐

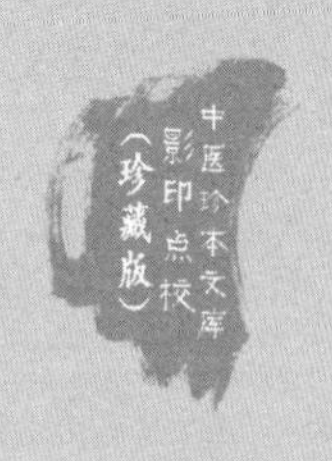

不寐，心血虚而有热病也，亦兼及五藏。心血虚，神不守舍，故不寐，宜琥珀养心丹。肝虚魂不守舍，亦不寐，宜珍珠母丸。肺肾并病，真阴亏损，孤阳上越者，亦不寐，宜知柏八味丸。食物不节，不能消化，胃不和者，亦不寐，宜橘红、甘草、石斛、茯苓、半夏、神曲、山查（楂）、诸和胃消导药。

琥珀养心丹 琥珀 龙齿 菖蒲 远志 人参 茯神 枣仁 柏子仁 当归 黄连 生地 硃砂 牛黄

猪心血丸，黍米大，金箔衣。

珍珠母丸 珍珠母 麝香 熟地 当归 枣仁 人参 茯神 犀角 柏子仁 沈香 冰片 虎睛 蜜丸，硃砂金箔衣。

【铁樵按】 原注珍珠母、麝香各三钱，犀角、茯神各五钱，此为不伦。珍珠母乃蚌壳，何能与麝等分，且亦不可入丸。原方熟地一两

不寐心血虛而有熱病也。亦兼及五藏。心血虛。神不守舍。故不寐。宜琥珀養心丹。肝虛魂不守舍。亦不寐。宜珍珠母丸。肺腎並病。眞陰虧損。孤陽上越者。亦不寐。宜知柏八味丸。食物不節。不能消化。胃不和者。亦不寐。宜橘紅甘草石斛茯苓、半夏、神曲、山查、諸和胃消導藥。

琥珀養心丹　琥珀　龍齒　菖蒲　遠志　人參　茯神　棗仁　柏子仁　當歸　黃連　生地　硃砂　牛黃

豬心血丸。黍米大。金箔衣。

珍珠母丸　珍珠母　麝香　熟地　當歸　棗仁　人參　茯神　犀角　柏子仁　沈香　冰片　虎睛　蜜丸。硃砂金箔衣。

鐵樵按。原注珍珠母麝香各三錢。犀角茯神各五錢。此爲不倫。珍珠母乃蚌殼。何能與麝等分。且亦不可入丸。原方熟地一兩

半。麝得五之一。犀得三之一。皆非法。且麝太多。則開竅而耗血。其禍甚於安眠藥之痲醉神經。世補齋醫書中。有重定珍珠母丸方。余復以意增損之。屢用而效。茲列其方於後。

陸氏珍珠母丸　珍珠母五錢　川連四分　猺桂三分　薄荷一錢　沈香二分　犀角三分　姜夏一錢　歸身三錢　白芍三錢

煎湯服。沈香犀角猺桂研冲。

知柏八味丸　六味丸加知母黃柏

諸汗

諸汗。心虛病也。汗者心之液。故其爲病。雖有別因。其源總屬於心。然腎又主五液。心陽虛。不能衛外而爲固。則外傷而自汗。腎陰衰。不能內營而退藏。則內傷而盜汗。故汗之病專屬心。汗之根。未有不兼由心與腎。且腎陰旣衰。心血必不

半，麝得五之一，犀得三之一，皆非法。且麝太多，则开窍而耗血，其祸甚于安眠药之麻醉神经。世补斋医书中，有重定珍珠母丸方，余复以意增损之，屡用而效，兹列其方于后。

陆氏珍珠母丸　珍珠母五钱　川连四分　猺桂三分　薄荷一钱　沈香二分　犀角三分　姜夏一钱　归身三钱　白芍三钱

煎汤服，沈香、犀角、猺桂研冲。

知柏八味丸　六味丸加知母、黄柏。

诸汗

诸汗，心虚病也，汗者心之液，故其为病。虽有别因，其源总属于心。然肾又主五液，心阳虚，不能卫外而为固，则外伤而自汗。肾阴衰，不能内营而退藏，则内伤而盗汗，故汗之病专属心。汗之根，未有不兼由心与肾，且肾阴既衰，心血必不

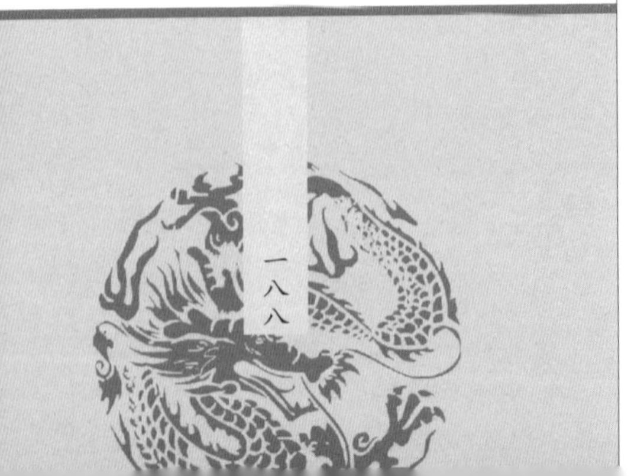

足。二藏固互相承制者，自汗盗汗，有冷热之分。寒气乘阳虚而发，汗必冷。热气乘阴虚而发，汗必热。又有热聚于里，阳虚于外，其汗亦冷。古人谓之热火过极，反兼胜已之化者，误治则为祸至烈。又其他藏气虚，则亦能致汗，治当兼顾。

专由心虚而汗者，法当益其血脉，宜当归六黄汤。专由肾虚而汗者，法当助其封藏，宜五味子汤。其由肺虚而汗者，宜固其皮毛，宜黄芪六一汤。由脾虚而汗者，当壮其中气，宜补中益气汤。由肝虚而汗者，则禁其疏泄，宜白芍汤。此皆五藏之气先虚，而后汗出，非汗之出分属于五藏也。其余多症，各不胜举。既知以上各节，则三隅之反，稍有依据，不致茫无头绪矣。

当归六黄汤　当归　黄连　黄柏　黄芪　黄芩　生熟地

五味子汤　五味　山萸　龙骨　牡蛎　首乌　远志　五倍子　地骨皮

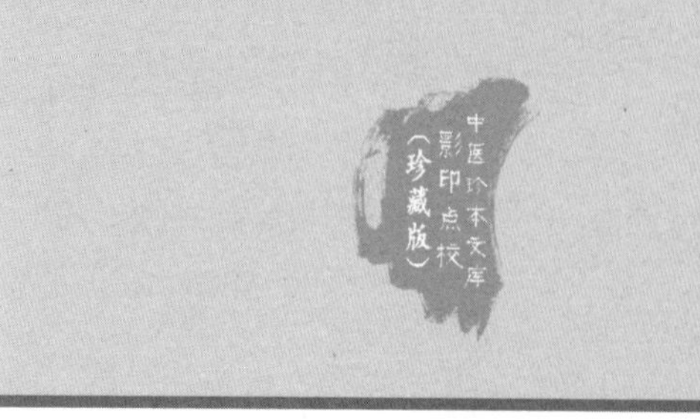

足。二藏固互相承制者。自汗盜汗。有冷熱之分。寒氣乘陽虛而發。汗必冷。熱氣乘陰虛而發。汗必熱。又有熱聚於裏。陽虛於外。其汗亦冷。古人謂之熱火過極。反兼勝已之化者。誤治則爲禍至烈。又其他藏氣虛。則亦能致汗。治當兼顧。專由心虛而汗者。法當益其血脈。宜當歸六黃湯。專由腎虛而汗者。法當助其封藏。宜五味子湯。其由肺虛而汗者。宜固其皮毛。宜黃芪六一湯。由脾虛而汗者。當壯其中氣。宜補中益氣湯。由肝虛而汗者。則禁其疏泄。宜白芍湯。此皆五藏之氣先虛。而後汗出。非汗之出分屬於五藏也。其餘多症。各不勝舉。既知以上各節。則三隅之反。稍有依據。不致茫無頭緒矣。

當歸六黃湯　當歸　黃連　黃柏　黃芪　黃芩　生熟地

五味子湯　五味　山萸　龍骨　牡蠣　首烏　遠志　五倍子　地骨皮

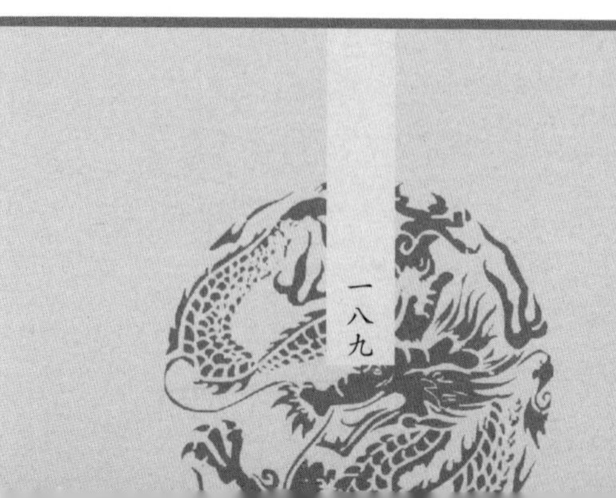

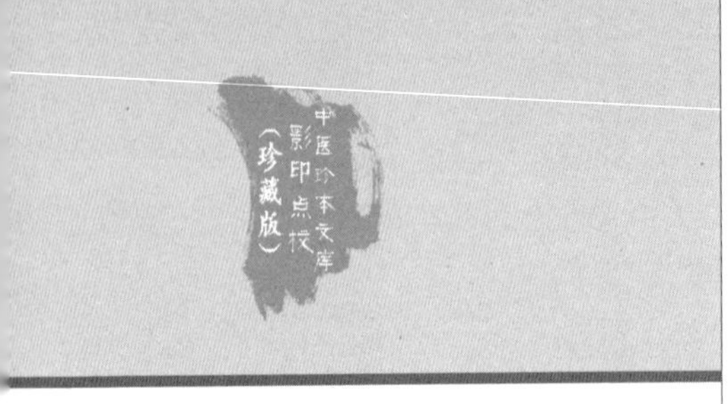

黃芪六一湯　黃芪六錢　炙草一錢　研末。每五錢煎服。

補中益氣湯　人參　黃芪　白朮　當歸　升麻　柴胡　陳皮　甘草

白芍湯　白芍　棗仁　烏梅

涕淚涎唾

難經曰。腎主五液。分化五藏。入肝爲淚。入心爲汗。入脾爲涎。入肺爲涕。自入爲唾。

鐵樵按。此說頗足與拙說互證。今考涕淚唾液。皆從腺出。全身之腺。當以腎腺爲最重要。不但健康所係。媾合傳種。皆賴此物。天付動物以種種才能。不過兩大目的。一曰生存。二曰傳種。腎腺既爲第二目的之主要成分。則謂諸腺之中。惟此爲重。極爲允當。又從生理形能詳細考察。諸腺實有同榮同枯之迹象。則謂諸腺爲一個系統。當亦與事實不遠。今難經謂腎主五液。殆亦驗得各種液

黄芪六一汤　黄芪六钱　炙草一钱　研末，每五钱煎服。

补中益气汤　人参　黄芪　白术　当归　升麻　柴胡　陈皮　甘草　**白芍汤**　白芍　枣仁　乌梅

涕泪涎唾

《难经》曰，肾主五液，分化五藏，入肝为泪，入心为汗，入脾为涎，入肺为涕，自入为唾。

【铁樵按】此说颇足与拙说互证。今考涕泪唾液，皆从腺出，全身之腺，当以肾腺为最重要。不但健康所系，媾合传种，皆赖此物。天付动物以种种才能，不过两大目的：一曰生存；二曰传种。肾腺既为第二目的之主要成分，则谓诸腺之中，惟此为重，极为允当。又从生理形能详细考察，诸腺实有同荣同枯之迹象，则谓诸腺为一个系统，当亦与事实不远。今《难经》谓：肾主五液，殆亦验得各种液

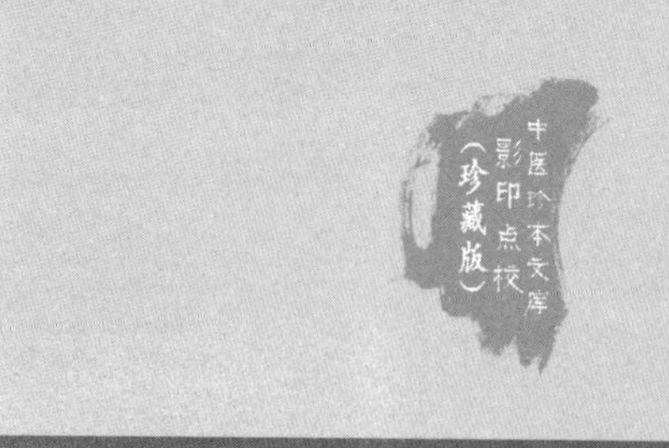

体，有同荣同枯之迹象，故云与拙说可互证也。至于各液分隶各藏，亦从病能体验得来。例如肺伤风寒，则出清涕；肺伤风热，则出黄浊涕，是涕当属之肺。又如迎风流泪，羞明出泪，用清肝药治之则效，是泪当属之肝。至于《内经》谓年四十阴气自半，年五十精气衰，涕泣俱出，则又与《难经》肾主五液之说相通矣。

五味子汤　方见前，治肾汗，沈云，心阳虚不能卫外而为固，则自汗；肾阴衰不能内营而退藏，则盗汗。

川芎茶调散　川芎　薄荷　羌活　荆芥　甘草　白芷　防风　研末茶调下　治风伤多涕

此方本有细辛，因小病不须重药，删去。

杞菊地黄丸　六味丸加枸杞、杭菊，治迎风流泪。

汤泡散　赤芍　当归　黄连　泡汤洗，治风热赤目流泪。

體有同榮同枯之迹象。故云與拙說可互證也。至於各液分隸各藏。亦從病能體驗得來。例如肺傷風寒。則出清涕。肺傷風熱。則出黃濁涕。是涕當屬之肺。又如迎風流淚。羞明出淚。用清肝藥治之則效。是淚當屬之肝。至於內經謂年四十陰氣自半。年五十精氣衰。涕泣俱出。則又與難經腎主五液之說相通矣。

五味子湯　方見前　治腎汗。沈云。心陽虛不能衛外而爲固。則自汗。腎陰衰不能內營而退藏。則盜汗。

川芎茶調散　川芎　薄荷　羌活　荊芥　甘草　白芷　防風　研末茶調下　治風傷多涕

此方本有細辛。因小病不須重藥刪去。

杞菊地黃丸　六味丸加枸杞杭菊　治迎風流淚。

湯泡散　赤芍　當歸　黃連　泡湯洗　治風熱赤目流淚。

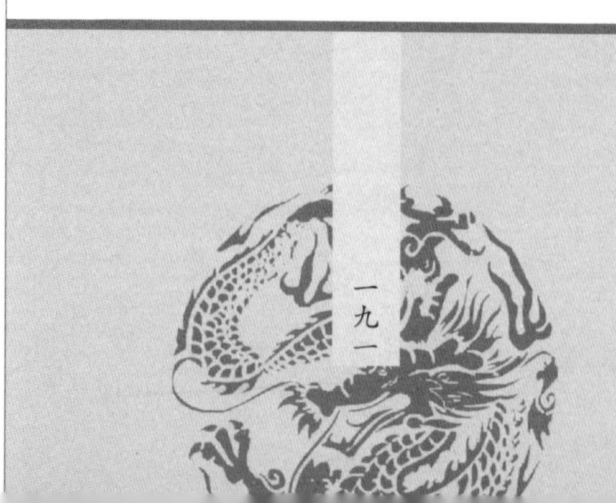

烏梅丸　烏梅　黃連　當歸　川椒　細辛　附子　人參　肉桂　黃柏　治脘痛嘔吐清涎。並治虫積。

此是仲景方。小病每服三四分。大病可至三錢。

乌梅丸　乌梅　黄连　当归　川椒　细辛　附子　人参　肉桂　黄柏　治脘痛呕吐清涎，并治虫积。

此是仲景方，小病每服三四分，大病可至三钱。

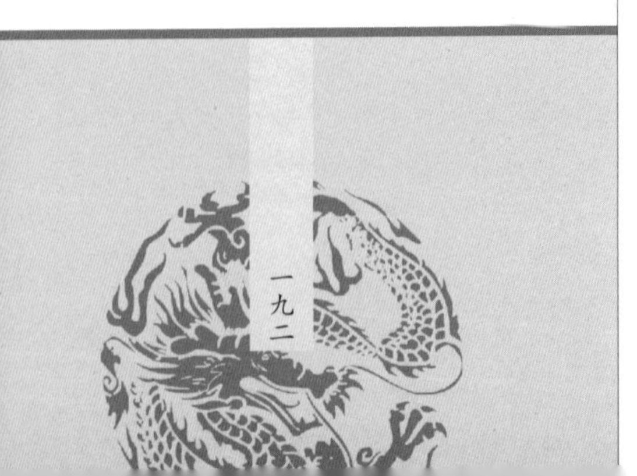

手太阳小肠

手太阳之脉，起于小指之端（小指之端，少泽所居），循手外侧（手外侧本节之前，前谷穴也，本节之后，后溪穴也），上腕（腕前腕骨，腕中阳谷），出踝中，直上循臂骨下廉，出肘内侧两骨之间（肘内两骨间，小海穴在焉）。上循臑外后廉，出肩解，绕肩胛，交肩上，入缺盆，向腋，络心（心为小肠之雌，故小肠脉络于心），循咽，下膈，抵肩，属小肠（手太阳为小肠之经，故其脉属小肠）。其支者，从缺盆贯颈上颊，至目锐眦（《针经》曰，目眦外决于面者，为锐眦），却入耳中。其支者，别颊上顿，抵鼻，至目内眦（手太阳自此交入足太阳），斜络于颧（颧谓颊骨），是动则病（手太阳常多血少气，今气先病，是谓是动）。嗌痛颔肿（颔谓颊下），不可回顾，肩似拔，臑似折，是主液所生病者（血受病于气之所生，故云，所生病也。手太阳常血多气少，乃人之常数也。亦有异于

手太陽小腸

手太陽之脈。起於小指之端。（小指之端。少澤所居。）循手外側。（手外側本節之前。前谷穴也。本節之後。後溪穴也。）上腕。（腕前腕骨。腕中陽谷。）出踝中。直上循臂骨下廉。出肘內側兩骨之間。（肘內兩骨間。小海穴在焉。）上循臑外後廉。出肩解。繞肩胛。交肩上。入缺盆。向腋。絡心。（心爲小腸之雌。故小腸脈絡於心。）循咽。下膈。抵胃。屬小腸。（手太陽爲小腸之經。故其脈屬小腸。）其支者。從缺盆貫頸上頰。至目銳眥。（鍼經曰目眥外決於面者。爲銳眥。）却入耳中。其支者。別頰上䪼。抵鼻。至目內眥。（手太陽自此交入足太陽。）斜絡於顴。（顴謂頰骨。）是動則病。（手太陽常多血少氣。今氣先病。是謂是動。）嗌痛頷腫。（頷謂頰下。）不可回顧。肩似拔。臑似折。是主液所生病者。（血受病於氣之所生。故云所生病也。手太陽常血多氣少。乃人之常數也。亦有異於

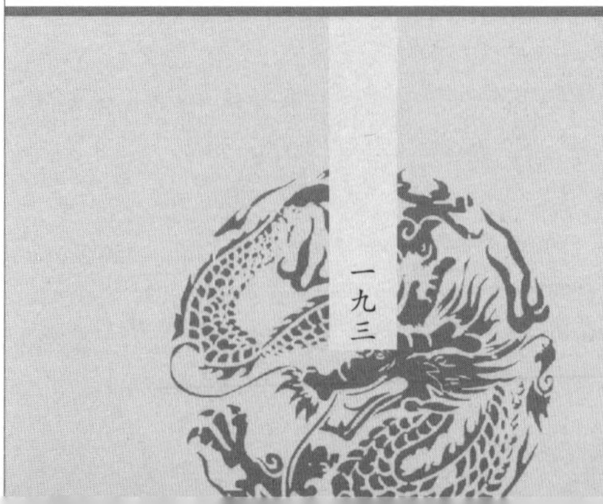

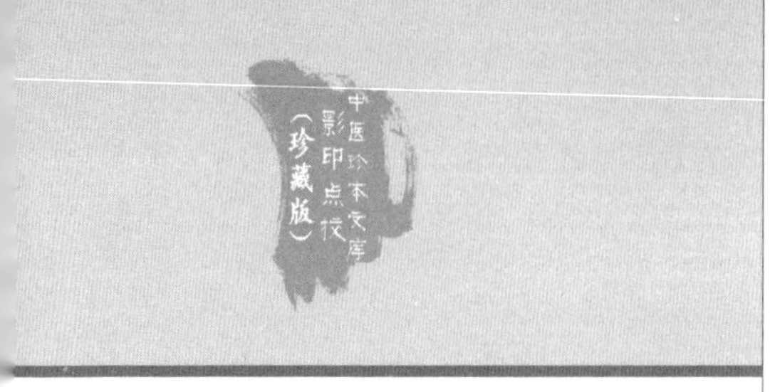

常者。靈樞經曰。手太陽之上。血氣盛則多鬚。面多肉以平。血氣皆少。則面瘦惡色。手太陽之下。血氣盛則掌中肉充滿。血氣皆少。則掌瘦以寒。由此則手太陽血氣多少。可得而知也。）耳聾目黃。頰頷腫。頸肩臑肘臂外後廉痛。

手太陽小腸經（左右凡三十八穴）

少澤　一名少吉。在小指之端。去爪甲下一分。

前谷　在手小指外側本節前陷中。

後溪　在手小指外側本節後陷中。

腕骨　在手外側腕前起骨下陷中。

陽谷　在手外側腕中兌骨下陷中。

養老　在腕後一寸陷中。原注在踝骨上一空腕在後一寸陷中。不可解。疑有訛誤。

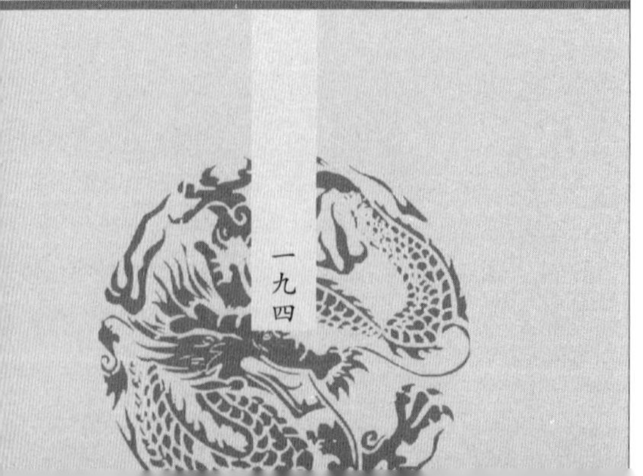

常者。《灵枢经》曰，手太阳之上，血气盛则多须，面多肉以平。血气皆少，则面瘦恶色。手太阳之下，血气盛则掌中肉充满；血气皆少，则掌瘦以寒。由此则手太阳血气多少，可得而知也），耳聋目黄，颊颔肿，颈肩臑肘臂外后廉痛。

手太阳小肠经

（左右凡三十八穴）

少泽　一名少吉，在小指之端，去爪甲下一分。

前谷　在手小指外侧本节前陷中。

后溪　在手小指外侧本节后陷中。

腕骨　在手外侧腕前起骨下陷中。

阳谷　在手外侧腕中兑骨下陷中。

养老　在腕后一寸陷中，原注在踝骨上一空腕在后一寸陷中。不可解，疑有讹误。

支正　在腕后五寸，别走少阴。

小海　在肘内大骨外，去肘端五分陷中。

肩贞　在肩曲胛下两骨解间。

臑腧　在挟肩髎后大骨下胛上廉陷中。

天宗　在秉风后大骨下陷中。

秉风　在天髎外肩上小髃后举臂有空。

曲垣　存（在）肩中央曲胛陷中。

肩外腧　在肩胛上廉去脊三寸。

肩中腧　在肩胛内廉去脊二寸。

天容　在耳下曲颊后。

天窗　一名窗笼，在颊大筋前曲颊下扶突后动脉陷中。

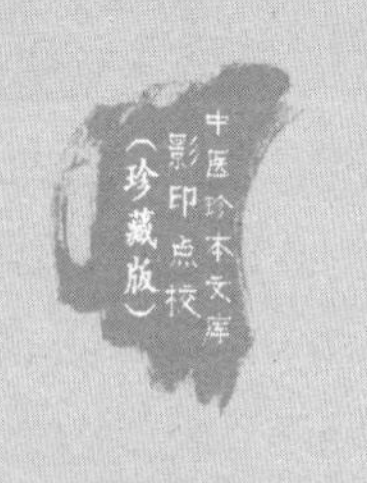

小海　在肘內大骨外。去肘端五分陷中。

肩貞　在肩曲胛下兩骨解間。

臑腧　在挾肩髎後大骨下胛上廉陷中。

天宗　在秉風後大骨下陷中。

秉風　在天髎外肩上小髃後舉臂有空。

曲垣　存肩中央曲胛陷中。

肩外腧　在肩胛上廉去脊三寸。

肩中腧　在肩胛內廉去脊二寸。

天容　在耳下曲頰後。

天窗　一名窗籠。在頰大筋前曲頰下扶突後動脈陷中。

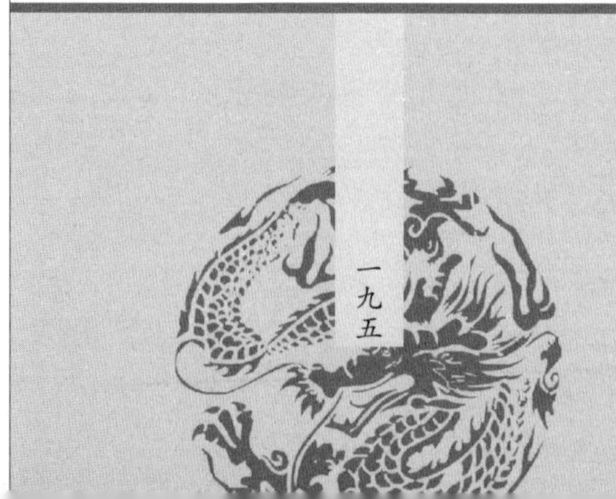

顴髎　在面顴骨下廉。

聽宮　在耳中珠子大如小豆是。

手太陽小腸病候。曰小腸氣。曰小腸癰。

沈云。小腸者。內經謂是受盛之官。化物出焉。其爲器亦祗爲胃役使。特以其經與心絡並行。又與足太陽膀胱經連。故亦以三陽歸之。小腸與大腸皆爲胃化物之器。故其病亦與胃同。其本經與心絡並行。故本經病亦延及於心。其爲病。實則嗌痛頷腫。不可以顧。肩似拔。臑似折。節弛肘廢。小水不利。及赤。或澁痛尿血。虛則面白苦寒。耳前熱。小腸氣動。靈樞經曰。脣厚。人中長。以候小腸。又曰。皮厚者脈厚。小腸亦厚。皮薄者脈薄。小腸亦薄。皮緩者脈緩。小腸大而長。皮薄而脈小者。小腸小而短。又曰。中氣不足。腸爲之苦鳴。又曰。小腸病者。心腹痛。腰脊控睪而痛。入門曰。小腸有氣。則小腹痛。小腸有血。則小便澁。小腹有熱。則莖中

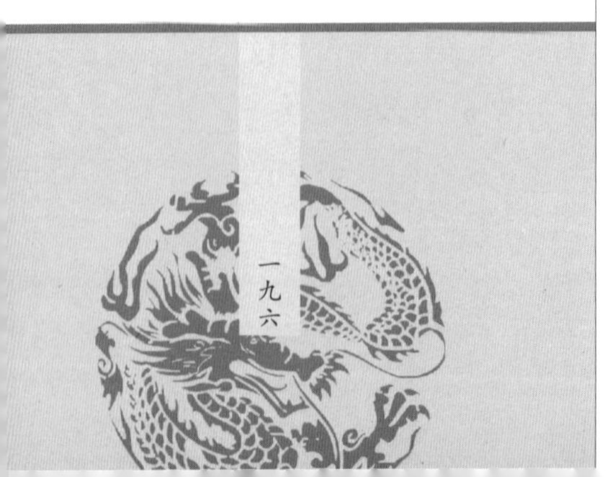

颧髎　在面颧骨下廉。

听宫　在耳中珠子大如小豆是。

手太阳小肠病候，曰小肠气，曰小肠痈。

沈云，小肠者，《内经》谓是受盛之官，化物出焉。其为器亦只为胃役使，特以其经与心络并行，又与足太阳膀胱经连，故亦以三阳归之。小肠与大肠皆为胃化物之器，故其病亦与胃同。其本经与心络并行，故本经病亦延及于心。其为病，实则嗌痛颔肿，不可以顾，肩似拔，臑似折，节弛肘废，小水不利及赤，或涩痛尿血，虚则面白苦寒，耳前热，小肠气动。《灵枢经》曰，唇厚，人中长，以候小肠。又曰，皮厚者脉厚，小肠亦厚，皮薄者脉薄，小肠亦薄；皮缓者脉缓，小肠大而长；皮薄而脉小者，小肠小而短。又曰：中气不足，肠为之苦鸣。又曰，小肠病者，心腹痛，腰脊控睾而痛。《入门》曰：小肠有气，则小腹痛。小肠有血，则小便涩。小腹有热，则茎中

痛。小肠者，心之府也，有病宜通利。

小肠气

小肠气，小肠经病也。小腹引睾丸连腰脊痛，小肠虚，风冷乘间而入，邪气既实，则厥而上冲，睾丸上而不下也，宜楝实丸、葫芦巴散。《千金方》㿗疝有四：一曰肠㿗，即小肠气吊，云得之地气卑湿，宜以去湿之剂下之，以苦坚之，不可温补。

楝实丸 川楝子 马兰花 陈皮 吴萸 茴香 芫花 醋糊丸。

葫芦巴散 葫芦巴 益智仁 川芎 蓬术 牵牛 山萸 川断 酒牛膝 大茴香 防风 甘草

橘核丸 炒橘核一两 盐酒炒昆布一两 海带一两 肉桂五钱 炒桃仁一两 盐炒海藻一两 厚朴五钱 木通五钱 延胡索五钱 炒川楝子一两 枳实五钱 木香五钱

痛。小腸者。心之府也。有病宜通利。

小腸氣

小腸氣。小腸經病也。小腹引睾丸連腰脊痛。小腸虛。風冷乘間而入。邪氣旣實。則厥而上衝。睾丸上而不下也。宜楝實丸葫蘆巴散。千金方㿗疝有四。一曰腸㿗。卽小腸氣吊。云得之地氣卑濕。宜以去濕之劑下之。以苦堅之。不可溫補。

楝實丸　川楝子　馬蘭花　陳皮　吳萸　茴香　芫花　醋糊丸。

葫蘆巴散　葫蘆巴　益智仁　川芎　蓬朮　牽牛　山萸　川斷　酒牛膝　大茴香　防風　甘草

橘核丸　炒橘核一兩　鹽酒炒昆布一兩　海帶一兩　肉桂五錢　炒桃仁一兩　鹽炒海藻一兩　厚朴五錢　木通五錢　延胡索五錢　炒川楝子一兩　枳實五錢　木香五錢

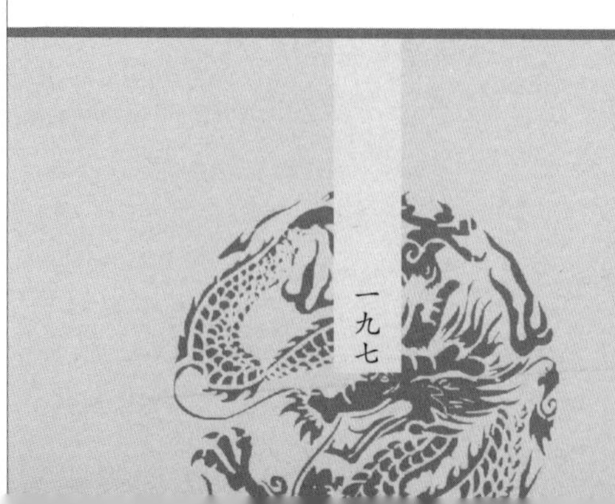

酒糊丸。鹽湯下三錢。

立效散　全蠍七個　砂仁廿一枚　茴香一錢　共爲末。熱酒調。枵腹服，

小腸癰

其症發熱惡寒，脈芤而數。皮膚錯縱。腹急漸腫。按之內痛。大便重墜。小便澀滯若淋。或小腹隱痛。堅鞕如掌大而熱。肉色如故。亦或焮赤微腫。甚者臍突腹脹。轉側有水聲。宜大黃湯下之。瘀血去淨則安。若體虛脈散。不可輕下。宜活血散瘀湯。癰已成則腹痛腹滿。不食。便淋刺痛，宜苡仁湯。若腹滿痛，小腹急。時時下膿。宜丹皮散。

大黃湯　大黃一錢　芒硝一錢　丹皮二錢　桃仁二錢　白芥子二錢

活血散瘀湯　川芎一錢　當歸一錢　赤芍一錢　蘇木一錢　丹皮一錢　枳殼一錢　木瓜一錢　桃仁一錢　檳榔六分　大黃炒一錢

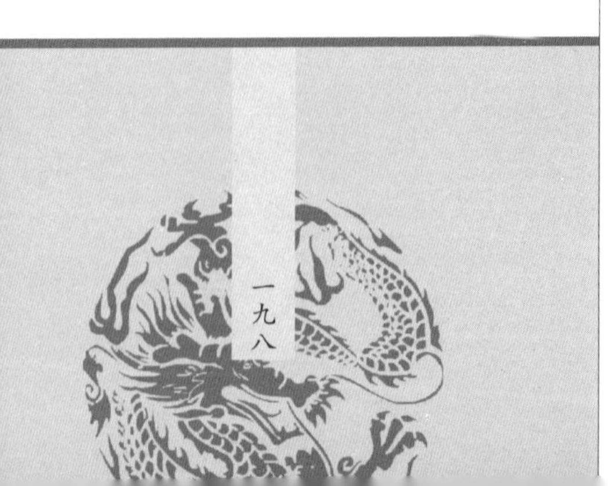

酒糊丸，盐汤下三钱。

立效散　全蝎七个　砂仁廿一枚　茴香一钱　共为末，热酒调，枵腹服。

小肠痈

其症发热恶寒，脉芤而数，皮肤错纵，腹急渐肿，按之内痛，大便重坠，小便涩滞若淋，或小腹隐痛，坚鞕如掌大而热，肉色如故，亦或焮赤微肿。甚者脐突腹胀，转侧有水声，宜大黄汤下之，瘀血去净则安。若体虚脉散，不可轻下，宜活血散瘀汤。痈已成则腹痛腹满，不食，便淋刺痛，宜苡仁汤。若腹满痛，小腹急，时时下脓，宜丹皮散。

大黄汤　大黄一钱　芒硝一钱　丹皮二钱　桃仁二钱　白芥子二钱

活血散瘀汤　川芎一钱　当归一钱　赤芍一钱　苏木一钱　丹皮一钱　枳壳一钱　木瓜一钱　桃仁一钱　槟榔六分　大黄炒，一钱

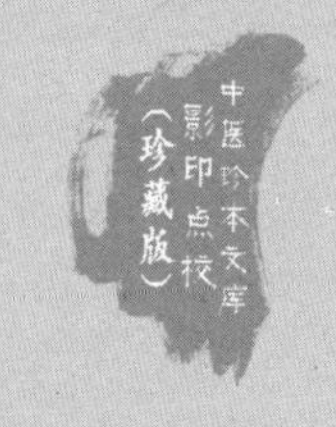

苡仁汤 苡仁三钱 白芍一钱 丹皮二钱 桃仁二钱 瓜蒌仁三钱

丹皮散 人参一钱 丹皮一钱 白芍一钱 茯苓一钱 苡仁一钱 黄芪一钱 桃仁一钱 白芷一钱 当归一钱 川芎一钱 肉桂五分 甘草五分 木香三分

苡仁湯 苡仁三錢 白芍一錢 丹皮二錢 桃仁二錢 瓜蔞仁三錢

丹皮散 人參一錢 丹皮一錢 白芍一錢 茯苓一錢 苡仁一錢
黃芪一錢 桃仁一錢 白芷一錢 當歸一錢 川芎一錢
肉桂五分 甘草五分 木香三分

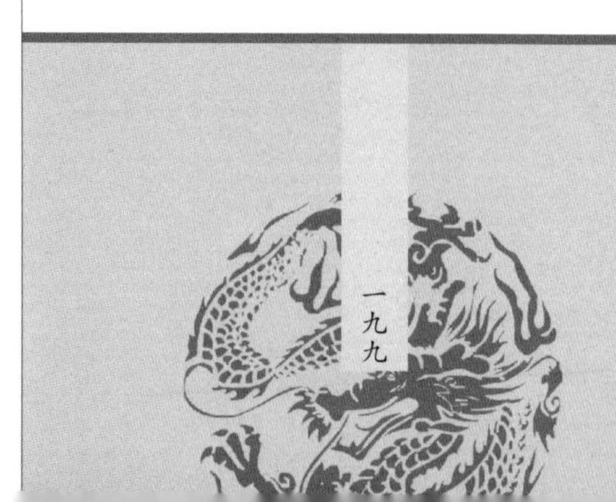

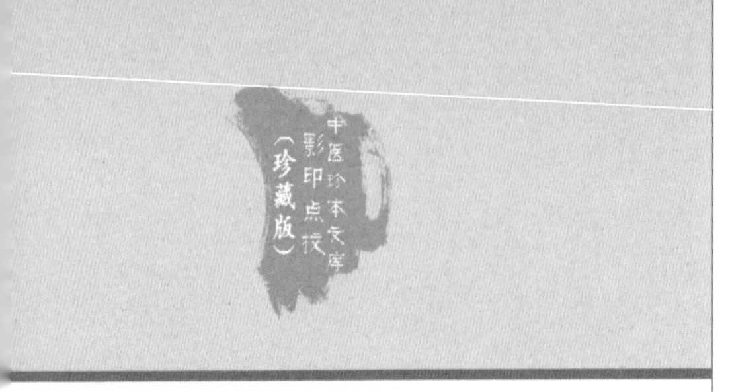

足太陽膀胱

足太陽之脈。起於目內眥。（內眥謂目之大眥也。）上額。交巔上。（巔。項也。項中央有旋毛。可容豆。乃三陽五會也。）其支者。從巔至耳上角。其直者。從巔入絡腦。（項後中。項前曰顖。項後曰腦。項左右曰角。）還出別下項。循肩髆內。挾脊。抵腰中。入循膂。絡腎。（腎爲膀胱之雌。故膀胱脈絡於腎。）屬膀胱。（足太陽爲膀胱之經。故其脈屬膀胱。）其支者。從腰中下會於後陰。下貫臀。入膕中。（膕謂膝解之後。曲脚之中。委中穴分也。）其支者。從髆內左右別下貫胂。（胂。兩髁骨下竪起肉也。）挾脊內。過髀樞。（環跳穴在此髀樞中。素問曰。髀樞中各一者。正謂此焉。）循髀外後廉。下合膕中。以下貫腨內。出外踝之後。（外踝之後。崑崙所居。）循京骨。（京骨穴名。太陽之原。在外側大骨下。）至小指外側端。（小指外側。至陰穴分也。素問云。太陽之根。起於至陰。是太陽自此交

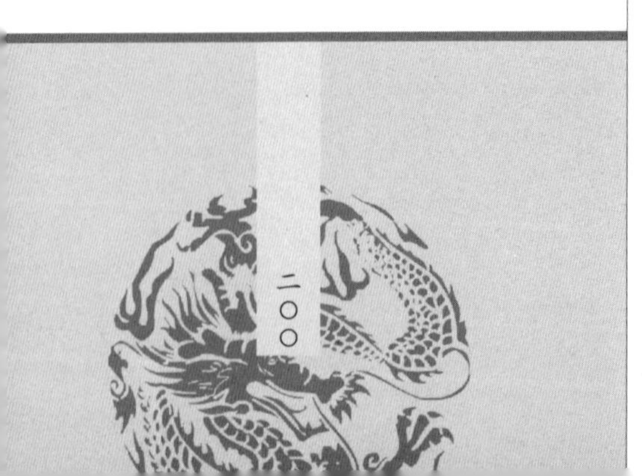

足太阳膀胱

足太阳之脉，起于目内眦（内眦谓目之大眦也），上额，交颠上（颠，顶也，顶中央有旋毛，可容豆，乃三阳五会也）。其支者，从颠至耳上角。其直者，从颠入络脑（顶后中，顶前曰囟，顶后曰脑，顶左右曰角），还出别下项，循肩髆内，挟脊，抵腰中，入循膂，络肾（肾为膀胱之雌，故膀胱脉络于肾），属膀胱（足太阳为膀胱之经，故其脉属膀胱）。其支者，从腰中下会于后阴，下贯臀，入腘中（腘谓膝解之后，曲脚之中，委中穴分也）。其支者，从髆内左右别下贯胂（胂，两髁骨下竖起肉也），挟脊内，过髀枢（环跳穴在此髀枢中。《素问》曰：髀枢中各一者，正谓此焉），循髀外后廉，下合腘中，以下贯腨内，出外踝之后（外踝之后，昆仑所居），循京骨（京骨穴名，太阳之原，在外侧大骨下），至小指外侧端（小指外侧，至阴穴分也。《素问》云：太阳之根，起于至阴，是太阳自此交

入足少阴），是动则病（足太阳常多血少气，今先气病，是谓是动）。冲，头痛，目似脱，项似拔，脊痛腰似折，髀不可以曲，腘如结，腨如裂，是为踝厥，是主筋。所生病者（血受病于气，是气之所生，故云所生病也。足太阳血多气少，乃人之常数也，亦有异于常。《灵枢经》曰：足太阳之上血气盛，则美眉有毫毛。血多气少，则恶眉面多少理。血少气多，则面多肉，血气和，则美色。足太阳之下血气盛，则跟肉满踵坚。血少气多，则瘦；跟空气血皆少，则喜转筋，踵下痛。只曰美眉者，太阳多血，由此足太阳血气多少可得而知也。

【铁樵按】 据此影印金大定本，犹且讹字不一而足，是为作是谓，足趾作足指。又本节只曰美眉句不可解，又如手太阳篇养老二穴下注亦不可解，是医书欲无讹字。殆事实上不易办到之事”。

痔疟，狂颠疾（《素问》云：所谓狂颠疾者，阳尽在上而阴气从下），头脑顶痛，目黄泪出，鼽衄，项背、腰尻、腘腨、脚皆痛，小指不用（足太阳行身之阳，故

入足少陰。）是動則病。（足太陽常多血少氣。今先氣病。是謂是動。）衝。頭痛。目似脫。項似拔。脊痛腰似折。髀不可以曲。膕如結。腨如裂。是爲踝厥。是主筋。所生病者。（血受病於氣。是氣之所生。故云所生病也。足太陽血多氣少。乃人之常數也。亦有異於常。靈樞經曰。足太陽之上血氣盛。則美眉有毫毛。血多氣少。則惡眉面多少理。血少氣多。則面多肉。血氣和。則美色。足太陽之下血氣盛。則跟肉滿踵堅。血少氣多。則瘦跟空氣血皆少則喜轉筋踵下痛只曰美眉者。太陽多血。由此足太陽血氣多少可得而知也。一鐵樵按。據此影印金大定本。猶且訛字不一而足。是爲作是謂。足趾作足指。又本節只曰美眉句不可解。又如手太陽篇養老二穴下注亦不可解。是醫書欲無訛字。殆事實上不易辦到之事。一）痔瘧。狂頭疾。（素問云。所謂狂頭疾者。陽盡在上而陰氣從下。）頭腦項痛。目黃淚出。鼽衄。項背腰尻膕腨腳皆痛。小指不用。（足太陽行身之陽。故

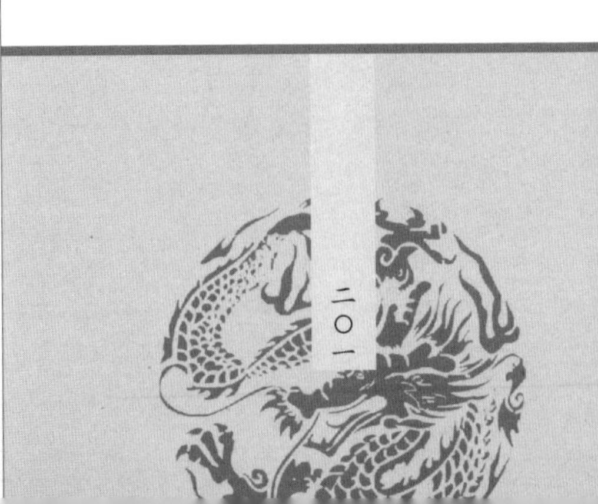

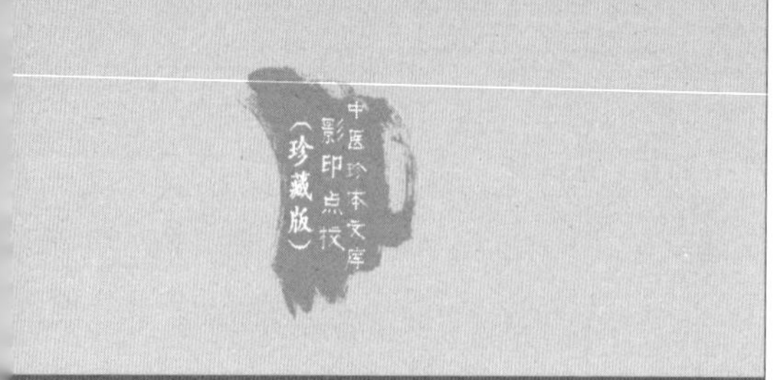

頭腦項背腰尻膕腨腳皆痛。小指不用。）

足太陽膀胱經（左右凡一百二十六穴）

至陰　在足小指外側去爪甲角如韭葉。

通谷　在足小指外側本節前陷中。

束骨　足小指外側本節後陷中。

金門　一名關梁。在足外踝下。

京骨　在足外側大骨下赤白肉際。

申脈　在外踝下陷中。陽蹻脈所生。

僕參　一名安邪。在跟骨下陷中。

崑崙　在足外踝後跟骨上陷中。

头脑、项背、腰尻、腘腨、脚皆痛，小指不用）。

足太阳膀胱经

（左右凡一百二十六穴）

至阴　在足小指外侧去爪甲角如韭叶。

通谷　在足小指外侧本节前陷中。

束骨　足小指外侧本节后陷中。

金门　一名关梁，在足外踝下。

京骨　在足外侧大骨下赤白肉际。

申脉　在外踝下陷中，阳跻脉所生。

仆参　一名安邪，在跟骨下陷中。

昆仑　在足外踝后跟骨上陷中。

付阳　在外踝上三寸。

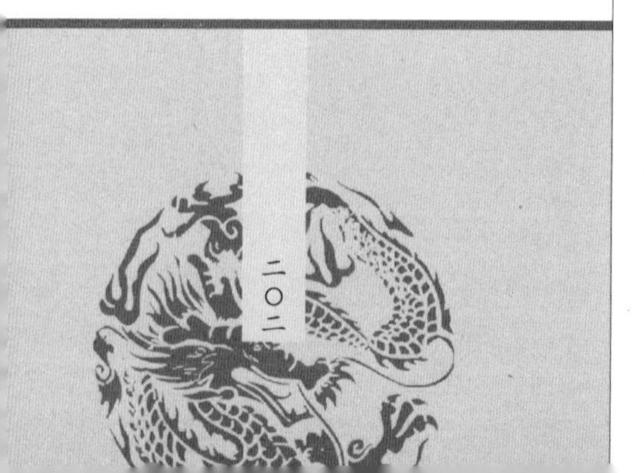

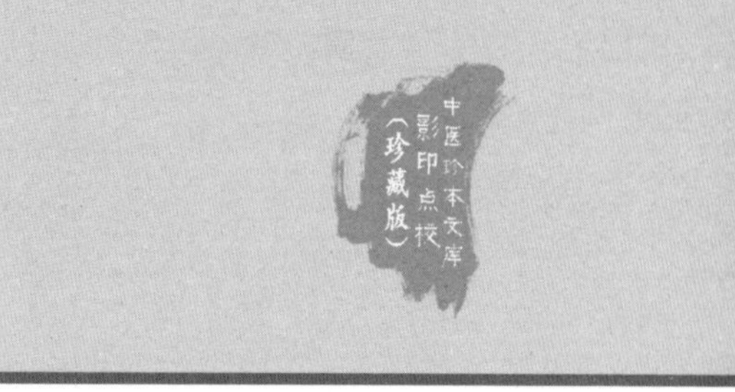

飛陽　一名厥陽在外踝上七寸。

承山　一名魚腹。一名腸下。一名肉柱。在兌腨腸上分肉間。

承筋　一名腨腸。在腨腸中央陷中。

合陽　在膝約文中央下二寸。

委中　在膕中約文中動脈。

委陽　承扶下一尺六寸。屈伸取之。

浮郄　在委陽上一寸。

殷門　在肉郄下六寸。

承扶　一名肉郄。一名陰關。一名皮部。在尻臀下股陰上文中央。

秩邊　在第二十一椎下兩旁各三寸。

胞肓　在第十九椎下兩旁各三寸。

飞阳　一名厥阳，在外踝上七寸。

承山　一名鱼腹，一名肠下，一名肉柱，在兑腨肠上分肉间。

承筋　一名腨肠，在腨肠中央陷中。

合阳　在膝约文中央下二寸。

委中　在腘中约文中动脉。

委阳　承扶下一尺六寸，屈伸取之。

浮郄　在委阳上一寸。

殷门　在肉郄下六寸。

承扶　一名肉郄，一名阴关，一名皮部，在尻臀下股阴上文中央。

秩边　在第二十一椎下两旁各三寸。

胞肓　在第十九椎下两旁各三寸。

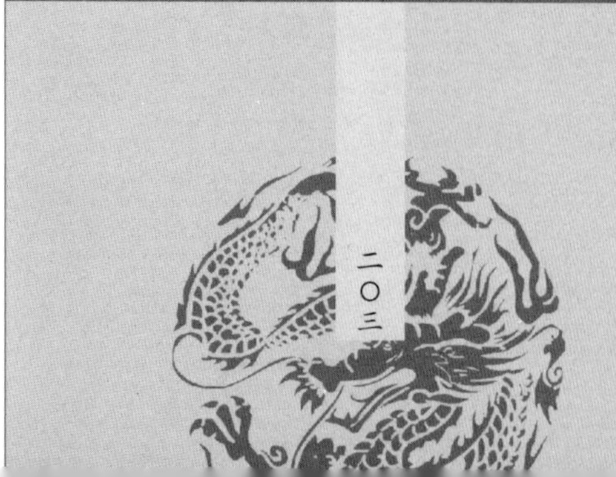

志室　在第十四椎下兩旁各三寸。

盲門　在第十三椎下兩旁各三寸。

胃倉　在第十二椎下兩旁各三寸。

意舍　在第十一椎下兩旁各三寸。

陽綱　在第十椎下兩旁各三寸。

魂門　在第九椎下兩旁各三寸。

膈關　在第七椎下兩旁各三寸陷中。

譩譆　在肩膊內廉挾脊第六椎下兩旁各三寸。

神堂　在第五椎下兩旁各三寸。

膏盲腧　在第四椎下近五顀上兩旁各三寸出千金外台內經。

志室　在第十四椎下两旁各三寸。

盲门　在第十三椎下两旁各三寸。

胃仓　在第十二椎下两旁各三寸。

意舍　在第十一椎下两旁各三寸。

阳纲　在第十椎下两旁各三寸。

魂门　在第九椎下两旁各三寸。

膈关　在第七椎下两旁各三寸陷中。

譩譆　在肩膊内廉挟脊第六椎下两旁各三寸。

神堂　在第五椎下两旁各三寸。

膏盲（肓）腧　在第四椎下近五顾上两旁各三寸，出《千金》、《外台》、《内经》。

魄户　在第三椎下两旁各三寸。

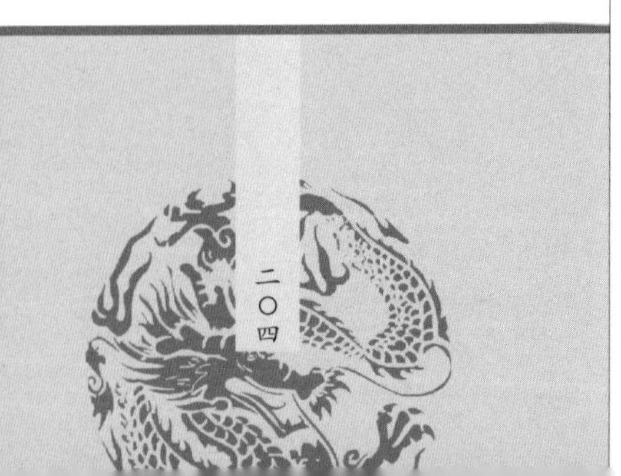

附分　在第二椎下内廉两旁相去各三寸。

会阳　一名利机，在阴尾骶骨两旁。

下胶（髎）　在第四空挟脊陷中。

中胶（髎）　在第三空挟骨陷中。

次胶（髎）　在第二空挟骨陷中。

上胶（髎）　在第一空腰踝下一寸，掀脊陷中下同。

白环腧　在第二十一椎下两旁各一寸五分。

中膂腧　在第二十椎下挟脊两旁各一寸五分上同。

膀胱腧　在第十九椎下两旁各一寸五分。

小肠腧　在第十八椎下两旁各一寸五分。

大肠腧　在第十六椎下两旁各一寸五分。

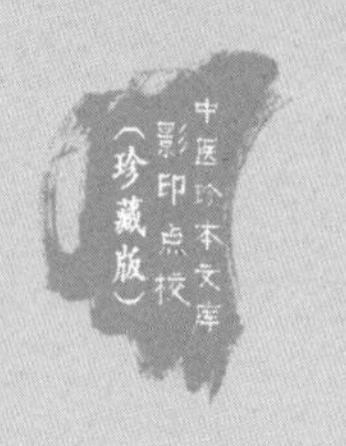

附分　在第二椎下內廉兩旁相去各三寸

會陽　一名利機。在陰尾骶骨兩旁。

下膠　在第四空挾脊陷中。

中膠　在第三空挾脊陷中。

次膠　在第二空挾脊陷中。

上膠　在第一空腰髁下一寸。掀脊陷中下同。

白環腧　在第二十一椎下兩旁各一寸五分。

中膂腧　在第二十椎下挾脊兩旁各一寸五分上同。

膀胱腧　在第十九椎下兩旁各一寸五分。

小腸腧　在第十八椎下兩旁各一寸五分。

大腸腧　在第十六椎下兩旁各一寸五分。

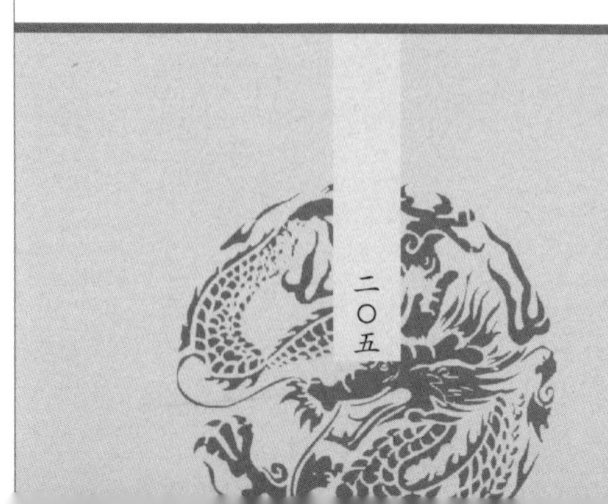

腎腧　在第十四椎下兩旁各一寸五分。

三焦腧　在第十三椎下兩旁各一寸五分。

胃腧　在第十二椎下兩旁各一寸五分。

脾腧　在第十一椎下兩旁各一寸五分。

膽腧　在第十椎下兩旁各一寸五分。

肝腧　在第九椎下兩旁各一寸五分。

膈腧　在第七椎下兩旁各一寸五分。

心腧　在第五椎下兩旁各一寸五分。

厥陰腧　在第四椎下兩旁各一寸五分。出山眺附經。

肺腧　在第三椎下挾脊相去各一寸五分。

肾腧　在第十四椎下两旁各一寸五分。

三焦腧　在第十三椎下两旁各一寸五分。

胃腧　在第十二椎下两旁各一寸五分。

脾腧　在第十一椎下两旁各一寸五分。

胆腧　在第十椎下两旁各一寸五分。

肝腧　在第九椎下两旁各一寸五分。

膈腧　在第七椎下两旁各一寸五分。

心腧　在第五椎下两旁各一寸五分。

厥阴腧　在第四椎下两旁各一寸五分，出山眺附经。

肺腧　在第三椎下挟脊相去各一寸五分。

风门　一名热府，在第二椎下两旁各一寸五分。

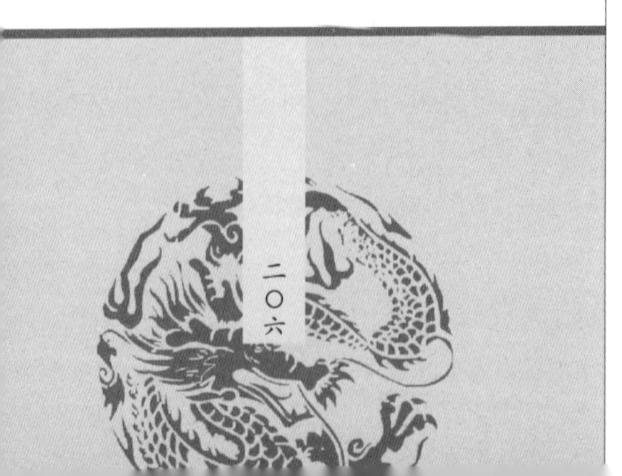

大杼　在第一椎下两旁相去各一寸五分，下同。

天柱　挟项后发际大筋外廉陷中。

玉枕　在络却后一寸五分，挟脑户旁一寸三分。

络却　一名强阳，一名脑盖，在通天后一寸五分。

通天　一名天伯，在承光后一寸五分。

承光　在五处后一寸五分。

五处　挟上星旁一寸五分。

曲差　挟神庭旁一寸五分，入发际。

攒竹　一名始光，一名光明，一名员柱，在两眉头陷中。

睛明　在目内眦五脉之会。

足太阳膀胱经病候，曰膀胱气，曰转胞症，曰小便癃闭，曰交肠。

天柱　挾項後髮際大筋外廉陷中。

玉枕　在絡却後一寸五分。挾腦戶旁一寸三分。

絡却　一名强陽。一名腦蓋。在通天後一寸五分。

通天　一名天伯在承光後一寸五分。

承光　在五處後一寸五分。

五處　挾上星旁一寸五分。

曲差　挾神庭旁一寸五分。入髮際。

攢竹　一名始光。一名光明。一名員柱。在兩眉頭陷中。

睛明　在目內眥五脈之會。

足太陽膀胱經病候。曰膀胱氣。曰轉胞症。曰小便癃閉。曰交腸。

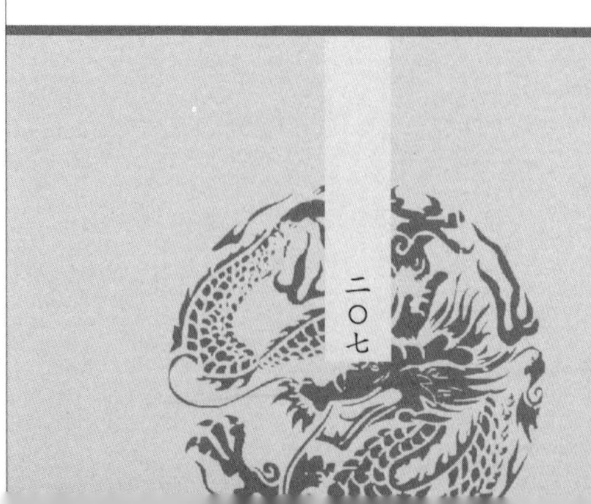

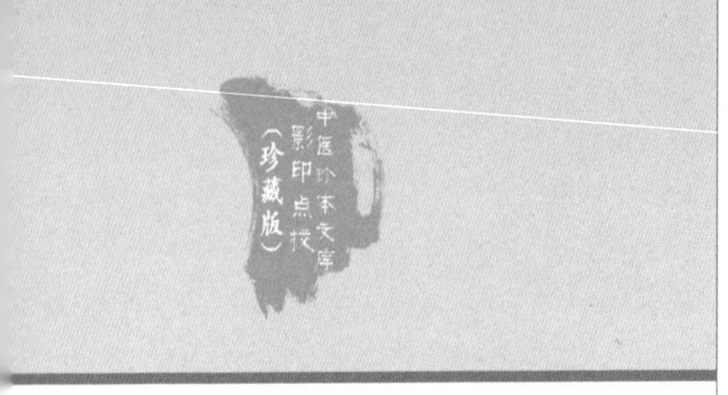

膀胱氣

膀胱氣。膀胱經病也。小腹腫痛。小便閉澀。宜五苓散加茴香葱白鹽。服藥後若小便下如墨汁。膀胱之邪去矣。邪去溲通。則痛自止。

入門云。㿗疝有四種。其一種曰水㿗。外腎腫大。如升如斗。不痛不癢。是即膀胱氣。與前說不同。錄之廣異聞。

綱目曰。小腹痛有三。肝病小腹引脅痛。小腸病小腹引睾丸腰脊痛。膀胱病小腹腫痛。不得小便。

鐵樵按。此說最允當。

轉胞症

轉胞症亦名轉脬症。其病由强忍小便而起。或尿急疾走。或忍尿入房。小腸之氣。逆而不通。大腸之氣。與之俱滯。外水不得入膀胱。內水不得出膀胱。淋瀝急

膀胱气

膀胱气，膀胱经病也。小腹肿痛，小便闭涩，宜五苓散加茴香、葱白、盐。服药后若小便下如黑汁，膀胱之邪去矣。邪去溲通，则痛自止。

《入门》云，㿗疝有四种，其一种曰水㿗，外肾肿大，如升如斗，不痛不痒，是即膀胱气，与前说不同，录之广异闻。

《纲目》曰，小腹痛有三，肝病小腹引胁痛，小肠病小腹引睾丸腰脊痛，膀胱病小腹肿痛，不得小便。

【铁樵按】此说最允当。

转胞症

转胞症亦名转脬症，其病由强忍小便而起，或尿急疾走，或忍尿入房。小肠之气，逆而不通，大肠之气，与之俱滞，外水不得入膀胱，内水不得出膀胱，淋沥急

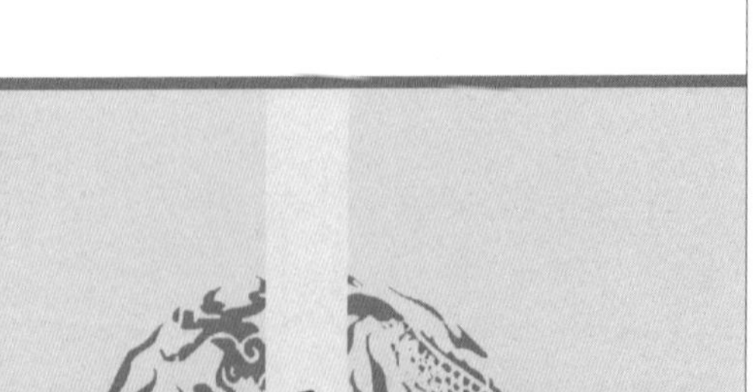

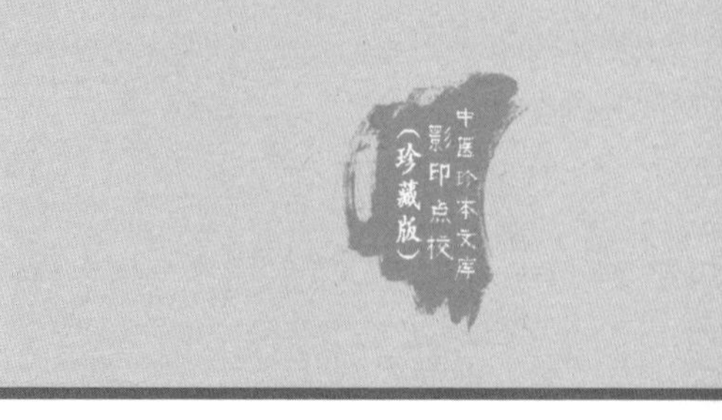

数，大便亦里急频并，似痢非痢。其甚者，因此腹胀浮肿，宜用凉药疏理小肠中热，仍与通泄大肠。迨其腹中搅痛，大便畅行，则尿脬随即归正，小便自然顺流。丹溪曰：孕妇易患转脬症，禀赋弱者，忧闷多者，性急燥（躁）者，嗜厚味者，大率有之。一孕妇患此，两手脉涩，重取则弦，此得之忧患者，以参术饮空心煎服，随以指探吐，既吐，顷之，再予一剂。次早亦然，如是八帖而安。

【铁樵按】此法甚妙，孕妇为宜，忆《儒门事亲》中亦有类似之案，吐下皆有通溲之理，随宜斟酌，不必拘泥。

既济丸　菟丝子　益智仁　苁蓉　茯苓　韭子　当归　熟地　盐黄柏　盐知母　牡蛎　萸肉　五味　面糊丸　每服三钱，治膀胱虚，溲便不禁。

葵子丸　冬葵子　赤猪苓　枳实　瞿麦　滑石　木通　黄芩

數大便亦裏急頻併似痢非痢其甚者因此腹脹浮腫宜用涼藥疏理小腸中熱。仍與通泄大腸。迨其腹中攪痛。大便暢行。則尿脬隨卽歸正。小便自然順流。丹溪曰。孕婦易患轉脬症。稟賦弱者。憂悶多者。性急燥者。嗜厚味者。大率有之。一孕婦患此。兩手脈濇。重取則弦。此得之憂患者。以參朮飲空心煎服。隨以指探吐。既吐。頃之。再予一劑。次早亦然。如是八帖而安。

鐵樵按。此法甚妙。孕婦爲宜。憶儒門事親中亦有類似之案。吐下皆有通溲之理。隨宜斟酌。不必拘泥。

既濟丸　菟絲子　益智仁　蓯蓉　茯苓　韭子　當歸　熟地　鹽黃柏　鹽知母　牡蠣　萸肉　五味　麪糊丸，每服三錢，治膀胱虛。溲便不禁。

葵子丸　冬葵子　赤豬苓　枳實　瞿麥　滑石　木通　黃芩

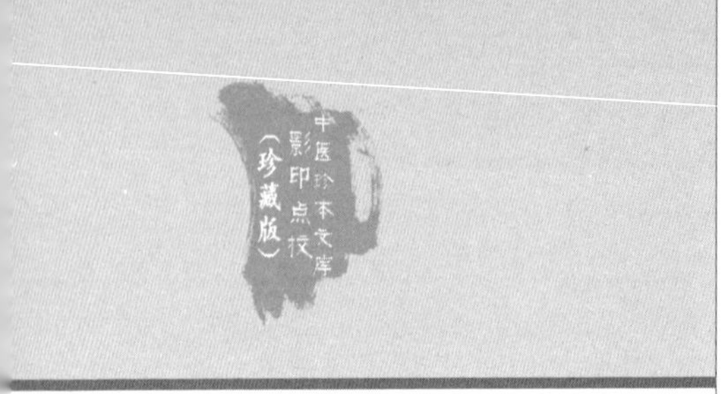

甘草　車前子　生薑　治膀胱實熱。小便不通。

小便癃閉

內經云。肝脈過陰器。病閉癃。又云。女子督脈。入繫延孔。（原注正中直孔卽溺竅）男子循莖下至篡（原注陰莖之端）病不得前後。又云。三焦下俞並太陽正脈。入絡膀胱。約下焦。實則閉癃。虛則遺溺。此皆探源之論。其治則在膀胱。故又曰膀胱州都之官。津液藏焉。氣化則出。

氣不能化。溲不得出。須考慮其他見症。非僅用一味肉桂可以濟事。例如有肺燥症者。當清金潤肺。宜紫菀麥冬、車前、丹皮、茯苓之類。有脾濕症者。當燥濕健胃。宜茯苓、半夏、蒼白朮。見腎熱症者。當滋腎。宜知母、黃柏、茯苓、通草、澤瀉。見心火熾盛。小腸不熱者。當清心宜天麥冬、黃連、犀角。若見腎虛者。宜金匱腎氣丸。

鐵樵按。以上皆言溲不通。各從其主症爲治。非今日普通所見之癃閉。今之所

甘草　车前子　生姜　治膀胱实热，小便不通。

小便癃闭

《内经》云：肝脉过阴器，病闭癃。又云：女子督脉，入系延孔（原注正中直孔即溺窍），男子循茎下至纂（原注阴茎之端），病不得前后。又云：三焦下俞并太阳正脉，入络膀胱，约下焦，实则闭癃，虚则遗溺，此皆探源之论，其治则在膀胱。故又曰：膀胱州都之官，津液藏焉，气化则出。

气不能化，溲不得出，须考虑其他见症，非仅用一味肉桂可以济事。例如有肺燥症者，当清金润肺，宜紫菀、麦冬、车前、丹皮、茯苓之类。有脾湿症者，当燥湿健胃，宜茯苓、半夏、苍白术。见肾热症者，当滋肾，宜知母、黄柏、茯苓、通草、泽泻。见心火炽盛，小肠不热者，当清心，宜天麦冬、黄连、犀角。若见肾虚者，宜金匮肾气丸。

【铁樵按】以上皆言溲不通，各从其主症为治，非今日普通所见之癃闭，今之所

謂癃閉。乃小腹膨脹。裏急殊甚。而溲不得出。此種見症。若無法通之。一兩日內可以變爲腫脹。或見痙攣。西人所謂尿中毒。亦屬致命大病。西國治法。類用皮帶塞入溺孔中通之。中國治法。寒閉者用猺桂爲主藥。熱閉者用知母黃連黃柏。外治用井底泥。或田螺麝香同搗爛。敷小腹。並效。丹溪治癃閉用吐法。可謂簡捷。古人皆謂如滴水之器。上口通則下口亦通。其實不然。貯水於管。杜其上口。下口雖開。水不下滴。此乃上壓力之作用。不能以喻人體器官。動物雖附地球以生。然是獨立的。觀食物下行。由於腸胃收束蠕動。逼之向下。不關地心吸力。即可知外界天然力不能及於軀體之內。又癆病垂死時。血凝於着褥之肌膚間。即是體工全毀。血受地心吸力而沈澱之證據。如此則知滴水器之喻爲不切事實。然吐法治癃。何以有效。鄙意此與翻胃病同理。翻胃病嘔逆。必兼便閉。即上口閉下口亦閉故也。其所以閉。因胃中過於膨脹之故。中部膨脹。則兩

谓癃闭，乃小腹膨胀，里急殊甚，而溲不得出。此种见症，若无法通之，一两日内可以变为肿胀，或见痉挛。西人所谓尿中毒，亦属致命大病，西国治法，类用皮带塞入溺孔中通之。中国治法，寒闭者用猺桂为主药，热闭者用知母、黄连、黄柏，外治用井底泥，或田螺、麝香同捣烂，敷小腹，并效。丹溪治癃闭用吐法，可谓简捷，古人皆谓如滴水之器，上口通则下口亦通。其实不然，贮水于管，杜其上口，下口虽开，水不下滴，此乃上压力之作用，不能以喻人体器官。动物虽附地球以生，然是独立的，观食物下行，由于肠胃收束蠕动，逼之向下，不关地心吸力，即可知外界天然力不能及于躯体之内。又痨病垂死时，血凝于着褥之肌肤间，即是体工全毁，血受地心吸力而沈淀之证据。如此，则知滴水器之喻为不切事实。然吐法治癃，何以有效，鄙意此与翻胃病同理，翻胃病呕逆，必兼便闭，即上口闭下口亦闭故也。其所以闭，因胃中过于膨胀之故，中部膨胀，则两

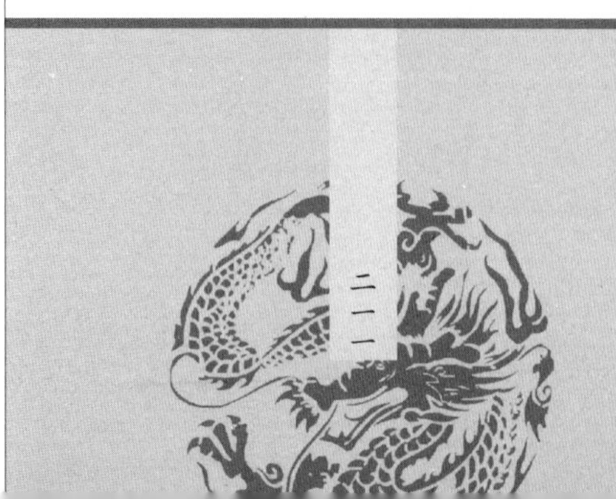

頭收束。此是筋肉弛張關係。並非上下口壓力關係。翻胃爲胃脹。窿閉爲脬脹。其事正同。惟胃之地位較高。上口閉。不能納。故進食則吐。惟雖吐。病不能止。必須大便通乃止。膀胱之地位在下。窿閉之症。溲不得出。用通溲之藥。可以愈通愈窒。以藥吐之。則反得通。此最耐人尋味者。內經謂病在上取之於下。病在下取之於上。於此得一良好證據也。

交腸

丹溪治一婦。常痛飲。忽糟粕從前竅出。溲溺從後竅出。六脈皆沈濇。與四物加海金砂、木香、檳榔、桃仁、木通而愈。此人飲酒多。氣升不降。陽極虛。又酒濕積久生熱。煎熬其血。陰液大虛。陰陽俱虛而暫時活者。因其形實。而酒中穀氣尙在故也。三月後必死。

鐵樵按。此病原理不明瞭。亦未曾見過。不敢妄議。

十二經穴病候撮要終

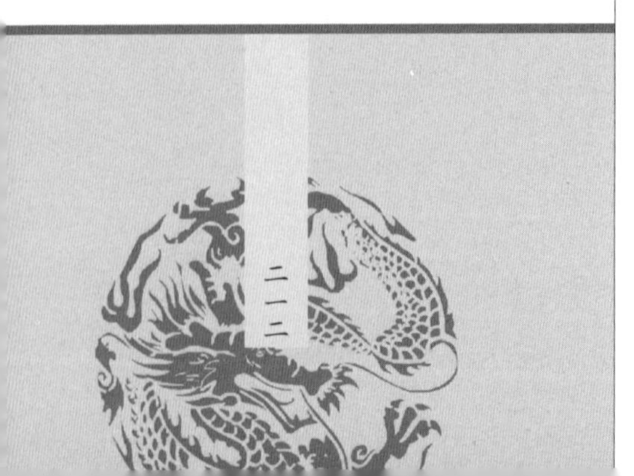

头收束，此是筋肉弛张关系，并非上下口压力关系，翻胃为胃胀，窿闭为脬胀，其事正同，惟胃之地位较高，上口闭，不能纳，故进食则吐。惟虽吐，病不能止，必须大便通乃止。膀胱之地位在下，窿闭之症，溲不得出。用通溲之药，可以愈通愈窒，以药吐之，则反得通。此最耐人寻味者。《内经》谓病在上取之于下，病在下取之于上，于此得一良好证据也。

交肠

丹溪治一妇，常痛饮，忽糟粕从前窍出，溲溺从后窍出，六脉皆沈涩，与四物加海金砂、木香、槟榔、桃仁、木通而愈。此人饮酒多，气升不降，阳极虚。又酒湿积久生热，煎熬其血，阴液大虚，阴阳俱虚而暂时活者，因其形实，而酒中谷气尚在故也，三月后必死。

【铁樵按】此病原理不明瞭，亦未曾见过，不敢妄议。

十二经穴病候撮要终

针灸医案

李长泰 著

序一

我国医学，发明最早，相传神农尝百草，黄帝作《内经》，后之言医者多宗之，故《周礼》医师，掌医之政令，谓之医官。五代有翰林医官使。宋制翰林医官院使，设正副二人。明仿儒学之制，置医官，谓之医学，分正科典科。清代尚沿其例。自海禁大开，西洋传来之医学，由解剖学、生理学、药物学、细菌学，组合而成，纯以科学方法行之。虽与我国诊治不同，要皆救世济人，以博爱为宗旨则一也。我沧李书春先生，赋性恬静，和蔼近人，讲求医学，饶有心得。前在唐山启新灰厂，充当医官，活人无算。旋沧后，施医疗病，无间寒暑，尤善针法。遇有危险奇难等症，施以针灸，立可起死回生。且对人最和善，每值病家延请，夜则振衣而起，昼则徒步而行，毫无推托迟延之习，其天性使然也。生平酷好记载，凡经历大小诸症，

序一

我國醫學。發明最早。相傳神農嘗百草。黃帝作內經。後之言醫者多宗之。故周禮醫師。掌醫之政令。謂之醫官。五代有翰林醫官使。宋制翰林醫官院使。設正副二人。明仿儒學之制。置醫官。謂之醫學。分正科典科。清代尚沿其例。自海禁大開。西洋傳來之醫學。由解剖學。生理學。藥物學。細菌學。組合而成。純以科學方法行之。雖與我國診治不同。要皆救世濟人。以博愛爲宗旨則一也。我滄李書春先生。賦性恬靜。和藹近人。講求醫學。饒有心得。前在唐山啓新灰廠。充當醫官。活人無算。旋滄後。施醫療病。無間寒暑。尤善鍼法。遇有危險奇難等症。施以鍼灸。立可起死回生。且對人最和善。每值病家延請。夜則振衣而起。晝則徒步而行。毫無推託遲延之習。其天性使然也。生平酷好記載。凡經歷大小諸症。

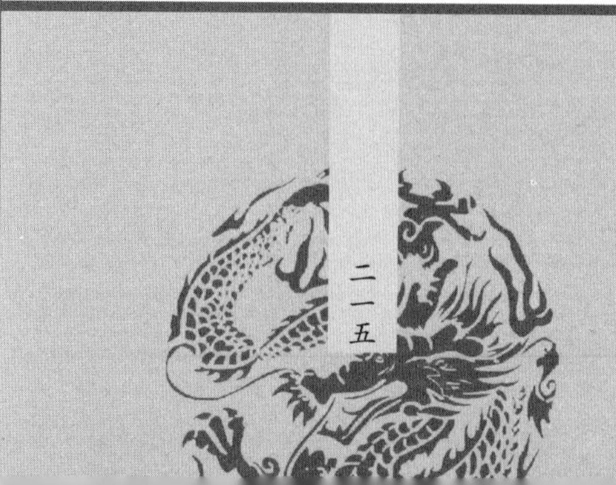

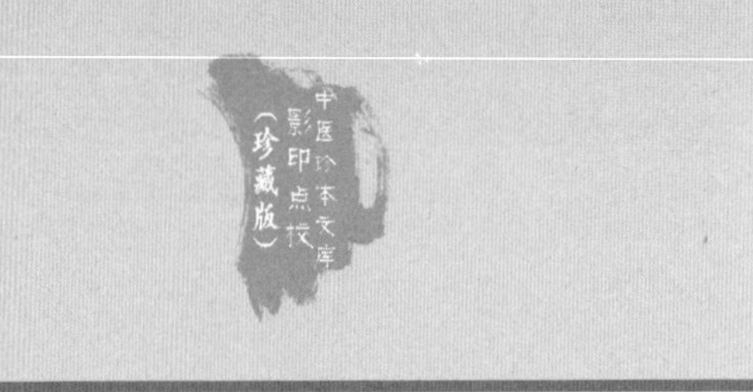

配合各種藥方。彙集成册。定名鍼灸醫案。用備遺忘。不願出而問世。茲由馮君席臣。諸公發起在缸市街王君寶華宅內。設立滄縣鍼藥學校。受業者極廣。遂經王君寶華議印先生之記載。以廣流傳。一致贊成。故斯書之內容。既可作經驗良方。又得李先生隨時指導。俾得眞傳。則醫學昌明。與西醫並行不悖。洵濟世之寶筏。民衆之福星也。余不敏。爰敘其顚末。以誌欽仰。

民國二十五年夏歷丙子正月同里姜華韻笙拜序

序二

夫醫者濟人生命之術也。參術不精。不足以濟人。術精矣。而無濟人之心。又奚足重。渤海李公書春。慈心於物之士也。行方智圓。薪傳有素。本其針灸脈藥之

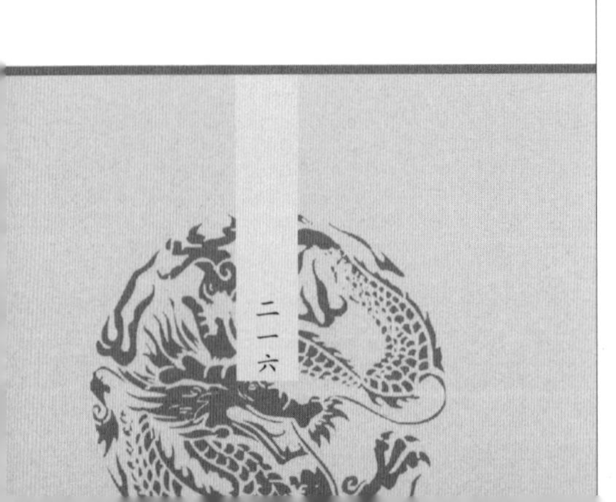

配合各种药方，汇集成册，定名《针灸医案》，用备遗忘，不愿出而问世。兹由冯君席臣，诸公发起在缸市街王君市街王君宝华宅内，设立沧县针药学校，受业者极广。遂经王君宝华议印先生之记载，以广流传，一致赞成。故斯书之内容，既可作经验良方，又得李先生随时指导，俾得真传，则医学昌明。与西医并行不悖，洵济世之宝筏，民众之福星也。余不敏，爰叙其颠末，以志钦仰。

民国二十五年夏历丙子正月同里姜华韵笙拜序

序二

夫医者济人生命之术也，参术不精，不足以济人。术精矣，而无济人之心，又奚足重，渤海李公书春，慈心于物之士也，行方智圆，薪传有素，本其针灸脉药之学，精心毅力，随时济人。邑之贫者，并药资而助之，力矫世俗酬应之习，已行之

有年矣。且医之难者，莫难于临症。李公施术，缘其认证确，故某也宜针，某也宜药，无不应手奏效。往往于人之不能治者而力挽回之，邑人敬爱之余，请将先生平日所历疑难脉案，择要付诸梨枣。谅此书一出，后之学者，将有所模范，又岂仅行一时济人之术哉？信观摩久而知之切，特赘数语，以志景仰之思云。

民国十三年甲子秋八月古燕后学沈志信敬序

序三

尝考天下至仁之心，未有出于医右者，是故神农忧民疾而尝百药，黄帝忧民疾以作《内经》，岐伯作针灸，雷公炮药性，伊尹作汤剂。古之圣人，用心之苦，忧民之痛，可谓极矣。愚有志习学医药，而心中尤慕针灸，缘长见药饵之不能治疗者，一施针灸，立奏奇效。即药饵之能治者，亦不如针灸之捷。后世医家，惰于研

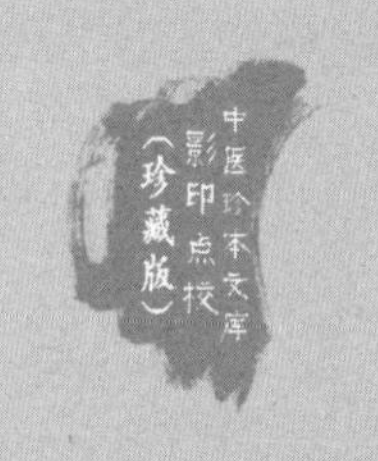

有年矣且醫之難者莫難於臨症李公施術緣其認證確故某也宜針某也宜藥無不應手奏效往往於人之不能治者而力挽回之邑人敬愛之餘請將先生平日所歷疑難脈案擇要付諸梨棗諒此書一出後之學者將有所模範又豈僅行一時濟人之術哉信觀摩久而知之切特贅數語以誌景仰之思云

民國十三年甲子秋八月古燕後學沈志信敬序

序三

嘗攷天下至仁之心未有出於醫右者是故神農憂民疾而嘗百藥黃帝憂民疾以作內經岐伯作針灸雷公炮藥性伊尹作湯劑古之聖人用心之苦憂民之痛可謂極矣愚有志習學醫藥而心中尤慕針灸緣長見藥餌之不能治療者一施針灸立奏奇效卽藥餌之能治者亦不如針灸之捷後世醫家惰於研

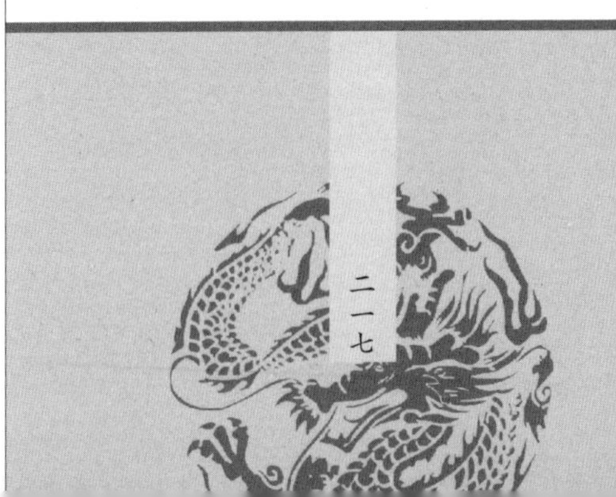

究。不知針灸之玄妙。妄言針灸不及藥餌。以致良術失傳。使有志習學者。苦無精於針灸之人爲憾。良可嘆也。昔年天瘟流行。藥家束手。余獨見李公針法精通。滄邑城鄉市鎮之得其起死回生者比比皆是。足徵李公得有眞傳也。然對於病家多不索謝。尤爲人所欽佩。余慕其術。復慕其品。因就學焉。今已略有所得。治症亦每奏效。庶不負李公指引之心。今李公將治療各症。擇要彙編。並令余將所治療各症。略擇一二。以贅篇末。余素無學識。雖習醫二十餘年。未有知者。民國十一年。滄縣時疫傳染。速而且廣。醫治稍遲。即行斃命。余鑒於此。始應親友延請。何敢自矜。惟師命是從。義不容辭。責無旁貸。故借此以補末篇之空白而已。滄縣兩等小學校校長朱壽山題

究，不知针灸之玄妙，妄言针灸不及药饵，以致良术失传，使有志习学者，苦无精于针灸之人为憾，良可叹也。昔年天瘟流行，药家束手。余独见李公针法精通，沧邑城乡市镇之得其起死回生者比比皆是，足征李公得有真传也。然对于病家多不索谢，尤为人所钦佩。余慕其术，复慕其品，因就学焉，今已略有所得，治症亦每奏效，庶不负李公指引之心。今李公将治疗各症，择要汇编，并令余将所治疗各症，略择一二，以赘篇末。余素无学识，虽习医二十余年，未有知者，民国十一年，沧县时疫传染，速而且广，医治稍迟，即行毙命。余鉴于此，始应亲友延请，何敢自矜，惟师命是从，义不容辞，责无旁贷。故借此以补末篇之空白而已。

沧县两等小学校校长朱寿山题

溯自上古之世，智化未开，只有祝由一科，迨至神农帝出，因庶民有疾，辄即束手待毙，乃尝百草以医民之疾苦，而医道兴焉。然医道虽兴，尚未完善，复有黄帝继之作《内经》，岐伯定砭针，雷公制百药，自是医道方始完备。迨后各代明医辈出，其立论各有所长短，非若先圣之精，然终不失先圣忧国忧民之大义。近日之医，殊异于昔，胸无三尺之学，辄以明医自居，或泥于一方，或固执书理。甚或有无识之辈，临症不辨虚实，用药不择寒温，用针不明补泻，施以霸术，以求天倖。病家身体强壮者，幸而获愈，则自矜其功，不绝于口。其病症与治法相背者，药一入口，针方及穴，旋即毙命，则归咎于天命，非人力所可挽回。似此类者，不胜枚举，不特有失古圣立医之宗旨，亦为天下之罪人也。愚自廿一岁从张公学针，廿四岁从贾公学药，张公为我沧邑最精于针者也，贾公为我沧邑最精于药者也。愚得二公指引，复蒙尹公修饰，又自加深究，遇有善于针药者，则

溯自上古之世智化未開只有祝由一科迨至神農帝出因庶民有疾輒即束手待斃乃嘗百草以醫民之疾苦而醫道興焉然醫道雖興尚未完善復有黃帝繼之作內經岐伯定砭針雷公製百藥自是醫道方始完備迨後各代明醫輩出其立論各有所長短非若先聖之精然終不失先聖憂國憂民之大義近日之醫殊異於昔胸無三尺之學輒以明醫自居或泥於一方或固執書理甚或有無識之輩臨症不辨虛實用藥不擇寒溫用針不明補瀉施以霸術以求天倖病家身體强壯者幸而獲愈則自矜其功不絕於口其病症與治法相背者藥一入口針方及穴旋即斃命則歸咎於天命非人力所可挽回似此類者不勝枚舉不特有失古聖立醫之宗旨亦爲天下之罪人也愚自廿一歲從張公學針廿四歲從賈公學藥張公爲我滄邑最精於針者也賈公爲我滄邑最精於藥者也愚得二公指引復蒙尹公修飾又自加深究遇有善於針藥者則

鍼灸醫案　序　五

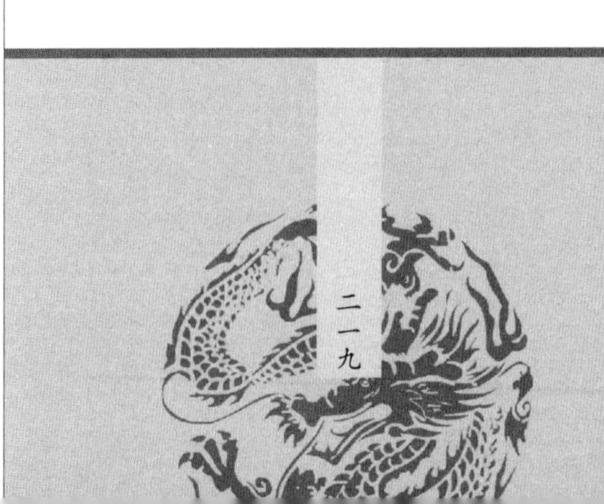

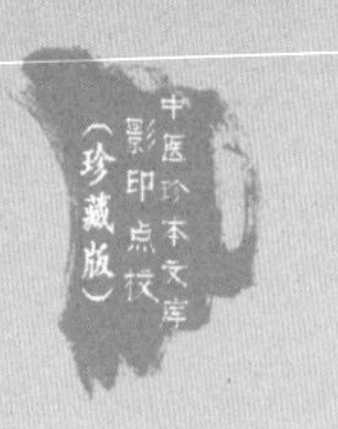

以師禮事之。自此心中略有所得。然每一臨症。無不謹愼萬分。深恐差之毫末。追悔莫及。以誤生命。而喪名譽。今愚年屆花甲。數十年來。所治各症。幸無顚險。今將數十年治療各症中。擇其要者註出。以備參攷。愚本無才。何敢自矜。但願海內同仁有以教之而已。李書春自序。

以师礼事之，自此心中略有所得。然每一临症，无不谨慎万分，深恐差之毫末，追悔莫及，以误生命，而丧名誉。今愚年届花甲，数十年来，所治各症，幸无颠险，今将数十年治疗各症中，择其要者注出，以备参考。愚本无才，何敢自矜，但愿海内同仁有以教之而已。

李书春自序

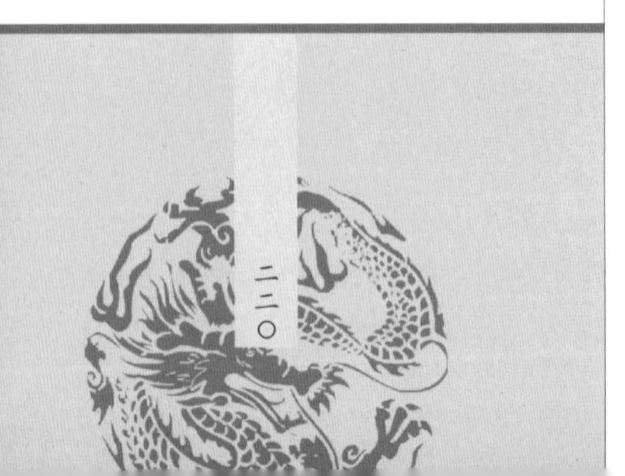

凡例

一、此编共分四册，一二册均系删存数十年内，经手疑难验案，其寻常者概从割爱。三册讲明针法并针治，某症应用某穴，纯系亲手经验，非抄录者可比。后附百数十穴名，某穴治某症，将其特点说明。四册屡试不爽之药方，均系自拟，并非成方，后附选择药品，各药品下注明最著最要之点。

一、人异而症案同者取其一，余皆删除，以省篇幅。

一、案中全取成方者，则但注明用某方，内有用古方加减者，则注明某方加减之，或将该方注明，有杂取而无成方者，则云某某等药，并分量各若干。如病重非轻剂所能奏效者，则注明大剂。某某药各分量若干等类，皆实事求是，无丝毫欺诈。庶即不知医理者，如遇合症，即可照方采用。

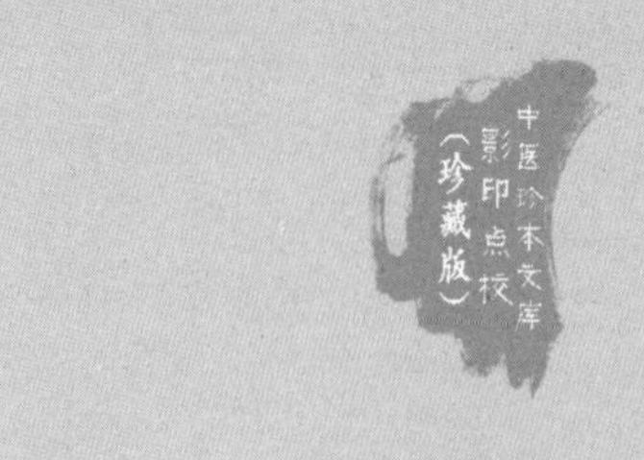

凡例

一此編共分四冊。一二冊均係刪存數十年內。經手疑難驗案。其尋常者概從割愛。三冊講明針法並針治。某症應用某穴。純係親手經驗。非抄錄者可比。後附百數十穴名。某穴治某症。將其特點說明。四冊屢試不爽之藥方。均係自擬。並非成方。後附選擇藥品。各藥品下註明最著最要之點。

一人異而症案同者取其一。餘皆刪除。以省篇幅。

一案中全取成方者。則但註明用某方。內有用古方加減者。則註明某方加減之。或將該方註明。有雜取而無成方者。則云某某等藥。並分量各若干。如病重非輕劑所能奏效者。則註明大劑。某某藥各分量若干等類。皆實事求是。無絲毫欺詐。庶即不知醫理者。如遇合症。即可照方採用。

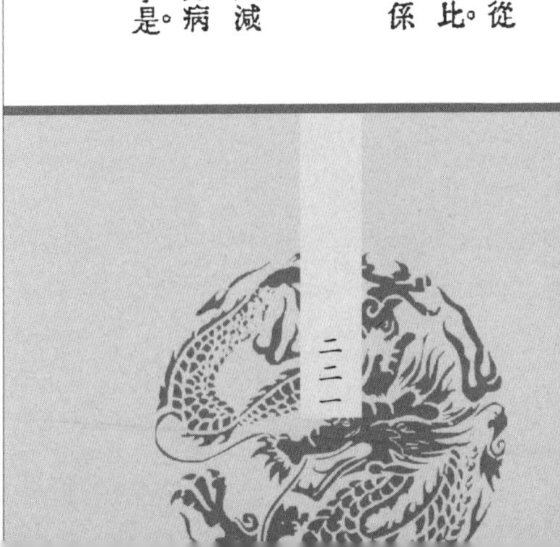

一此編經同人慫恿付印。不敢自矜一得。其中容有疵謬支離之處。敬俟高明正之。

鍼灸醫案目錄

上編
醫案五十則
下編
用針各法
用灸各法
針刺各種雜症法
附編
藥治各種雜症方
花柳症治法
外科灼丹法
藥品選擇

一、此编经同人怂恿付印，不敢自矜一得，其中容有疵谬支离之处，敬俟高明正之。

针灸医案目录

上编
医案五十则
下编
用针各法
用灸各法
针刺各种杂症法
针穴选择
附编
药治各种杂症方
花柳症治法
外科灼丹法
药品选择

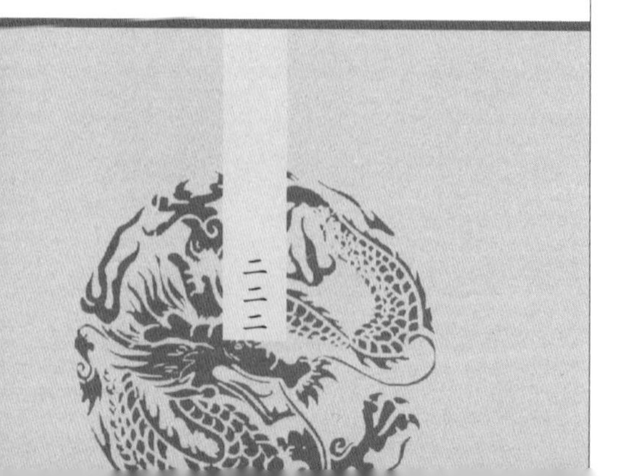

针灸医案上编

李书春著

朱寿山参订

一

前清光绪二十二年秋月，有青县何辛庄何某之婶母，得疾甚重，两手之脉三日夜不见。先延李墨泉先生诊治，李见脉无，不能立方。乃云：吾有医友李书春先生，住沧州菜市口，针法甚精，可速去请，如不来时，即云墨泉敬候。余至病家，乃取：

合谷两穴　尺泽两穴　三里两穴　针行十余分钟。

其脉微动，又行有十余分钟，两手之脉俱全，因之按症服药，竟获痊愈。

【**按**】以上六穴即提脉针也。

鍼灸醫案上編

李書春著　朱壽山參訂

一

前清光緒二十二年秋月。有青縣何辛莊何某之嬸母。得疾甚重。兩手之脈三日夜不見。先延李墨泉先生診治。李見脈無。不能立方。乃云吾有醫友李書春先生。住滄州菜市口。針法甚精。可速去請。如不來時。即云墨泉敬候。余至病家。乃取

合谷兩穴　尺澤兩穴　三里兩穴　針行十餘分鐘。

其脈微動。又行有十餘分鐘。兩手之脈俱全。因之按症服藥。竟獲痊癒。

按以上六穴即提脈針也。

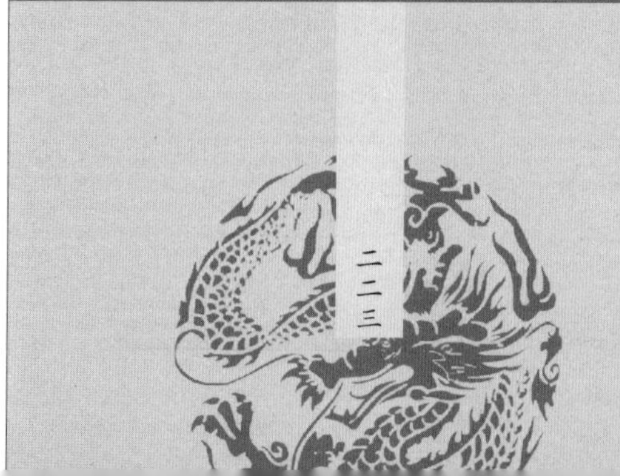

二

滄縣張筱雲之長女。乃肅寧縣劉殿撰春霖之夫人。正月間由京囘滄省親。至家頭疼如破。延余診治。余切其脈浮緩而遲。此乃經血素不調和。在路復受風邪。經氣因而上沖所致。乃先刺

太陽兩穴　出血以散其風邪。次取

上星　百會其疼立止。繼取

足三里兩穴　三陰交兩穴　以調和其氣血。針行有一句鐘。氣順血和風散其病如失。

三

前清光緒二十一年六月間。余在滄縣河岸閒遊。見一乞丐。頭向河中匍匐而行。余怪而問之。伊云。身在異域。偶得重病。乏資診治。諒難再活。投入水中。以免

二

沧县张筱云之长女，乃肃宁县刘殿撰春霖之夫人，正月间由京回沧省亲，至家头疼如破，延余诊治。余切其脉浮缓而迟，此乃经血素不调和，在路复受风邪，经气因而上冲所致，乃先刺：

太阳两穴　出血以散其风邪，次取：

上星　百会，其疼立止，继取：

足三里两穴　三阴交两穴　以调和其气血，针行有一句钟，气顺血和，风散，其病如失。

三

前清光绪二十一年六月间，余在沧县河岸闲游，见一乞丐，头向河中匍匐而行。余怪而问之。伊云：身在异域，偶得重病，乏资诊治，谅难再活，投入水中，以免

身葬鱼腹。余闻之，心甚不忍，与之诊治，切其脉沉而迟，两手关脉俱无，此乃寒气停结，食水积滞不散，以致心胸急疼，乃与之取：

上脘一寸　中脘寸半　下脘二寸　三里三寸

针行有一句钟，其症止病失，余囊中有钱数百尽赠之。其人临行时，问余姓氏，乃明告之。逾年数，余因事赴泊镇，彼时尚无铁路，雇一轿车代步，方泊镇北面停车，忽来一人问余何往？余云：新至此，拟住秦家店。其人听毕，抢背行李其行如飞。余在后尾随之。不多时，遂至秦家店内。该人方将行李与余，余意其为劳动界中人，持钱与之，不顾乃去。少时又同两人来，一人手托肉一盘，一人手持酒一瓶，又带铜钱两串，交与店主，并云，所到李客之房金，先交汝钱两串，后再结算，说毕，伊将酒肉赠余。余云：素不相识，不敢相扰。伊云：公系沧州李先生否？余曰：是。伊遂云：昔日吾在沧运河岸上，一贫如洗，身得重病，奄奄待毙，荷蒙治好，

身葬魚腹余聞之心甚不忍與之診治切其脈沉而遲兩手關脈俱無此乃寒氣停結食水積滯不散以致心胸急疼乃與之取

上脘一寸　中脘寸半　下脘二寸　三里三寸　針行有一句鐘其症止病失余囊中有錢數百盡贈之其人臨行時問余姓氏乃明告之逾年數余因事赴泊鎮彼時尚無鐵路僱一轎車代步方泊鎮北面停車忽來一人問余何往余云新至此擬住秦家店其人聽畢搶背行李其行如飛余在後尾隨之不多時遂至秦家店內該人方將行李與余余意其爲勞動界中人持錢與之不顧乃去少時又同兩人來一人手托肉一盤一人手持酒一瓶又帶銅錢兩串交與店主併云所到李客之房金先交汝錢兩串後再結算說畢伊將酒肉贈余余云素不相識不敢相擾伊云公係滄州李先生否余曰是伊遂云昔日吾在滄運河岸上一貧如洗身得重病奄奄待斃荷蒙治好

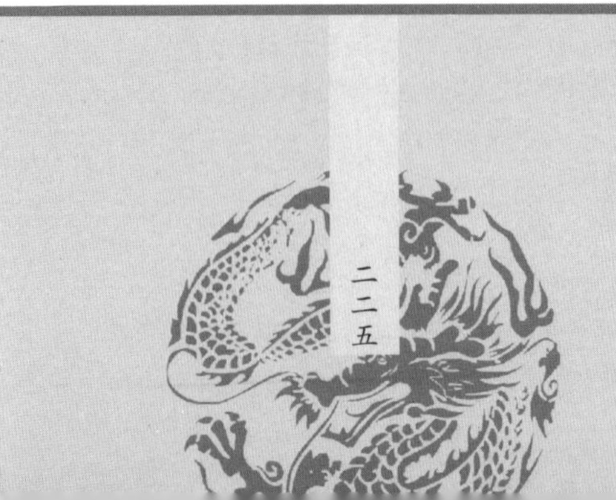

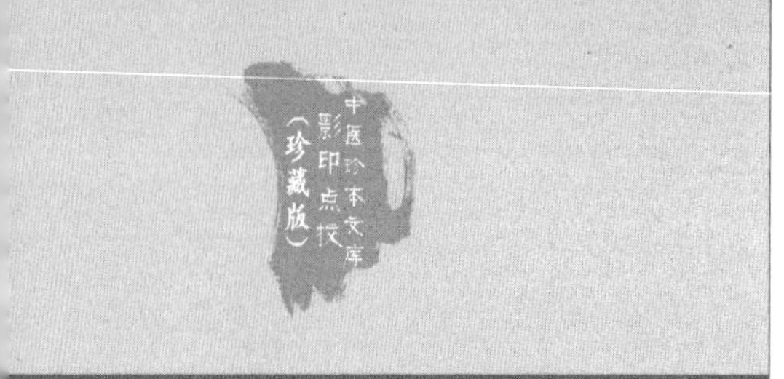

復贈川資。得反故土。乃有今日。再造之恩。何逾於此。每思大恩。即向北叩祝。天緣相遇。略表吾心。何云不識。余見其意眞誠。乃受之。嗚呼。一最貧窮之人。圖報如此。所以爲醫生者。但以仁慈存心。不可論其貧賤富貴也。

四

前清光緒十八年。有滄州蔡家胡同內李慶元者。年五十四歲。得中風之症。延余診治。余見其牙關緊閉。兩目不睜。痰喘難佈。沉睡不省人事。面色紅赤。此風火上蒸故也。乃取

人中　合谷　內關　曲池　百會　風府　三里

針行至半句鐘。其口開目睜。云渴。乃進白水一碗。病去八九。復立一方。

生地四錢　赤芍三錢　秦艽三錢　結紅二錢　木通二錢　川貝三錢

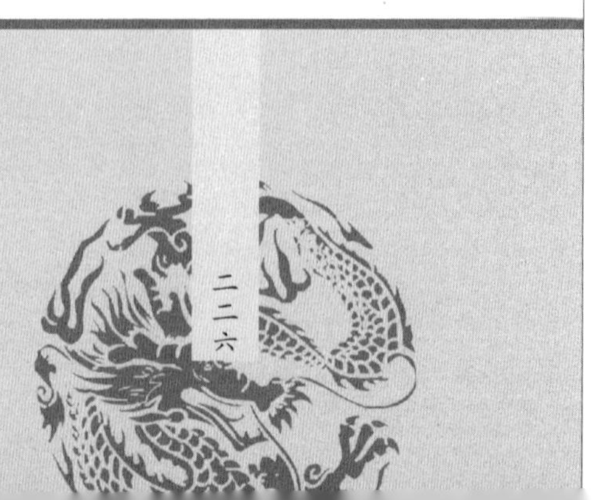

复赠川资，得反故土，乃有今日。再造之恩，何逾于此。每思大恩，即向北叩祝，天缘相遇，略表吾心，何云不识。余见其意真诚，乃受之。呜呼！一最贫穷之人，图报如此。所以为医生者，但以仁慈存心，不可论其贫贱富贵也。

四

前清光绪十八年，有沧州蔡家胡同内李庆元者，年五十四岁，得中风之症，延余诊治。余见其牙关紧闭，两目不睁，痰喘难布，沉睡不省人事，面色红赤，此风火上蒸故也。乃取：

人中　合谷　内关　曲池　百会　风府　三里

针行至半句钟，其口开目睁，云渴。乃进白水一碗，病去八九。复立一方：

生地四钱　赤芍三钱　秦艽三钱　结（桔）红二钱　木通二钱　川贝三钱　薄荷一钱　丹皮三钱　防风二钱　乌药二钱　木香钱半　川朴二钱

白芷二钱　甘草一钱　竹叶引，煎服，服下病失。

【**按**】此病之得，先因气血亏损，痰火蒸炽于内，复为风邪侵于外，内外相攻，乃有是症。故治之以活血散风，化痰清热为主。

五

前清光绪廿年秋月，有沧县德源号刘姓，乃余堂姊家，其大儿妇赵氏，得时令症，延余。余适赴侯氏家，伊转至侯家延求，余方至刘氏门前时，见有人焚化纸轿。余云：病即已难救，不必再入内诊视。病家云：病虽十分沉重，但尚有微息，强令余入。见病人仰卧床上，眼睛已定，微有气息。病人内兄云，无论如何，亦祈设法解救。余不得已先针：

十二井出血，次取：

鸠尾　内关　尺泽　合谷　三里　解溪

针行有半句钟，气渐转。又半句钟，其体温，脉有，遂愈。

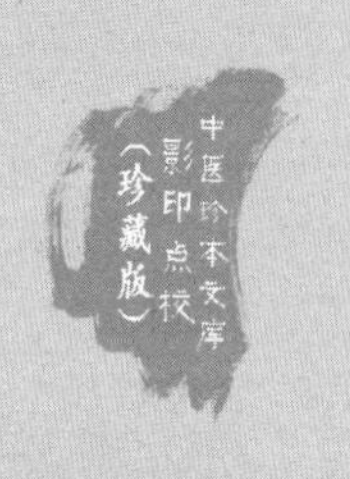

白芷二錢　甘草一錢　竹葉引煎服　服下病失

按此病之得。先因氣血虧損。痰火蒸熾於內。復爲風邪侵於外。內外相攻。乃有是症。故治之以活血散風化痰清熱爲主。

五

前清光緒廿年秋月。有滄縣德源號劉姓。乃余堂姊家。其大兒婦趙氏。得時令症延余。余適赴侯氏家。伊轉至侯家延求。余方至劉氏門前時。見有人焚化紙轎。余云。病即已難救。不必再入內診視。病家云。病雖十分沉重。但尚有微息。强令余入。見病人仰臥床上。眼睛已定。微有氣息。病人內兄云。無論如何。亦祈設法解救。余不得已先針

十二井出血次取　鳩尾　內關　尺澤　合谷　三里　解谿　針行有半句鐘氣漸轉。又半句鐘其體溫。脈有遂癒。

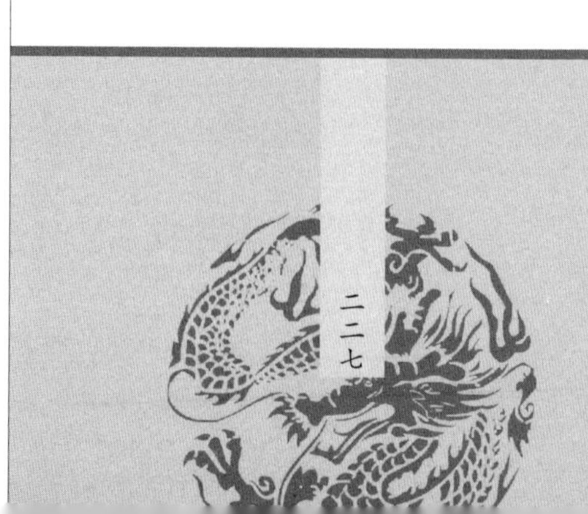

六

前清光緒十九年。有滄縣菜市口。李萬春得急心疼症。十分危險。延余診治。切其脈斷絕。彼時服藥不能下咽。乃與之取

上脘 中脘 下脘 天樞 氣海 三里。

又刺十二井出血。少時脈有。復立一方。服之卽癒。

香附四錢 良薑三錢 枳實三錢 砂仁二錢 木香二錢 蘇子三錢 靑皮三錢 川朴三錢 甘草一錢

艾葉引煎服。

按此症之得。因氣逆不順。結滯心胸。復受寒邪。或先有胃寒之症故也。主治以開胸順氣。煖脾胃爲主。

七

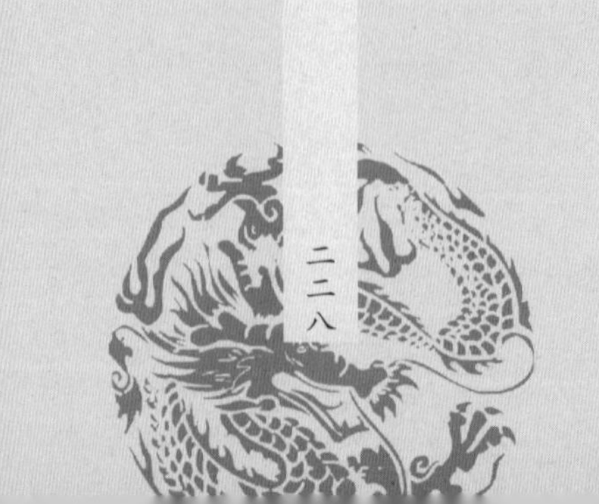

六

前清光绪十九年，有沧县菜市口，李万春得急心疼症，十分危险，延余诊治。切其脉断绝，彼时服药不能下咽，乃与之取：

上脘　中脘　下脘　天枢　气海　三里

又刺十二井出血，少时脉有。复立一方，服之即愈。

香附四钱　良姜三钱　枳实三钱　砂仁二钱　木香二钱　苏子三钱　青皮三钱　川朴三钱　甘草一钱

艾叶引煎服。

【按】此症之得，因气逆不顺，结滞心胸，复受寒邪，或先有胃寒之症故也。主治以开胸顺气，暖脾胃为主。

七

前清光绪十八年，有沧州魏家坟孙长庆者，受断肠痧症，十分危急。余至，乃刺：

十二井　委中　尺泽　出血

次取：

合谷　尺泽　内关　中脘　下脘　气海　天枢　三里　解溪

针行约半句钟，病渐减。适某医师徒后来，见余用针，遂生忌心，遽云：若吾两人用针，不过三穴，立见奇效，何必十数针。余闻之，随将针起下。余云：初学无术，请贵师徒妙手救命。伊二人连刺十余针，病反增剧。病人云：急与我起针，不然我命必丧汝二人之手矣！病人转恳于余。余自言自语曰：医本仁慈之道，不可因小节致误生命，及复刺前穴及舌下金津、玉液出血，乃愈。

【**按**】此症最难辨别，肚腹急疼吐泻，刺其委中出黑血者为痧，出红血者为结，不吐泻者为气结，上吐下泻者为寒火凝结，单吐者为火结，单泻者为寒结。

前清光緒十八年有滄州魏家墳孫長慶者受斷腸痧症十分危急余至乃刺

十二井　委中　尺澤　　出血。次取

合谷　尺澤　內關　中脘　下脘　氣海　天樞　三里　解谿。針行約半句鐘。病漸減。適某醫師徒後來。見余用針。遂生忌心。遽云。若吾兩人用針。不過三穴。立見奇效。何必十數針。余聞之。隨將針起下。余云。余初學無術。請貴師徒妙手救命。伊二人連刺十餘針。病反增劇。病人云。急與我起針。不然我命必喪汝二人之手矣。病人轉懇於余。余自言自語曰。醫本仁慈之道。不可因小節致悞生命。及復刺前穴及

舌下金津　玉液出血乃癒。

按此症最難辨別。肚腹急疼吐瀉。刺其委中出黑血者爲痧。出紅血者爲結。不吐瀉者爲氣結。上吐下瀉者爲寒火凝結。單吐者爲火結。單瀉者爲寒結。

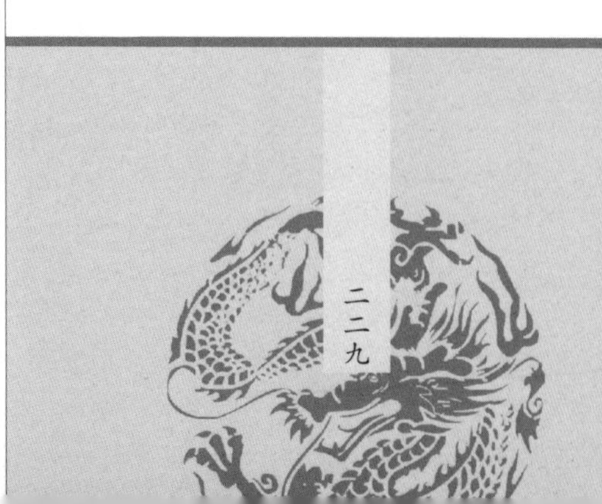

又有腹疼吐瀉。手足抽筋。聲啞無音。眼上吊有冷汗。爲陰中代痧。身無黑色汗溫者。爲陽中代痧。吐出者色紅。瀉出者亦紅。名斷腸痧。凡遇此等症者。願詳察焉。

八

前清光緒廿六年。津門失守。有戶部街李公燕林。乃余家世交。其兄與姪率眷。由運河乘船南下來滄。寄住避難。其夫人因被風濕所侵。腹痛氣喘。腹脹如鼓。四肢浮腫。彼時燕翁尚未至。其兄與姪新行至滄。舉目無親。適值大亂之時。無處延醫。相商與余。余云請勿憂愁。此症不妨。乃用針三次病癒。

一次取　合谷　曲池　中脘　建里　三里　復留

二次取　建里　水分　氣海　復留　三里　陰陵泉　期門

又有腹疼吐泻，手足抽筋，声哑无音，眼上吊有冷汗，为阴中代痧。身无黑色汗温者，为阳中代痧。吐出者色红，泻出者亦红，名断肠痧。凡遇此等症者，愿详察焉。

八

前清光绪廿六年，津门失守，有户部街李公燕林，乃余家世交，其兄与侄率眷，由运河乘船南下来沧，寄住避难。其夫人因被风湿所侵，腹痛气喘，腹胀如鼓，四肢浮肿。彼时燕翁尚未至，其兄与侄新行至沧，举目无亲，适值大乱之时，无处延医，相商与余。余云：请勿忧愁，此症不妨，乃用针三次病愈。

一次取　合谷　曲池　中脘　建里　三里　复留

二次取　建里　水分　气海　复留　三里　阴陵泉　期门

三次取　中脘　下脘　气海　天枢　期门　三阴交　三里

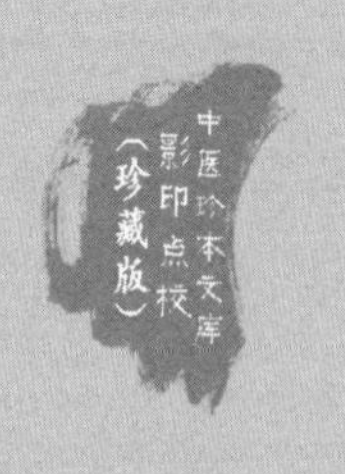

九

前清光绪廿一年，有沧州季家屯，韩寿彭之女，于三月间得急症，不吐不泻，腹痛难禁，延李墨泉先生服药不效。此时病至十分危急，延余。余在腹上针至六穴痛止，旋又反覆如故。余急将针起下，详审其症，见病人喜覆卧，不喜仰卧，四肢屈而不伸，腰湾（弯）如弓。余昔曾闻师云，此症名黑痧症，又名母猪翻，系感受风寒潮湿所致。凡得此症者，其谷道内深至一寸余，必有紫泡，用针挑破出血即愈。今见此症颇类黑痧症，乃出病室，嘱其母及使女如法治之，果见紫泡五六个，刺破之，疼立止。复延余入病室，余又在其

鼻尖出血　手十宣出血　舌下出血　委中出血　病去大半，复立一方服后全痊。

藿香四钱　木香二钱　沉香二钱　肉桂一钱半　砂仁一钱半

九

前清光緒廿一年。有滄州季家屯。韓壽彭之女。於三月間得急症。不吐不瀉。腹痛難禁。延李墨泉先生服藥不效。此時病至十分危急。延余。余在腹上針至六穴痛止。旋又反覆如故。余急將針起下。詳審其症。見病人喜覆臥。不喜仰臥。四肢屈而不伸。腰灣如弓。余昔曾聞師云。此症名黑痧症。又名母猪翻。係感受風寒潮濕所致。凡得此症者。其穀道內深至一寸餘。必有紫泡。用針挑破出血即愈。今見此症頗類黑痧症。乃出病室。囑其母及使女如法治之。果見紫泡五六個。刺破之疼立止。復延余入病室。余又在其

鼻尖出血　手十宣出血　舌下出血　委中出血　病去大半。復立一方服後全痊。

藿香四錢　木香二錢　沉香二錢　肉桂一錢半　砂仁一錢半

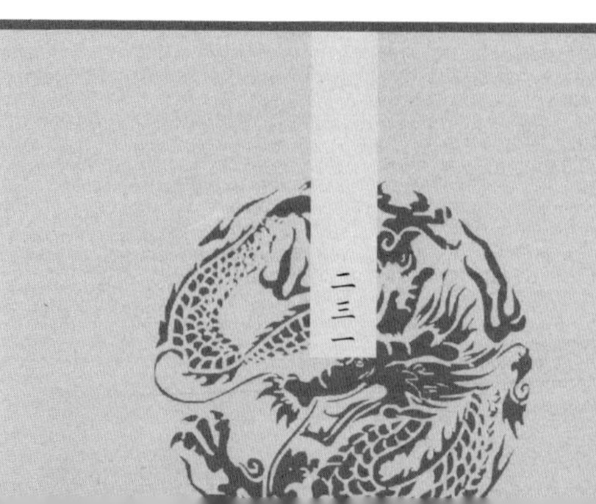

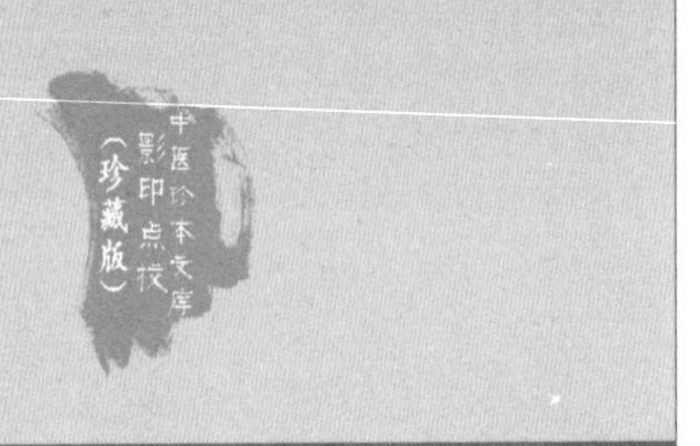

蘇葉錢 川朴二錢 蒼朮二錢

益元散三錢 同煎服。

十

滄縣菜市口劉玉廷之母。年七十一歲。十月間受攤瘓症。延余診治。余切其脈。浮大無力。舌直不能言。四肢不能移動。此係氣血先虧。復感風邪所致。乃與之立數方服後痊癒。

第一方 當歸三錢 紫蘇二錢 川朴二錢 香附三錢 木通一錢 丹皮二錢 烏藥錢半 防風三錢 羌活二錢 白芷錢半 生地二錢 木香一錢 貝母錢半 川芎二錢 木瓜三錢 甘草一錢 水煎服。

第二方 當歸三錢 蘇子二錢 香附三錢 杭芍二錢 麥冬三錢 木通一錢 防風三錢 丹皮三錢 烏藥二錢 川貝一錢 川芎二錢

苏叶钱 川朴二钱 苍术二钱 益元散三钱 同煎服。

十

沧县菜市口刘玉廷之母，年七十一岁，十月间受瘫痪症，延余诊治。余切其脉，浮大无力，舌直不能言，四肢不能移动，此系气血先亏，复感风邪所致，乃与之立数方，服后痊愈。

第一方 当归三钱 紫苏二钱 川朴二钱 香附三钱 木通一钱 丹皮二钱 乌药钱半 防风三钱 羌活二钱 白芷钱半 生地二钱 木香一钱 贝母钱半 川芎二钱 木瓜三钱 甘草一钱 水煎服。

第二方 当归三钱 苏子二钱 香附三钱 杭芍二钱 麦冬三钱 木通一钱 防风三钱 丹皮三钱 乌药二钱 川贝一钱 川芎二钱

木瓜三钱　木香一钱　秦艽三钱　红花五分　白芷二钱　甘草一钱　水煎服。

第三方　香附三钱　川芎二钱　当归二钱　木瓜三钱　乌药二钱半　川贝一钱　秦艽三钱　丹皮三钱　木香一钱　麦冬二钱　防风三钱　白芷二钱　薄荷一钱　红花五分　苏子三钱　牛膝二钱　杭芍一钱　木通一钱　水煎服。

第四方　当归三钱　熟地二钱　乌药二钱　秦艽三钱　丹皮三钱　防风二钱　白芷二钱　麦冬三钱　苏叶一钱　木香二钱　杭芍二钱半　牛膝三钱　川芎二钱　木瓜三钱　羌活二钱　甘草一钱　水煎服。

第五方　当归三钱　秦艽三钱　乌药二钱　防风二钱　何首乌三钱　白芷一钱　熟地三钱　麦冬三钱　木香一钱　川芎二钱　木瓜三钱

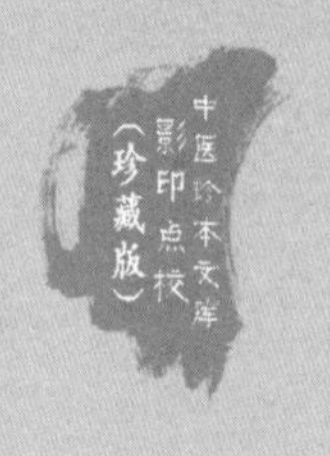

木瓜三錢　木香一錢　秦艽三錢　紅花五分　白芷二錢　甘草一錢
水煎服。
第三方　香附三錢　川芎二錢　當歸二錢　木瓜三錢　烏藥二錢半
川貝一錢　秦艽三錢　丹皮三錢　木香一錢　麥冬二錢　防風三錢
白芷二錢　薄荷一錢　紅花五分　蘇子三錢　牛膝二錢　杭芍一錢
木通一錢　水煎服。
第四方　當歸三錢　熟地二錢　烏藥二錢　秦艽三錢　丹皮三錢
防風二錢　白芷二錢　麥冬三錢　蘇葉一錢　木香二錢　杭芍二錢半
牛膝三錢　川芎二錢　木瓜三錢　羌活二錢　甘草一錢　水煎服。
第五方　當歸三錢　秦艽三錢　烏藥二錢　防風二錢　何首烏三錢
白芷一錢　熟地三錢　麥冬三錢　木香一錢　川芎二錢　木瓜三錢

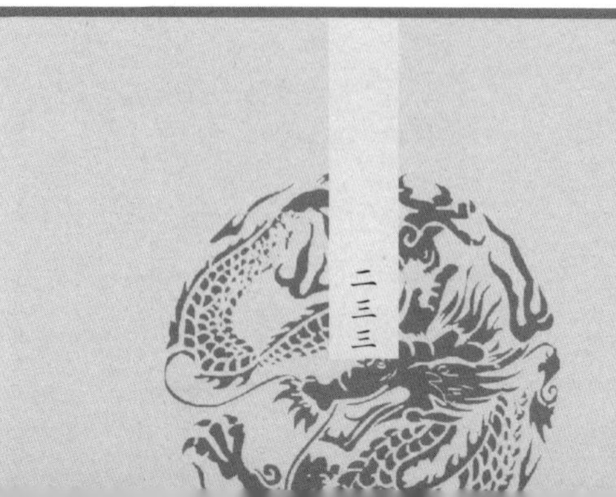

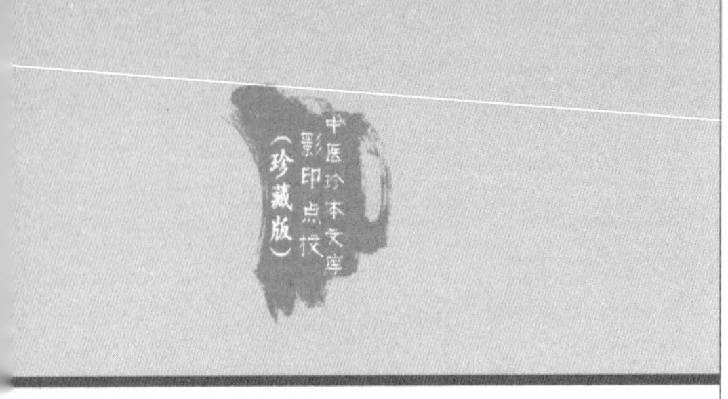

丹皮三錢 杭芍二錢 羌活錢半 牛膝二錢 甘草錢半 水煎服。

以上共五劑。服完痊癒。

十一

滄縣南辛莊。有王慶元之子王善者。年四十一歲。七月間得病甚重。及延醫至時。已咽喉腫脹。牙關不開。藥不能下。已十分危急。轉求於余。余審其症。乃乳蛾症也。余見病人生死相關之際。乃急刺

十二井出血 尺澤出血 又取

人中 合谷 尺澤 列缺 針行至半句鐘其口開。復在 舌下刺出血乃癒。復立一方。以清餘熱。服後其病如失。

生地四錢 元參三錢 丹皮三錢 貝母二錢 木通二錢 歸尾二錢

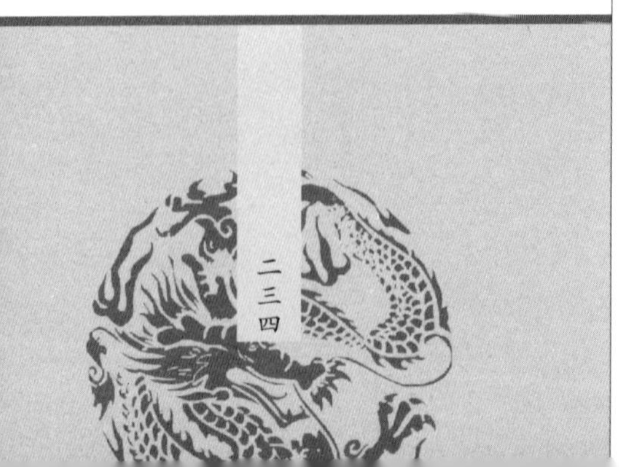

丹皮三钱　杭芍二钱　羌活钱半　牛膝二钱　甘草钱半　水煎服。

以上共五剂，服完痊愈。

十一

沧县南辛庄，有王庆元之子王善者，年四十一岁，七月间得病甚重，及延医至时，已咽喉肿胀，牙关不开，药不能下，已十分危急，转求于余。余审其症，乃乳蛾症也，余见病人生死相关之际，乃急刺：

十二井出血　尺泽出血

又取：

人中　合谷　尺泽　列缺　针行至半句钟，其口开，复在：舌下刺出血乃愈。复立一方，以清余热，服后其病如失。

生地四钱　元参三钱　丹皮三钱　贝母二钱　木通二钱　归尾二钱　条芩三钱　知母二钱　桑皮三钱　青皮二钱　麦冬三钱　杭菊二钱

甘草钱半　灯心竹叶引煎服。

【按】此症，其喉中起有白点如绿豆大，俗名白喉风。又名白点风，正名乳蛾，咽喉肿胀，生死甚速。

十二

沧县菜市口，曹五十之女，年十八岁，在天津纺纱厂作工，四月间受病，在津医治不效。至十二月间，回沧调治，因服破血散气之药，病日增剧，延余。余切其脉沉数无力虚极，而又经血不通，实难治疗，乃辞之。其父母相求甚切，余意此病虽虚不能专补，然又不能下，只得先用活气养血之药。待其气血调和，然后用平补之药调理为稳。为立数方，服后乃愈。

香附三钱　当归三钱　丹皮三钱　熟地二钱　木香钱半　茯苓三钱　川芎二钱　杭芍三钱　砂仁钱半　寸冬三钱　木通一钱　乌药一钱

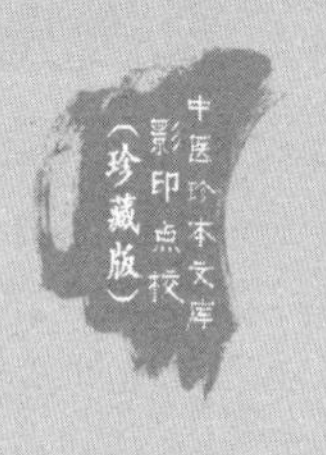

甘草錢半　燈心竹葉引煎服

按此症。其喉中起有白點如綠豆大。俗名白喉風。又名白點風。正名乳蛾。咽喉腫脹。生死甚速。

十二

滄縣菜市口。曹五十之女。年十八歲。在天津紡紗廠作工。四月間受病。在津醫治不效。至十二月間回滄調治。因服破血散氣之藥。病日增劇。延余。余切其脈沉數無力虛極。而又經血不通。實難治療。乃辭之。其父母相求甚切。余意此病雖虛不能專補。然又不能下。祇得先用活氣養血之藥。待其氣血調和。然後用平補之藥調理爲穩。爲立數方。服後乃癒。

香附三錢　當歸三錢　丹皮三錢　熟地二錢　木香錢半　茯苓三錢
川芎二錢　杭芍三錢　砂仁錢半　寸冬三錢　木通一錢　烏藥一錢

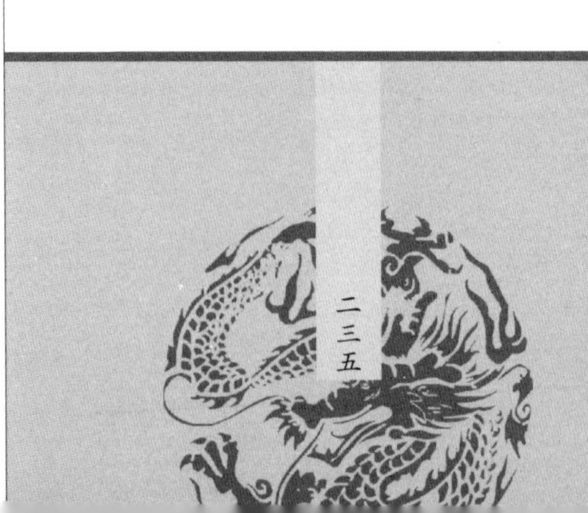

甘草一錢　本方連服兩劑。病漸減。
當歸三錢　麥冬四錢　丹皮三錢　熟地四錢　黨參三錢　茯神二錢
砂仁一錢　益母子三錢　棗仁二錢　茯苓三錢　杭芍二錢　陳皮二錢
炙草一錢　本方連服三劑。病減至半。
黨參三錢　當歸三錢　杭芍三錢　熟地四錢　麥冬五錢　益母子三錢
陳皮二錢　茯苓三錢　木通一錢　紫蘇一錢　白朮三錢　川芎一錢
川朴一錢　紅花五分　本方連服三劑痊癒。其母女於正月初二日至余家致謝。

十三

滄縣方家花園路小泉先生。乃余至交。其夫人於十一月下旬。得氣寒結聚之

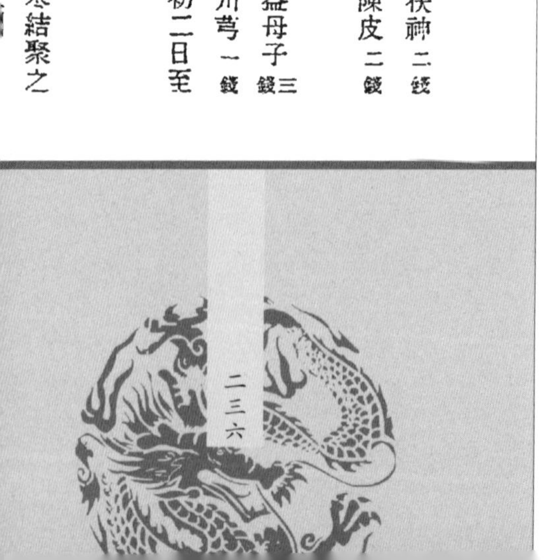

甘草一钱　本方连服两剂，病渐减。

当归三钱　麦冬四钱　丹皮三钱　熟地四钱　党参三钱　茯神二钱　砂仁一钱　益母子三钱　枣仁二钱　茯苓三钱　杭芍二钱　陈皮二钱　炙草一钱　本方连服三剂，病减至半。

党参三钱　当归三钱　杭芍三钱　熟地四钱　麦冬五钱　益母子三钱　陈皮二钱　茯苓三钱　木通一钱　紫苏一钱　白术三钱　川芎一钱　川朴一钱　红花五分　本方连服三剂痊愈。其母女于正月初二日至余家致谢。

十三

沧县方家花园路小泉先生，乃余至交，其夫人于十一月下旬，得气寒结聚之症，心胸急疼，上下不通，深夜间延余。余切其脉断绝，十分沉重，乃取穴刺：

上脘寸半　中脘一寸　下脘八分　气海八分　三里五分

针行有二句钟，腹中作响，上下气通乃愈。

十四

沧县后辛庄王连城之子，年二十八岁，四月间得咽喉之症，延余。余至病家，诊其脉洪大而数，面色赤红，视其口内红肿有小紫泡，如绿豆粒大数个，乃喉痹也。其时病至十分，用药不及，乃刺其：

手十宣出血　尺泽出血　舌下出血　少商出血　商阳出血　继取：

合谷　曲池　间使　针行至半句钟立愈。逾二日，其父子来余家致谢。

十五

沧县菜市口，张希清年廿二岁，在津镇署服务得病，经本署医官诊治，三个月未见功效。返沧服药十余日病益增剧，恳求于余。余切其脈沉迟无力主气，然

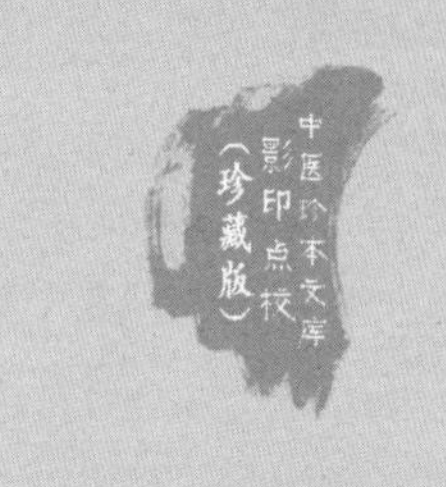

針行有二句鐘腹中作響上下氣通乃癒。

十四

滄縣後辛莊王連城之子。年二十八歲。四月間得咽喉之症。延余。余至病家。診其脈洪大而數。面色赤紅。視其口內紅腫有小紫泡。如綠豆粒大數個。乃喉痹也。其時病至十分。用藥不及。乃刺其

手十宣出血　尺澤出血　舌下出血　少商出血　商陽出血　繼取

合谷　曲池　間使　針行至半句鐘立癒。逾二日其父子來余家致謝。

十五

滄縣菜市口。張希清年廿二歲。在津鎮署服務得病。經本署醫官診治。三個月未見功效。返滄服藥十餘日病益增劇。懇求於余。余切其脈沉遲無力主氣。然

其中氣已虛所受爲氣聚症時聚時散日間結聚三四次夜間二三次每聚時肚腹脹滿疼痛難禁余令其服藥三劑不癒乃辭不能醫其父懇求甚切余意此症非用利氣之藥勢難見功其元氣既虛難免疎虞若補之更添其病補利相兼斷難見功乃與之取

幽門 巨闕 中脘 天樞 病稍減待七日針

上脘 下脘 氣海 三里 復用艾球在氣海灸五壯 三里灸三壯病大癒

張因假期已滿返津約余同往至津復治一次取

中脘 建里 氣海 關元 三里 復用艾球在針刺各穴灸三壯痊癒以後伊每回滄必來余家帶禮叩拜

十六

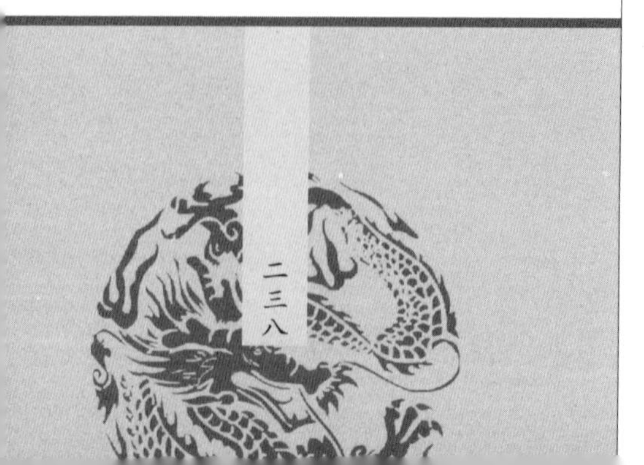

其中气已虚，所受为气聚症，时聚时散，日间结聚三四次，夜间二三次，每聚时肚腹胀满疼痛难禁。余令其服药三剂不愈，乃辞不能医。其父恳求甚切，余意此病非用利气之药，势难见功。其元气既虚，难免疏虞，若补之更添其病，补利相兼，断难见功，乃与之取：

幽门　巨阙　中脘　天枢　病稍减，待七日针：

上脘　下脘　气海　三里复用艾球在气海灸五壮三里灸三壮，病大愈。

张因假期已满，返津约余同往，至津复治一次，取：

中脘　建里　气海　关元　三里　复用艾球在针刺各穴灸三壮。痊愈以后，伊每回沧必来余家带礼叩拜。

十六

沧县菜市口，翟星五于十月上旬，其全家女眷共六人，同时得疾，先延西医无

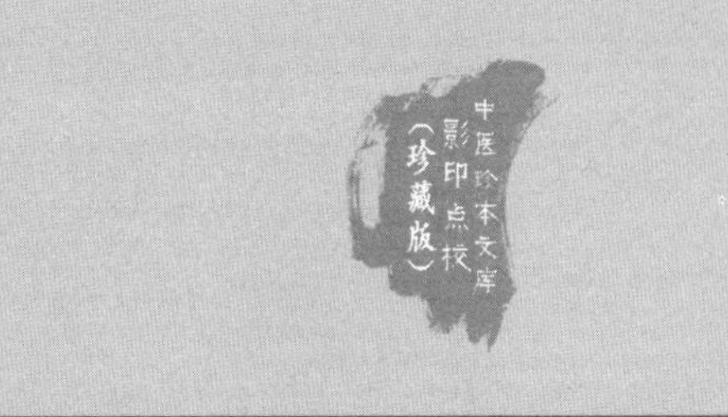

法治疗，延余。余切六人之脉，有断绝者，有未绝者，视其面色白而无光，气喘心乱，头目昏花，身难转侧，口不能言，分卧东西两屋，犹如酒醉之状，此冬瘟也，别名蛤蟆瘟。此症最易传染，余乃服烧酒两杯，以防邪气相侵，用针刺：

鼻尖　舌下　十二井　尺泽　委中

耳后紫线上出血。又立一方，清其内热。

藿香五钱　木通三钱　丹皮三钱　竹叶二钱　生地三钱　川贝二钱　紫苏三钱　菊花二钱　薄荷二钱　白糖二两　益元散五钱，水煎分服，六人乃愈。

十七

沧县西河沿头发公司，马仲三、王芳林二人亦得是症，延余诊治，仍照前方针药并治之，遂愈。

亂頭目昏花身難轉側口不能言分臥東西兩屋猶如酒醉之狀此冬瘟也別名蛤蟆瘟此症最易傳染余乃服燒酒兩杯以防邪氣相侵用針刺

鼻尖　舌下　十二井　尺澤　委中

耳後紫線上出血又立一方清其內熱

藿香五錢　木通三錢　丹皮三錢　竹葉二錢　生地三錢　川貝二錢　紫蘇三錢　菊花二錢　薄荷二錢　白糖二兩　益元散五錢水煎分服六人乃癒

十七

滄縣西河沿頭髮公司馬仲三王芳林二人亦得是症延余診治仍照前方針藥並治之遂癒

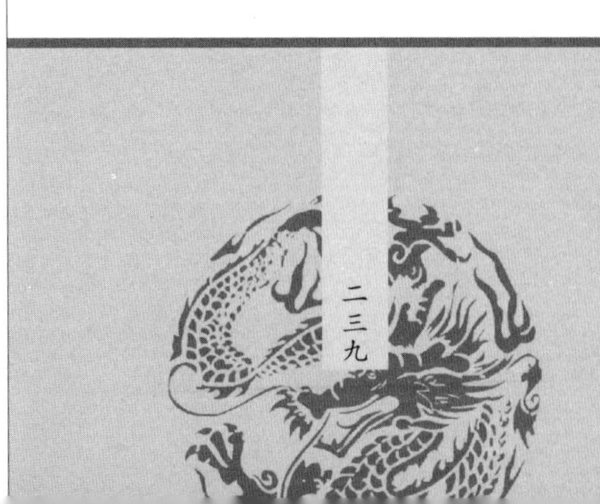

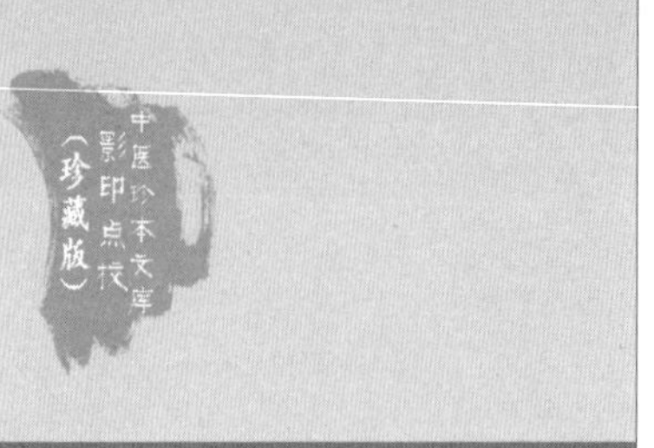

十八

滄縣菜市口。劉德秀六月間被馬傷膝。傷口廣有三寸深至骨。血流不止。疼痛難忍。赴醫院診治。服西藥數日不效。延誤至九日。心中煩亂。身體寒冷。四肢涼如冰。上焦微有冷汗。延余。余切其脈浮緩而遲。病人兩眼上吊。此破傷風也。爲之立一方服之乃癒。

全歸三錢　香附三錢　藿香三錢　川朴三錢　丹皮三錢　青皮三錢
烏藥錢半　防風三錢　羌活二錢　木通二錢　木香二錢　紫蘇二錢
白芷錢半　甘草三錢　元酒二兩引煎服。

按此症以活氣血。兼散風邪爲主。故劉德秀一服此藥。立卽汗出而癒。

十九

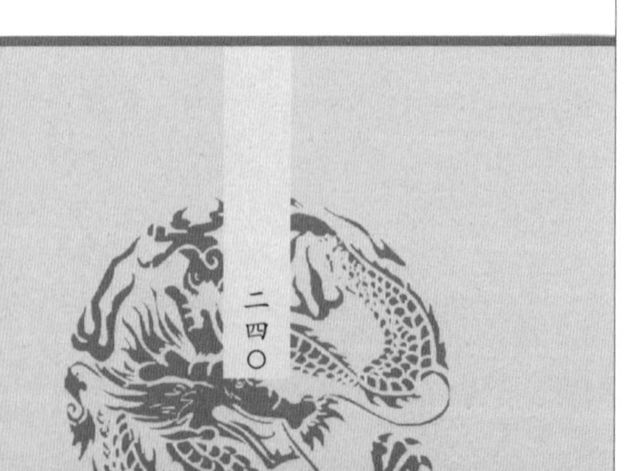

十八

沧县菜市口，刘德秀六月间被马伤膝，伤口广有三寸，深至骨，血流不止，疼痛难忍，赴医院诊治，服西药数日不效。延误至九日，心中烦乱，身体寒冷，四肢凉如冰，上焦微有冷汗，延余。余切其脉浮缓而迟，病人两眼上吊，此破伤风也。为之立一方，服之乃愈。

全归三钱　香附三钱　藿香三钱　川朴三钱　丹皮三钱　青皮三钱　乌药钱半　防风三钱　羌活二钱　木通二钱　木香二钱　紫苏二钱　白芷钱半　甘草三钱　元酒二两引煎服。

【按】此症以活气血，兼散风邪为主，故刘德秀一服此药，立即汗出而愈。

十九

沧县戴家园，黄殿宾之妻，年二十八岁，产后十四日，受病延十余日，病益增剧，延余。余切其脉，寸关沉迟有力，尺脉细微，小腹疼痛，日夜不止，面灰色，饭后疼益甚。余索前医之方，俱系寒凉破血之药，以致下焦寒结不散，乃与立方。

归尾二钱　川芎二钱　杭芍二钱　熟地二钱　木香二钱　丹皮二钱　吴萸三钱　叶子钱半　沉香三钱　香附三钱　甘草二钱

艾叶一钱，同煎服，本方服两剂，病渐减，继服后方：

香附三钱　川朴二钱　沉香二钱　木香二钱　腹皮二钱　吴萸二钱　肉桂二钱　炮姜二钱　小茴二钱　归尾三钱　砂仁二钱　甘草钱半　水煎服，本方服二剂，病去七八。

二十

逾两日病家复来，适大雪。余云：此症已好七八，待天晴再去，谅亦无妨。自此隔有旬日无信。一日病家忽来云，刻下病人十分沉重。余问其故，答云，其娘家来

益甚。余索前醫之方俱係寒凉破血之藥。以致下焦寒結不散。乃與立方。

歸尾二錢　川芎二錢　杭芍二錢　熟地二錢　木香二錢　丹皮二錢　吳萸三錢　葉子錢半　沉香三錢　香附三錢　甘草二錢

艾葉一錢同煎服。本方服兩劑病漸減繼服後方

香附三錢　川朴二錢　沉香二錢　木香二錢　腹皮二錢　吳萸二錢　肉桂二錢　炮薑二錢　小茴二錢　歸尾三錢　砂仁二錢　甘草錢半

水煎服。本方服二劑病去七八

二十

逾兩日病家復來適大雪。余云此症已好七八。待天晴再去。諒亦無妨。自此隔有旬日無信。一日病家忽來云刻下病人十分沉重。余問其故答云其娘家來

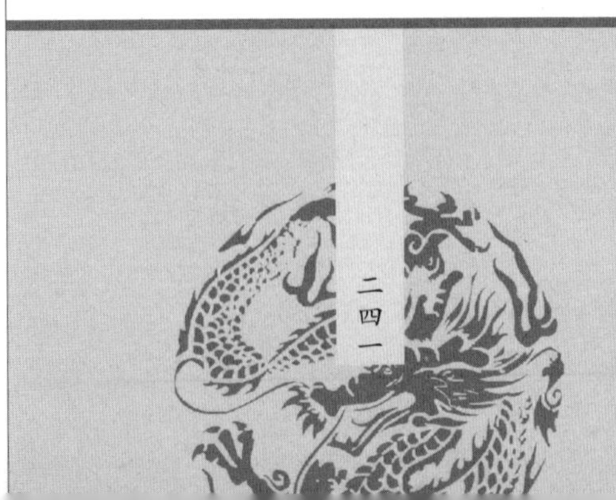

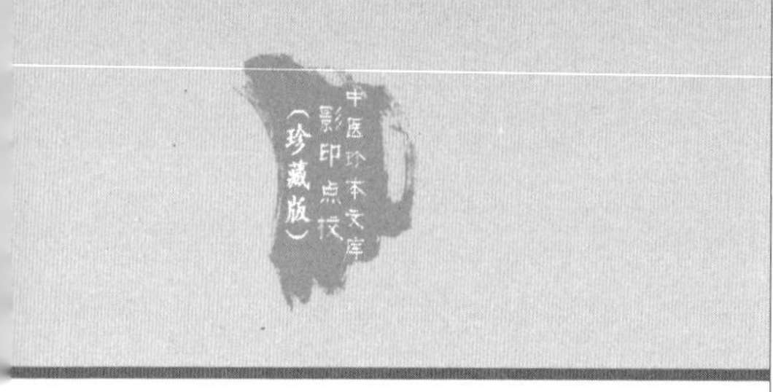

人帶一藥方服下立卽反覆如初刻已十分沉重並帶該方令余看視純係大寒大瀉之品以致下焦復爲寒結余因信醫不專乃推却之是晚余赴春和堂藥店消遣偶談及黃家之事鋪長張先生云此事吾亦備悉但恨不明醫道可以不怪君可再去診治如復治好一可警戒不擇醫之害一可使病家感戴仁慈之心次早病家果來懇求余至病家見病人臍下脹如鼓疼痛不已乃復被寒凉之藥所傷故然受病已深非三兩劑藥餌可能收效乃取

氣海　關元　中極　三陰交　針行至一句鐘病人腹內作響疼止又立一方

香附三錢　歸尾三錢　川芎二錢　艾葉二錢　砂仁二錢　肉桂二錢
吳萸二錢　小茴三錢　牛夕二錢　甘草二錢

人带一药方，服下立即反覆如初，刻已十分沉重，并带该方，令余看视。纯系大寒大泻之品，以致下焦复为寒结。余因信医不专，乃推却之。是晚，余赴春和堂药店消遣，偶谈及黄家之事。铺长张先生云，此事吾亦备悉，但恨不明医道，可以不怪，君可再去诊治，如复治好，一可警戒不择医之害，一可使病家感戴仁慈之心。次早，病家果来恳求。余至病家，见病人脐下胀如鼓，疼痛不已，乃复被寒凉之药所伤故，然受病已深，非三两剂药饵可能收效，乃取：

气海　关元　中极　三阴交　针行至一句钟，病人腹内作响疼止。又立一方：

香附三钱　归尾三钱　川芎二钱　艾叶二钱　砂仁二钱　肉桂二钱　吴萸二钱　小茴三钱　牛夕（膝）二钱　甘草二钱

本方服下逾三句钟，由小便利下白汁盆许。次早又利下半盆，其病顿去。翌日

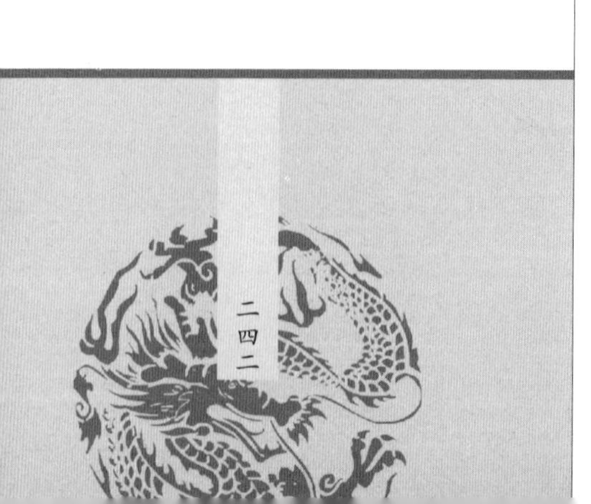

复延余。余云病根已去，不必再行服药，再针一次可也。

三里　三阴交　自此痊愈。

二十一

沧县张官屯鲁景春，受病多日，两胁胀满，胸腹闷疼，饮食咽下，即行吐出，延余。余切其脉，沉迟而滞，此乃寒气与食相结，脾胃受伤，胃不容水谷，脾不来磨食，如钟停摆，冲脉上逆，食水顷刻难容也，乃为之针：

劳宫　内关　中脘　下脘　三里　阳陵泉　又立一方，服下痊愈。

藿香四钱　腹皮三钱　砂仁二钱　枳壳三钱　青皮二钱　木香钱半　沉香一钱　香附三钱　苏子三钱　查（楂）炭一钱　甘草一钱　归尾三钱

水煎服，本方连服二剂愈。

二十二

復延余。余云病根已去不必再行服藥再針一次可也

三里　三陰交　　自此痊癒。

二十一

滄縣張官屯魯景春。受病多日。兩脇脹滿。胸腹悶疼。飲食咽下。即行吐出。延余。余切其脈。沉遲而滯。此乃寒氣與食相結。脾胃受傷。胃不容水穀。脾不來磨食。如鐘停擺。衝脈上逆。食水頃刻難容也。乃爲之針

勞宮　內關　中脘　下脘　三里　陽陵泉　　又立一方。服下痊癒。

藿香四錢　腹皮三錢　砂仁二錢　枳殼三錢　青皮二錢　木香錢半

沉香一錢　香附三錢　蘇子三錢　查炭一錢　甘草一錢　歸尾三錢

水煎服。本方連服二劑癒

二十二

滄縣菜市口。張春山之母。年五十二歲。得半身不遂之症。延余。余切其脈浮緩無力。此乃氣血先虧。復爲風邪所侵以致。每日先疼後麻。腰酸不能轉側。乃與之針

人中　承漿　曲池　合谷　內關　三里　又爲之立一方。

木香二錢　烏藥錢半　丹皮三錢　防風三錢　青皮二錢　紫蘇二錢

丹參三錢　全歸三錢　陳皮三錢　砂仁二錢　秦艽二錢　羌活二錢

甘草一錢　水煎服。

隔一日又針一次

尺澤　外關　間使　委中　三里　又立一方。服後病癒。

二十三

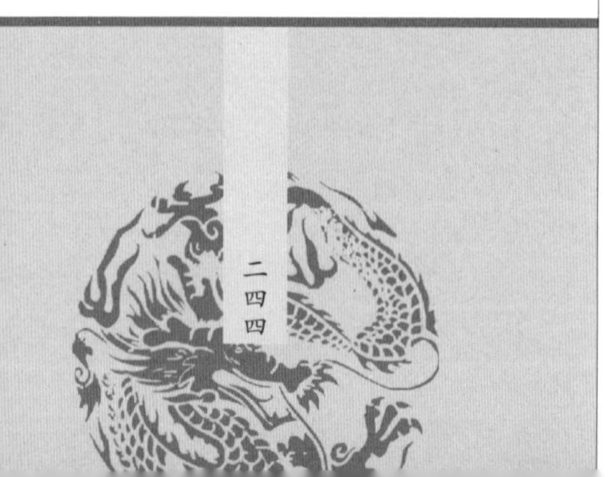

沧县菜市口，张春山之母，年五十二岁，得半身不遂之症，延余。余切其脉浮缓无力，此乃气血先亏，复为风邪所侵以致，每日先疼后麻，腰酸不能转侧，乃与之针：

人中　承浆　曲池　合谷　内关　三里　又为之立一方。

木香二钱　乌药钱半　丹皮三钱　防风三钱　青皮二钱　紫苏二钱　丹参三钱　全归三钱　陈皮三钱　砂仁二钱　秦艽二钱　羌活二钱　甘草一钱　水煎服。

隔一日，又针一次：

尺泽　外关　间使　委中　三里　又立一方，服后病愈。

二十三

沧县马厂街，张润田之夫人，九月间赴其亲冯姓家探亲，晚十一钟时，偶得时

令症，延余诊视。余见其口眼紧闭，昏迷不省人事，切其脉全无。张冯两家均欲令人抬回伊家再治，余因与张系属至交，乃云：病人如此沉重，再经一番挫折，恐命不保。余先施针术治疗之，如不效时，再抬不迟，乃取：

合谷两穴　人中一穴　少时，病人口开目睁，即省人事，复取：

内关　曲池　鸠尾　上脘　下脘　承山　针行有一句钟，其病如失。

【按】此病最危险之症也，余治此症多矣。凡得此症者，如病人手背色红，太溪脉不绝易治，否则难痊。

二十四

沧县许官屯，贾莲芳之长女，适何氏得病，每日发五六次，发时不省人事，状若痴迷，延余。余切其脉沉滑而数，两寸尤甚，此乃痰水聚于心胸故也。立方服二剂病痊。

令症延余診視。余見其口眼緊閉。昏迷不省人事。切其脈全無。張馮兩家均欲令人抬回伊家再治。余因與張係屬至交。乃云病人如此沉重。再經一番挫折。恐命不保。余先施針術治療之。如不效時。再抬不遲。乃取

合谷兩穴　人中一穴　少時。病人口開目睜。即省人事。復取

內關　曲池　鳩尾　上脘　下脘　承山　針行有一句鐘。其病如失。

按此病最危險之症也。余治此症多矣。凡得此症者如病人手背色紅。太谿脈不絕易治。否則難痊。

二十四

滄縣許官屯賈蓮芳之長女。適何氏得病每日發五六次。發時不省人事。狀若癡迷。延余。余切其脈沉滑而數。兩寸尤甚。此乃痰火聚於心胸故也。立方服二劑病痊。

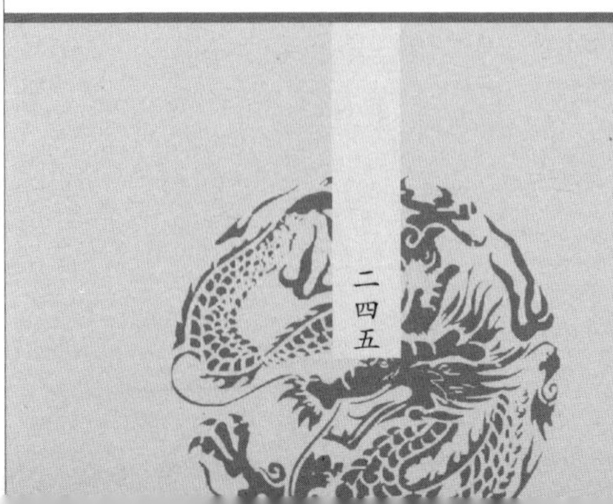

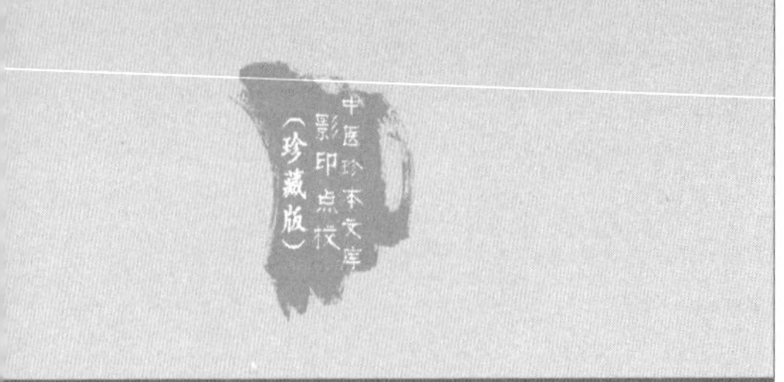

菖蒲三錢　木通二錢　丹皮三錢　茯神三錢　生地三錢　青皮三錢
黃連一錢　川貝三錢　化石三錢　甘草二錢　硃砂一錢
燈心引煎服。繼服後方
菖蒲四錢　木通二錢　桑皮三錢　知母三錢　麥冬三錢　青皮三錢
茯苓三錢　條芩三錢　赤芍三錢　歸尾二錢
益元散四錢　燈心一撮煎服。服後痊癒。

二十五

滄縣戴家園楊澤民之祖母。年近八旬。八月間受病。病人昏迷不醒。舌强不能言。兩手之脈斷絕。病家預備後事。恐不可救也。病人孫女適李氏。聞信來家省視祖母。語其兄佑民云。可速請李先生診治。萬一能治。豈不萬幸。果不可救。亦

菖蒲三钱　木通二钱　丹皮三钱　茯神三钱　生地三钱　青皮三钱　黄连一钱　川贝三钱　化石三钱　甘草二钱　硃砂一钱

灯心引煎服。继服后方：

菖蒲四钱　木通三钱　桑皮三钱　知母三钱　麦冬三钱　青皮三钱　茯苓三钱　条芩三钱　赤芍三钱　归尾二钱　益元散四钱　灯心一撮煎服，服后痊愈。

二十五

沧县戴家园，杨泽民之祖母，年近八旬，八月间受病，病人昏迷不醒，舌强不能言，两手之脉断绝，病家预备后事，恐不可救也。病人孙女适李氏，闻信来家省视祖母，语其兄佑民云：可速请李先生诊治，万一能治，岂不万幸，果不可救，亦尽我等孝心。延余至，见病人脉俱无，舌强不言，面色红，此乃痰火凝结上攻所

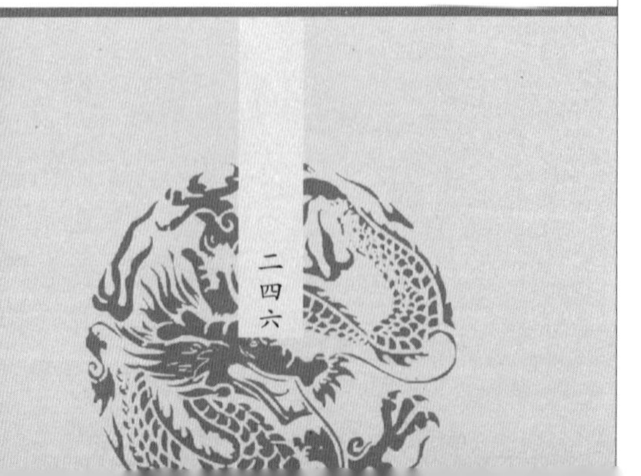

致，此症名中气，最不易辨，乃与之取：

人中　合谷　尺泽　复刺舌下出血，立时脉现病减。为之立方，服药二剂乃愈。

藿香三钱　木香三钱　川朴三钱　枳实三钱　黄芩三钱　枳壳三钱　茯神三钱，硃砂拌　木通二钱　泽泻二钱　甘草钱半　水煎服。

继服后方：

生地四钱　黄芩三钱　桑皮三钱　香附三钱　茯神三钱，硃（砂）拌　木通二钱　枳壳三钱　黄柏二钱　知母二钱　甘草二钱　水煎服。

二十六

沧县南辛庄李长生之母，年六十四岁，患痢疾病，每日下痢三四十度，病日深一日，殆至声哑气微，米浆不下，两眼上吊，十分危急之时，延余。余切其脉，洪浮

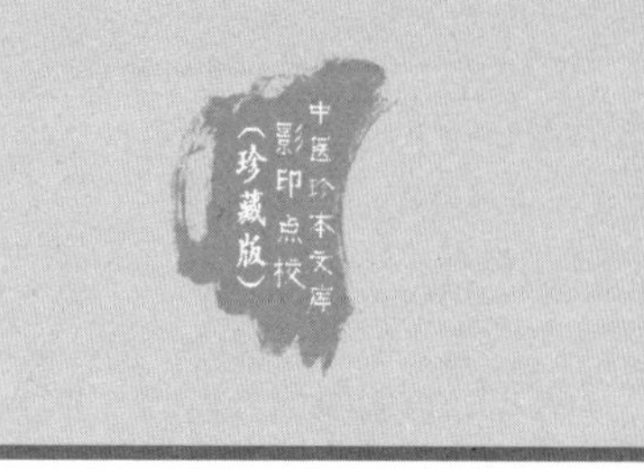

致此症名中氣最不易辨乃與之取

人中　合谷　尺澤　復刺舌下出血。立時脈現病減。爲之立方。服藥二劑乃癒。

藿香三錢　木香三錢　川朴三錢　枳實三錢　黃芩三錢　枳殼三錢　茯神三錢硃砂拌　木通二錢　澤瀉二錢　甘草錢半　水煎服。

繼服後方

生地四錢　黃芩三錢　桑皮三錢　香附三錢　茯神三錢硃拌　木通二錢　枳殼三錢　黃柏二錢　知母二錢　甘草二錢　水煎服。

二十六

滄縣南辛莊李長生之母。年六十四歲。患痢疾病。每日下痢三四十度。病日深一日。殆至聲啞氣微。米漿不下。兩眼上吊。十分危急之時。延余余切其脈。洪浮

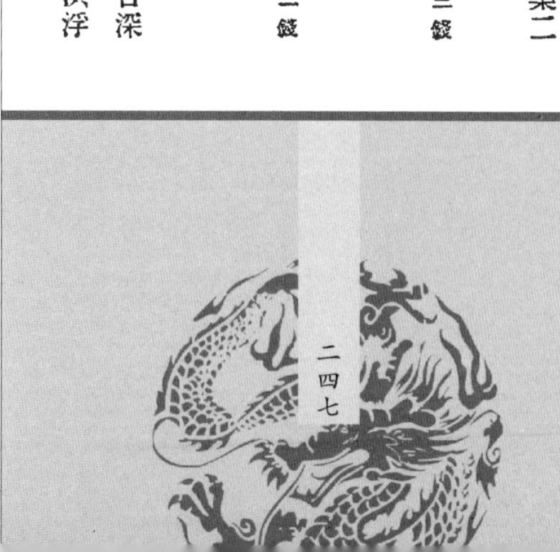

數而無力論脈實爲絕症辭之因全家相求甚哀勉爲之立方幸而痊癒

黨參三錢 當歸二錢 白朮三錢 茯苓三錢 砂仁一錢 黃連錢半

烏梅二個 蓮肉二錢 查炭二錢 黃芩二錢 杭芍二錢 細茶三錢

水煎服繼服後方

生地三錢 熟地三錢 木通錢半 台參三錢 丹參三錢 藿香三錢

砂仁二錢 陳皮二錢 查炭三錢 椰炭二錢 茯苓三錢 白朮三錢

杭芍二錢 甘草一錢 荷葉半兩 水煎服痊癒

按此症之得由於濕熱而年邁之人氣血已虧雖曰痢無補法臨症亦當權變不可膩於章句泥於成方以致氣血兩虧余用理氣養血清熱化滯之藥故得收效

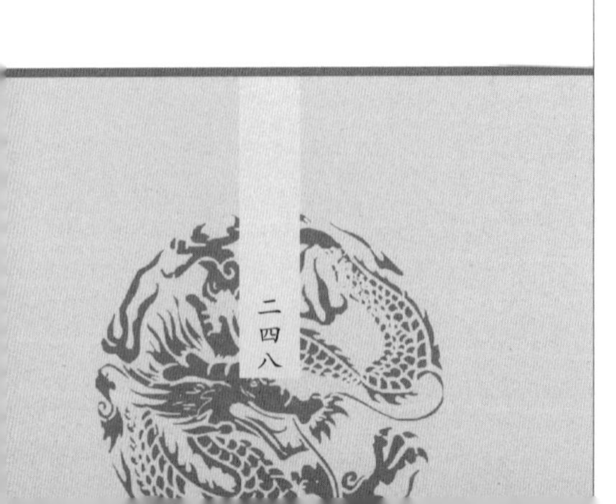

数而无力，论脉实为绝症，辞之。因全家相求甚哀，勉为之立方，幸而痊愈。

党参三钱　当归二钱　白术二钱　茯苓三钱　砂仁一钱　黄连钱半　乌梅二个　莲肉二钱　查（楂）炭二钱　黄芩二钱　杭芍二钱　细茶三钱　水煎服，继服后方：

生地三钱　熟地三钱　木通钱半　台参三钱　丹参三钱　藿香三钱　砂仁二钱　陈皮二钱　查（楂）炭三钱　椰炭二钱　茯苓三钱　白术三钱　杭芍二钱　甘草一钱　荷叶半两　水煎服，痊愈。

【按】此症之得，由于湿热，而年迈之人，气血已亏，虽曰痢无补法，临症亦当权变，不可腻于章句，泥于成方，以致气血两亏。余用理气养血，清热化滞之药，故得收效。

沧县菜市口，陈国太年六十二岁，患劳伤之病，痰中带血，气喘难仰，虚火上蒸，三日不食，延余诊治。余切其脉，左右尺脉俱浮数无力，中气虚极。其妻恳求余用针。余云此症无须用针，服药可也。为之立方，服药三剂痊愈。

生地三钱　麦冬三钱　知母三钱　陈皮二钱　青皮一钱　槟榔一钱　川贝二钱　百合二钱　秦艽三钱　丹皮三钱　木香一钱　白术二钱　茯苓三钱　元参三钱　灯心引煎服。继服后方：

何首乌五钱　丹皮三钱　生地三钱　麦冬四钱　茯苓三钱　知母二钱　桑皮三钱　党参三钱　川贝钱半　甘草钱半

水煎服，本方连服二剂收功。

二十八

沧县南辛庄马龙，年四十五岁，三月间受病，每日早晚有汗，忽冷忽热，全身筋

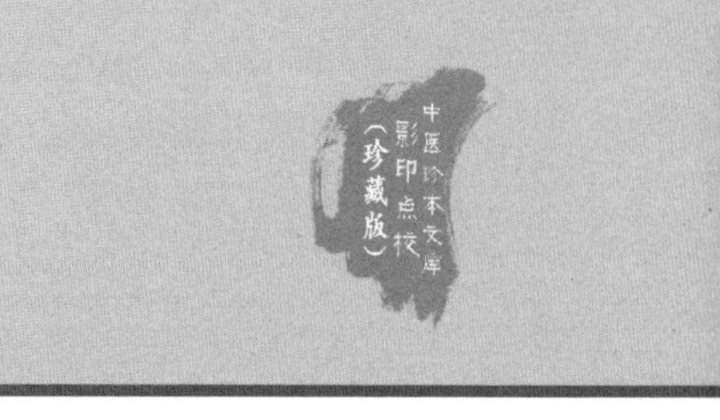

滄縣菜市口陳國太年六十二歲患勞傷之病痰中帶血氣喘難仰虛火上蒸三日不食延余診治。余切其脈。左右尺脈俱浮數無力。中氣虛極。其妻懇求余用針。余云此症無須用針。服藥可也。爲之立方服藥三劑痊瘉。

生地三錢　麥冬三錢　知母三錢　陳皮二錢　青皮一錢　檳榔一錢
川貝二錢　百合二錢　秦艽三錢　丹皮三錢　木香一錢　白朮二錢
茯苓三錢　元參三錢　燈心引煎服。繼服後方
何首烏五錢　丹皮三錢　生地三錢　麥冬四錢　茯苓三錢　知母二錢
桑皮三錢　黨參三錢　川貝錢半　甘草錢半
水煎服本方連服二劑收功

二十八

滄縣南辛莊馬龍年四十五歲。三月間受病。每日早晚有汗。忽冷忽熱。全身筋

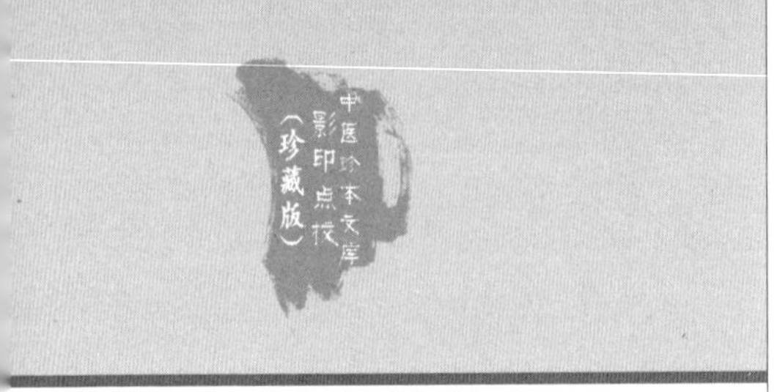

骨疼痛。咽喉紅腫。喘咳不已。延余診視。切其脈洪數。乃春瘟也。爲之立數方痊癒。

生地三錢　元參三錢　桔梗三錢　桑皮三錢　麥冬三錢　當歸二錢
青皮二錢　枳殼二錢　杏仁三錢　紫蘇二錢　川朴三錢　川貝二錢
知母二錢　薄荷一錢　水煎服　繼服後方
全歸三錢　青皮二錢　骨皮三錢　桑皮三錢　寸冬三錢　木香一錢
防風二錢　羌活一錢　杏仁三錢　生地三錢　條芩三錢　木通二錢
甘草二錢　燈心竹葉引。煎服痊癒。

二十九

滄縣方家花園曹萬青次媳。六月間得病。延余。余切其脈時有時無。舌强不能

骨疼痛，咽喉红肿，喘咳不已，延余诊视。切其脉洪数，乃春瘟也，为之立数方痊愈。

生地三钱　元参三钱　桔梗三钱　桑皮三钱　麦冬三钱　当归二钱　青皮二钱　枳壳二钱　杏仁三钱　紫苏二钱　川朴三钱　川贝二钱　知母二钱　薄荷一钱　水煎服，继服后方：

全归三钱　青皮二钱　骨皮三钱　桑皮三钱　寸冬三钱　木香一钱　防风二钱　羌活一钱　杏仁三钱　生地三钱　条芩三钱　木通二钱　甘草二钱　灯心竹叶引，煎服痊愈。

二十九

沧县方家花园曹万青次媳，六月间得病，延余。余切其脉时有时无，舌强不能言，全身骨痛筋抽，两手屈不能伸。此乃先因气恼伤于五内，复被风邪侵于外

卫，皮肤受风邪，日久内侵，转于肌，肌转于血，血转于筋，筋转于骨，内外相攻，故舌强难言，全身骨疼筋抽也。症名刺骨风，最难治疗，此症方书亦未专载，故多不留意。余昔日曾闻吾师谈及，故遇此症，略有识别，乃与之取：

百会　人中　合谷　曲池　尺泽　鸠尾　中脘　气海　三阴交　阳陵泉　解溪

以上共十七针，行有一句钟，其病如失。

三十

沧县城内贾玉兰之妻，年二十七岁，得时令症，延余。余切其脉已绝，四肢筋抽，此乃受风、寒、暑、湿而得，乃刺其委中，继取后穴：

合谷　尺泽　三里　解溪行有一句钟乃愈，复立一方收功。

藿香四钱　砂仁三钱　木瓜三钱　川朴三钱　紫苏二钱　蔻仁钱半　陈皮三钱　化石二钱，砂拌　艾叶一钱　木香钱半　甘草二钱

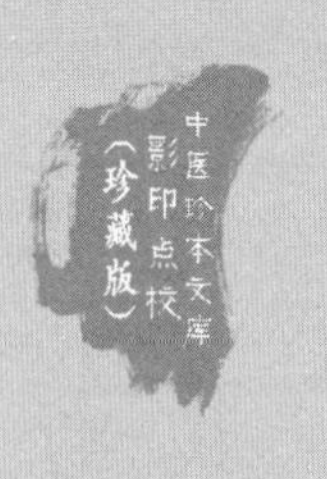

舌强難言。全身骨疼筋抽也。症名刺骨風。最難治療。此症方書亦未專載。故多不留意。余昔日曾聞吾師談及。故遇此症。略有識別。乃與之取

百會　人中　合谷　曲池　尺澤　鳩尾　中脘　氣海　三陰交　陽陵泉　解谿　以上共十七針。行有一句鐘。其病如失：

三十

滄縣城內賈玉蘭之妻。年二十七歲。得時令症。延余。余切其脈已絕。四肢筋抽。此乃受風寒暑濕而得。乃刺其委中繼取後穴

合谷　尺澤　三里　解谿行有一句鐘乃癒。復立一方收功。

藿香四錢　砂仁三錢　木瓜三錢　川朴三錢　紫蘇二錢　蔻仁錢半

陳皮三錢　化石二錢砂拌　艾葉一錢　木香錢半　甘草二錢

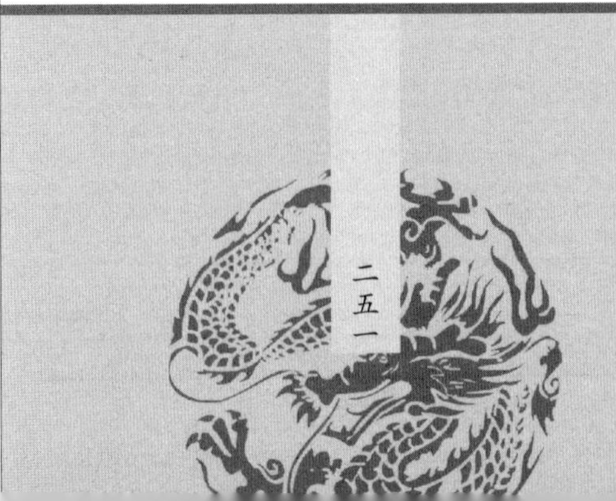

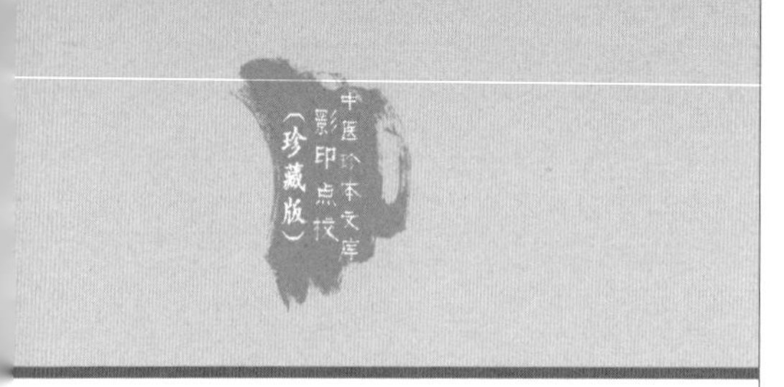

水煎服全痊。逾日賈至余家致謝。

三十一

滄縣慶興和劉德厚之弟。宴會於燕春樓受病。回家延兩醫。有云火者。有云寒者。一用針一立方。用針。刺腹上三針。手足八針。開方服藥。二人相爭。均未見效。延余到病家診脈後。余云此症屬寒。宜用火針。此時前醫適將起針。余云如卽起針。病人立斃。乃取香火灼於針上。少時熱氣達於腹內。腹中作響。寒氣趕散。上下通暢。其腹疼立止乃癒。

按寒症非不可針。惟須用香火或艾火灼針。使熱氣隨針入腹。以助針力。使寒氣得熱化解。若祇用針。愈助寒氣。有針在穴。當時無若何疼苦。若一起針。病人立斃。如不知此症之危險。妄行施針。誤殺人矣。嗚呼。醫道不明。生死反

水煎服全痊，逾日贾至余家致谢。

三十一

沧县庆兴和刘德厚之弟，宴会于燕春楼受病，回家延两医。有云火者，有云寒者。一用针一立方，用针，刺腹上三针，手足八针，开方服药。二人相争，均未见效，延余到家。诊脉后，余云此症属寒，宜用火针。此时前医适将起针。余云如即起针，病人立毙。乃取香火灼于针上，少时热气达于腹内，腹中作响，寒气赶散，上下通畅，其腹疼立止乃愈。

【按】 寒症非不可针，惟须用香火或艾火灼针，使热气随针入腹，以助针力，使寒气得热化解。若只用针，愈助寒气，有针在穴，当时无若何疼苦，若一起针，病人立毙。如不知此症之危险，妄行施针，误杀人矣。呜呼！医道不明，生死反掌，可不慎哉。

三十二

沧县宗家口，仲先生之女，产后半月得病，其婿马姓同其岳丈母烦余；邻人白大祥介绍延余。余切其脉寸关沉迟，尺脉不见，脐下结块坚大如碗，疼痛不已，至夜病益剧，叫苦不已，不息灯已五日矣。余索前医之方，有热补者，有寒泻者，以致寒热之药相攻，血气因愈固结不散所致。然病势已深，药力难见功效，乃取气海

关元　足三里　三阴交

复用艾炙（灸）　气海三壮　关元五壮　连针灸三次全愈。

三十三

沧县菜市口，陈庆云之妻，得乳症肿大如升，呼痛不止，增寒壮冷，周身难过，延余。余用三棱针，在其乳前后上下黑紫线上刺出血即愈，惟刺时血流愈多愈妙，复

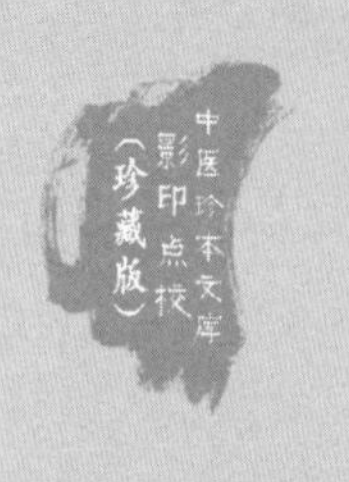

三十二

滄縣宗家口。仲先生之女。產後半月得病。其婿馬姓同其岳丈母煩余。鄰人白大祥介紹延余。余切其脈寸關沉遲。尺脈不見。臍下結塊堅大如碗。疼痛不已。至夜病益劇。叫苦不已。不息燈已五日矣。余索前醫之方。有熱補者。有寒瀉者。以致寒熱之藥相攻。血氣因愈固結不散所致。然病勢已深。藥力難見功效。乃取

氣海　關元　足三里　三陰交

復用艾灸　氣海三壯　關元五壯　連針灸三次全癒。

三十三

滄縣菜市口。陳慶雲之妻。得乳症腫大如升。呼痛不止。增寒壯冷。週身難過。延余。余用

三稜針。在其乳前後上下黑紫線上刺出血卽癒。惟刺時血流愈多愈妙。復

立一方。服下痊癒。

歸尾四錢　丹皮三錢　白芷三錢　赤芍三錢　生地四錢　貝母三錢　知母二錢　木通二錢　桔梗三錢　紅花五分　甘草一錢　水煎服。

按此症之得不一。或因兒吹或受風邪。或壓傷擱傷。以致血液滯住。若在三日之內易治。如內已成濃。必潰爛成瘡矣。

三十四

滄縣南辛莊張文煥年三十六歲。七月間胸前起一紅線。兩臂痲木不仁。增寒壯冷。心中煩亂不安。延余診治。余用針刺

紅線頭出血　紅線中出血　紅線尾出血　立癒。

按此症之得。非受病一時。先緣受外邪漸侵入內。日久方發。例如春受症至

立一方，服下痊愈。

归尾四钱　丹皮三钱　白芷三钱　赤芍三钱　生地四钱　贝母三钱　知母二钱　木通二钱　桔梗三钱　红花五分　甘草一钱　水煎服。

【按】此症之得不一，或因儿吹，或受风邪，或压伤搁伤，以致血液滞住。若在三日之内易治，如内已成浓（脓），必溃烂成疮矣。

三十四

沧县南辛庄张文焕，年三十六岁。七月间胸前起一红线，两臂麻木不仁，增寒壮冷，心中烦乱不安，延余诊治。余用针刺：

红线头出血　红线中出血　红线尾出血　立愈。

【按】此症之得，非受病一时，先缘受外邪渐侵入内，日久方发。例如春受症至夏发，夏则秋发，秋则冬发，冬则春发。症名走线疔，初起时起于脏腑，现于四

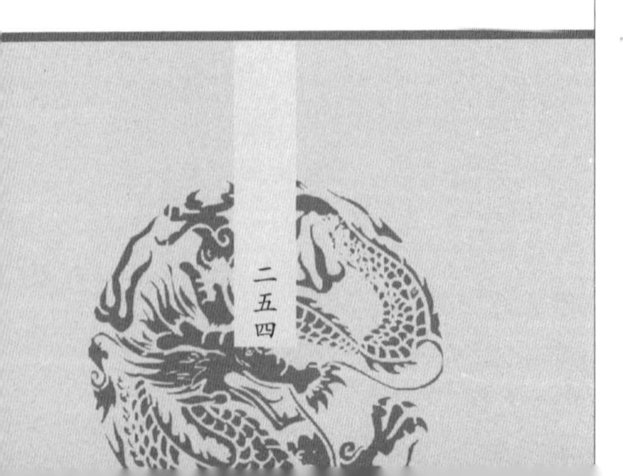

肢。如起于手者，走于肩易治，走至胸难治，入内即死。起于足者，上走至膝易治，走至脐难治，入内即死。此症之形，乃一红线长尺许，宽分余，凡遇此症，急速先以针治疗之，后或用药亦可。因其生死最速，药力难达病所，急用三棱针刺其头、中、尾，去其恶血立愈。其流出之血，如红色或淡红色，无他病相杂，如血黑色即兼带时气也。

三十五

沧县菜市口金凤章之母，受积聚症，腹内结块坚大如碗，疼痛难禁，后背麻木不仁，延余。余切其脉沉而迟，乃因寒凉而得，余为之取：

中脘　下脘　气海　委中　三里

用艾球灸　中脘三壮　下脘三肚（壮）　气海五壮

复立一方，服下痊愈。

香附三钱　川朴三钱　良姜二钱　肉桂二钱　白芷钱半　木香钱半

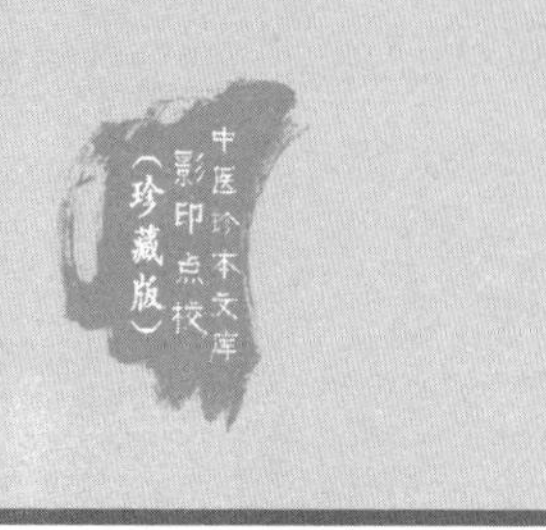

肢如起於手者走於肩易治走至胸難治入內卽死起於足者上走至膝易治。走至臍難治。入內卽死。此症之形。乃一紅線長尺許寬分餘凡遇此症。急速先以針治療之。後或用藥亦可。因其生死最速。藥力難達病所。急用三稜針刺其頭中尾去其惡血立愈。其流出之血如紅色或淡紅色。無他病相雜。如血黑色卽兼帶時氣也。

三十五

滄縣菜市口金鳳章之母。受積聚症。腹內結塊堅大如碗。疼痛難禁。後背痲木不仁。延余。余切其脈沉而遲。乃因寒涼而得。余爲之取

中脘　下脘　氣海　委中　三里。

用艾球灸　中脘三壯　下脘三壯　氣海五壯　復立一方。服下痊癒。

香附三錢　川朴三錢　良薑二錢　肉桂二錢　白芷錢半　木香錢半

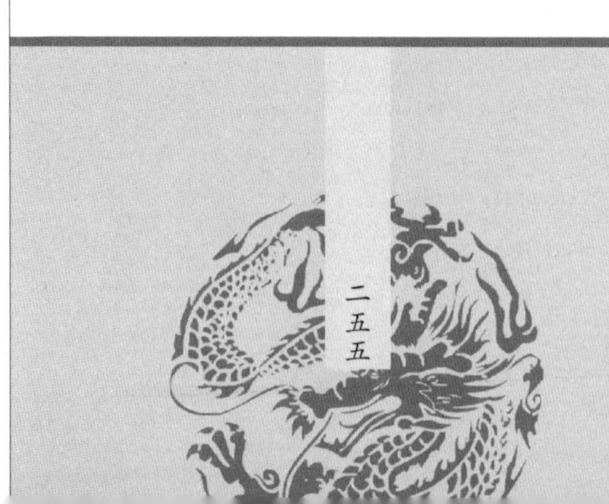

防風二錢 烏藥二錢 砂仁二錢 牛膝二錢 木瓜三錢 陳皮三錢
川芎三錢 藕節引煎服。

三十六

滄縣菜市口陳國興之妻。年四十一歲受胎六個月。得病心中煩亂。肚腹脹滿而痛。腿足腫疼。步履艱難。延至三月之久。延余。余視其症。係因飲水過度。又兼煩躁。乃水與氣相凝不散以致脹滿腿足浮腫。乃爲之立方服藥而癒。

桑皮五錢 木瓜四錢 木香錢半 腹皮三錢 茯苓三錢 知母三錢
當歸二錢 蘇葉一錢 木通錢半 川朴錢半 甘草錢半 水煎服。

三十七

滄縣福慶長內有窩莊同人汪姓者。在晚十二點得瘟疫病。吐瀉腹疼。聲音忽
啞延余診治余切其脈斷絕乃刺其

防风二钱　乌药二钱　砂仁二钱　牛膝二钱　木瓜三钱　陈皮三钱　川芎三钱　藕节引煎服。

三十六

沧县菜市口，陈国兴之妻，年四十一岁，受胎六个月，得病心中烦乱，肚腹胀满而痛，腿足肿疼，步履艰难，延至三月之久，延余。余视其症，系因饮水过度，又兼烦躁，乃水与气相凝不散，以致胀满，腿足浮肿，乃为之立方，服药而愈。

桑皮五钱　木瓜四钱　木香钱半　腹皮三钱　茯苓三钱　知母三钱　当归二钱　苏叶一钱　木通钱半　川朴钱半　甘草钱半　水煎服。

三十七

沧县福庆长内有窝庄同人汪姓者，在晚十二点得瘟疫病，吐泻腹疼，声音忽哑，延余诊治。余切其脉断绝，乃刺其：

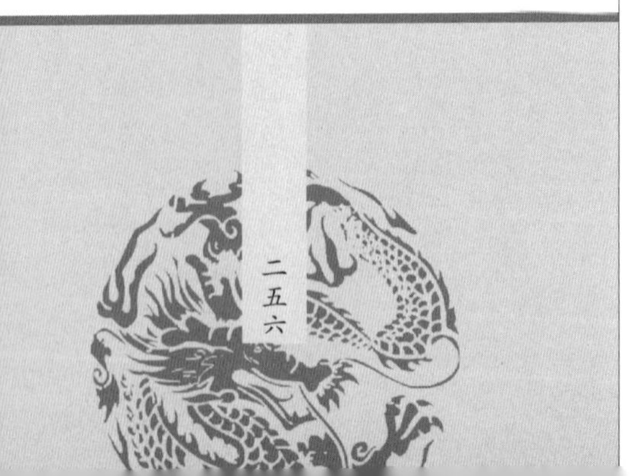

十二井　尺泽　舌下　委中

耳后刺出血，少时脉生，又半时声音亦不哑乃愈。次日，余切其脉洪大而数，其面赤，余问何以反覆？汪姓云：昨晚蒙公治愈，今早因误服一方，将药服下，倏时反覆，刻下十分难过，腹内发灼，两目昏黑，望公救我。余又为之立一方，服后乃愈。

元参三钱　川连二钱　黄芩三钱　木通二钱　生地三钱　桑皮三钱　地骨皮三钱　茯苓三钱　川军二钱　甘草二钱　水煎服。

三十八

沧县祁家务袁立臣之妻，年卌二岁，受病数月，针药均未见效，延余。余望其肚腹，肿胀坚硬如石，切其脉沉细而滞，乃血积气滞之症，为之立方，服药两剂竟愈。

香附三钱　川朴三钱　青皮二钱　砂仁一钱　木香一钱　沉香一钱

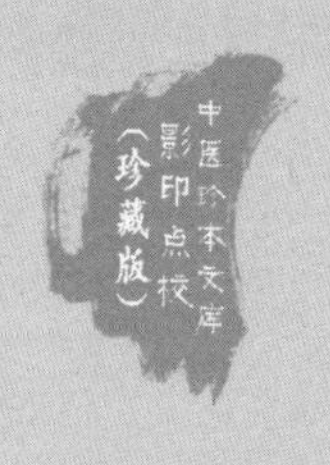

十二井　尺澤　舌下　委中　耳後刺出血少時脈生又半時聲音亦不啞乃癒。次日。余切其脈洪大而數。其面赤。余問何以反覆。汪姓云。昨晚蒙公治癒。今早因誤服一方。將藥服下。倏時反覆。刻下十分難過。腹內發灼兩目昏黑。望公救我。余又爲之立一方服後乃癒。

元參三錢　川連二錢　黃芩三錢　木通二錢　生地三錢　桑皮三錢　地骨皮三錢　茯苓三錢　川軍二錢　甘草二錢　水煎服。

三十八

滄縣祁家務袁立臣之妻。年卌二歲。受病數月。針藥均未見效。延余。余望其肚腹。腫脹堅硬如石。切其脈沉細而滯。乃血積氣滯之症。爲之立方服藥兩劑竟癒。

香附三錢　川朴三錢　青皮二錢　砂仁一錢　木香一錢　沉香一錢

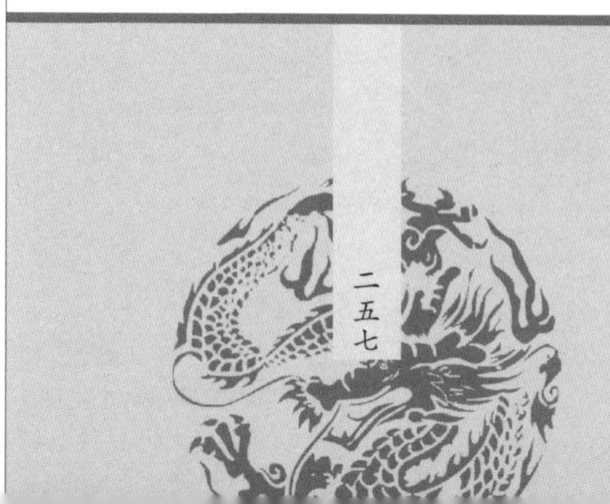

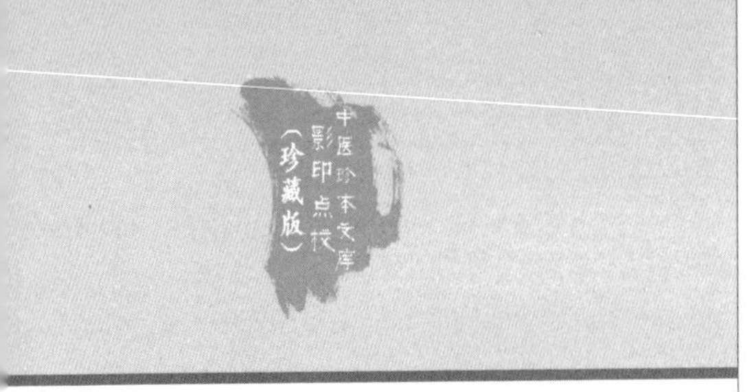

烏藥二錢 丹皮三錢 腹皮三錢 茯苓二錢 生地二錢 木通錢半
全歸三錢 川芎一錢 甘草一錢 紅花引煎服。繼服後方
腹皮三錢 青皮二錢 川朴三錢 烏藥二錢 枳實三錢 牛膝二錢
紅花一錢 香附米三錢 桃仁三錢 赤芍三錢 丹皮三錢 木通二錢
益母子三錢 甘草二錢 乾薑引煎服痊癒，

復因該病家貧寒余以照前所服湯藥方製丸藥一料贈之。服旬日痊癒。逾三月。袁見余感謝不已云其妻自服藥獲癒後日昨產一小兒惟產時從陰戶內發聲數次。聲聞戶外。然後產下。母子平安皆公之賜也。

按該症余當時亦未十分明瞭。即其夫婦懷胎七八個月。亦均認爲有病。不現胎脈。故不斷爲胎事。亦奇矣。彼及產下。始憶昔時曾聲老醫士云。胎之爲病不一有氣包胎者。有血包胎者。有氣血包胎者。氣包血包兩症。余見之矣。

乌药二钱　丹皮三钱　腹皮三钱　茯苓二钱　生地二钱　木通钱半　全归三钱　川芎一钱　甘草一钱　红花引煎服。继服后方：

腹皮三钱　青皮二钱　川朴三钱　乌药二钱　枳实三钱　牛膝二钱　红花一钱　香附米三钱　桃仁三钱　赤芍三钱　丹皮三钱　木通二钱　益母子三钱　甘草二钱　干姜引煎服，痊愈。

复因该病家贫寒，余以照前所服汤药，方制丸药一料赠之，服旬日痊愈。逾三月，袁见余感谢不已云：其妻自服药获愈后，日昨产一小儿，惟产时从阴户内发声数次，声闻户外，然后产下，母子平安，皆公之赐也。

【按】 该症余当时亦未十分明瞭，即其夫妇怀胎七八个月，亦均认为有病，不现胎脉，故不断为胎事，亦奇矣。彼及产下，始忆昔时曾声老医士云：胎之为病不一，有气包胎者，有血包胎者，有气血包胎者，气包血包两症，余见之矣。

今气血包胎亦果有之矣，余行医三十有八年，初遇此症，可为同道医友作一报告，亦足征老医之高见也。是故医士不可固执书理，总以广有阅历为优也。

三十九

沧县直辛庄，张玉群之子，左右两手各起红线，上走至项，长约尺许，宽约二三分，两眼上吊，人事不知，延余。余用针刺 线头出血 线中出血 线尾出血 半日平复如初。逾日张置酒谢余，余因其家寒却之。

【按】此病诚急症也，死在须臾，然明此症者，其愈亦最速。凡遇此症，急以针解之，万不可先用药，以致误事。只照上法治之，无不应手奏效。

四十

沧县菜市口，陈保名之妻，年三十岁，产后四日，得病寒热不定，延至二日，忽然

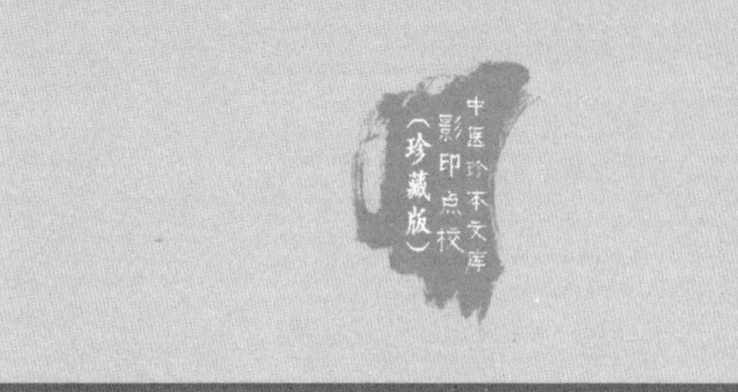

今氣血包胎亦果有之矣余行醫三十有八年初遇此症可爲同道醫友作一報告。亦足徵老醫之高見也。是故醫士不可固執書理。總以廣有閱歷爲優也。

三十九

滄縣南辛莊。張玉羣之子。左右兩手各起紅線。上走至項。長約尺許。寬約二三分。兩眼上吊。人事不知。延余。余用針刺 線頭出血 線中出血 線尾出血 半日平復如初。逾日張置酒謝余。余因其家寒却之。

按此病誠急症也。死在須臾。然明此症者。其瘉亦最速。凡遇此症。急以針解之。萬不可先用藥。以致悞事。祇照上法治之。無不應手奏效。

四十

滄縣菜市口。陳保名之妻。年三十歲。產後四日。得病寒熱不定。延至二日。忽然

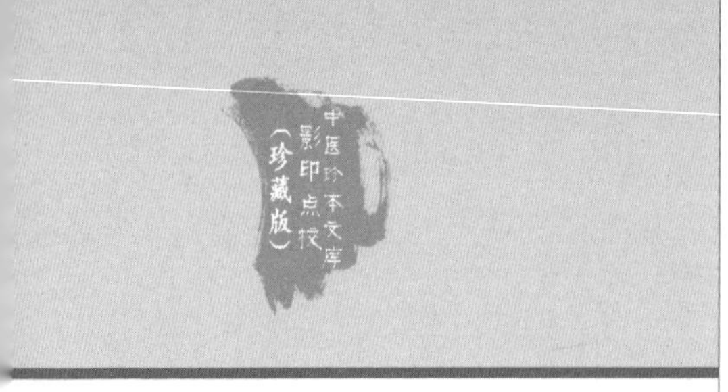

舌短牙關不開。兩眼上吊。氣喘難佈。延余。余切其脈。沉細無力面色白而脣青。此乃產後氣血俱虛。復受風寒所致乃爲之立一方以活其氣血痊癒。

香附三錢 當歸三錢 川芎二錢 熟地三錢 茯神三錢 烏藥二錢
陳皮二錢 薑炭二錢 桃仁二錢 芥穗一錢 砂仁一錢 川朴一錢
紅花五分 甘草一錢 水煎服。

四十一

滄縣南辛庄。郭萬祥之姊。受病甚重。延余。余切其脈寸脈原在太淵。已上行至魚際。洪大而數。關脈沉細而微。尺脈無。身上有汗。汗過則又寒涼舌胎白而有刺。喘咳不止。此乃肺經熱極。復感風邪。風火上升故也。症名春瘟。誠惡症也。爲立二方。服後痊癒。

生地五錢 條芩三錢 丹皮二錢 黃連二錢 木通二錢 枳實三錢

舌短牙关不开，两眼上吊，气喘难布，延余。余切其脉，沉细无力，面色白而唇青，此乃产后气血俱虚，复受风寒所致，乃为之立一方，以活其气血痊愈。

香附三钱　当归三钱　川芎二钱　熟地三钱　茯神三钱　乌药二钱　陈皮二钱　姜炭二钱　桃仁二钱　芥穗一钱　砂仁一钱　川朴一钱　红花五分　甘草一钱　水煎服。

四十一

沧县南辛庄，郭万祥之姊，受病甚重，延余。余切其脉，寸脉原在太渊，已上行至鱼际，洪大而数；关脉沉细而微；尺脉无。身上有汗，汗过则又寒凉，舌胎白而有刺，喘咳不止，此乃肺经热极，复感风邪，风火上升故也。症名春瘟，诚恶症也。为立二方，服后痊愈。

生地五钱　条芩三钱　丹皮二钱　黄连二钱　木通二钱　枳实三钱

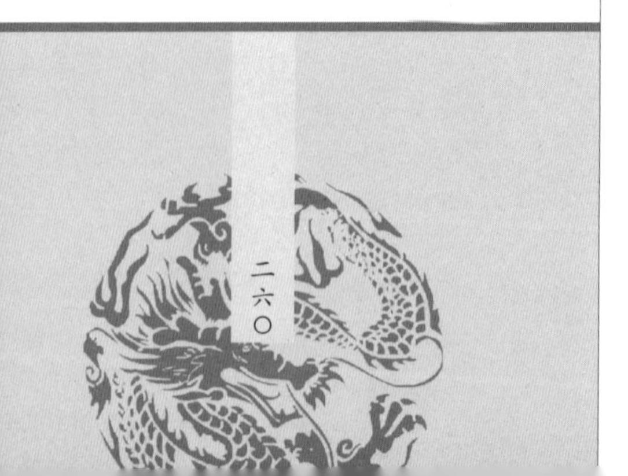

榔片三钱　赤芍二钱　寸冬三钱　元参三钱　贝母二钱　藿香三钱　川朴三钱　益元散三钱　灯心竹叶引煎服，本方服后病减。

生地三钱　条芩三钱　丹皮三钱　木通二钱　寸冬三钱　藿香三钱　川朴三钱　川贝二钱　苏叶二钱　全归三钱　防风二钱　水煎服。本方服后痊愈。

【按】此症殊恶，寒热亦最难辨别。古云：内实热而外假寒，内实寒而外假热者，此类是也。每见今医因其外寒即认为内亦寒，外寒热认为内亦热，药一下咽，旋即毙命者多矣。然辨明寒热亦殊不难，惟在细心不细心也。欲辨之，可观其舌苔，苔无论何色，有刺者属热，白而无刺者属感寒。愿我医学同人，详加细心，庶不致误人生命焉。

四十二

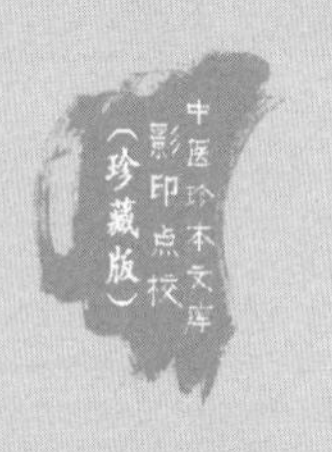

川朴三錢　益元散三錢　燈心竹葉引煎服本方服後病減

生地三錢　條芩三錢　丹皮三錢　木通二錢　寸冬三錢　藿香三錢

川朴三錢　川貝二錢　蘇葉二錢　全歸三錢　防風二錢

水煎服本方服後痊癒

按此症殊惡。寒熱亦最難辨別。古云。內實熱而外假寒。內實寒而外假熱者。此類是也。每見今醫因其外寒卽認爲內亦寒。外寒熱認爲內亦熱。藥一下咽。旋卽斃命者多矣。然辨明寒熱亦殊不難。惟在細心不細心也。欲辨之可觀其舌苔。苔無論何色。有刺者屬熱。白而無刺者屬感寒。願我醫學同人。詳加細心。庶不致悞人生命焉。

四十二

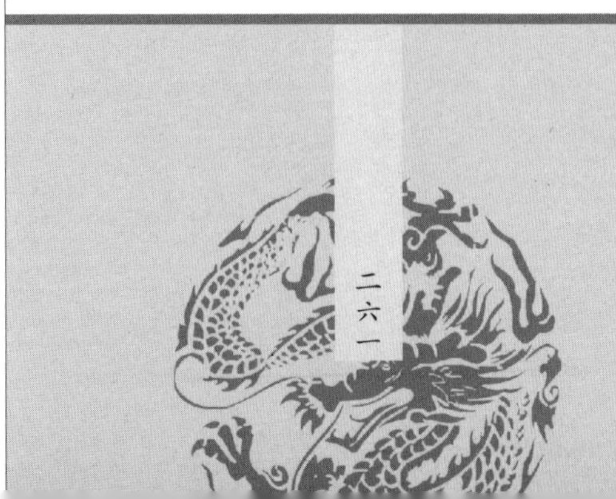

滄縣三官廟。劉羣升之甥女李氏。趙家莊人。年二十四歲。因受寒氣。腹脹心煩。疼無定時。四肢無力。行步艱難。每行時卽氣喘而疼。自九間受病延余。余切其脈沉遲。似有似無。此乃寒氣凝結。原因氣血虧損。營衛不固所致。乃先用針取

內關　曲池　中脘　三里針後立方服藥

香附三錢　川朴二錢　查炭三錢　木香二錢　豆蔻一錢　薑炭一錢

陳皮二錢　砂仁錢半　全歸二錢　川芎錢半　台參二錢　甘草一錢

又針一次。

上脘　下脘　氣海　三里

又服藥一次。

全歸三錢　川芎錢半　川朴二錢　青皮二錢　黨參三錢　上桂一錢

附子二錢半　木香一錢　沉香一錢　砂仁錢半　吳萸錢半　甘草二錢

沧县三官庙，刘群升之甥女李氏，赵家庄人，年二十四岁，因受寒气，腹胀心烦，疼无定时，四肢无力，行步艰难，每行时即气喘而疼，自九间受病延余。余切其脉沉迟，似有似无，此乃寒气凝结，原因气血亏损，营卫不固所致，乃先用针取：

内关　曲池　中脘　三里针后立方服药

香附三钱　川朴二钱　查(楂)炭三钱　木香二钱　豆蔻一钱　姜炭一钱　陈皮二钱　砂仁钱半　全归二钱　川芎钱半　台参二钱　甘草一钱

又针一次。

上脘　下脘　气海　三里

又服药一次。

全归三钱　川芎钱半　川朴二钱　青皮二钱　党参三钱　上桂一钱　附子二钱半　木香一钱　沉香一钱　砂仁钱半　吴萸钱半　甘草二钱

藕节引煎服。

又针一次。

三阴交　关元　阳陵泉　阴交

又服药一次。

附子三钱　川朴二钱　苏子二钱　肉桂一钱　吴萸二钱　炮姜二钱　小茴二钱　乌药一钱　沉香钱半　全归二钱　熟地二钱　甘草一钱　水煎服。

又针一次。

气海　关元　中极　三里　三阴交

又服药一次。

台参两半　归身一两　炮姜三钱　椰炭二钱　陈皮五钱　乌药三钱

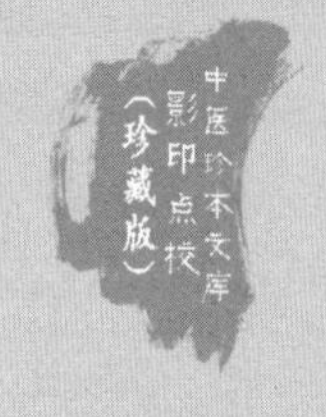

藕節引煎服。

又針一次。

三陰交　關元　陽陵泉　陰交

又服藥一次。

附子三錢　川朴二錢　蘇子二錢　肉桂一錢　吳萸二錢　炮薑二錢

小茴二錢　烏藥一錢　沉香錢半　全歸二錢　熟地二錢　甘草一錢

水煎服。

又針一次。

氣海　關元　中極　三里　三陰交

又服藥一次。

台參兩半　歸身一兩　炮薑三錢　椰炭二錢　陳皮五錢　烏藥三錢

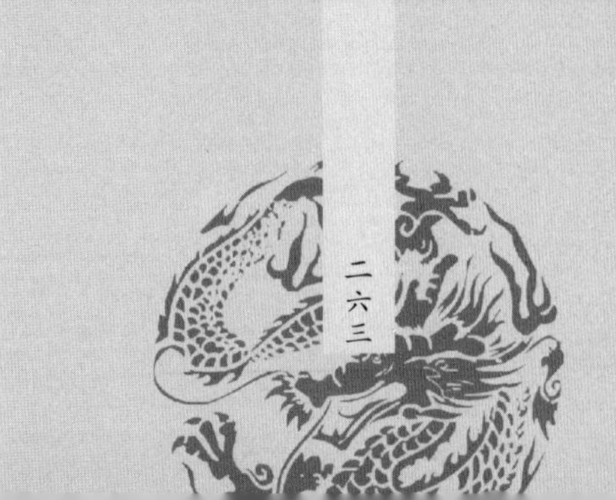

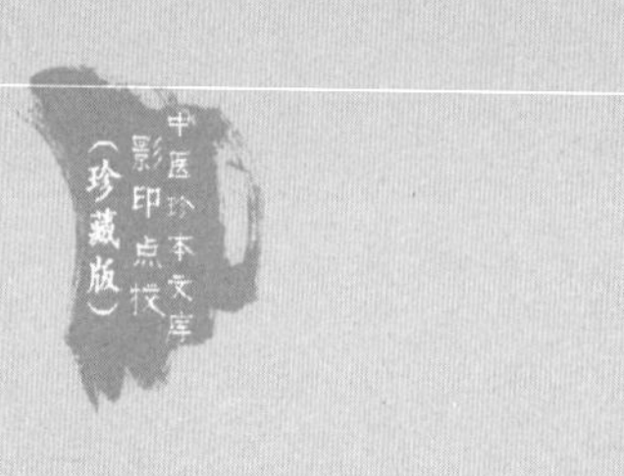

肉桂三錢 赤芍五錢 茯苓一兩 熟地一兩 白朮一兩 川芎三錢

甘草四錢 共爲細末。練蜜爲丸。每服三錢。服至半料全癒。

四十三

滄縣柳家莊長發祥胡姓。其兒媳受月經之病。每月經血來時。從鼻口而出。面色紅紫。大喘大汗。忽明忽迷。飲食不下。夜不息燈三日矣。延余。余診其脈。寸大關小。尺脈毫無。此乃經血壅滯下焦。久而中氣不通。衝脈上逆。非用通利之藥。不可主治。調氣活血開淤。立一方

生地三錢 枳實三錢 榔片二錢 赤芍二錢 歸尾三錢 川貝一錢

桃仁二錢 元胡二錢 丹皮三錢 紅花錢半 川朴三錢 條芩二錢

甘草二錢 牛膝一錢 水煎服。

又服藥一次。

肉桂三钱 赤芍五钱 茯苓一两 熟地一两 白术一两 川芎三钱 甘草四钱 共为细末，练蜜为丸，每服三钱，服至半料全愈。

四十三

沧县柳家庄长发祥胡姓，其儿媳受月经之病，每月经血来时，从鼻口而出，面色红紫，大喘大汗，忽明忽迷，饮食不下，夜不息灯三日矣，延余。余诊其脉，寸大关小，尺脉毫无，此乃经血壅滞下焦，久而中气不通，冲脉上逆，非用通利之药，不可主治，调气活血开淤。立一方：

生地三钱 枳实三钱 榔片二钱 赤芍二钱 归尾三钱 川贝一钱 桃仁二钱 元胡二钱 丹皮三钱 红花钱半 川朴三钱 条芩二钱 甘草二钱 牛膝一钱 水煎服。

又服药一次。

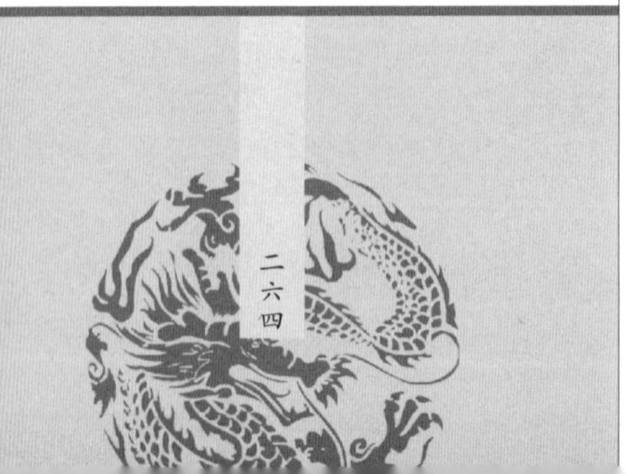

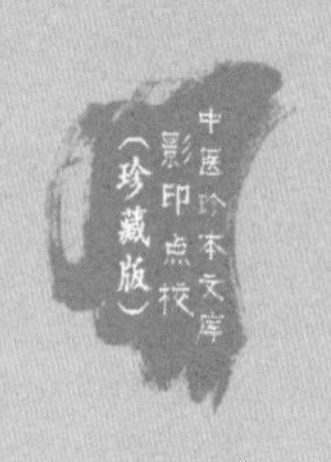

生熟川军三钱　丹皮三钱　香附三钱　归尾三钱　赤芍三钱　桃仁三钱　枳壳三钱　川朴二钱　熟地四钱　川芎钱半　益母三钱　水煎服。末方连服二剂全愈

四十四

沧县柳家庄赵顺平之妹，受病多日，服药不投，延余。余切其脉，乃思虑伤脾，心神不安，不思饮食，乃二阳之症，按健脾调气养血法治之，连服三剂大效。

沧县西河沿何有成，年六十二岁，得周身热灼，汗流不止，鼻口出血，病此瘟症，延余。余其脉，洪大有力无伦，此乃内里热甚，以致口鼻出血，其所出之汗，亦非正汗，俗呼之血汗病，即此症也。治此症必先清其内热，兼散表邪，然后再能见汗，方可收效。余为之立方，服药二剂痊愈。

川军四钱　川朴三钱　紫苏一钱　川贝钱半　知母三钱　元参三钱

生熟川軍三錢　丹皮三錢　香附三錢　歸尾三錢　赤芍三錢
桃仁三錢　枳殼三錢　川朴二錢　熟地四錢　川芎錢半　益母三錢
水煎服。末方連服二劑全癒

四十四

滄縣柳家莊趙順平之妹。受病多日。服藥不投。延余。余切其脈。乃思慮傷脾。心神不安。不思飲食。乃二陽之症。按健脾調氣養血法治之。連服三劑大效。

滄縣西河沿何有成。年六十二歲。得遍身熱灼。汗流不止。鼻口出血。病此瘟症。延余。余其脈。洪大有力無倫。此乃內裏熱甚。以致口鼻出血。其所出之汗。亦非正汗。俗呼之血汗病。即此症也。治此症必先清其內熱。兼散表邪。然後再能見汗。方可收效。余爲之立方。服藥二劑痊癒。

川軍四錢　川朴三錢　紫蘇一錢　川貝錢半　知母三錢　元參三錢

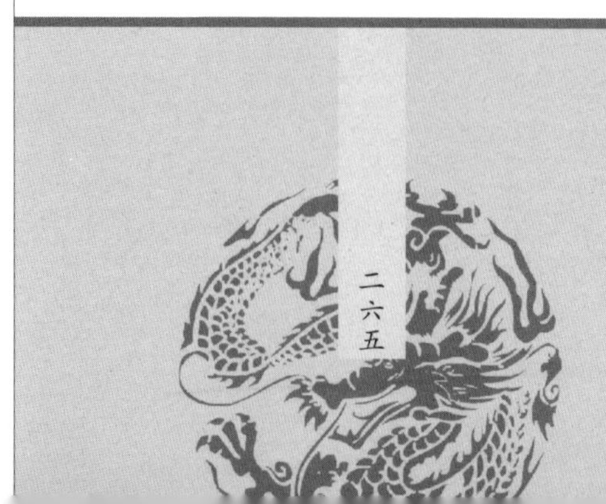

桃仁三錢　條芩三錢　丹皮三錢　薄荷一錢　益元散三錢

燈心竹葉引煎服。繼服後方

藿香四錢　烏藥二錢　條芩三錢　生地三錢　川朴三錢　知母三錢

蘇葉二錢　赤芍三錢　腹皮二錢　薄荷錢半　木通一錢　益元散三錢

水煎服。本方服後痊癒

四十五

滄縣南辛莊。馬萬合年三十九歲。患雜勞症。面色焦黃。每日早晚。頭面有汗身無汗。夜則喘咳。四肢無力。咽喉腫疼。畏見風寒。懇求於余。余切其脈。沉細而無力。虛弱已極。誠不易治。因其相求甚切。乃爲之立方。數劑即癒。

全歸三錢　生地三錢　川貝二錢　丹皮三錢　寸冬三錢　杭芍二錢

骨皮二錢　川朴一錢　杭菊錢半　薄荷一錢　遠志三錢　甘草錢半

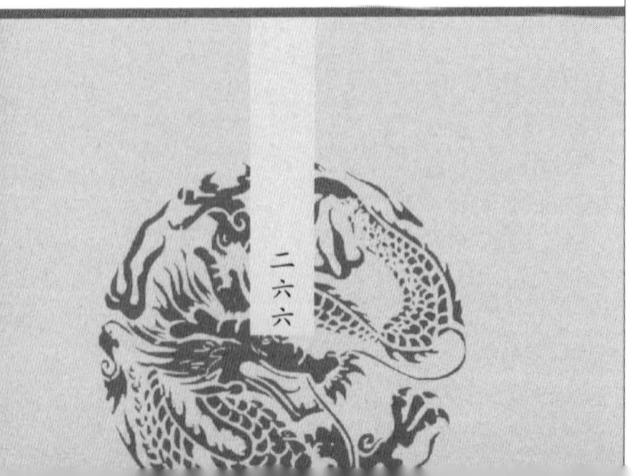

桃仁三钱　条芩三钱　丹皮三钱　薄荷一钱　益元散三钱

灯心、竹叶引煎服，继服后方：

藿香四钱　乌药二钱　条芩三钱　生地三钱　川朴三钱　知母三钱　苏叶二钱　赤芍三钱　腹皮二钱　薄荷钱半　木通一钱　益元散三钱　水煎服，本方服后痊愈。

四十五

沧县南辛庄，马万合，年三十九岁，患杂劳症，面色焦黄，每日早晚，头面有汗身无汗，夜则喘咳，四肢无力，咽喉肿疼，畏见风寒，恳求于余。余切其脉，沉细而无力，虚弱已极，诚不易治。因其相求甚切，乃为之立方，数剂即愈。

全归三钱　生地三钱　川贝二钱　丹皮三钱　寸冬三钱　杭芍二钱　骨皮二钱　川朴一钱　杭菊钱半　薄荷一钱　远志三钱　甘草钱半

荷叶引煎服。本方服二剂。

全归三钱　生地三钱　川贝二钱　丹皮三钱　骨皮二钱　茯苓三钱　寸冬三钱　知母二钱　杭芍二钱　黄柏二钱　党参三钱　元参二钱　枣仁三钱　陈皮三钱　砂仁一钱　甘草一钱

荷叶引水煎服，本方服二剂。

当归三钱　生地三钱　熟地二钱　桑皮三钱　茯神三钱　寸冬三钱　黄柏二钱　知母二钱　骨皮二钱　党参三钱　杭芍二钱　首乌二钱　甘草钱半

水煎服，本方服二剂。

党参三钱　白术三钱　当归三钱　杭芍二钱　生地三钱　熟地二钱　茯苓三钱　骨皮二钱　寸冬三钱　黄柏二钱　知母二钱　首乌二钱

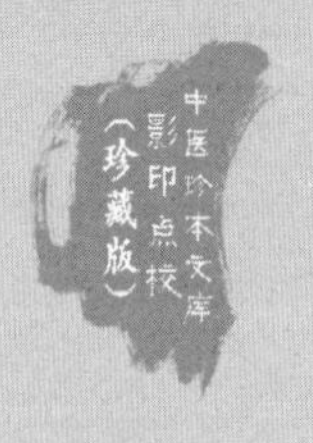

全歸三錢　生地三錢　川貝二錢　丹皮三錢　骨皮二錢　茯苓三錢
寸冬三錢　知母二錢　杭芍二錢　黃柏二錢　黨參三錢　元參二錢
棗仁三錢　陳皮三錢　砂仁一錢　甘草一錢
荷葉引水煎服。本方服二劑
當歸三錢　生地三錢　熟地二錢　桑皮三錢　茯神三錢　寸冬三錢
黃柏二錢　知母二錢　骨皮二錢　黨參三錢　杭芍二錢　首烏二錢
甘草錢半
水煎服。本方服二劑
黨參三錢　白朮三錢　當歸三錢　杭芍二錢　生地三錢　熟地二錢
茯苓三錢　骨皮二錢　寸冬三錢　黃柏二錢　知母二錢　首烏二錢

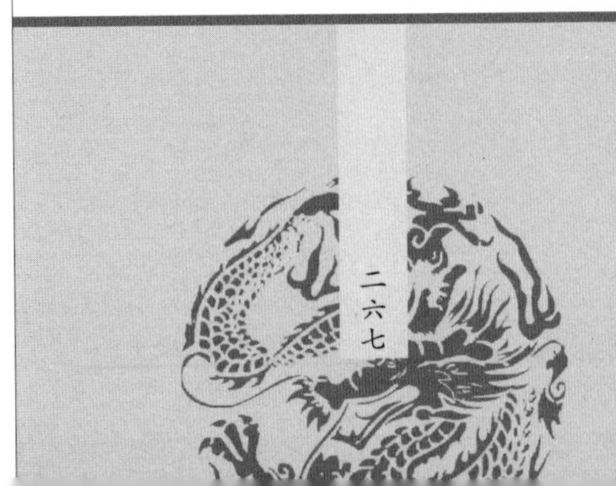

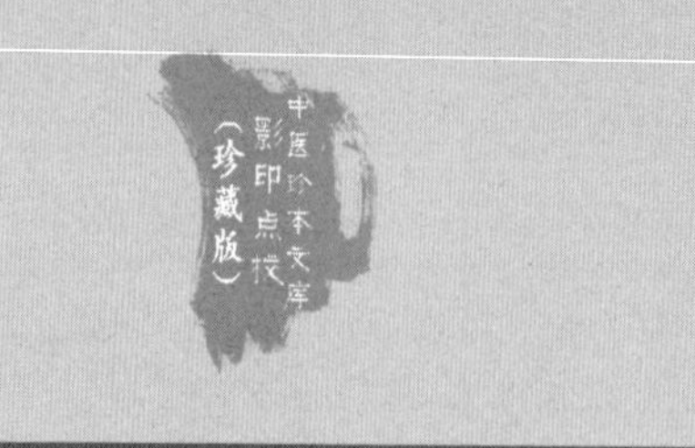

棗仁三錢 元參二錢

水煎服。本方一服

以上服藥七劑。病減大半。復立一方。配丸藥收功。

四十六

滄縣南辛莊姚寶成之妻。年三十九歲。得病延余。診治。切其脈洪大而滑。觀其面時紅時白。似有畏懼之狀。病家云。此病甚重。飲食下咽。旋卽吐出。胸腹氣逆不通。夜不息燈三四日矣。余意用藥亦必吐出。用止吐藥又不能醫病。乃與之針三穴而安。

中脘一穴 三里二穴 行有一句鐘。病去大半。逾一日又取尺澤二穴 三里二穴 收效。

枣仁三钱 元参二钱

水煎服，本方一服。

以上服药七剂，病减大半。复立一方，配丸药收功。

四十六

沧县南辛庄姚宝成之妻，年三十九岁，得病延余。诊治，切其脉洪大而滑，观其面时红时白，似有畏惧之状。病家云：此病甚重，饮食下咽，旋即吐出，胸腹气逆不通，夜不息灯三四日矣。余意用药亦必吐出，用止吐药又不能医病，乃与之针三穴而安。

中脘一穴 三里二穴 行有一句钟，病去大半，逾一日又取尺泽二穴 三里二穴 收效。

【按】 此症因气作胎，再加气室中焦，冲脉上冲，以致胎气不安故也。

四十七

沧县菜市口，陈宝明之妻，年三十三岁，产后八日受风，人事不知，延余。余切其脉，浮数无力，此乃临产时去血过多，血亏已极，复为外邪所侵故也，余用生化汤加减治之而愈。

【按】产后之症，问切并行方妥。凡产后受风，不可按寻常风治，切脉后询其病源，或补气，或补血，或活其气血，使其气顺血活，而风自散。若按平常受风治之，病不能去，意外亦恐不免。

四十八

沧县成立医药研究会时，内有施医院，余在院内治疗各症列左。

沧县南门内警察所，有一警兵，患目疾，两眼红肿，眼珠被云翳罩满，疼痛难睁，不能视物，来院求方。余正值日施诊，余意伊乃贫苦之人，月得薪金数元，日用

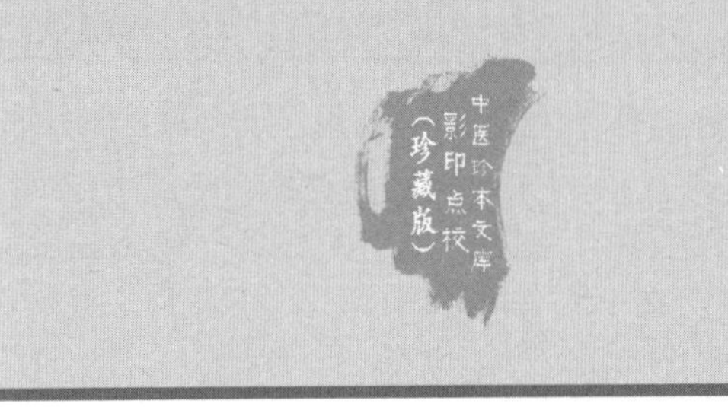

滄縣菜市口。陳寶明之妻。年三十三歲。產後八日受風。事人不知。延余。余切其脈。浮數無力。此乃臨產時去血過多。血虧已極。復為外邪所侵故也。余用生化湯加減治之而癒。

按產後之症。問切並行方妥。凡產後受風。不可按尋常風治。切脈後詢其病源。或補氣。或補血。或活其氣血。使其氣順血活。而風自散。若按平常受風治之。病不能去。意外亦恐不免。

四十八

滄縣成立醫藥研究會時。內有施醫院。余在院內治療各症列左。

滄縣南門內警察所。有一警兵。患目疾。兩眼紅腫。眼珠被雲翳罩滿。疼痛難睜。不能視物。來院求方。余正值日施診。余意伊乃貧苦之人。月得薪金數元。日用

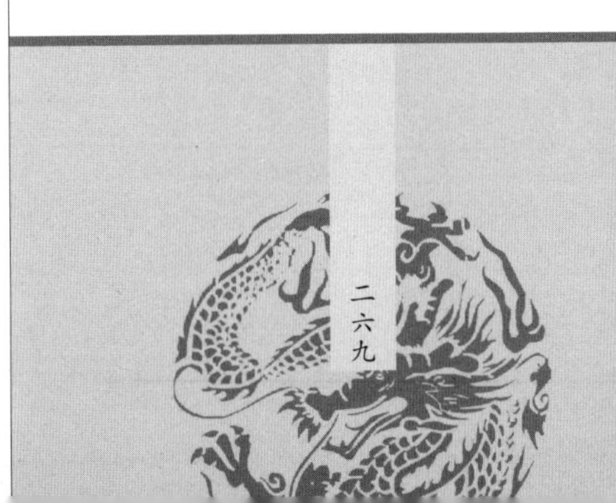

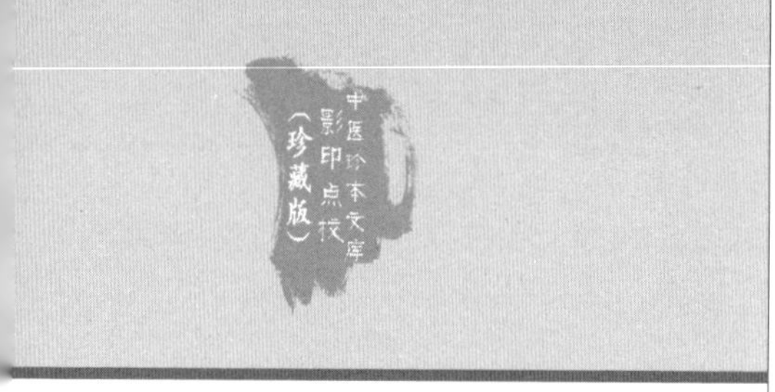

尚在不足。焉有餘資服藥。遂用針治之。先按穴放血畢。又取行針數穴。行有二句鐘。其眼能睜。雲翳亦漸退。視物亦辨黑白。逾日安痊。

滄縣北門外。李家院有一人。因中風項喎。行路不能正走。來院診治。余與壽山司班值日施行。余爲之針一次。針後卽灸。病癒大半。第二次來院。余有事請假。壽山又針一次痊癒。逾日至余家致謝。

滄縣西門內。祁姓之妻。患咽喉腫疼。米漿不下。症名喉疊。來院求方。余正施診。爲之用針而癒。至今感念。

滄縣東門內。有姚姓者。因中風頭低不能抬。來院求治。余正施診。余云汝低頭而入。當令汝抬頭而出。爲之用針行有二句鐘。病如失而去。

按以上四症。院內諸道友均云。如用藥治見效甚慢。余用針治之。幸而應手

尚在不足，焉有余资服药，遂用针治之。先按穴放血毕，又取行针数穴，行有二句钟，其眼能睁，云翳亦渐退，视物亦辨黑白，逾日安痊。

沧县北门外，李家院有一人，因中风项㖞，行路不能正走，来院诊治。余与寿山司班值日施行，余为之针一次，针后即灸，病愈大半。第二次来院，余有事请假，寿山又针一次痊愈。逾日至余家致谢。

沧县西门内，祁姓之妻，患咽喉肿疼，米浆不下，症名喉叠，来院求方。余正施诊，为之用针而愈，至今感念。

沧县东门内，有姚姓者，因中风头低不能抬，来院求治，余正施诊，余云：汝低头而入，当令汝抬头而出，为之用针行有二句钟，病如失而去。

【按】 以上四症，院内诸道友均云，如用药治，见效甚慢。余用针治之，幸而应手奏效，足见药之治病，不如针捷而爽。

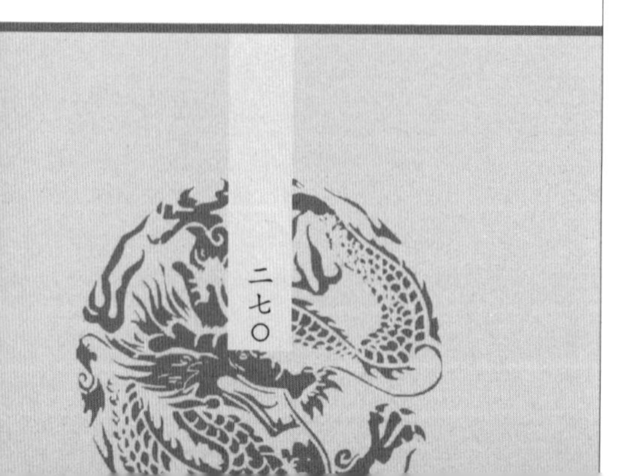

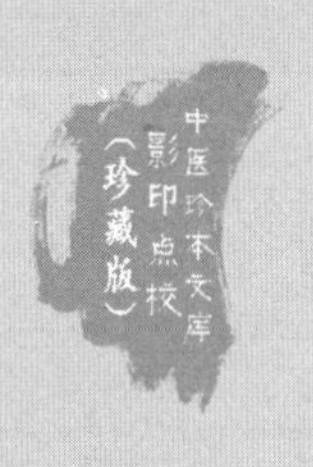

四十九

民国十一年春三月间，余三子学莲在赣省作客，有赣军排长金良臣，得一奇症，连睡四日不醒，亦不食。医院诸人无法治疗，转延中医，亦均束手。彼时学莲亦在是营供职，既知伊病，遂至该连视之。见其状犹如酒醉沉睡不醒，呼之亦不应，时作谵语，观其形，切其脉，乃断定此症必因思虑伤脾，气血淤滞，又为痰火交加，心神不明故也，乃用针取。

人中　大陵　间使　三里　针行有一句钟，乃复立方，服药二剂愈。

硃茯神三钱　麦冬三钱　远志三钱　陈皮二钱　半夏二钱　黄芩钱半　当归三钱　生地二钱　川连一钱　甘草一钱

水煎服。

五十

民國十一年春三月間。余三子學蓮在贛省作客。有贛軍排長金良臣。得一奇症。連睡四日不醒。亦不食。醫院諸人無法治療。轉延中醫。亦均束手。彼時學蓮亦在是營供職。既知伊病。遂至該連視之。見其狀猶如酒醉沉睡不醒。呼之亦不應。時作譫語。觀其形。切其脈。乃斷定此症必因思慮傷脾。氣血淤滯。又爲痰火交加。心神不明故也。乃用針取

人中　大陵　間使　三里　針行有一句鐘。乃復立方服藥二劑癒。

硃茯神三錢　麥冬三錢　遠志三錢　陳皮二錢　半夏二錢　黃芩錢半

當歸三錢　生地二錢　川連一錢　甘草一錢

水煎服。

五十

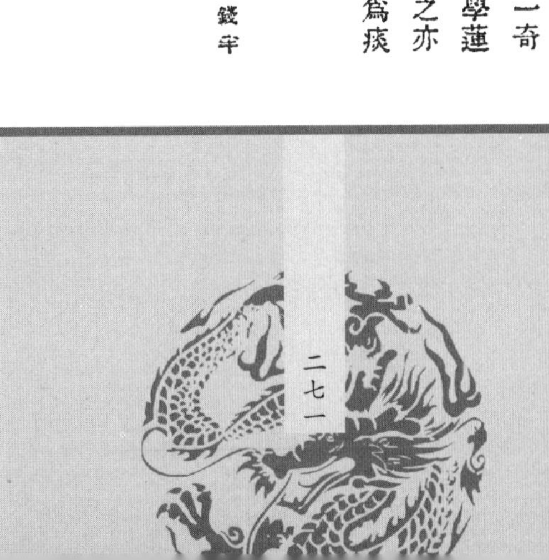

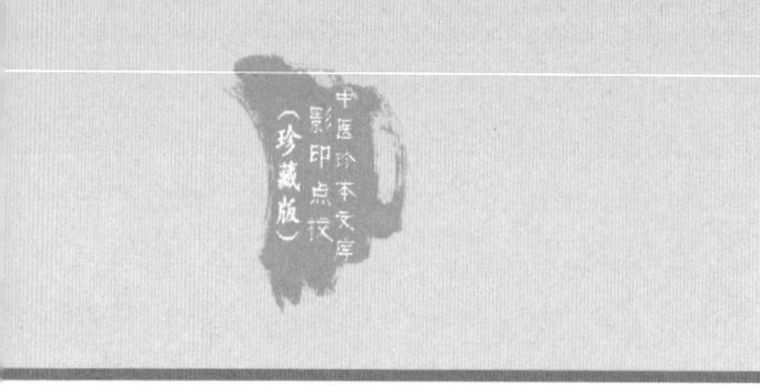

民國十三年春間。學蓮客金陵。有華豐裕工人一名。前二日伊云。身體覺不舒泰。第三日夜間卽行沉睡。雖墜床下酣睡如故。自是不語。但飲食照常。延至七八日不癒。學蓮常在該號消遣。仝人與學蓮談論此症之怪異。學蓮乃云。吾與汝治之。不知能否可瘳。先切其脈浮大而滑。乃意發於心。此必爲風痰邪熱迷住心竅也。乃用針刺

人中　風府　合谷　尺澤　針行半句鐘後。不見大效。乃在合谷上。將針重按。病人乃大聲呼疼。自是出語。其舌尚强。言語不清楚。復立一方。服藥後卽癒。

當歸三錢　茯神三錢　黃芩三錢　貝母二錢　薄荷二錢　防風二錢
羌活二錢　殭蠶三錢　蟬退二錢　遠志三錢　木通二錢　甘草一錢

民国十三年春间，学莲客金陵，有华丰裕工人一名，前二日伊云：身体觉不舒泰，第三日夜间即行沉睡，虽坠床下酣睡如故，自是不语，但饮食照常，延至七八日不愈。学莲常在该号消遣，仝人与学莲谈论此症之怪异，学莲乃云：吾与汝治之，不知能否可瘳？先切其脉浮大而滑，乃意发于心，此必为风痰邪热迷住心窍也。乃用针刺：

人中　风府　合谷　尺泽　针行半句钟后，不见大效，乃在合谷上，将针重按。病人乃大声呼疼，自是出语，其舌尚强，言语不清楚，复立一方，服药后即愈。

当归三钱　茯神三钱　黄芩三钱　贝母二钱　薄荷二钱　防风二钱　羌活二钱　僵蚕三钱　蝉退二钱　远志三钱　木通二钱　甘草一钱　川朴二钱　枳实二钱　竹沥引煎服。

针灸医案下编

用针各法

持针法及刺针法

将穴认定，医以左手大指甲，或食指甲，掐定用力重掐。病人觉麻木走气，或动脉应手，即为穴也。如刺针时用右手大指，与食指持针刺之，未刺针以前，先将针左右摆之，如针不折曲，然后将针尖含入口内，一可去针之毒，一可不伤人荣卫之气。观针如不光明，在鞋底上磨十余下自明，然后左手按穴，右手刺针，不急不缓，将针刺入。

温针法及寒针法

用热物及热水壶，将针放于其上，此温针法也。用手以布去其针锈，然后刺

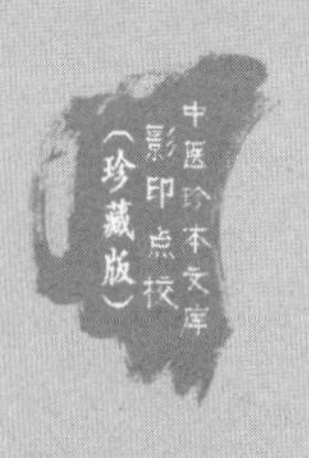

鍼灸醫案下編

用針各法

持針法及刺針法

將穴認定。醫以左手大指甲。或食指甲。掐定用力重掐。病人覺痳木走氣。或動脈應手。卽爲穴也。如刺針時用右手大指與食指持針刺之。未刺針以前。先將針左右擺之。如針不折曲。然後將針尖含入口內。一可去針之毒。一可不傷人榮衛之氣。觀針如不光明。在鞋底上磨十餘下自明。然後左手按穴。右手刺針。不急不緩。將針刺入。

溫針法及寒針法

用熱物及熱水壺。將針放於其上。此溫針法也。用手以布去其針銹。然後刺

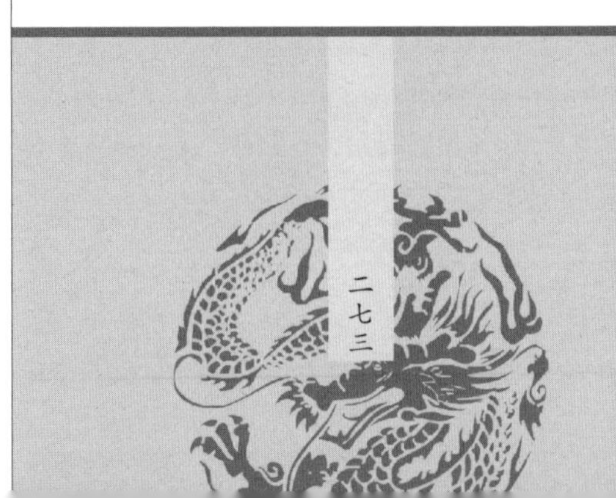

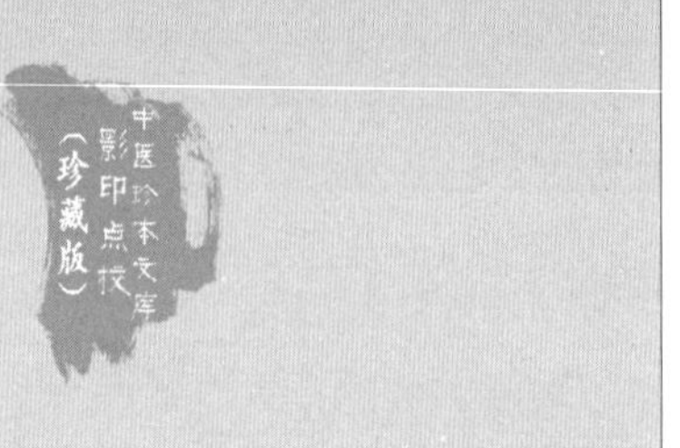

病。此寒針法也。

起針法及提針法

未起針以前。先用左手按穴。右手轉針。然後右手大指。與食指持針。左手食指按穴。右手提針上起。左手下按。先緩後急。將針起出。針出後。用左手食指肚左右揉二三次。以防針眼受風。用布將針上之銹擦淨。以防再用時有毒。此起針法也。

針刺腹上各穴例。如上下兩針初刺時。上針要深。下針要淺。針行動後。將下針許許上提。上針下按。易於下按。易於中病。並見針在穴上。倒立不止。可將針上提。少時再行按下。此提針法也。

火針法

病，此寒针法也。

起针法及提针法

未起针以前，先用左手按穴，右手转针。然后右手大指，与食指持针，左手食指按穴，右手提针上起，左手下按，先缓后急，将针起出。针出后，用左手食指肚左右揉二三次，以防针眼受风，用布将针上之锈擦净，以防再用时有毒，此起针法也。

针刺腹上各穴例，如上下两针初刺时，上针要深，下针要浅，针行动后，将下针许许上提。上针下按，易于下按，易于中病，并见针在穴上，倒立不止。可将针上提，少时再行按下，此提针法也。

火针法

刺针入穴，用粗香一根点着，灼其针龙头，或用面碗套于针上，再以艾火入面，碗内烧针，或用笔先将穴点出，再用麻油灯火，将针灼红，速速刺下，如此均火针法也。余度灯火灼针，未免伤及肌肉，不如香艾两法，为捷妙也。

刺针不入法

如刺腹上之针，其腹坚硬，刺针不入，可先刺一二分深，针行少时，其穴下自开，再深刺若干分。又少时见针之行动，或上提或下按，酌量可也。

刺针深浅法

人有大小肥瘦之别，针有深浅之变。例如肥人肉厚，刺针宜深，小儿宜浅；前肚腹宜深，后背脊宜浅；虚人宜浅，实人宜深。

对症用针法

如病重者，针刺浅而宜多；病轻者，针刺深而宜少。并虚实辨明，方免贻误。提针不动法，及起针不出法。

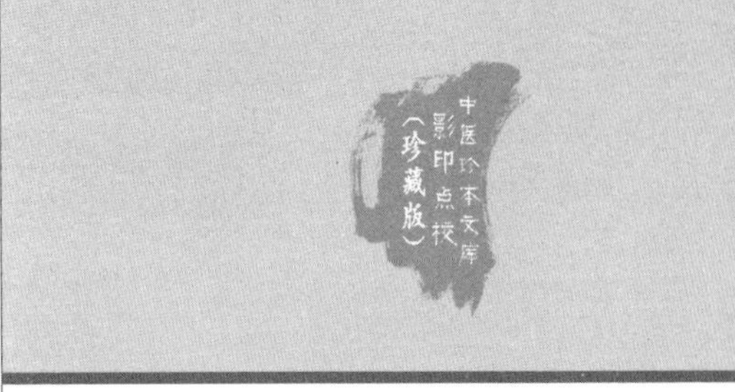

面碗內燒針或用筆先將穴點出再用麻油燈火將針灼紅速速刺下如此均火針法也。余度燈火灼針。未免傷及肌肉。不如香艾兩法。爲捷妙也。

刺針不入法

如刺腹上之針。其腹堅硬。刺針不入。可先刺一二分深。針行少時。其穴下自開。再深刺若干分。又少時見針之行動。或上提或下按。酌量可也。

刺針深淺法

人有大小肥瘦之別。針有深淺之變。例如肥人肉厚。刺針宜深。小兒宜淺。前肚腹宜深。後背脊宜淺。虛人宜淺。實人宜深。

對症用針法

如病重者。針刺淺而宜多。病輕者。針刺深而宜少。並虛實辨明。方免貽悞。提針不動法。及起針不出法。

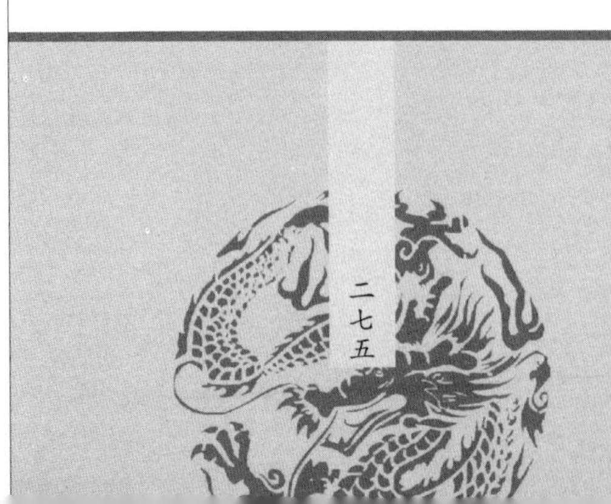

如針刺已達分寸。而針仍不見行動。可將針上提。少時再行下按。如是者再。此爲飛針法。

其針既行動矣。以後如再見針尾跳動。此乃針力已過。針可即起。此爲提針。不動法也。即如起針不出。萬不可用力。以防傷人肌肉。及折針之弊。可用手指。將針左右連轉三次。自易起出。此起針不出之法也。

補針法及瀉針法

男右手大指上轉一次。下轉二次。復上轉二次爲補法。以大指上轉一次。下轉一次。復上轉三次爲大補法。此補針法也。男右手大指上轉一次。下轉三次。如此三次。爲大瀉法也。針女人之補瀉法。與男子轉法之方向大相反。蓋男背陽腹陰。女背陰腹陽也。

如针刺已达分寸，而针仍不见行动，可将针上提，少时再行下按，如是者再，此为飞针法。

其针既行动矣，以后如再见针尾跳动，此乃针力已过，针可即起，此为提针，不动法也。即如起针不出，万不可用力，以防伤人肌肉，及折针之弊。可用手指，将针左右连转三次，自易起出，此起针不出之法也。

补针法及泻针法

男右手大指上转一次，下转二次，复上转二次为补法。以大指上转一次，下转一次，复上转三次为大补法，此补针法也。男右手大指上转一次，下转三次，如此三次，为大泻法也。针女人之补泻法，与男子转法之方向大相反。盖男背阳腹阴，女背阴腹阳也。

不补不泻法

如遇症虚实未能分明之时，不可骤用补泻之针，以致误事。可将针左右转之，其腹内有声，为不补不泻法，针有行动，其症自愈。

辨明行针寒热法

如针已入穴，而不明其症为寒为热，可用香火烧针龙头，如顷刻之时即觉针热，其症为热。如灼至两三分钟仍不觉热者，其症为寒。

观行针不动法

针刺入穴，随气而动，针不动，气未到。将针左右二转，上下之气自活，针必自动矣。针动其症亦必见行动。

观针行至起针时，乃未至时法。

针刺入穴，行至沉觉针郑重时，针力已足矣。如针在穴多时，仍觉针轻，或自上行，仍未行至时也。

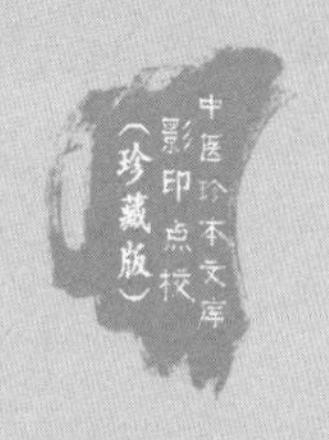

如遇症虛實未能分明之時不可驟用補瀉之針以致悞事可將針左右轉之。其腹內有聲。爲不補不瀉法。針有行動。其症自癒。

辨明行針寒熱法

如針已入穴。而不明其症爲寒爲熱。可用香火燒針龍頭。如頃刻之時即覺針熱。其症爲熱。如灼至兩三分鐘仍不覺熱者其症爲寒。

觀行針不動法

針刺入穴。隨氣而動。針不動。氣未到。將針左右二轉。上下之氣自活。針必自動矣。針動其症亦必見行動。

觀針行至起針時及未至時法。

針刺入穴。行至覺針鄭重時。針力已足矣。如針在穴多時。仍覺針輕。或自上行。仍未行至時也。

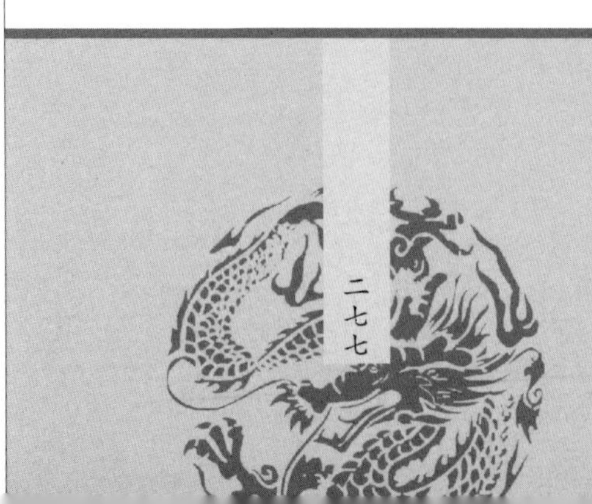

以三稜針對症放血法及用法。

人之一身自頭至足。皆有放血之處。例如中風刺百會。風火目疾刺太陽。時氣痧症刺尺澤委中。此外有紫線。隨處發現。均宜去其惡血。惟須辨明病症。方可收效。用三稜針之法。先觀病者筋骨。次觀其紫線。左手食指。將患處略點。不可陷穴。右手持針急刺。則不疼。否則必疼。

放血後血流不止法

如放血後。血流不止。用手指重按針眼。左五右六。連轉數次。其血自止。

觀　針動不止法

針刺入穴。少時針卽行動。爲氣已到。可將針上提。針動止。待氣平均。頃刻間。針復下刺。此爲不止之法。易於去病。

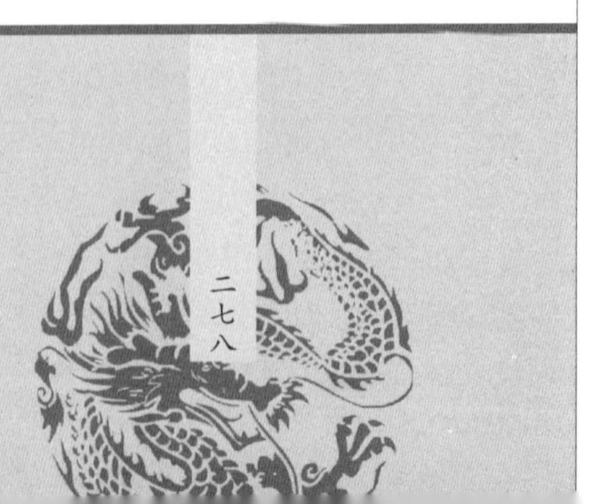

以三棱针对症放血法及用法

人之一身自头至足，皆有放血之处，例如中风刺百会，风火目疾刺太阳，时气痧症刺尺泽、委中。此外有紫线，随处发现，均宜去其恶血。惟须辨明病症，方可收效。用三棱针之法，先观病者筋骨，次观其紫线。左手食指，将患处略点，不可陷掐穴。右手持针急刺，则不疼，否则必疼。

放血后血流不止法

如放血后，血流不止，用手指重按针眼，左五右六，连转数次，其血自止。

观针动不止法

针刺入穴，少时针即行动，为气已到，可将针上提，针动止。待气平均，顷刻间，针复下刺，此为不止之法，易于去病。

各种灸法

灸针法

针刺寒症，则以艾火，或以香火灸针依前法，令热由针头传入病所，易于去病也。

灸穴法

先用笔点出穴眼，无论灸几穴，务自上起。依次下灸，方可有效。如不依上下次序，则不生效力。

艾灸法

用艾团球以面作碗，碗底刺孔五七个，将艾球点着，置于碗内，按穴灸之，一球为一壮。

蒜灸法

以生蒜切作大片，上用艾球点着，置患处蒜灸法，灸疮症之时用之。

灸針法

針刺寒症。則以艾火。或以香火灸針。依前法令熱由針頭傳入病所。易於去病也。

灸穴法

先用筆點出穴眼。無論灸幾穴。務自上起。依次下灸。方可有效。如不依上下次序。則不生效力。

艾灸法

用艾團球以麪作碗。碗底刺孔五七個。將艾球點着。置於碗內。按穴灸之。一球爲一壯。

蒜灸法

以生蒜切作大片。上用艾球點着。置患處。蒜灸法灸瘡症之時用之

薑灸法

以生薑切成片。或以薑作碗。用艾球點着。置薑上按穴灸之。

藥灸法

以藥爲末。麻油爲丸。如黃豆大。再用面碗。或竹筒灼着藥丸。按穴灸之。

以上用針之法。二十二條。灸法六條。

此外刺針時。尚有八字。切宜謹記。

眼觀 針之行動或大或小或氣不到按以上之法提按轉各法施之

耳聽 腹內聲音爲食水爲積氣爲虛爲實按以上各法或補或瀉施之

早晚 針刺在穴針重爲晚針輕爲早按以上各法或轉或起施之

輕重 針在穴或病輕或病重考明寒熱按以上各法香艾灸法施之

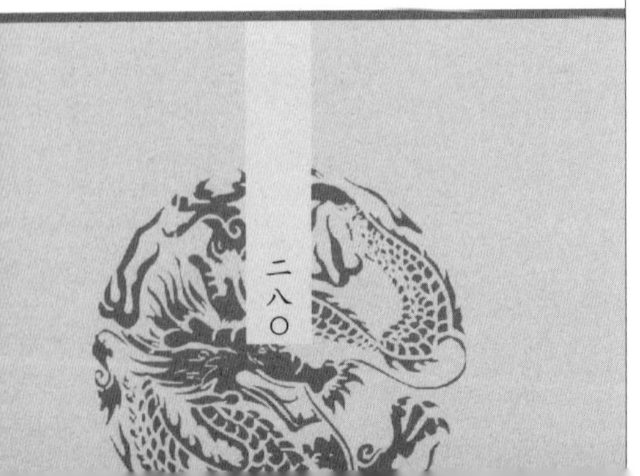

姜灸法

以生姜切成片，或以姜作碗，用艾球点着，置姜上按穴灸之。

药灸法

以药为末，麻油为丸，如黄豆大，再用面碗，或竹筒灼着药丸，按穴灸之。

以上用针之法，二十二条，灸法六条。

此外刺针时，尚有八字，切宜谨记。

眼观针之行动或大，或小，或气不到，按以上之法提按转各法施之。

耳听腹内声音为食水，为积气，为虚，为实，按以上各法，或补或泻施之。

早晚针刺在穴，针重为晚针，轻为早按，以上各法或转或起施之。

轻重针在穴，或病轻，或病重，考明寒热，按以上各法，香艾灸法施之。

针灸各种杂症灵验法

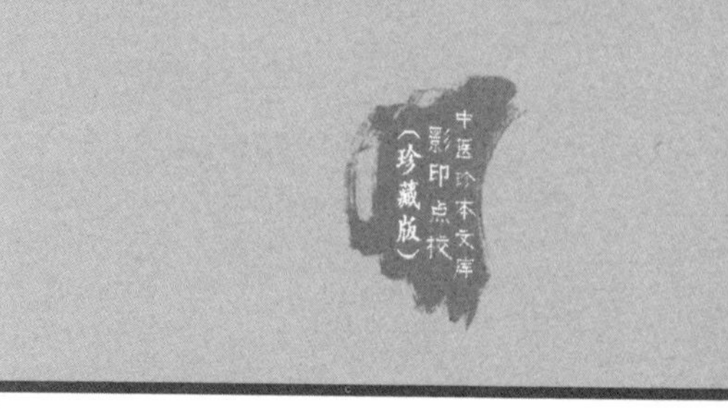

针治蜂蝎螫法

如遇被蜂蝎所螫之人，用三棱针刺其螫处原眼，出毒血立时即愈。

针解六〇六刺后发毒法。

如西医刺六〇六疼痛难禁时，急用三棱针刺其原眼，出其恶血及药水，复在该眼上下，深刺出血即愈，迟则毒散难医。

针治急病法

如遇人无故倒地，不省人事，急取：

人中补　合谷泻　尺泽泻

针治无名症法八穴

大陵　外关　三里　委中

针治恶症法十二穴

如遇被蜂蝎所螫之人。用三稜針刺其螫處原眼。出毒血立時卽癒。

針解六〇六刺後發毒法

如西醫刺六〇六後疼痛難禁時。急用三稜針刺其原眼。出其惡血及藥水。復在該眼上下。深刺出血卽癒遲則毒散難醫。

針治急病法

如遇人無故倒地。不省人事。急取

人中補　合谷瀉　尺澤瀉

針治無名症法八穴

大陵　外關　三里　委中

針治惡症法十二穴

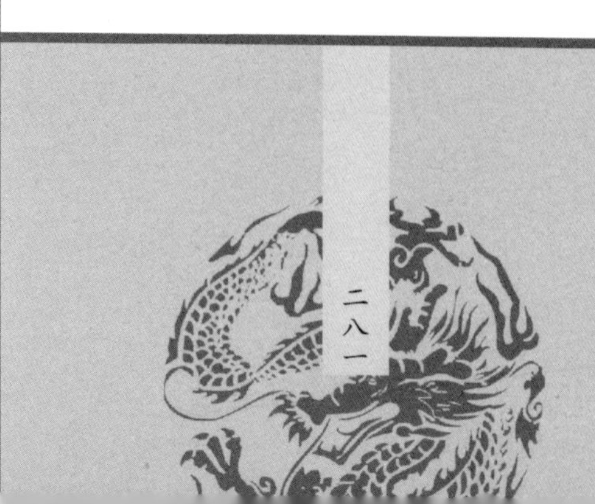

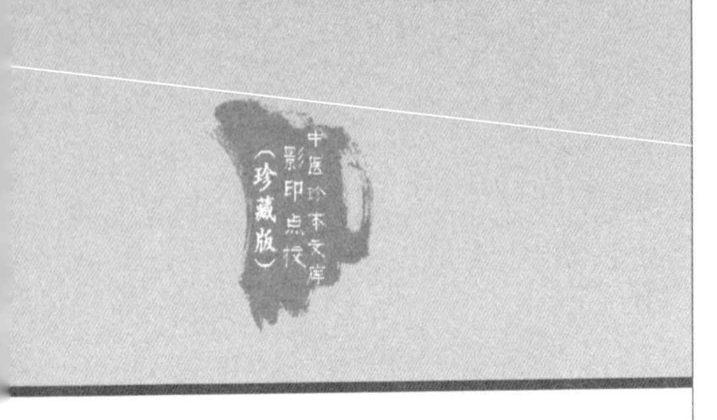

人中　承漿　大陵　合谷　百會　間使　巨闕　三里

針治咽喉惡症法

先刺　十二井　金津　玉液　尺澤以上均出血

次取　合谷　尺澤　列缺　三里行針

針治咽喉無名火症法六穴瀉之

少商　合谷　尺澤

針治看不明痧症法十四穴

如遇病人已知是痧而不能辨别何痧。取

合谷　尺澤　上脘　建里　氣海　天樞　關元　三里　承山

針治看不明時氣法九穴

人中　承浆　大陵　合谷　百会　间使　巨阙　三里

针治咽喉恶症法

先刺：十二井　金津　玉液　尺泽以上均出血

次取：合谷　尺泽　列缺　三里行针

针治咽喉无名火为症法六穴泻之

少商　合谷　尺泽

针治看不明痧症法十四穴

如遇病人已知是痧，而不能辨别何痧，取：

合谷　尺泽　上脘　建里　气海　天枢　关元　三里　承山

针治看不明时气法九穴

合谷　尺泽　中脘　下脘　气海　三里

针治忽然人事不懂，口眼紧闭法三穴

人中　合谷

针治实症法

刺针深至寸五，先下五分，后再下一寸。

起针先起五分，少时再行起出。

针治虚症治

刺针深至九分，先下三分，次下后再下三分。

起针先起三分，次起三分，然后起出。

针治头面症法

人中　上星　合谷　尺泽

针治胸腹症法

人中　合谷

針治實症法

刺針深至寸五。先下五分。後再下一寸。

起針先起五分。少時再行起出。

針治虛症治

刺針深至九分。先下三分。次下後再下三分。

起針先起三分。次起三分。然後起出。

針治頭面症法

人中　上星　合谷　尺澤

針治胸腹症法

上脘　中脘　三里

針治背症法

委中　陽陵泉

針治傷寒兼瘟症法

合谷　尺澤　中脘　三里　委中　百會　陰陵泉

針治腿足症法

承山　太谿　解谿　陽陵泉

針治胳臂自手至肩各症法

內關　外關　曲池　合谷　大陵

針治遍身疼痛法

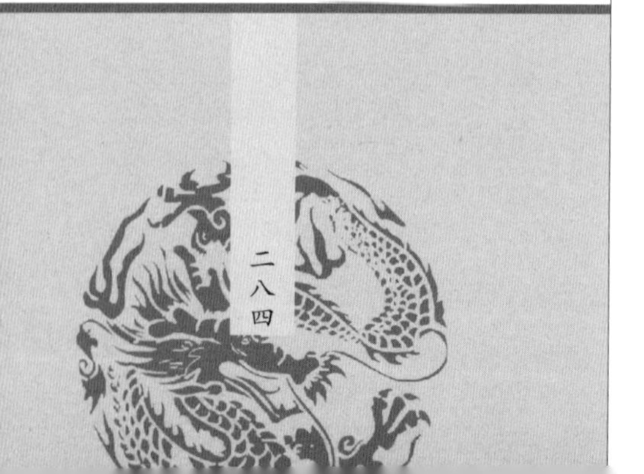

上脘　中脘　三里

针治背症法

委中　阳陵泉

针治伤寒兼瘟症法

合谷　尺泽　中脘　三里　委中　百会　阴陵泉

针治腿足症法

承山　太溪　解溪　阳陵泉

针治胳臂自手至肩各症法

内关　外关　曲池　合谷　大陵

针治周身疼痛法

三里　阴陵泉　曲池　间使　解溪　三阴交

针治两腿浮肿法

三里　阴陵泉

针治眼症法

睛明　百会　脘骨　少商　太阳　攒竹

针治耳症法

耳门　脘骨　商阳

针治口鼻症法

迎香　劳宫　尺泽　二间　合谷

针治脾胃症法

下脘　气海　三里　三阴交

针治鼓症法

三里　陰陵泉

針治眼症法

睛明　百會　脘骨　少商　太陽　攢竹

針治耳症法

耳門　脘骨　商陽

針治口鼻症法

迎香　勞宮　尺澤　二間　合谷

針治脾胃症法

下脘　氣海　三里　三陰交

針治鼓症法

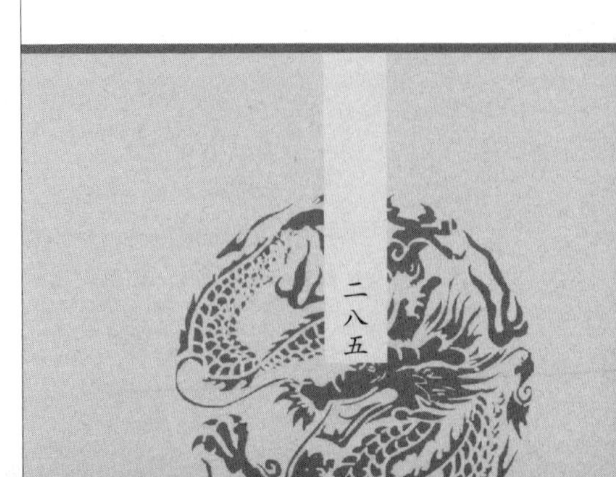

內關 上脘 建里 水分 三里 三陰交

針治氣逆復感外邪症法

大陵 合谷 尺澤 委中 曲池 三里 中脘 下脘

針治氣寒積聚症法

期門 章門 建里 中脘 三里

針治大小便不通症法

承山 太谿 照海 陰陵泉

針治氣逆串痛症法

解谿 承山 委中 三里 人中 內關 中脘 氣海

針治婦人經血不調症法

内关　上脘　建里　水分　三里　三阴交

针治气逆复感外邪症法

大陵　合谷　尺泽　委中　曲池　三里　中脘　下脘

针治气寒积聚症法

期门　章门　建里　中脘　三里

针治大小便不通症法

承山　太溪　照海　阴陵泉

针治气逆串痛症法

解溪　承山　委中　三里　人中　内关　中脘　气海

针治妇人经血不调症法

气海　关元　三阴交

针治妇人不生育症法

气海　关元　中极　三阴交

针治妇女月经不见症法

照海　三阴交　中极　关元

针治妇人产难症法

合谷补　三阴交泻　照海

针治赤白痢疾症法

中脘　下脘　天枢　气海　三阴交　三里

针治妇女赤白带症法

关元　中极　三里　三阴交　气海

针治男女小便不通症法

氣海　關元　中極　三陰交

針治婦女月經不見症法

照海　三陰交　中極　關元

針治婦人產難症法

合谷補　三陰交瀉　照海

針治赤白痢疾症法

中脘　下脘　天樞　氣海　三陰交　三里

針治婦女赤白帶症法

關元　中極　三里　三陰交　氣海

針治男女小便不通症法

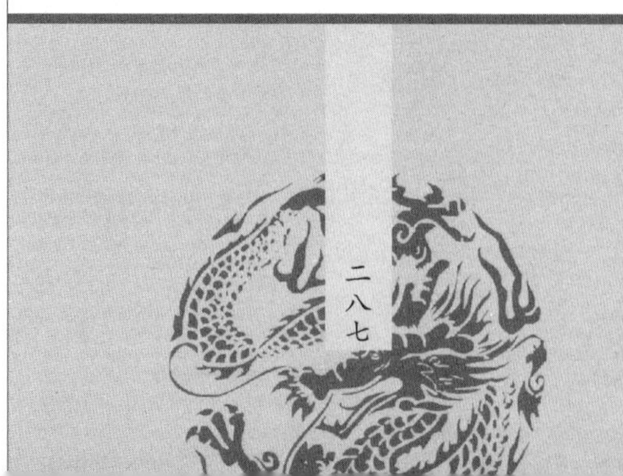

三陰交　陰谷　血海

針治痰喘咳嗽症法

內關　尺澤　三里

針治女人不孕三次必驗法

關元寸半　子宮八分

以上兩穴各用艾灸三壯

針治婦人下焦惡血停滯症法

關元　中極　三陰交　照海

針閨女經血不調症法

間使　氣海　三陰交

三阴交　阴谷　血海

针治痰喘咳嗽症法

内关　尺泽　三里

针治女人不孕三次必验法

关元寸半　子宫八分

以上两穴各用艾灸三壮。

针治妇人下焦恶血停滞症法

关元　中极　三阴交

照海

针闺女经血不调症法

间使　气海　三阴交

针周身筋骨疼痛症法

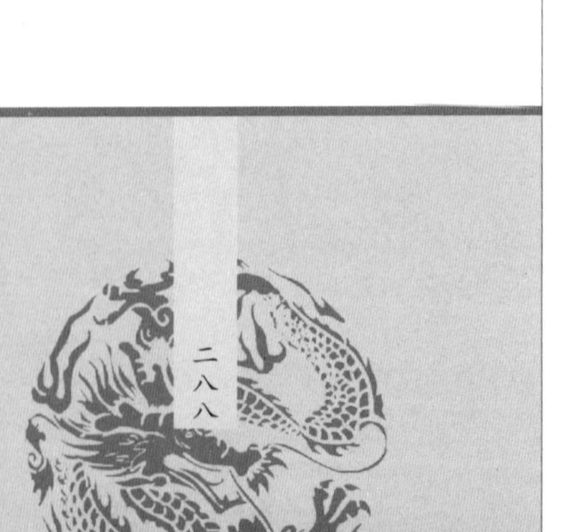

委中　阴陵泉　三里　曲池　合谷　内关

针治寒火不均复受风邪症法

人中　百会　曲池　委中　尺泽　合谷　三里

针治泄泻不止症法

水分　气海　关元　三里

针治上下气结症治

上脘　中脘　下脘　气海　三里

针治大头瘟症法

列缺　合谷　曲池　上星　百会

针治口不能言语证法

人中　合谷　大陵　中冲

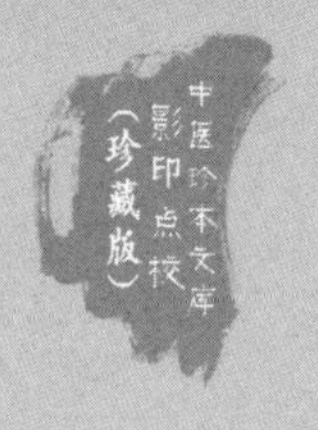

針治寒火不均復受風邪症法

人中　百會　曲池　委中　尺澤　合谷　三里

針治泄瀉不止症法

水分　氣海　關元　三里

針治上下氣結症治

上脘　中脘　下脘　氣海　三里

針治大頭瘟症法

列缺　合谷　曲池　上星　百會

針治口不能言語症法

人中　合谷　大陵　中衝

鍼灸醫案　下編　一七

以上針治雜症共四十六條

應用針穴

頭部

人中督脈 穴在鼻下正中。近孔陷中。治中風牙關不開。心神煩亂癲狂。針四分。

印堂督脈 穴在兩眉中間。針一分。治小兒驚風。

上星督脈 穴入髮際一寸陷中。針三分。治中風頭痛。

百會督脈 在頂中央。針二分。治中風頭痛及暈倒不省人事。亦宜出血。

晴明膀胱 在大眼角外分許。針一分。治目疾。

攢竹膀胱 在兩眉頭陷中。治一切目疾。宜出血。

絲竹心包絡 在眉後陷中。針三分。治目疾偏正頭痛。

頰車胃經 在耳下八分。開口取之。針三分。治中風牙關不開。口眼喎。針齒疼。

以上针治杂症共四十六条。

应用针穴

头部

人中督脉　穴在鼻下正中，近孔陷中，治中风牙关不开，心神烦乱癫狂，针四分。

印堂督脉　穴在两眉中间，针一分，治小儿惊风。

上星督脉　穴入发际一寸陷中，针三分，治中风头痛。

百会督脉　在顶中央，针二分，治中风头痛，及晕倒不省人事，亦宜出血。

睛明膀胱　在大眼角外分许，针一分，治目疾。

攒竹膀胱　在两眉头陷中，治一切目疾，宜出血。

丝竹心包络　在眉后陷中，针三分，治目疾偏正头痛。

颊车胃经　在耳下八分，开口取之，针三分，治中风牙关不开，口眼㖞，针齿疼。

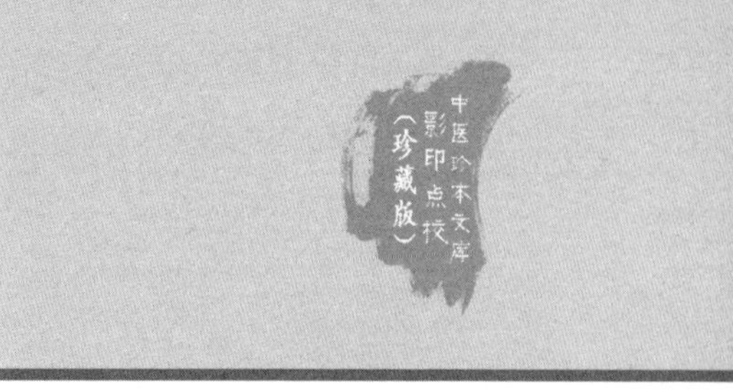

头维胃经　在额角针三分，治中风偏正头痛。

耳门三焦　在耳前陷中，针三分，治耳聋耳鸣，及耳出脓汁。

迎香大肠　鼻傍五分，是穴针三分，治鼻痛及口㖞。

地仓胃经　在口角傍四分，针三分，治口眼㖞斜牙痛。

承浆任脉　在口下水沟中，针三分，治牙关不开，齿痛癫狂。

风府督脉　项后入发际一寸，是穴针三分，治中风不语，恶寒头痛项强。

哑门督脉　项后入发际一分，是穴针四分，治头重不汗，舌强不语。

风池胆经　在后脑空下发际陷中，针四分，治偏正头痛，中风气塞，吐涎不语。

以上头部共十六穴。

手部

少商肺经　在大指内侧，去甲分许。

耳門三焦在耳前陷中。針三分。治耳聾耳鳴。及耳出膿汁。
迎香大腸鼻傍五分。是穴針三分。治鼻病及口喎。
地倉胃經在口角傍四分。針三分。治口眼喎斜牙痛。
承漿任脈在口下水溝中。針三分。治牙關不開。齒痛癲狂。
風府督脈項後入髮際一寸。是穴針三分。治中風不語。惡寒頭痛項强。
啞門督脈項後入髮際五分。是穴針四分。治頭重不汗。舌强不語。
風池胆經在後腦空下髮際陷中。針四分。治偏正頭痛中風氣塞吐涎不語。
以上頭部共十六穴。

手部

少商肺經在大指內側。去甲分許。

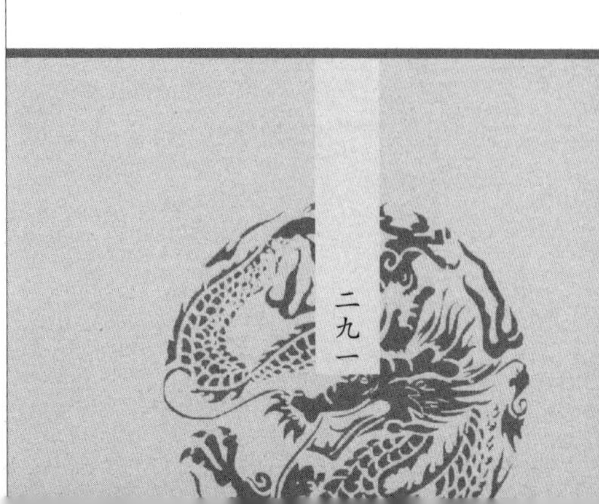

商陽大腸在次指內側去甲分許。
中衝心包絡在中指頭去甲分許。
關衝三焦在四指外側去甲分許。
少衝心經在小指內側去甲分許。
少澤小腸在小指外側去爪甲分許。
以上共六穴。兩手共十二穴。同稱之爲十二井穴。凡患時氣急痧。一切危急新得之症。以三稜針刺之出血。無不立奏奇效。
二間大腸在次指內側二節。針二分。治牙痛。
三間大腸在次指內側第三節。針二分。治牙痛。
合谷大腸在大指次指岐骨間針五分。治頭面百病。

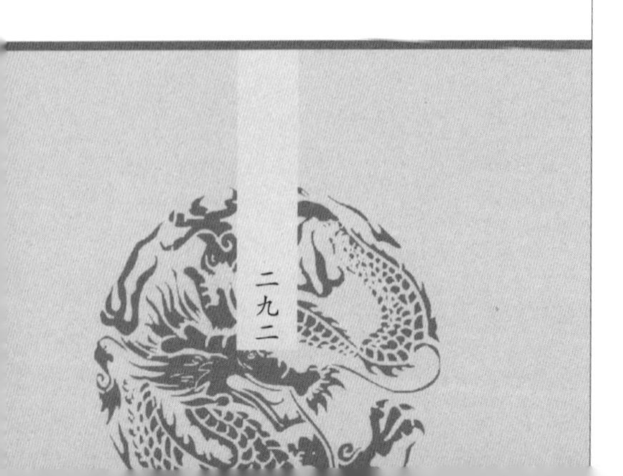

商阳大肠　在次指内侧，去甲分许。

中冲心包络　在中指头，去甲分许。

关冲三焦　在四指外侧，去甲分许。

少冲心经　在小指内侧，去甲分许。

少泽小肠　在小指外侧，去爪甲分许。

以上共六穴，两手共十二穴，同称之为十二井穴。凡患时气急痧，一切危急新得之症，以三棱针刺之出血，无不立奏奇效。

二间大肠　在次指内侧二节，针二分，治牙痛。

三间大肠　在次指内侧第三节，针二分，治牙痛。

合谷大肠　在大指次指岐（歧）骨间，针五分，治头面百病。

大陵心包络　在掌后骨下两筋间陷中，针五分，呕哕无度，狂言不休喉痹。

列缺肺经　在腕侧一寸五分，两手交叉，食指尽处，是穴针二分，治乳蛾项强。

内关心包络　在掌后去腕二寸两筋间，针五分，治气块胁痛心胸痛。

外关三焦　在腕后二寸两筋间，针三分，治手指痛不握物。

间使心包络　在掌后三寸两筋间，针三分，治脾寒心痛。

尺泽肺经　在肘横纹中间，针三分，治喉痹及肩背痛。

曲池大肠　在肘上侧横纹头，针七分，治手挛急痛，喉痹不言。

曲泽心包络　肘后内廉陷中，是穴针三分，治心痛身热，口渴烦燥（躁），肩背疼。

支沟三焦　外关上一寸，针二分，治肩背酸痛，霍乱干呕，及妇人血晕，不省人事。

阳池三焦　掌后与大陵相对，针二分，治口渴烦闷，手腕肠痛，肩背不举。

肩井胆经　肩上陷中，针五分，治肩背不举极妙，惟针之多有闷倒者，急补足三里。

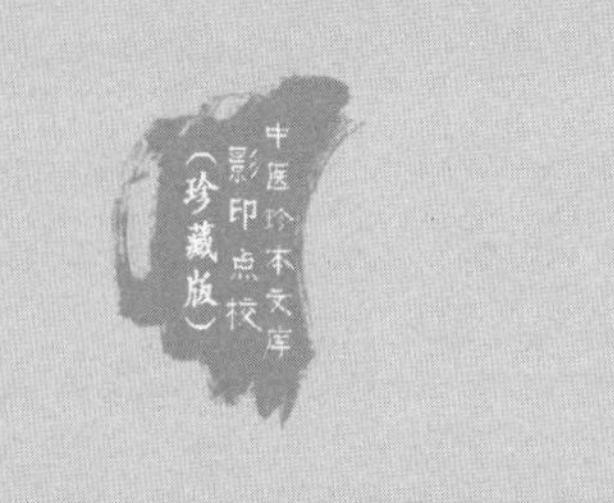

列缺肺經在腕側一寸五分兩手交叉食指盡處是穴針二分治乳蛾項强

內關心包絡在掌後去腕二寸兩筋間針五分治氣塊脇痛心胸痛。

外關三焦在腕後二寸兩筋間針三分治手指痛不握物。

間使心包絡在掌後三寸兩筋間針三分治脾寒心痛。

尺澤肺經在肘横紋中間針三分治喉痹及肩背痛。

曲池大腸在肘上側横紋頭針七分治手攣急痛喉痹不言。

曲澤心包絡肘後內廉陷中是穴針三分治心痛身熱口渴煩燥肩背疼。

支溝三焦外關上一寸針二分治肩背酸痛霍亂乾嘔及婦人血暈不省人事。

陽池三焦掌後與大陵相對針二分治口渴煩悶手腕腸痛肩背不舉。

肩井胆經肩上陷中針五分治肩背不舉極妙惟針之多有悶倒者急補足三里。

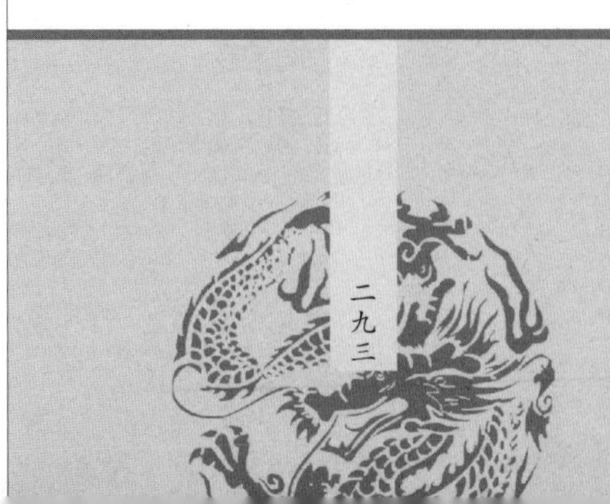

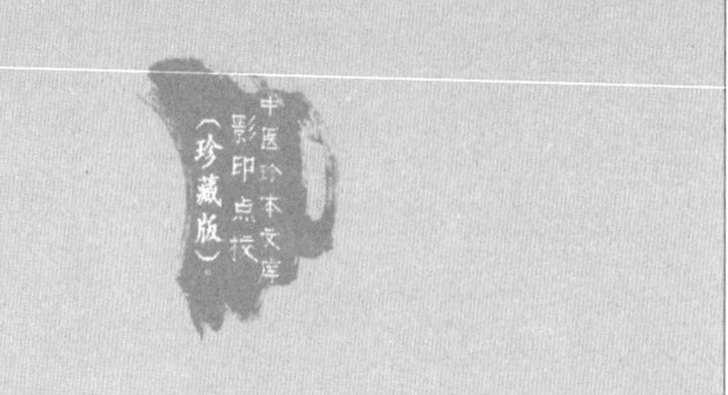

勞宮心包絡在掌中央針三分。治中風善怒。狂笑不休。氣逆嘔噦。煩渴食水不下。

以上手部共二十一穴。

腹部

會陰任脈在兩陰間。治陰中百病。月水不通。卒死者。針一寸補之。

曲骨任脈在中極下一寸毛際陷中。針六分。治遺精小便不利疝氣及赤白帶。

中極任脈在臍下四寸。針八分。治婦人下元虛冷。月水不調赤白帶。常灸令生子。

關元任脈在臍下三寸。針一寸二分。治虛積。老人瀉利。小便不通。遺精。婦人絕嗣。

石門任脈在臍下二寸。治小便不利。瀉利不禁。小腹絞痛。女人此穴最忌。

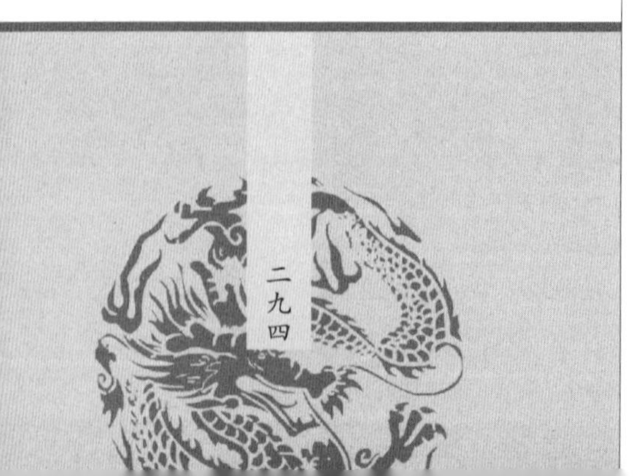

劳宫心包络　在掌中央，针三分，治中风善怒，狂笑不休，气逆呕哕，烦渴食水不下。

以上手部共二十一穴。

腹部

会阴任脉　在两阴间，治阴中百病，月水不通，卒死者，针一寸补之。

曲骨任脉　在中极下一寸，毛际陷中，针六分，治遗精，小便不利，疝气及赤白带。

中极任脉　在脐下四寸，针八分，治妇人下元虚冷，月水不调，赤白带，常灸令生子。

关元任脉　在脐下三寸，针一寸二分，治虚积，老人泻利，小便不通，遗精，妇人绝嗣。

石门任脉　在脐下二寸，治小便不利，泻利不禁，小腹绞痛，女人此穴最忌。

气海任脉　在脐下一寸半，针八分，治一切气积阴症，及风、寒、暑、湿、水肿、癥瘕。

阴交任脉　在脐下一寸，针八分，治气痛如刀绞，脐下坚硬如石，及产后恶露不止。

神阙任脉　在肚脐上，禁针宜灸，灸之去百病。

水分任脉　在脐上一寸，针五分，治鼓胀绕脐痛，最能分立水道。

下脘任脉　在脐上二寸，针八分，治脐上下冷痛，腹痛气寒，痞块反胃。

建里任脉　在脐上三寸针八分，治心痛腹胀，上气呕逆不食。

中脘任脉　在脐上四寸，针八分，治内伤脾胃痞满，能引胃气上行，亦除赤白痢。

上脘任脉　在脐上五寸，针八分，治心胸闷痛，胃积食水不化反胃。

巨阙任脉　在鸠尾下一寸，针八分，治九种心疼，痰饮吐水痞塞。

鸠尾任脉　在心口岐（歧）骨下一寸，治九种心痛，水浆不下，不宜浅针，此针难机。

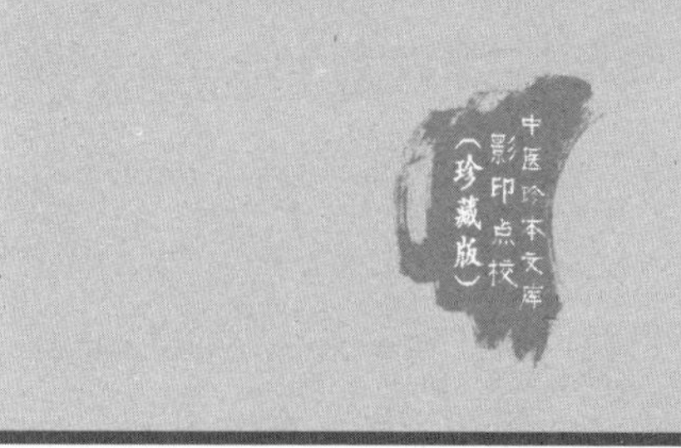

氣海任脈　在臍下一寸半針八分治一切氣積陰症及風寒暑濕水腫癥瘕

陰交任脈　在臍下一寸針八分治氣痛如刀絞臍下堅硬如石及產後惡露不止。

神闕任脈　在肚臍上禁針宜灸灸之去百病。

水分任脈　在臍上一寸針五分治鼓脹繞臍痛最能分立水道。

下脘任脈　在臍上二寸針八分治臍上下冷痛腹痛氣寒痞塊反胃。

建里任脈　在臍上三寸針八分治心痛腹脹上氣嘔逆不食。

中脘任脈　在臍上四寸針八分治內傷脾胃痞滿能引胃氣上行亦除赤白痢。

上脘任脈　在臍上五寸針八分治心胸悶痛胃積食水不化反胃。

巨闕任脈　在鳩尾下一寸針八分治九種心疼痰飲吐水痞塞。

鳩尾任脈　在心口岐骨下一寸治九種心痛水漿不下不宜淺針此針難机。

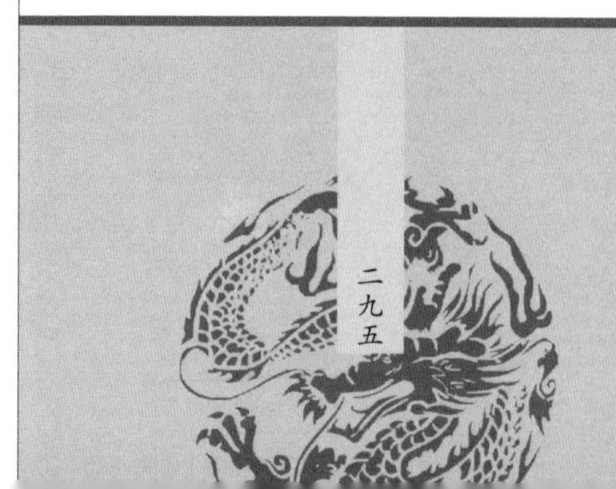

膻中任脈 在兩乳中間陷中。禁針灸之治痰欬噎膈反胃。

天樞胃經 在臍旁二寸。針八分。治內傷脾胃。赤白痢疾。泄瀉鼓脹癥瘕。

章門肝經 以肘直往下垂。肘尖盡處。是穴針六分。治肝氣肝積。

期門肝經 在乳旁寸半。直下寸半。針四分。治脇下積氣。堅硬作痛。一切肝氣。

幽門腎經 在巨闕兩旁一寸五分。治胸隔脹滿而痛。心痛氣逆。

通谷腎經 在幽門下一寸中行一寸五分。治小腹脹滿胸中引痛不食。女子心痛氣逆。

陰都腎經 在通谷下一寸中行各一寸五分。針一寸。治腹痛積聚。腸痛不食。

石關腎經 在陰都下一寸中行各一寸五分。治嘔逆腹痛。婦人惡血上衝腹痛。

商曲腎經 在石關下一寸去中行各寸半。針五分。治腹中積聚切痛。腸痛不食。

申脈膀胱 腰背屈强腿腫腿足拘攣癲狂。

膻中任脉　在两乳中间陷中，禁针灸之治痰欬噎膈反胃。

天枢胃经　有脐旁二寸，针八分，治内伤脾胃，赤白痢疾，泄泻鼓胀癥瘕。

章门肝经　以肘直往下垂，肘尖尽处是穴，针六分，治肝气肝积。

期门肝经　在乳旁寸半，直下寸半，针四分，治胁下积气，坚硬作痛，一切肝气。

幽门肾经　在巨阙两旁一寸五分，治胸隔胀满而痛，心痛气逆。

通谷肾经　在幽门下一寸中行一寸五分，治小腹胀满，胸中引痛不食，女子心痛气逆。

阴都肾经　在通谷下一寸中行各一寸五分，针一寸，治腹痛积聚，肠痛不食。

石关肾经　在阴都下一寸中行各一寸五分，治呕逆腹痛，妇人恶血上冲腹痛。

商曲肾经　在石关下一寸去中行各寸半，针五分，治腹中积聚切痛，肠痛不食。

申脉膀胱　腰背屈强，腿肿，腿足拘挛癫狂。

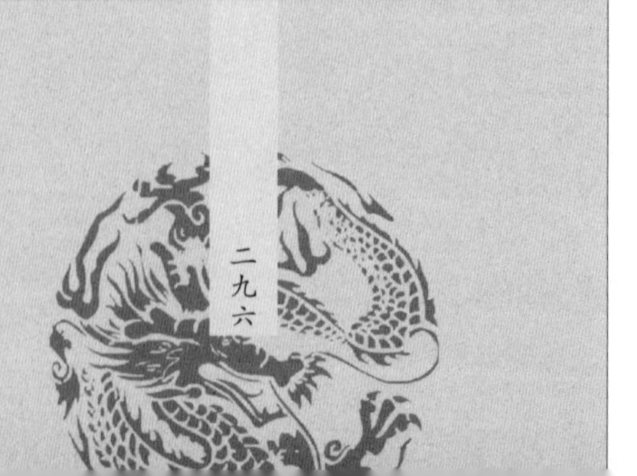

以上腹部共二十五穴。

腿足部

环跳胆经　髀枢中央，针一寸，治膝痛不能伸，冷风湿痛，半身不遂，腰胯痛。

三里胃经　在膝下外犊鼻穴下三寸，两筋分肉间，举足取之，人身上下疾病，无所不治。

三阴交脾经　在内踝上三寸骨下陷中，针三分，男子痞满、疝气、遗精，女人月事不调，赤白带下。

委中膀胱　腿腕内横纹中间，针八分，治中风，腰痛，膝痛。

承山膀胱　在腿肚下分肉间，针一寸，治大便不通，转筋痔漏。

阴陵泉脾经　在膝下内侧辅骨陷中，伸足取之，治胁腹疾，中下两焦疾，针五分。

阳陵泉胆经　在膝下一寸外廉陷中，针六分，治膝痛不伸，霍乱转筋。

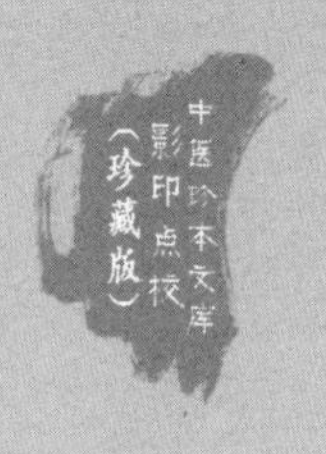

以上腹部共二十五穴

腿足部

環跳胆經　髀樞中央。針一寸。治膝痛不能伸。冷風濕痛。半身不遂。腰胯痛。

三里胃經　在膝下外犢鼻穴下三寸。兩筋分肉間。舉足取之。人身上下疾病無所不治。

三陰交脾經　在内踝上三寸骨下陷中。針三分。男子痞滿疝氣遺精。女人月事不調。赤白帶下。

委中膀胱　腿腕内横紋中間。針八分。治中風腰痛膝痛。

承山膀胱　在腿肚下分肉間。針一寸。治大便不通。轉筋痔漏。

陰陵泉脾經　在膝下内側輔骨陷中。伸足取之。治脇腹疾。中下兩焦疾。針五分。

陽陵泉胆經　在膝下一寸外廉陷中。針六分。治膝痛不伸霍亂轉筋。

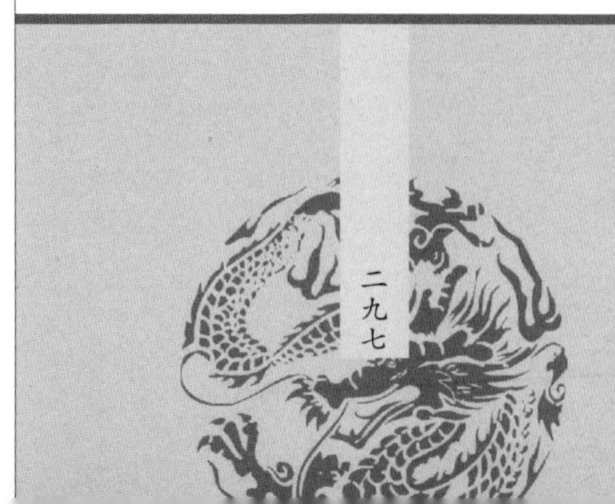

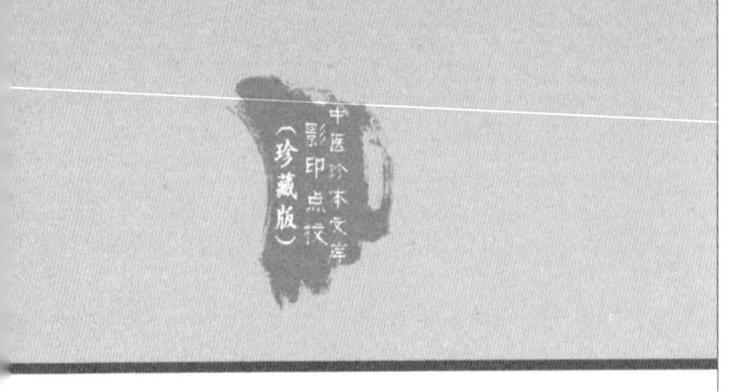

上廉胃經在三里下三寸兩筋間。針三分。治腿足不仁。臟氣不足。

下廉胃經在上廉下三寸兩筋骨間。治小腸氣不足風痿。

照海腎經在足內踝下四分。前後有筋。上有踝骨。下有軟骨。其穴居中。針四分。治便閉消渴。

湧泉腎經在足中心。針三分。治足熱疝氣。血淋氣痛。

然谷腎經在足內踝前下一寸。針三分。治遺精疝氣。足心熱。

太谿腎經在足內踝後五分。跟骨上。治消渴心痛如刺。熱病不汗。婦人水盅。

崑崙膀胱在足外踝後五分。針三分。治腿足紅腫而疼。

隱白脾經在足大指內側。去甲分許。針三分。治心脾痛一切邪症。

至陰膀胱在足小指內側。去甲分許。針二分。治時症轉筋抽筋。小便不利。

大敦肝經在足大指端。去甲分許。針三分。治諸疝陰囊腫。小兒急慢驚風。

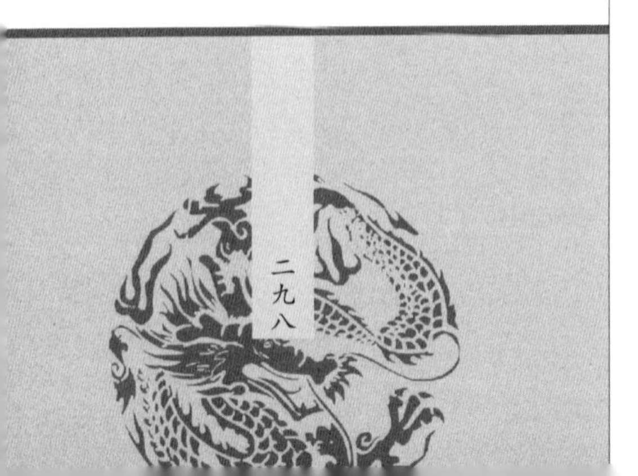

上廉胃经　在三里下三寸两筋间，针三分，治腿足不仁，脏气不足。

下廉胃经　在上廉下三寸两筋骨间，治小肠气不足，风痿。

照海肾经　在足内踝下四分，前后有筋，上有踝骨，下有软骨，其穴居中，针四分，治便闭消渴。

涌泉肾经　在足中心，针三分，治足热疝气，血淋气痛。

然谷肾经　在足内踝前下一寸，针三分，治遗精，疝气，足心热。

太溪肾经　在足内踝后五分，跟骨上，治消渴心痛如刺，热病不汗，妇人水盅。

昆仑膀胱　在足外踝后五分，针三分，治腿足红肿而疼。

隐白脾经　在足大指内侧，去甲分许，针三分，治心脾痛，一切邪症。

至阴膀胱　在足小指内侧，去甲分许，针二分，治时症转筋抽筋，小便不利。

大敦肝经　在足大指端，去甲分许，针三分，治诸疝阴囊肿，小儿急慢惊风。

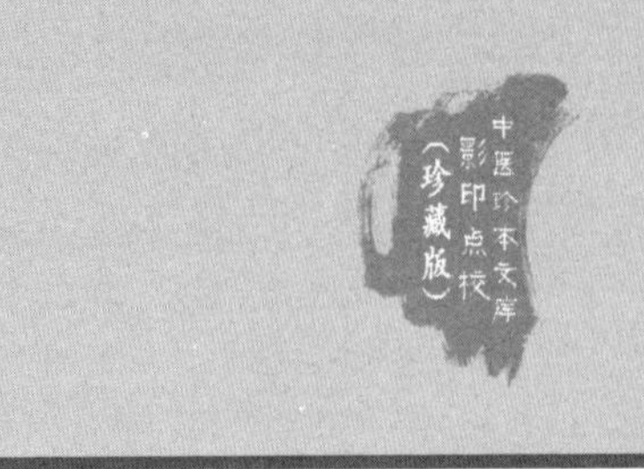

附阳膀胱　在足外踝上三寸筋骨间，针五分，治霍乱转筋，腰痛不能立。

窍阴胆经　在足四指外侧，去甲分许，针一分，治转筋头痛，心烦，手足烦，汗不出。

太冲胆经　在足大指本节后二寸，针三分，治虚劳浮肿，心痛便血，小肠疝气。

厉兑胃经　在足次指端，针一分，治尸阙口禁气绝，水肿腹满转筋。

解溪胃经　在足脚腕陷中，针五分，治风面浮肿，时症抽筋。

公孙脾经　在足大指内侧，本节后一寸陷中，针一分，治九种心痛，结胸反胃，胎衣不下。

太白脾经　在足大指内侧，内踝前核骨下，针三分，治气逆霍乱，转筋身重，腰痛便难。

商邱脾经　在足内踝骨下微前，针三分，治腹胀肠鸣，寒热好呕疝气，妇绝子。

以上腿足部共二十五穴。

附陽膀胱在足外踝上三寸筋骨間針五分治霍亂轉筋腰痛不能立。

竅陰膽經在足四指外側去甲分許針一分治轉筋頭痛心煩手足煩汗不出。

太衝膽經在足大指本節後二寸。針三分。治虛勞浮腫。心痛便血。小腸疝氣。

厲兌胃經在足次指端。針一分。治尸厥口禁氣絕水腫腹滿轉筋。

解谿胃經在足脚腕陷中。針五分。治風面浮腫。時症抽筋。

公孫脾經在足大指內側。本節後一寸陷中。針一分。治九種心痛。結胸反胃。胎衣不下。

太白脾經在足大指內側。內踝前核骨下。針三分。治氣逆霍亂。轉筋身重。腰痛便難。

商邱脾經在足內踝骨下微前。針三分。治腹脹腸鳴。寒熱好嘔疝氣。婦絕子。

以上腿足部共二十五穴。

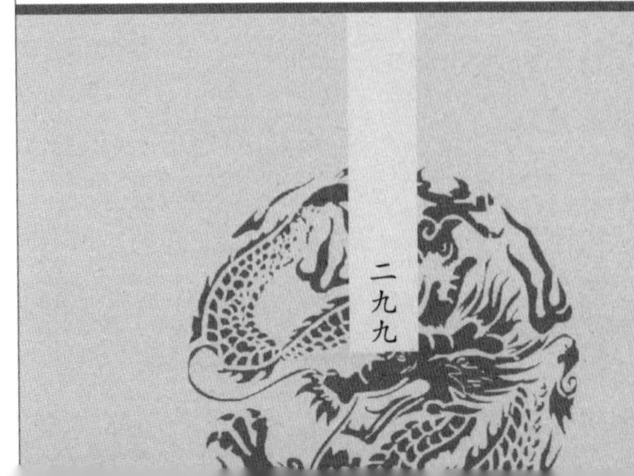

後背督脈穴

長强　脊骶端。計三分。是穴針三分。治腸風下血。久痔腰脊痛。

懸樞　十三椎下。是穴針三分。治腰脊强不能屈伸。積氣上下行。水食不化。

至陽　穴在七椎下。針三分。治腰痛胃寒不食胸脇支滿。

神道　穴在五椎下。針三分。治傷寒發熱瘧疾往來寒熱。

身柱　穴在三椎下。針三分。治腰脊痛癲狂。

太椎　穴在一椎上陷中。針五分。治肺脹脇滿。嘔逆上氣。頸項强。

腰腧　穴在廿一椎下宛宛中。針五分。腰脊腰胯痛。婦人月水不通。

以上後背督脈共七穴。

肺俞　穴在三椎下。旁開各寸半。針三分。治黃疸痨瘵。腰脊强痛。寒熱喘滿。

后背督脉穴

长强　脊骶端，计三分，是穴针三分，治肠风下血，久痔腰脊痛。

悬枢　十三椎下，是穴针三分，治腰脊强不能屈伸，积气上下行，水食不化。

至阳　穴在七椎下，针三分，治腰痛，胃寒不食，胸胁支满。

神道　穴在五椎下，针三分，治伤寒发热，疟疾往来寒热。

身柱　穴在三椎下，针三分，治腰脊痛癫狂。

太椎　穴在一椎上陷中，针五分，治肺胀胁满，呕逆上气，颈项强。

腰腧　穴在廿一椎下宛宛中，针五分，腰脊腰胯痛，妇人月水不通。

以上后背督脉共七穴。

肺俞　穴在三椎下，旁开各寸半，针三分，治黄疸痨瘵，腰脊强痛，寒热喘满。

心包络俞　穴在四椎下，旁开各寸五分，针三分，治咳逆心痛，胸满呕吐。

心俞　穴在五椎下，旁开各寸半，针三分，治半身不遂，心气恍惚，不可轻易针之。

肾俞　穴在六椎下，旁开各寸半，灸之治寒热心痛，腹痛气逆。

膈俞　穴在七椎下，旁开各寸半，针三分，治心痛反胃，痃癖咳逆呕吐。

肝俞　穴在九椎下，旁开各寸半，针三分，治两胁引痛，肝风肝气。

胆俞　穴在十椎下，旁开各寸半，针三分，治振寒汗不出，骨蒸劳热，食水不下，目黄。

脾俞　穴在十一椎下，旁开各寸半，针三分，治腹胀引胸脊痛，痃癖积聚胁满。

胃俞　穴在十二椎下，旁开各寸半，针三分，治胃寒作痛，反胃呕吐，胸胁支满。

三焦俞　穴在十三椎下，旁开各寸半，针五分，治脏腑积聚，吐逆不食，腰脊强。

大肠俞　穴在十六椎下，旁开各寸半，针三分，治脊强不卧，腹中气胀，围脐切

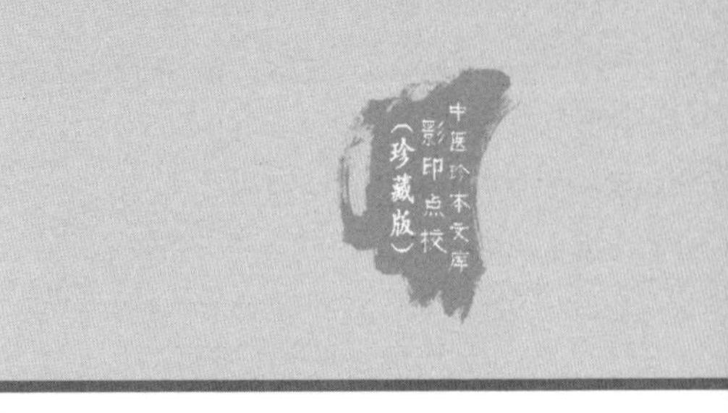

之。

腎俞　穴在六椎下。旁開各寸半。灸之治寒熱心痛。腹痛氣逆。

膈俞　穴在七椎下。旁開各寸半。針三分。治心痛反胃。痃癖咳逆嘔吐。

肝俞　穴在九椎下。旁開各寸半。針三分。治兩脇引痛。肝風肝氣。

膽俞　穴在十椎下。旁開各寸半。針三分。治振寒汗不出。骨蒸勞熱。食水不下。目黃。

脾俞　穴在十一椎下。旁開各寸半。針三分。治腹脹引胸脊痛。痃癖積聚脇滿。

胃俞　穴在十二椎下。旁開各寸半。針三分。治胃寒作痛。反胃嘔吐。胸脇支滿。

三焦俞　穴在十三椎下。旁開各寸半。針五分。治臟腑積聚。吐逆不食。腰脊強。

大腸俞　穴在十六椎下。旁開各寸半。針三分。治脊強不臥。腹中氣脹。圍臍切

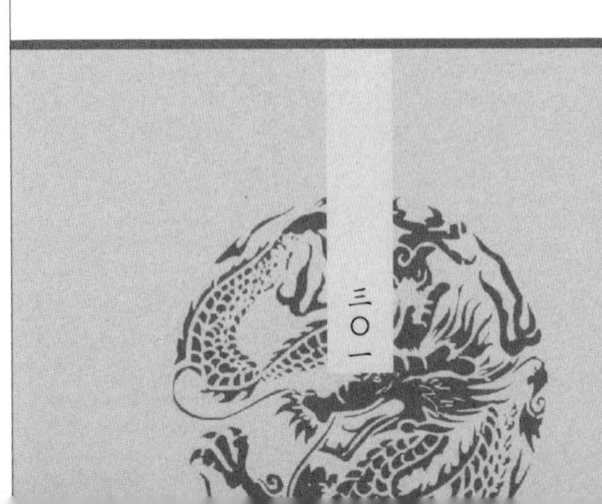

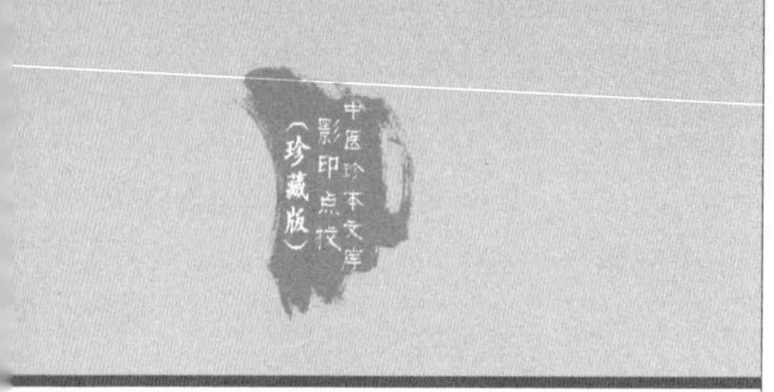

痛。

小腸俞 穴在十八椎下。旁開各寸半。針三分。治小便赤澁不利。小腹脹滿。女人帶下。

膀胱俞 穴在十九椎下。旁開各寸半。針三分。治小便赤黃遺溺。大便不實。女子瘕積。

氣海俞 穴在十五椎下。旁開各寸半。針三分。治腰痛痔漏。

關元俞 穴在十七椎下。旁開各寸半。針三分。治風勞腰痛。泄痢虛脹。女人瘕聚。

（五椎下二分亦是）

膏肓俞 穴在四椎下一分。旁開三寸。針三分。治腰痛疝氣。二便不利。腰脊冷痛。功同三里。

痛。

小肠俞　穴在十八椎下，旁开各寸半，针三分，治小便赤涩不利，小腹胀满，女人带下。

膀胱俞　穴在十九椎下，旁开各寸半，针三分，治小便赤黄遗溺，大便不实，女子瘕积。

气海俞　穴在十五椎下，旁开各寸半，针三分，治腰痛痔漏。

关元俞　穴在十七椎下，旁开各寸半，针三分，治风劳腰痛，泄痢虚胀，女人瘕聚。

（五椎下二分亦是）

膏肓俞　穴在四椎下一分，旁开三寸，针三分，治腰痛疝气，二便不利，腰脊冷痛，功同三里。

以上后背膀胱共十六穴。

【按】膏肓俞一穴，凡一切危难病症，针后灸之，大能起死回生，惟是穴必针三里泻之，不然引火气下行，虚火上升，反增害也。

经外奇穴

内迎香二穴，在两鼻孔内，治目热暴痛，用芦筒子搐破出血大妙。

鼻准一穴，在鼻尖上，治醉酒风时气，以三棱针刺出血大效。

金津玉液二穴，在舌下两旁紫线上，卷舌取之，治舌肿喉痹，时气呕吐，以三棱针刺出血，立能收效。

太阳二穴，在眉后陷中，治火眼暴发疼痛，中风偏正头痛，以三棱针出血甚验。

手十宣十穴在十指端，去爪甲如韭菜，治双单乳蛾，喉痹，以三棱针刺出血大效。

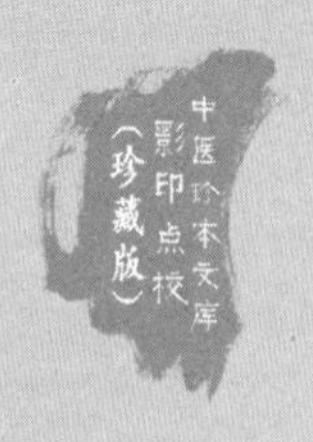

以上後背膀胱共十六穴

按膏肓俞一穴。凡一切危難病症。針後灸之。大能起死回生。惟是穴必針三里瀉之。不然引火氣下行。虛火上升。反增害也。

經外奇穴

內迎香二穴。在兩鼻孔內。治目熱暴痛。用蘆筒子搐破出血大妙。

鼻準一穴。在鼻尖上。治醉酒風時氣。以三稜針刺出血大效。

金津玉液二穴。在舌下兩旁紫線上。捲舌取之。治舌腫喉痹時氣嘔吐。以三稜針刺出血。立能收效。

太陽二穴。在眉後陷中。治火眼暴發疼痛。中風偏正頭痛。以三稜針出血甚驗。

手十宣十穴在十指端。去爪甲如韭葉。治雙單乳蛾喉痹。以三稜針刺出血大效。

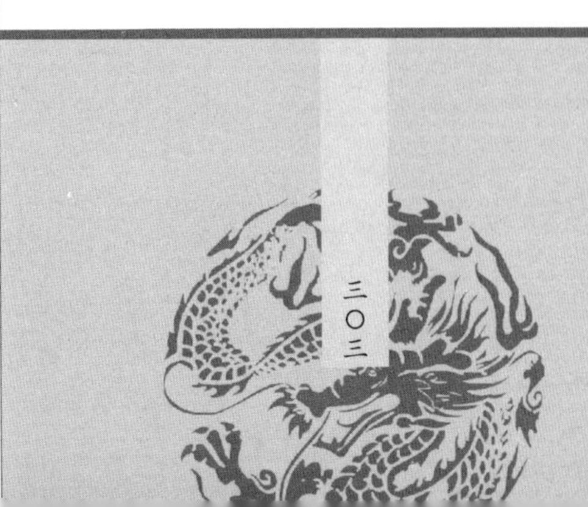

鬼眼二穴。在兩手大指。去爪角如韮葉。用帛繩縛之。穴當岐縫中。用艾火或香火灸之。治一切癲狂鬼邪效甚。

印堂一穴。在兩眉中間。針一分灸五壯。治小兒驚風。

子宮二穴。在中極兩旁。各開三寸。針二寸。灸廿七壯。治婦人久無子嗣。

耳後兩穴。在耳後。凡中風火頭痛暴發。眼必有紅線於耳後。以三稜針刺出血。其效無比。

聚泉一穴。在舌上當中。直縫陷中。治中風舌强不語。以三稜針刺出血立癒。

四縫四穴。在手四指內中節。以三稜針出血。治小兒猢猻勞等疾。

鬼眼二穴，在两手大指，去爪角如韮叶，用帛绳缚之，穴当岐（歧）缝中，用艾火或香火灸之，治一切癫狂鬼邪效甚。

印堂一穴，在两眉中间，针一分灸五壮，治小儿惊风。

子宫二穴，在中极两旁，各开三寸，针二寸，灸廿七壮，治妇人久无子嗣。

耳后两穴，在耳后。凡中风火头痛暴发，眼必有红线于耳后，以三棱针刺出血，其效无比。

聚泉一穴，在舌上当中，直缝陷中，治中风舌强不语，以三棱针刺出血立愈。

四缝四穴，在手四指内中节，以三棱针出血，治小儿猢狲劳等疾。

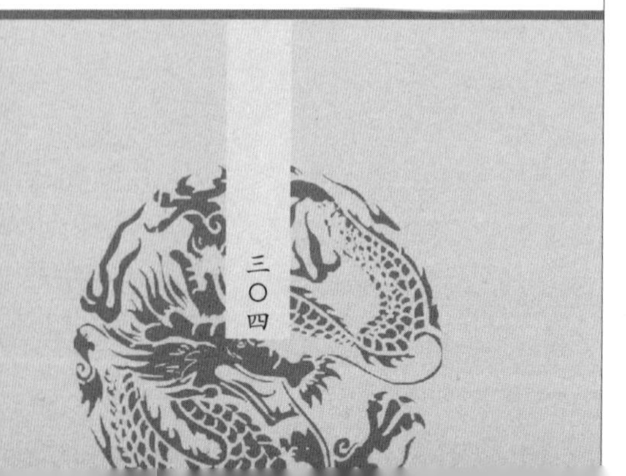

针灸医案附编

药治各种杂症方

治头肿如斗方此症自口上肿至头顶，连项上肿至顶，为大头瘟。

川朴三钱　防风三钱　川芎二钱　杭菊三钱　全归三钱　生地三钱　木通二钱　丹皮二钱　元参三钱　茯苓三钱　桑皮三钱　花粉三钱　桔梗三钱　甘草二钱

薄荷引水煎服。

治上焦因寒腹疼方

香附四钱　良姜三钱　椰片三钱　查（楂）炭三钱

治中焦腹疼方

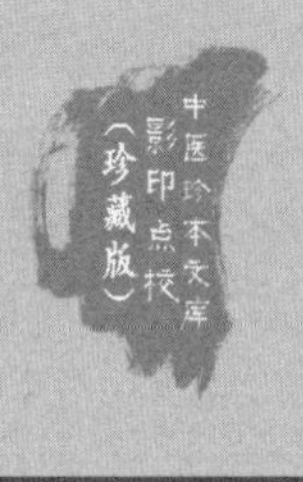

鍼灸醫案附編

藥治各種雜症方

治頭腫如斗方此症自口上腫至頭頂連項上腫至頂爲大頭瘟

川朴三錢　防風三錢　川芎二錢　杭菊三錢　全歸三錢　生地三錢
木通二錢　丹皮二錢　元參三錢　茯苓三錢　桑皮三錢　花粉三錢
桔梗三錢　甘草二錢

薄荷引水煎服。

治上焦因寒腹疼方

香附四錢　良薑三錢　椰片三錢　查炭三錢

治中焦腹疼方

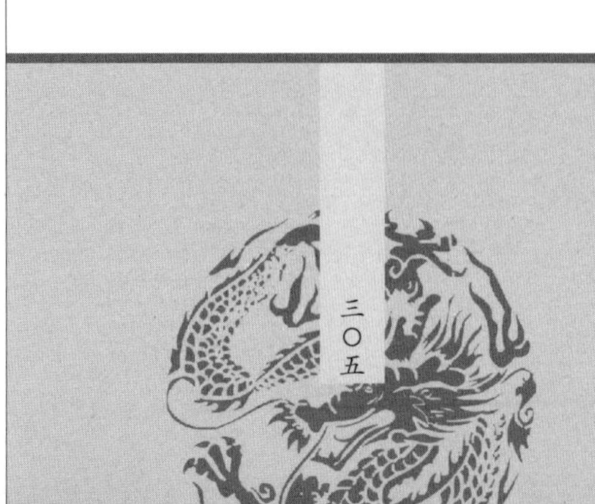

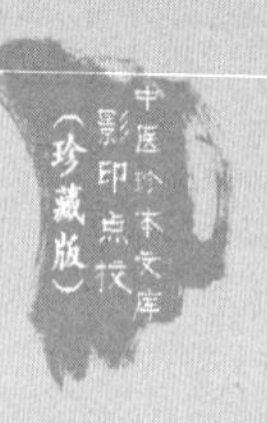

香附三錢　木香三錢　藿香三錢　枳實三錢　川朴三錢

治下焦腹疼方

香附三錢　吳萸二錢　肉桂二錢　椰片三錢　小茴香三錢

治久瀉不止方

雞子一個　古月一錢

右將雞子打一小孔。將古月裝入雞子內。用紙裹雞子數層。水浸濕。置火上灼熟。早晚各服一個。連服三日必效。

治心虛不寐方

硃茯神三錢　棗仁炒二錢

共爲末。遠志煎湯送下。

香附三钱　木香三钱　藿香三钱　枳实三钱　川朴三钱

治下焦腹疼方

香附三钱　吴萸二钱　肉桂二钱　椰片三钱　小茴香三钱

治久泻不止方

鸡子一个　古月一钱

右将鸡子打一小孔，将古月装入鸡子内，用纸裹鸡子数层，水浸湿，置火上灼熟，早晚各服一个，连服三日必效。

治心虚不寐方

硃茯神三钱　刺仁二钱，炒

共为末，远志煎汤送下。

治气逆不顺腹中疼痛方

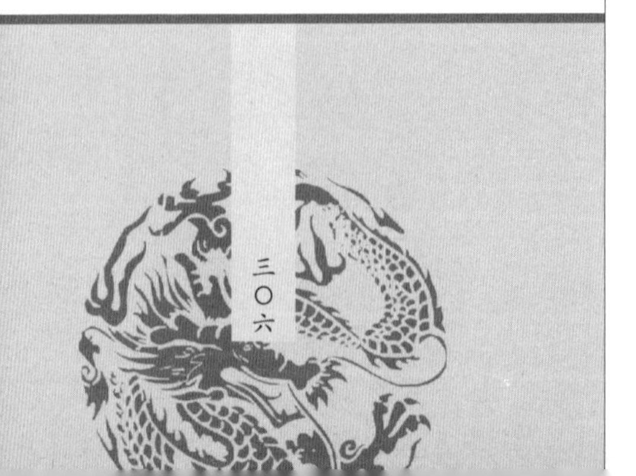

香附五钱　木香三钱　黑丑三钱　五灵脂三钱　共为末。

治鼻破血流不止方

头发半两，灼炭研细，元酒送下，轻者用炭面吹入鼻中，立效。

洗药方 治男女下部受风湿，或疼或痒，或肿或因吃茶过度，以致水行不周

蛇床子三钱　枯矾一钱　防风一钱　紫苏叶二钱　桃仁二钱　艾叶一钱　水煎薰洗。

治胃中停食滞闷方

查（楂）炭　椰炭　神曲　砂仁　肉蔻

共为细末，炼蜜为丸，每服二钱。

共爲末。

治鼻破血流不止方

頭髮半兩。灼炭研細。元酒送下。輕者用炭面吹入鼻中立效。

洗藥方 治男女下部受風濕或疼或癢或腫或因吃茶過度以致水行不週

蛇床子三錢　枯礬一錢　防風一錢　紫蘇葉二錢　桃仁二錢　艾葉一錢　赤芍一錢

水煎燻洗。

治胃中停食滯悶方

查炭　椰炭　神釉　砂仁　肉蔻

共爲細末煉蜜爲丸。每服二錢。

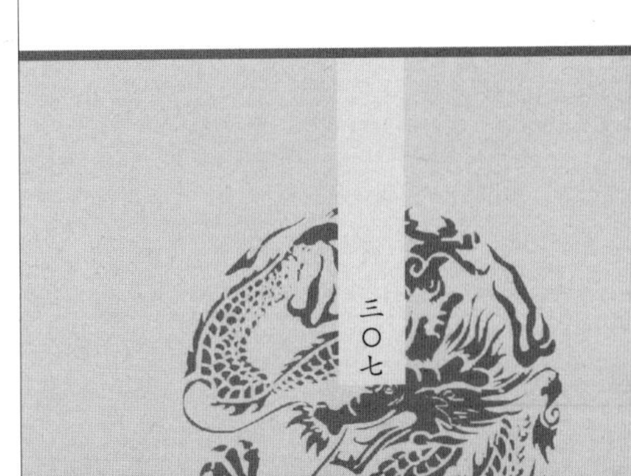

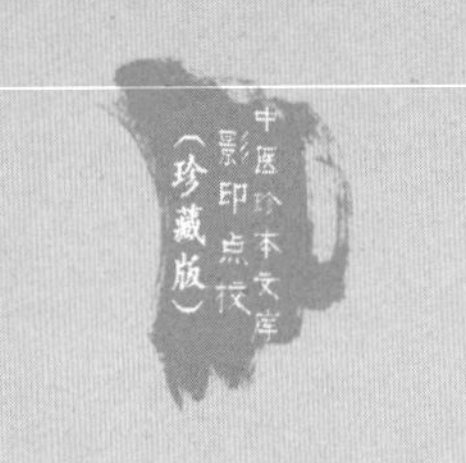

治男女因氣身挺方

如遇是症。急令有力之人。攝住鼻孔。不須鬆手。少時其氣卽上行。從口中出。立醒。甚效。

治男女因停食上下不通命在須臾

黑將軍三個 灼炭爲末。白開水送下。立效。

治紅白痢疾方

南北山查二兩 紅糖二兩

以上二味 虛加杭芍二錢 實加榔片二錢 熱加條芩二錢 寒加吳萸二錢

治項間生瘡方 連服帶貼

夏枯草二斤

治男女因气身挺方

如遇是症，急令有力之人，摄住鼻孔，不须松手，少时其气即上行，从口中出，立醒，甚效。

治男女因停食上下不通，命在须臾

黑将军三个　灼炭为末，白开水送下，立效。

治红白痢疾方

南北山查（楂）二两　红糖二两

以上二味虚加杭芍二钱　实加榔片二钱　热加条芩二钱　寒加吴萸二钱

治项间生疮方连服带贴

夏枯草二斤

右用炭十斤，砂锅内熬成膏，半贴半服神效。如目疾，用白开水送服。

治妇人经血不止方

柿饼子二个　灼炭为末，白开水送服，神效。

治汤火伤疼痛方

寒水石　地榆

共为末，敷之大效。

治产后风良方

黑豆两半　黄酒四两

将黑豆炒熟，酒烤热，将熟豆乘热急入酒内，少时将黑豆取出不用，只将酒乘热服尽，神效。此方治产后中风受寒，及七十二样杂症，神效无比。

治天花方

用红色沙土斤半，置盆中，用白开水冲入沙土内搅之，等沙土沉下，将清水

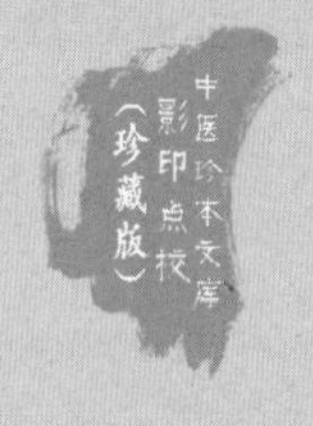

治婦人經血不止方

柿餅子二個　灼炭爲末。白開水送服。神效。

治湯火傷疼痛方

寒水石　地楡

共爲末。敷之大效。

治產後風良方

黑豆兩半　黃酒四兩

將黑豆炒熟。酒烤熱。將熟豆乘熱急入酒內。少時將黑豆取出不用。只將酒乘熱服盡神效。此方治產後中風受寒。及七十二樣雜症。神效無比。

治天花方

用紅色沙土斤半。置盆中用白開水冲入沙土內攪之等沙土沉下。將清水

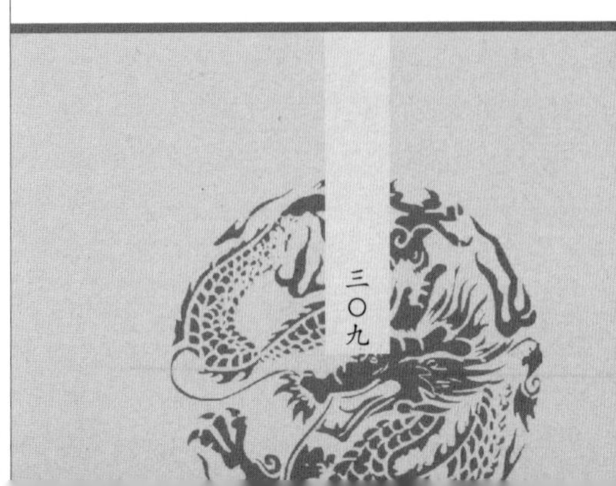

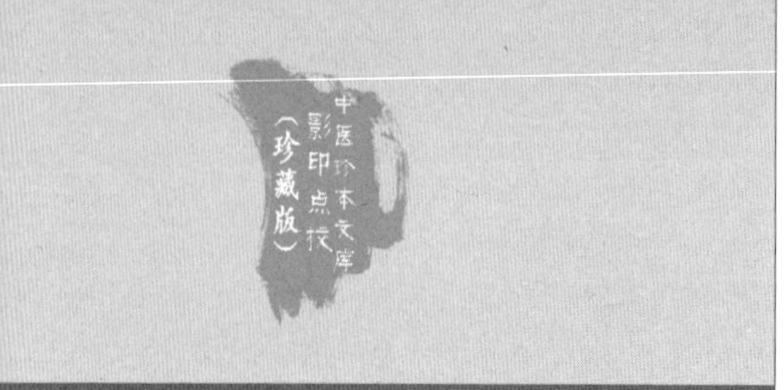

濾出。沙土不用。只用清水。再將鮮柳枝代皮六兩。白糖二兩。放該清水內。前柳枝白糖溫服。花不出者。立時即出。既出者。亦無危險矣。眞神方也。

綜上諸方。治癒多人。凡大小男女。患是症者。依法服之。無不神效。

治因寒肚疼各症方

用小麥麩子斤半。大葱半斤。連根葉。小茴香四兩。大鹽一兩。四味同時放鍋內炒熱。裝入布袋內。放於疼處。涼則再炒。連用三四回必癒。如手足筋抽。此方尤捷。

治下寒陰症方

用獨頭蒜大者一個。小者二個。鉛粉半兩。共搗爛。分爲二丸。男子患此症者。左手捏一丸。右手拿一丸。放手心內。蓋肚臍上。女人兩手相反。如法用之。少

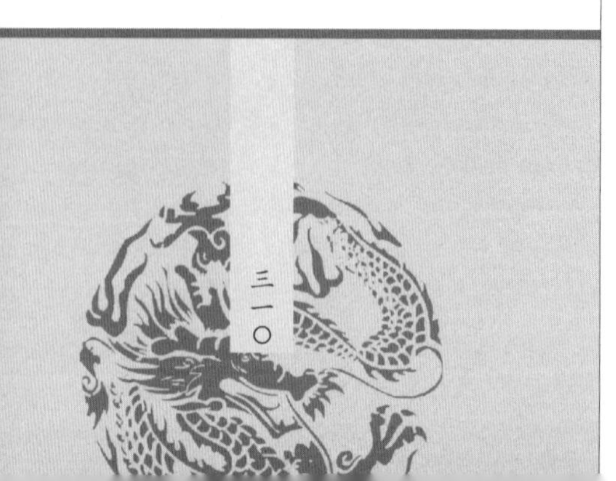

滤出，沙土不用，只用清水，再将鲜柳枝代皮六两，白糖二两，放该清水内。前柳枝、白糖温服，花不出者，立时即出。既出者，亦无危险矣，真神方也。

综上诸方，治愈多人，凡大小男女，患是症者，依法服之，无不神效。

治因寒肚疼各症方

用小麦麸子斤半，大葱半斤，连根叶，小茴香四两，大盐一两，四味同时放锅内炒热，装入布袋内，放于疼处，凉则再炒，连用三四回必愈。如手足筋抽，此方尤捷。

治下寒阴症方

用独头蒜大者一个，小者二个，铅粉半两，共捣烂分为二丸，男子患此症者，左手捏一丸，右手拿一丸放手心内，盖肚脐上。女人两手相反，如法用之。少时觉热气入腹内即愈。本方并治妇人产后，受寒腹疼。

治男女老幼腿足腰疼痛不止方

白芷片一两　苏叶二两　艾叶两半　大葱半斤，连根叶　透骨草五钱　麸子斤半

右药同入锅内炒热，装入布袋内，放疼处，冷则再炒，效甚。

洗各种疮症方

鲜柳条五两　鲜桃枝五两　鲜槐枝一两　生茶叶五钱　全大葱　生艾叶两半　大盐粒八分

共入锅内，水煎透洗。

本方治黄水疮，秃疮，无名疮毒，依法频洗，神效无比。

治妇人乳肿疼痛方

归尾三钱　川贝二钱　白芷二钱　木通钱半　赤芍钱半

水煎服。

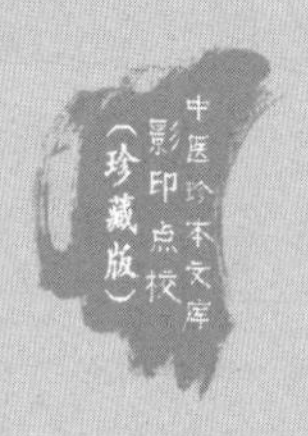

治男女老幼腿足腰疼痛不止方

白芷片一兩　蘇葉二兩　艾葉兩半　大葱半斤連根葉　透骨草五錢　麩子斤半

右藥同入鍋內炒熱。裝入布袋內。放疼處。冷則再炒。效甚。

洗各種瘡症方

鮮柳條五兩　鮮桃枝五兩　鮮槐枝一兩　生茶葉五錢　全大葱　生艾葉兩半　大鹽粒八分

共入鍋內。水煎透洗。

本方治黃水瘡。禿瘡。無名瘡毒。依法頻洗。神效無比。

治婦人乳腫疼痛方

歸尾三錢　川貝二錢　白芷二錢　木通錢半　赤芍錢半

水煎服。

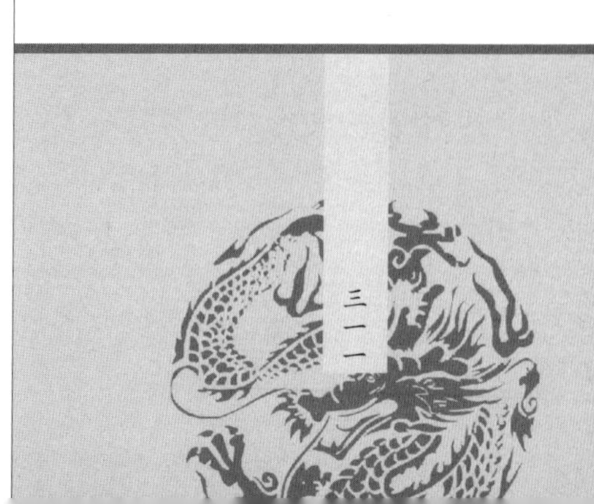

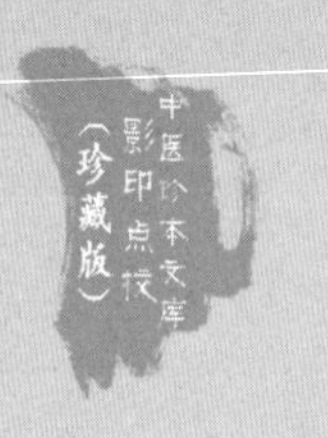

治破皮風方

紫蘇二錢 白芷二錢 條芩三錢 生地四錢 防風二錢 烏藥二錢 山查三錢 木通一錢

水煎服。

治婦人胎氣疼方

當歸三錢 川芎二錢 紫蘇一錢 腹皮錢半 木香錢半 條芩錢半 香附二一 砂仁八分

水煎服。

治婦人産難方

白芷二錢 丹皮三錢 桃仁二錢 茯苓二錢 肉桂一錢 枳殼二錢

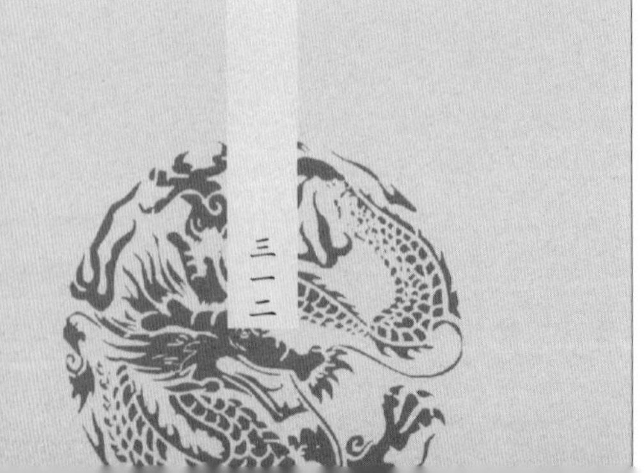

治破皮风方

紫苏二钱　白芷二钱　条芩三钱　生地四钱　防风二钱　乌药二钱　山查（楂）三钱　木通一钱　水煎服。

治妇人胎气疼方

当归三钱　川芎二钱　紫苏一钱　腹皮钱半　木香钱半　条芩钱半　香附二钱　砂仁八分　水煎服。

治妇人产难方

白芷二钱　丹皮三钱　桃仁二钱　茯苓二钱　肉桂一钱　枳壳二钱　牛膝二钱

水煎服。

治伤风喘欬方

川贝三钱　大平顶梨一个去核煎熟，连梨及川贝汤同吃，一日一次，连服五日，用梨五个，川贝一两五钱，必效。

治心神不安方

硃砂一钱　茯神三钱　百合三钱　远志二钱　丹参四钱　共为末，炼蜜为丸，每服一钱。

治吐血不止方

生地五钱　丹皮三钱　木香一钱　砂仁一钱　归尾三钱　灯心一钱　竹叶一钱　木通一钱　梛炭二钱　水煎服。

水煎服。

治傷風喘欬方

川貝三錢　大平頂梨一個去核煎熟。連梨及川貝湯同吃。一日一次。連服五日。用梨五個川貝一兩五錢。必效。

治心神不安方

硃砂一錢　茯神三錢　百合三錢　遠志二錢　丹參四錢

共爲末。煉蜜爲丸。每服一錢。

治吐血不止方

生地五錢　丹皮三錢　木香一錢　砂仁一錢　歸尾三錢　燈心一錢

竹葉一錢　木通一錢　梛炭二錢

水煎服。

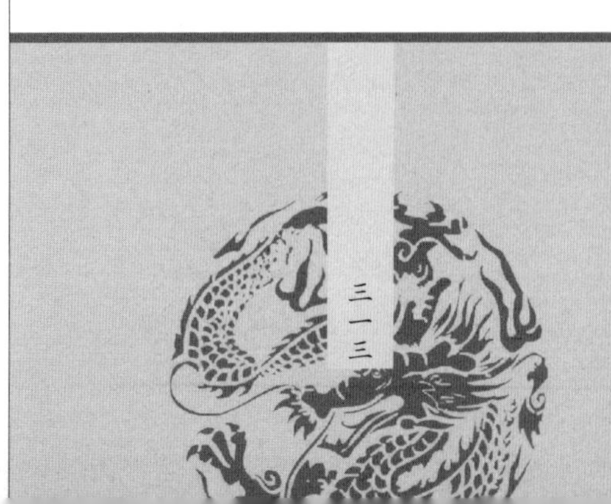

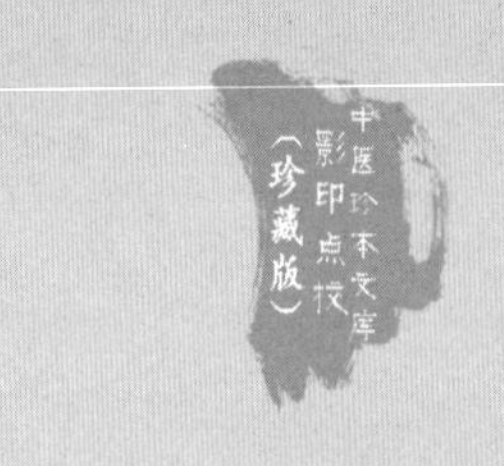

治受風寒方

白芷三錢　蘇葉一錢　大葱一根　冰糖一兩

水煎服。

治婦人陰戶疼癢方

艾葉三錢　蘇葉三錢　蛇床子三錢　白礬一錢

煎水洗。

治婦人身虛方

益母子三錢　熟地二錢　歸身二錢　麥冬二錢　陳皮二錢　白芍二錢

砂仁一錢　丹皮二錢　牛膝二錢　香附米二錢　炙草一錢

水煎服。

治受风寒方

白芷三钱　苏叶一钱　大葱一根　冰糖一两　水煎服。

治妇人阴户疼痒方

艾叶三钱　苏叶三钱　蛇床子三钱　白矾一钱　煎水洗。

治妇人身虚方

益母子三钱　熟地二钱　归身二钱　麦冬二钱　陈皮二钱　白芍二钱　砂仁一钱　丹皮二钱　牛膝二钱　香附米二钱　炙草一钱　水煎服。

治男子身虚方

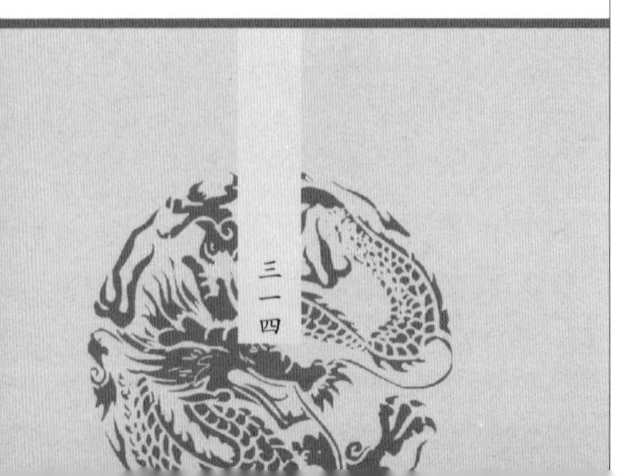

台参三钱　当归二钱　茯苓二钱　砂仁一钱　陈皮三钱　白术二钱　生地二钱　寸冬二钱　茯神二钱　荷叶二钱　枣仁一钱　远志二钱　甘草一钱

水煎服。

治男女身虚麻木方

何首乌五钱　丹参三钱　秦艽三钱　陈皮二钱　木通钱半　乌药一钱　苏梗二钱半

水煎服。

治折伤胸腹热方

头发炭面，童便送下效。

治胖人身重气喘方

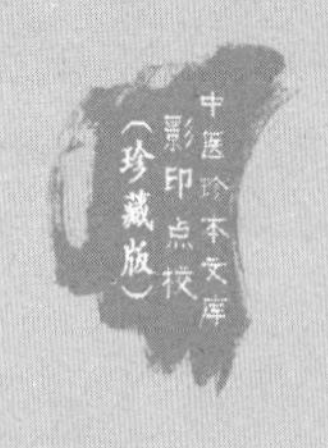

台參三錢　當歸二錢　茯苓二錢　砂仁一錢　陳皮三錢　白朮二錢

生地二錢　寸冬二錢　茯神二錢　荷葉二錢　棗仁一錢　遠志二錢

甘草一錢

水煎服。

治男女身虛麻木方

何首烏五錢　丹參三錢　秦艽三錢　陳皮二錢　木通錢半　烏藥一錢

蘇梗二錢半

水煎服。

治折傷胸腹熱方

頭髮炭面童便送下效。

治胖人身重氣喘方

赤小豆五兩　黃芩三兩　腹皮三錢

共爲末。蜜爲丸。每服三錢。常服有效。

治上火下寒方

生地三錢　薄荷一錢　枳實二錢　查炭三錢　吳萸二錢

水煎服。

治氣寒結聚方

香附五錢　川朴三錢　青皮三錢　木香三錢　吳萸三錢　椰片五錢

木通三錢　砂仁三錢　肉桂二錢

共爲末。蜜爲丸。每服三錢。

治氣火結聚方

川軍三錢　椰片三錢　條芩三錢　木通二錢　生地四錢　枳實二錢

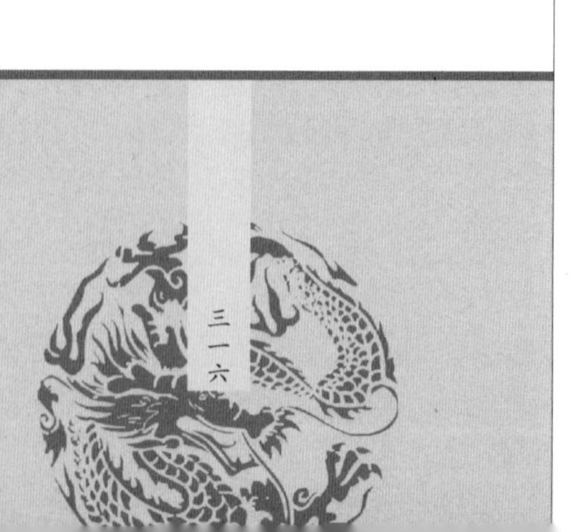

赤小豆五两　黄芩三两　腹皮三钱

共为末，蜜为丸，每服三钱，常服有效。

治上火下寒方

生地三钱　薄荷一钱　枳实二钱　查（楂）炭三钱　吴萸二钱

水煎服。

治气寒结聚方

香附五钱　川朴三钱　青皮三钱　木香三钱　吴萸三钱　椰片五钱　木通三钱　砂仁三钱　肉桂二钱

共为末，蜜为丸，每服三钱。

治气火结聚方

川军三钱　椰片三钱　条芩三钱　木通二钱　生地四钱　枳实二钱

枳壳二钱　山查（楂）三钱

共为末，蜜为丸，每服三钱。

治风火目疼难忍方

川军三钱　川连三钱　生地三钱　元参三钱　条芩二钱　木通三钱　薄荷钱半　龙胆草二钱　防风二钱　柴胡二钱　山栀钱半　甘草二钱　归尾三钱　赤芍三钱　杭菊二钱

水煎冷服。

疟疾治验各方

本方治愈多人

班毛一个　为末，置脐上，用膏药贴住，无不立瘥。惟用时须在临发前一句钟，过时不发，速即揭下为要。不然，必被药将肉皮抓破。

又方

共爲末。蜜爲丸。每服三錢。

治風火目疼難忍方

川軍三錢　川連三錢　生地三錢　元參三錢　條芩二錢　木通三錢

薄荷錢半　龍胆草二錢　防風二錢　柴胡二錢　山梔錢半　甘草二錢

歸尾三錢　赤芍三錢　杭菊二錢

水煎冷服。

瘧疾治驗各方　本方治癒多人

班毛一個　爲末。置臍上。用膏藥貼住。無不立瘥。惟用時須在臨發前一句鐘。過時不發。速即揭下爲要。不然。必被藥將肉皮抓破。

又方

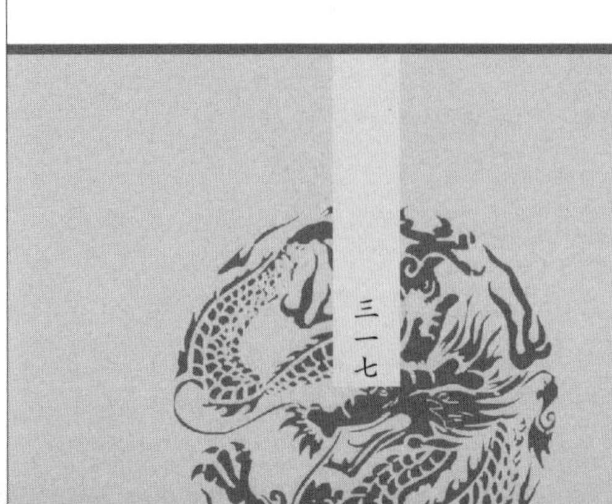

阿魏五分 置肚臍上。用膏藥貼住。亦極效驗。惟用時須在發過之後。癒後忌食魚七八日。

又方

半夏爲末。置肚臍上。用膏藥貼住。用時亦在臨發之前。

又方

常山 草果 烏梅 檳榔 甘草

水煎露一夜服。

以上治瘧症之方共四。均甚效驗。用時酌量選擇。

治反胃驗方

好燒酒十斤 野地蝎虎三十個

以上二味裝入罐内。炭火燉開。置陰處十餘日。以去火毒。每空心服一兩。

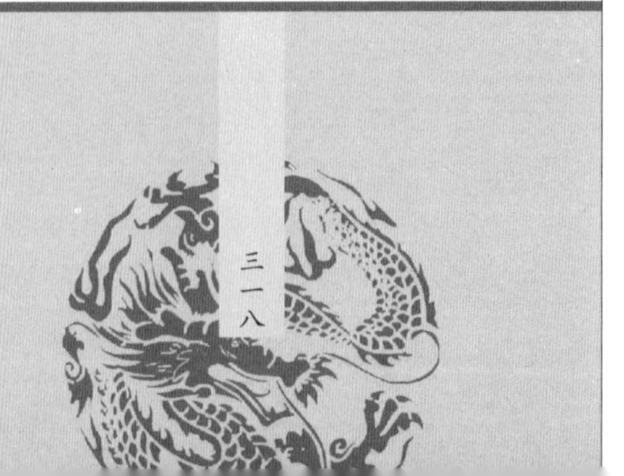

阿魏五分 置肚脐上，用膏药贴住，亦极效验。惟用时须在发过之后，愈后忌食鱼七八日。

又方

半夏为末，置肚脐上，用膏药贴住，用时亦在临发之前。

又方

常山 草果 乌梅 槟榔 甘草 水煎，露一夜服。

以上治疟症之方共四，均甚效验，用时酌量选择。

治反胃验方

好烧酒十斤 野地蝎虎三十个

以上二味装入罐内，炭火燉开，置阴处十余日，以去火毒，每空心服一两。

破伤风验方

公羊粪无拘多少，砂锅上焙焦为末，黄酒送下，出汗立愈。羊粪带尖者为公羊粪，圆者为母羊粪。

以上之方，乃出东长青县老医之方，其子与我同事军营，见其治破伤风甚验，询之即此方也。

又方

防风　南星各等分　为末，黄酒送服三钱，汗出即愈，并治摔打损伤，用本方以童便送服，虽至将死，只有微息，药一下咽，无不立苏。

治羊角风验方

大公鸡一个　南星胆制三钱

将公鸡用快竹刀在脯下挑开，将心取出，乘热置碗内捣烂，姜汁送服，盖

破傷風驗方

公羊糞無拘多少。砂鍋上焙焦爲末。黃酒送下。出汗立愈。羊糞帶尖者爲公羊糞。圓者爲母羊糞。

以上之方。乃山東長青縣老醫之方。其子與我同事軍營。見其治破傷風甚驗。詢之卽此方也。

又方

防風　南星各等分　爲末。黃酒送服三錢。汗出卽癒。並治摔打損傷。用本方以童便送服。雖至將死。只有微息。藥一下咽。無不立甦。

治羊角風驗方

大公雞一個　南星胆製三錢

將公雞。用快竹刀在脯下挑開。將心取出。乘熱置碗內擣爛。薑汁送服。蓋

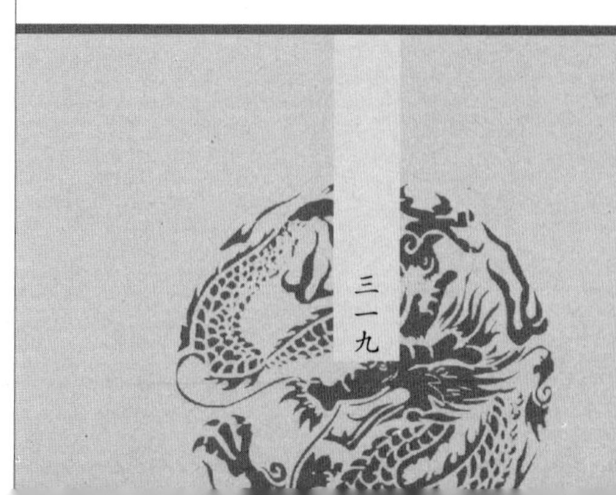

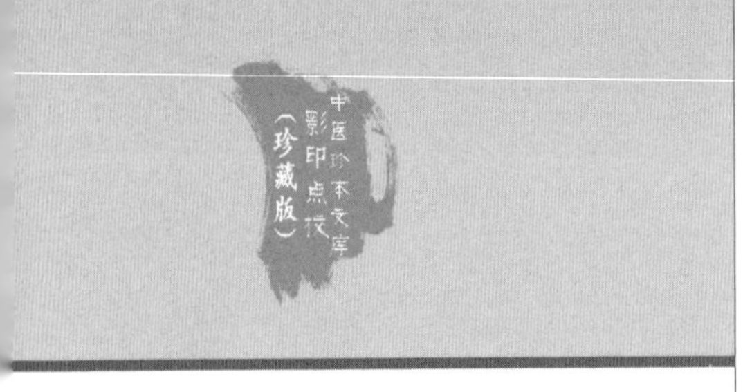

被出汗立癒。配藥時勿犯鐵器。

本方傳自一道士。昔余有一表兄張玉。患是症年久不癒。一日遇一道士傳此方。如法治之即癒。後有宋回二人患此症照是方治之亦驗。

治小兒痢疾方

糞蛆 炒焦二錢 用薑糖水送服。

以上之方。乃余客金陵時。見一工人治小兒痢疾甚捷。詢其方。乃云。其先人行醫多年。此方爲其先人所傳也。

治小兒小便不通方

昔我旅贛見友人之子。方四五歲。患小便不通。一醫投利水藥。一醫用螻蟈方。均未見效。腹脹如鼓。氣喘面赤。全家荒張。遂用

大葱一根連鬚 蝸牛數枚 麝香少許

被出汗立愈，配药时勿犯铁器。

本方传自一道士，昔余有一表兄张玉，患是症年久不愈。一日遇一道士传此方，如法治之即愈。后有宋回二人患此症，照是方治之亦验。

治小儿痢疾方

粪蛆炒焦，二钱 用姜糖水送服。

以上之方，乃余客金陵时，见一工人治小儿痢疾甚捷。询其方，乃云：其先人行医多年，此方为其先人所传也。

治小儿小便不通方

昔我旅赣，见友人之子，方四五岁，患小便不通，一医投利水药，一医用蝼蝈方，均未见效。腹胀如鼓，气喘面赤，全家荒张，遂用：

大葱一根连须 蜗牛数枚 麝香少许

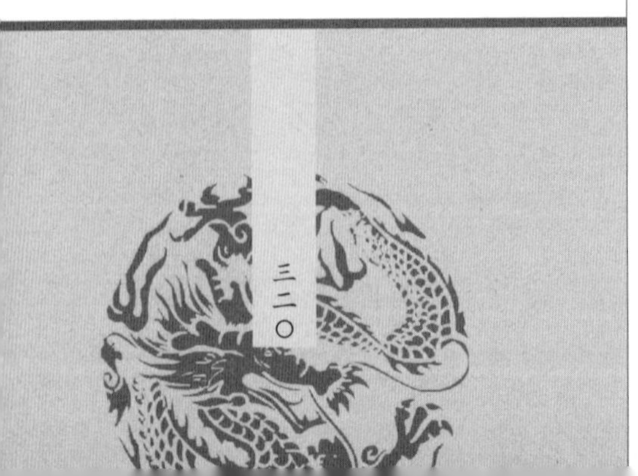

三味共捣烂敷脐上，少时小便即通。

治妇人吹乳压乳方

硃砂五钱　飞罗面五钱

以上二味，以水为丸，分三服，白开水送下。如妇人乳症初起，红肿疼痛，服下立消。

治男女小儿腹中寒气急疼方

芥末不拘多少

用好醋调，敷肚脐上，如觉热气入肚，腹中作响，即行揭去，如腹内急疼，依法治之立愈。

治疝气方

川楝子四钱　橘核三钱，炒　木香五钱　小茴五钱，炒　荔枝三钱，炒　川牛膝三钱

三味共搗爛敷臍上少時小便即通

治婦人吹乳壓乳方

硃砂五錢　飛羅面五錢

以上二味。以水爲丸。分三服。白開水送下。如婦人乳症初起。紅腫疼痛。服下立消。

治男女小兒腹中寒氣急疼方

芥末不拘多少

用好醋調。敷肚臍上。如覺熱氣入肚。腹中作響。即行揭去。如腹內急疼。依法治之立癒。

治疝氣方

川楝子四錢　橘核炒三錢　木香五錢　小茴炒五錢　荔枝炒三錢　川牛膝三錢

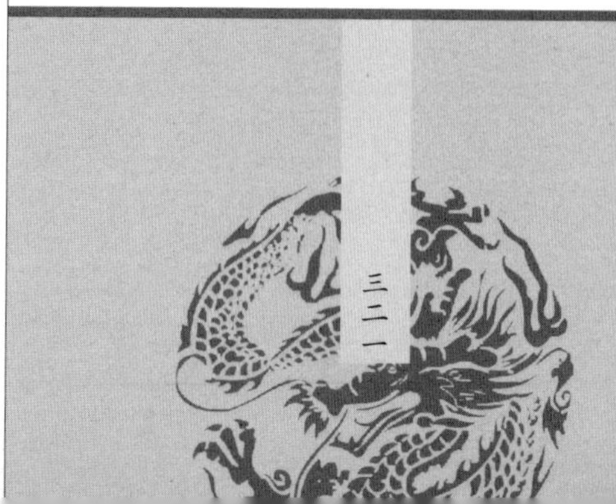

查炭四錢　陳皮三錢　甘草二錢

右藥水酒各半煎服。如不驗加桂末一錢冲服必癒

右方乃余旅京時所得。前年在贛有同事曹玉昇。充贛軍三旅軍需官。與余同至省垣辦公。一路感受風寒。腎子腫大如升。疼痛難忍。余卽以是方治之。二服痊癒。

治下淋方

川軍　海金沙　滑石　半夏　黃連　甘草

右藥六味各三錢。共爲末。雞子清爲丸。如梧子大。太陽地晒乾。每晨空心服三錢。茶水送下。忌羊肉倭瓜數日。本方五淋均治

又方

不拘多少

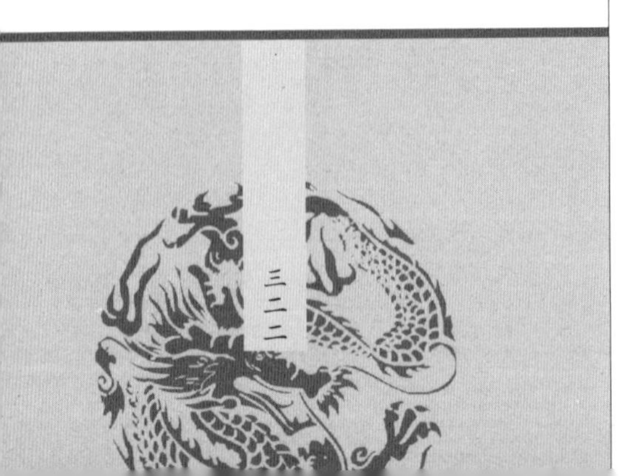

查（楂）炭四钱　陈皮三钱　甘草二钱

右药水酒各半煎服，如不验，加桂末一钱，冲服必愈。

右方乃余旅京时所得，前年在赣有同事曹玉昇，充赣军三旅军需官，与余同至省垣办公，一路感受风寒，肾子肿大如升，疼痛难忍。余即以是方治之，二服痊愈。

治下淋方

川军　海金沙　滑石　半夏　黄连　甘草

右药六味各三钱，共为末，鸡子清为丸，如梧子大，太阳地晒干，每晨空心服三钱，茶水送下，忌羊肉、倭瓜数日，本方五淋均治。

又方

硫磺二两　大枣不拘多少，去核

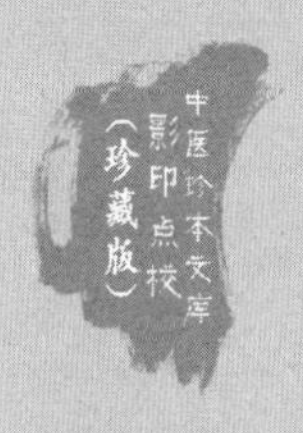

右药将硫磺打碎，装入枣内，再将枣用白面包裹，用谷糠火灼焦为末。病重者，每服钱半，轻者一钱，元酒送下，出汗即愈。

又方

班毛七个，去头、翅、足

蝎子七个，去毒及足

以上二味，装入鸭卵内，将卵打一小孔，再用纸将鸭卵所打之孔糊住，再用纸将鸭卵裹数层浸湿，炭火上灼热（熟）焙干为末。身强病重者全服，身弱病轻者，服一半，白水送下。本方不治红淋。

又方

鸡冠花不拘多少　红糖酌用

以上二味同煎，当茶服之，三日必见效也，本方专治红淋。

又方

重者。每服錢半。輕者一錢。元酒送下。出汗卽癒。

又方

班毛七個去頭翅足　蝎子七個去毒及足

以上二味。裝入鴨卵內。將卵打一小孔再用紙將鴨卵所打之孔糊住。再用紙將鴨卵裹數層浸濕。炭火上灼熱焙乾爲末。身强病重者全服。身弱病輕者。服一半白水送下本方不治紅淋

又方

雞冠花不拘多少　紅糖酌用

以上二味同煎。當茶服之。三日必見效也。本方專治紅淋

又方

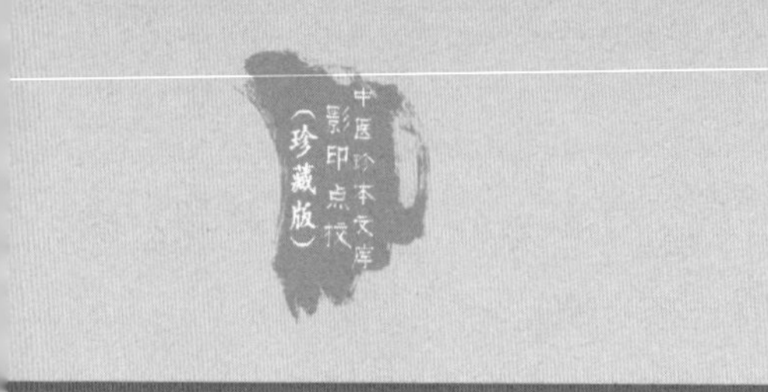

隔年葵花梗煎服。治淋痛疼難忍者立愈。

又方

婦女所戴之玉蘭花。或晚香玉。須戴過者方效焙乾或晒乾爲末。服之大效。

附錄花柳各方

治魚口便毒各方

木鱉子去殼一兩　川軍三錢　芒硝三錢　黃連三錢　牡蠣三錢

水煎服。

又方

黑白丑四兩　大黃四兩　乾漆二兩用炭

共爲末。蜜爲丸。如梧子大。每服三錢。白開水送下。並治梅毒。

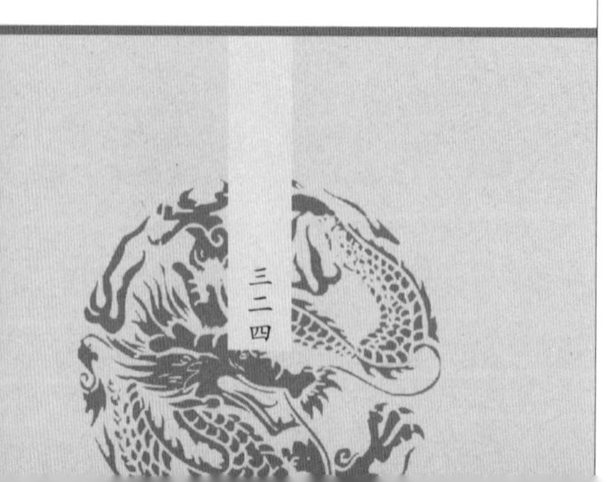

隔年葵花梗煎服，治淋痛疼难忍者，立愈。

又方

妇女所戴之玉兰花，或晚香玉，须戴过者方效，焙干或晒干为末，服之大效。

附录花柳各方

治鱼口便毒各方

木鳖子去壳，一两　川军三钱　芒硝三钱　黄连三钱　牡蛎三钱

水煎服。

又方

黑白丑四两　大黄四两　干漆二两，用炭

共为末，蜜为丸，如梧子大，每服三钱，白开水送下，并治梅毒。

以上两方，系我旅杭时，见陆军测量局一书记，治鱼口甚捷，又见缉私

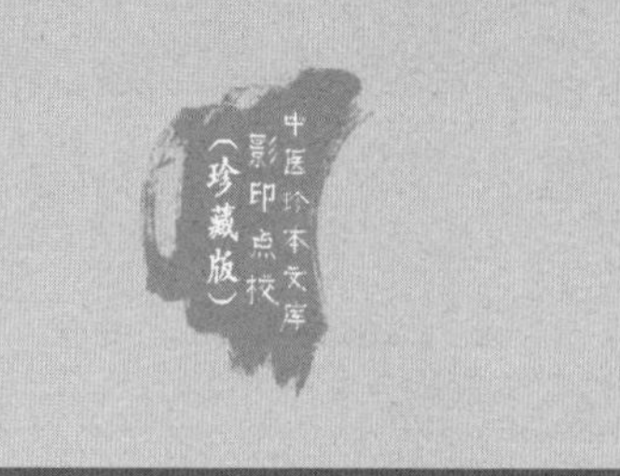

营一正目，治是症，亦百发百中，询之即此两方也。

又方

班毛七个，去翅、足　青莲丸五分

右用鸭卵一个，打一小孔装药入内，用纸裹卵数层，水浸湿，炭火上灼焦，白开水送下，其毒皆从小便出。

又方

鱼口便毒，初起二三日，晚视足内踝骨上，必有青线，用瓷片或琉璃片刺破之，出血立消，神验。患右刺右，患左刺左。

又方

蝎子二个　蜈蚣一条　班毛三个　芒硝五分　冰片五分　麝香五厘

共为末，量鱼口所起之核大小，即用多大的膏药，化开，将药末撒在膏药

營一正目治是症亦百發百中詢之卽此兩方也

又方

班毛七個去翅足　青蓮丸五分

右用鴨卵一個。打一小孔裝藥入內。用紙裹卵數層。水浸濕。炭火上灼焦。白開水送下。其毒皆從小便出。

又方

魚口便毒。初起二三日。晚視足內踝骨上。必有青線。用瓷片或琉璃片刺破之。出血立消，神驗。患右刺右。患左刺左。

又方

蝎子二個　蜈蚣一條　班毛三個　芒硝五分　冰片五分　麝香五厘

共爲末。量魚口所起之核大小。卽用多大的膏藥。化開。將藥末撒在膏藥

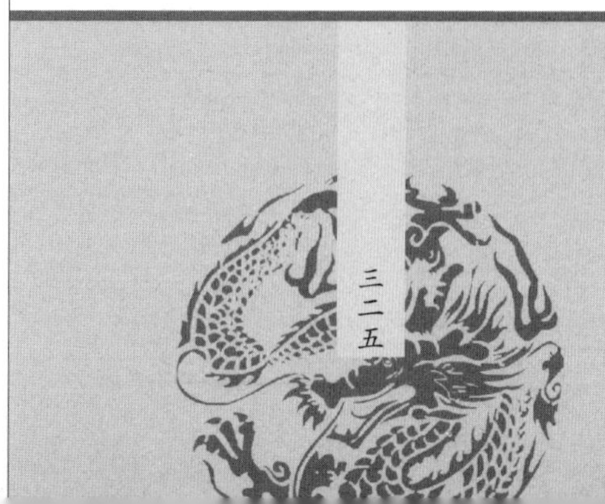

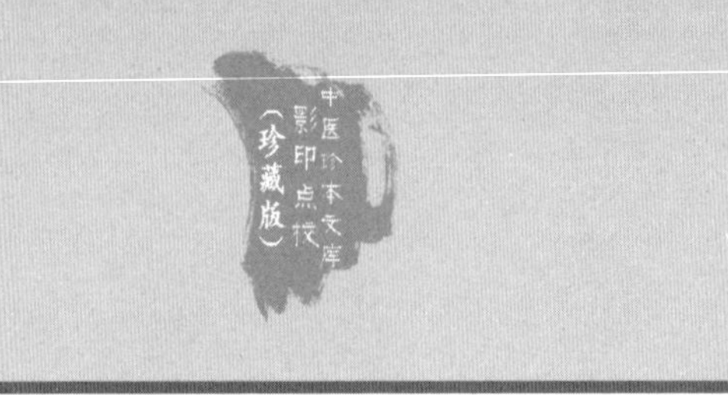

上貼住。祇要未成膿。貼上無不立消。誠仙方也。

灼丹法

三僊丹 治魚口便毒

白礬七錢 皮硝八錢 水銀一兩

右將硝礬爲末。置粗瓷碗內。作一圈形。將水銀置在中間。再用一同樣之碗對好。用錦紙封碗口。用鹽泥敷於紙上。一層紙一層泥。約三四層爲度。置於炭火上。上碗碗底上。置一棉花球。先小火次大火。見棉花球發黃色。碗內丹成矣。取出研細。病重者服五分。輕者三分。

治下疳方

余客金陵時。有一友人患是症。龜頭腫爛。疼痛難盡。余用湯藥。連服兩劑。配

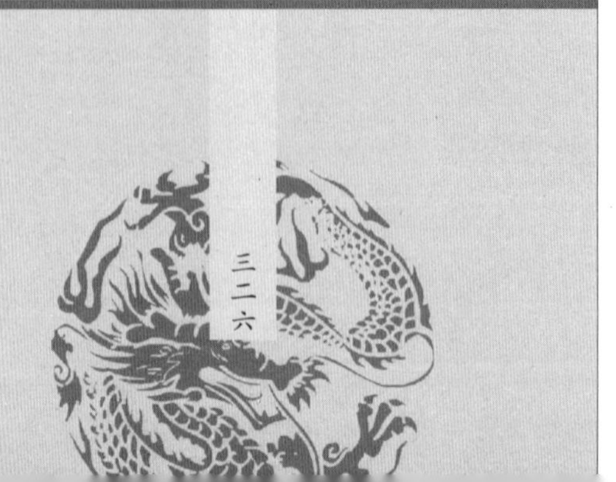

上贴住，只要未成脓，贴上无不立消，诚仙方也。

灼丹法

三仙丹治鱼口便毒

白矾七钱　皮硝八钱　水银一两

右将硝矾为末，置粗瓷碗内，作一圈形，将水银置在中间，再用一同样之碗对好，用锦纸封碗口，用盐泥敷于纸上，一层纸、一层泥，约三四层为度。置于炭火上，上碗碗底上，置一棉花球，先小火、次大火，见棉花球发黄色，碗内丹成矣。取出研细，病重者服五分，轻者三分。

治下疳方

余客金陵时，有一友人患是症，龟头肿烂，疼痛难尽，余用汤药，连服两剂，配药面一料会愈。

汤药方

归尾五钱　赤芍五钱　牛膝三钱　川连三钱　大黄四钱　芒硝三钱　防风四钱　蝉蜕三钱　木鳖子五钱　木通三钱　甘草稍（梢）三钱　金银花五钱　连壳四钱

水煎服。本方服两剂，继用后方：

虎珀三分　真珠分半　铅粉三分　龙骨五分　雄黄三分　硃砂二分　冰片二分

共为末，用瓦松、艾、花椒、川连、葱头煎，将疮洗净，上药七日全痊。

又方

青果核为细末，搽之亦极效。

梅毒方

歸尾五錢　赤芍五錢　牛膝三錢　川連三錢　大黃四錢　芒硝三錢

防風四錢　蟬蛻三錢　木鱉子五錢　木通三錢　甘草稍三錢　金銀花五錢

連殼四錢

水煎服。本方服兩劑繼用後方

虎珀三分　眞珠分半　鉛粉三分　龍骨五分　雄黃三分　硃砂二分

冰片二分

共爲末用瓦松、艾、花椒、川連、葱頭煎。將瘡洗淨上藥七日全痊。

又方

青菓核爲細末。搽之亦極效。

梅毒方

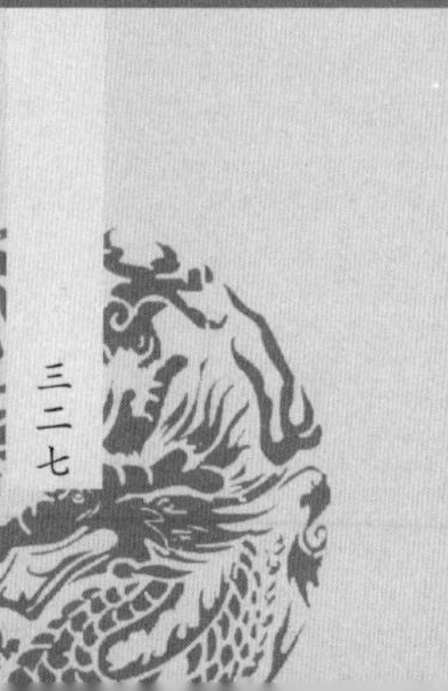

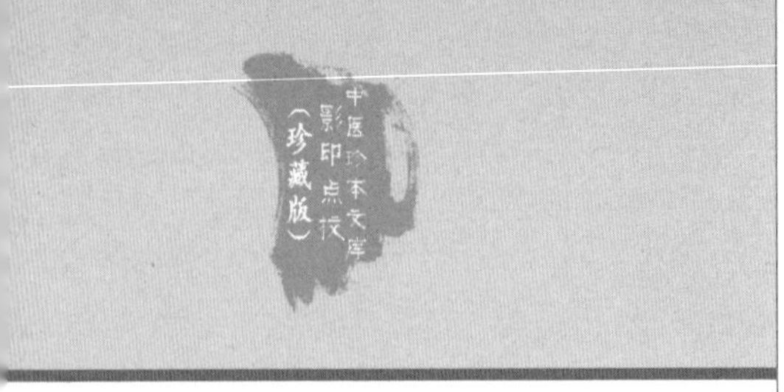

輕粉二錢 槐花三錢 細茶三錢

共爲末。金銀花土茯苓煎湯。分三日送服。立效。

治各種惡瘡無名腫毒

赤小豆一錢 芙蓉花一錢 雄黃五分 硃砂五分

共爲末。生蜜調藥敷瘡上。無論何種瘡症。未成卽消。既成易破。而易收口。

治各種腰毒頑瘡及風火眼疼方。

隔年白漿子卽面筋粉。沙鍋內炒黃。再入好醋同熬成琥珀色。瓷器內收貯。用時量瘡大小攤紙上。貼瘡奇效。如治火眼疼。貼兩太陽穴。

治新久欬喘不止方

桑白皮五兩 桃紅三兩 川朴三兩 生地三兩 丹皮二兩 寸冬五兩

轻粉二钱　槐花三钱　细茶三钱

共为末，金银花、土茯苓煎汤，分三日送服，立效。

治各种恶疮无名肿毒

赤小豆一钱　芙蓉花一钱　雄黄五分　硃砂五分

共为末，生蜜调药敷疮上，无论何种疮症，未成即消，既成易破，而易收口。

治各种腰毒顽疮，及风火眼疼方。

隔年白浆子即面筋粉，沙锅内炒黄，再入好醋同熬成琥珀色，瓷器内收贮，用时量疮大小摊纸上，贴疮奇效。如治火眼疼，贴两太阳穴。

治新久欬喘不止方

桑白皮五两　桃红三两　川朴三两　生地三两　丹皮二两　寸冬五两　知母三两　川贝二两　木通二两　杭芍二两　青皮一两　香附二两

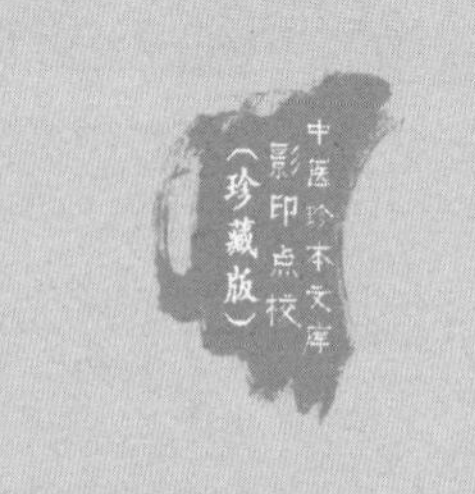

枳实一两　归尾二两　苏子二两　甘草五钱　竹叶一两　灯心五钱

右药水煎为膏，随引送服。

有热用条芩瓜蒌薄荷汤下，有寒用砂仁豆蔻沉香汤下，气实槟榔汤下，气虚白术汤下。妇人月水不调，腹内有块，元胡红花汤下。气逆不顺，木香槟榔汤下。

黄病方 大凡此症之得，皆因脾胃虚弱，复受湿热所侵故也。

龙胆草五钱　茵陈五钱　木通三钱　栀子二钱　灯心一钱　甘草一钱　条芩三钱

水煎服。

又方 治脾胃弱，不能克化水谷，周身无力，肚大而胀，腹内痞块不消，以致黄病发现

腹皮三钱　苍术三钱　川朴三钱　猪苓三钱　枳实三钱　茵陈三钱

枳實一兩　歸尾二兩　蘇子二兩　甘草五錢　竹葉一兩　燈心五錢

右藥水煎爲膏。隨引送服

有熱用條芩瓜蔞薄荷湯下。有寒用砂仁豆蔻沉香湯下。氣實檳榔湯下。氣虛白朮湯下。婦人月水不調。腹內有塊。元胡紅花湯下。氣逆不順木香檳榔湯下。

黃病方 大凡此症之得皆因脾胃虛弱復受濕熱所侵故也

龍胆草五錢　茵陳五錢　木通三錢　梔子二錢　燈心一錢　甘草一錢　條芩三錢

水煎服。

又方 治脾胃弱不能尅化水穀遍身無力肚大而脹腹內痞塊不消以致黃病發現

腹皮三錢　蒼朮三錢　川朴三錢　猪苓三錢　枳實三錢　茵陳三錢

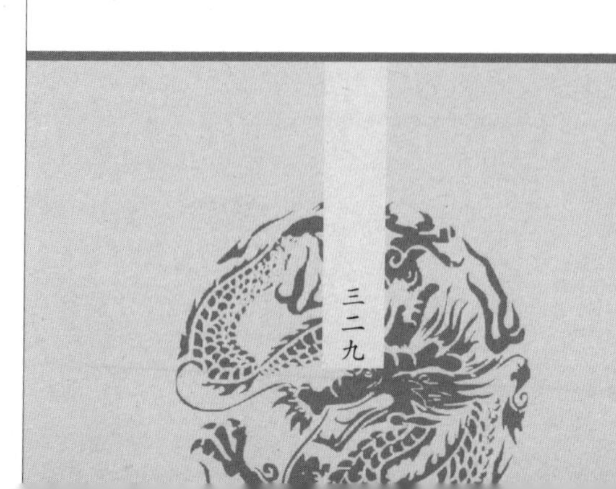

茯皮三錢 陳皮二錢 半夏二錢 青皮三錢 山梔三錢 甘草二錢 黃柏三錢 藿香三錢

水煎服。

附錄藥性易知

人參味甘大補元氣調養榮衛亦瀉虛火

甘草甘溫調和百藥虛實皆宜號稱國老

白朮甘溫補脾胃止瀉痢除水濕化痰痞

桔梗味苦微寒治咽喉腫痛載藥上行亦開胸膈

秦艽微寒骨蒸除濕散風亦治筋疼肢節疼

獨活辛苦微溫頸項不舒手足拘攣諸風能除

防風甘溫能除頭暈骨節痹痛諸風口禁

黨參味甘平補不寒不燥用之調和最宜

黃耆甘溫補氣收汗固表外科用之托瘡生肌

蒼朮甘溫健脾除濕善去邪逆之氣

天麻味辛能療頭眩小兒驚癇亦治拘攣癱瘓

柴胡味苦微寒能瀉肝火上行治頭疼目疾亦能除瘧

羌活辛苦微溫祛風除濕身痛頭痛舒筋活絡

升麻性寒清胃解毒升提下陷牙疼可除

茯皮三钱　陈皮二钱　半夏二钱　青皮三钱　山栀三钱　甘草二钱　黄柏三钱　藿香三钱

水煎服。

附录药性易知

人参味甘，大补元气，调养荣卫，亦泻虚火。

党参味甘，平补，不寒不燥，用之调和最宜。

甘草甘温调和百药，虚实皆宜，号称国老。

黄耆甘温补气，收汗固表，外科用之托疮生肌。

白术甘温，补脾胃，止泻痢，除水湿，化痰痞。

苍术甘温健脾，除湿，善去邪逆之气。

桔梗味苦微寒，治咽喉肿痛，载药上行，亦开胸膈。

天麻味辛，能疗头眩，小儿惊痫，亦治拘挛，瘫痪。

秦艽微寒，疗骨蒸，除湿散风，亦治筋疼肢节疼。

柴胡味苦微寒，能泻肝火，上行治头疼目疾，亦能除疟。

独活辛苦微温，颈项不舒，手足拘挛，诸风能除。

羌活辛苦微温，祛风除湿，身痛头痛，舒筋活络。

防风甘温，能除头晕，骨节痹痛，诸风口禁。

升麻性寒，清胃解毒，升提下陷，牙疼可除。

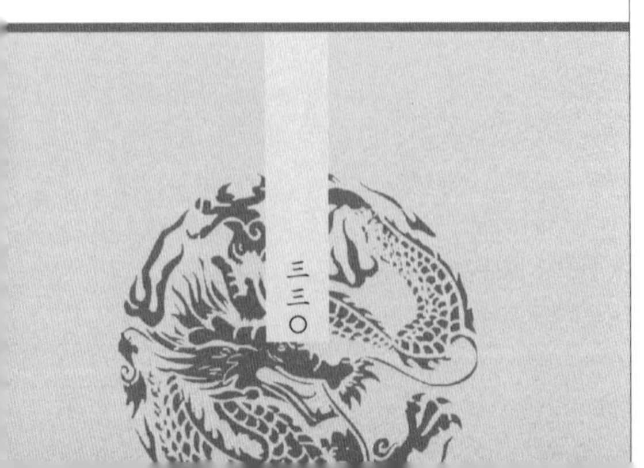

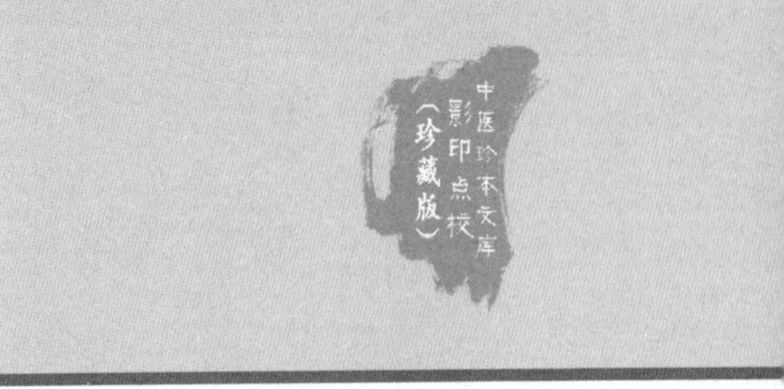

远志气温能治惊悸，安心神，令人多记。

细辛辛温能治头痛，利窍通关，风湿可用。

巴戟天辛甘大补，虚损滑精，梦遗，强筋固本。

肉从蓉味甘酸，补精血，用之滑便。

地榆沉寒血热堪用，血痢崩带，金疮亦能疗。

丹参味苦破积，调经去腐，生新，能止崩带。

元参苦寒，泻无根之火归原，消肿骨蒸，补肾亦用。

龙胆草苦寒，治目赤疼，下焦湿肿，肝经烦热。

黄连味苦大寒，泻心除痞，清热明目，厚肠止痢。

黄芩苦寒，泻肝火，清大肠湿热。

知母味苦，治热渴，渴有汗，骨蒸、痰嗽皆疗。

贝母苦寒，止嗽化痰，肺症最宜，亦能开郁除烦。

元胡气温，能治心腹卒痛，通经活血，跌仆血崩。

以上山草类二十七位。

当归性温生血，补心扶虚，益损，逐瘀生新。

白芍酸寒，能收能补泻，腹痛疼虚寒勿与，赤者通经破血，产后最忌。

川芎性温，能止头痛，生新血，开郁上行。

丹皮苦寒，破血通经，血中有热，无汗，骨蒸皆能治。

郁金味苦，破血生肌，血淋溺血，郁结能舒。

姜黄味苦，消痈破血，心腹疼痛，下气最捷。

巴戟天辛甘大補虛損滑精夢遺強筋固本

地榆沉寒血熱堪用血痢崩帶金瘡亦能療

元參苦寒瀉無根之火歸原消腫骨蒸補腎亦用

黃連味苦大寒瀉心除痞清熱明目厚腸止痢

知母味苦治熱渴有汗骨蒸痰嗽皆療

元胡氣溫能治心腹卒痛通經活血跌仆血崩

以上山草類二十七位

當歸性溫生血補心扶虛益損逐瘀生新

川芎性溫能止頭痛生新血開鬱上行

鬱金味苦破血生肌血淋溺血鬱結能舒

肉從蓉味甘酸補精血用之滑便

丹參味苦破積調經去腐生新能止崩帶

龍胆草苦寒治目赤疼下焦濕腫肝經煩熱

黃芩苦寒瀉肝火清大腸濕熱

貝母苦寒止嗽化痰肺症最宜亦能開鬱除煩

白芍酸寒能收能補瀉痛腹疼虛寒勿與赤者通經破血產後最忌

丹皮苦寒破血通經血中有熱無汗骨蒸皆能治

薑黃味苦消痛破血心腹疼痛下氣最捷

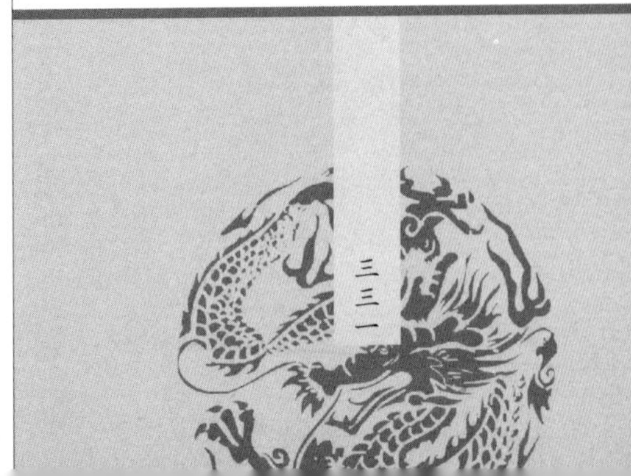

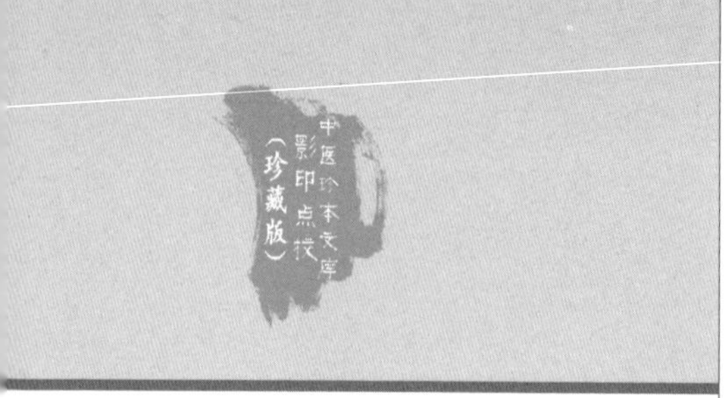

三稜味苦利血消癖及氣滯作痛虛者當忌　莪朮溫苦善破痃癖止痛消瘀通經亦宜
香附味甘快氣開鬱止痛調經亦消宿食　木香溫散滯和胃諸氣能調亦能止疼
砂仁性溫養胃進食止痛安胎通經破滯　薄荷味辛最清頭目去風化痰骨蒸宜服
草果味辛消食除脹截瘧祛痰解瘟避瘴　故紙溫腰膝虛痛興陽固精
益智辛溫安神益氣遺溺遺精嘔逆皆治　蛇床辛苦下氣溫中治惡瘡疥癩逐瘀去風
良薑性熱下氣溫中轉筋霍亂酒食亦攻　藿香辛溫能止嘔吐發散風寒霍亂爲主
白芷辛溫陽明頭痛風熱搔癢排膿通用　香薷味辛傷暑便澀霍亂水腫除煩解熱
荊芥味辛清頭目表汗祛風治瘡消瘀　紫蘇味辛風寒發表梗能下諸氣除脹滿
以上芳草類二十二種
生地甘寒清溼熱骨蒸煩勞兼消瘀血　熟地微溫滋腎補血益髓添精

三棱味苦，利血消癖，及气滞作痛，虚者当忌。

莪术温苦，善破痃癖，止痛消瘀，通经亦宜。

香附味甘，快气开郁，止痛调经，亦消宿食。

木香温，散滞和胃，诸气能调，亦能止疼。

砂仁性温养胃，进食，止痛安胎，通经破滞。

薄荷味辛，最清头目，去风化痰，骨蒸宜服。

草果味辛，消食除胀，截疟祛痰，解瘟避瘴。

故纸温腰膝虚痛，兴阳固精。

益智辛温，安神益气，遗溺遗精，呕逆皆治。

蛇床辛苦，下气温中，治恶疮疥癞，逐瘀去风。

良姜性热，下气温中，转筋霍乱，酒食亦攻。

藿香辛温，能止呕吐，发散风寒，霍乱为主。

白芷辛温，阳明头痛，风热搔痒，排浓（脓）通用。

香薷味辛，伤暑便涩，霍乱水肿，除烦解热。

荆芥味辛，清头目表汗，祛风治疮，消瘀。

紫苏味辛，风寒发表，梗能下诸气，除胀满

以上芳草类二十二种。

生地甘寒，清湿热骨蒸，烦劳，兼消瘀血。

熟地微温，滋肾补血，益髓添精。

麦冬甘寒，解热除烦，补心清肺，虚热自安。

菊花味甘除热，祛风，头眩目赤，止泪有功。

麻黄味辛，解表出汗，身热头痛，风寒发散。

益母味甘，女科主要，产后胎前，生新去瘀。

连壳苦寒，消痈，毒气聚血凝，湿热。

紫花丁苦寒，治痈疽发背，疔毒及无名肿毒。

红花辛温，最消瘀血，多用通经，少用养血。

萹蓄利小便，治黄疸热淋，亦能杀虫。

瞿麦气寒，通淋坠胎，亦善通经。

灯心通利小水隆闭，成淋湿肿最宜。

车前气寒溺涩，目赤，小便能通，大便能实。

茵陈味苦，退胆除黄，泻湿利水，清热为凉。

海金沙甘寒，渗除小肠、膀胱湿热，治肿满五淋，茎疼。

青黛酸、咸、平，肝木惊痫，疳痢能除热毒。

葶苈苦辛，利水消肿，痰嗽癥瘕，治喘肺痈。

紫菀苦辛，痰喘欬逆，肺痰吐浓（脓），寒热并济。

款冬理肺消痰，肺痈喘欬，补劳除烦。

续断味辛，接骨续筋，跌打折伤，且固遗精。

牛膝味苦，除湿痹痿，腰膝酸痛，益除补髓。

艾叶温平，驱邪逐鬼，漏血安胎，心痛即愈。

胡芦巴温暖，补肾脏虚膀胱，诸疝胀痛皆止。

以上湿草类二十四种。

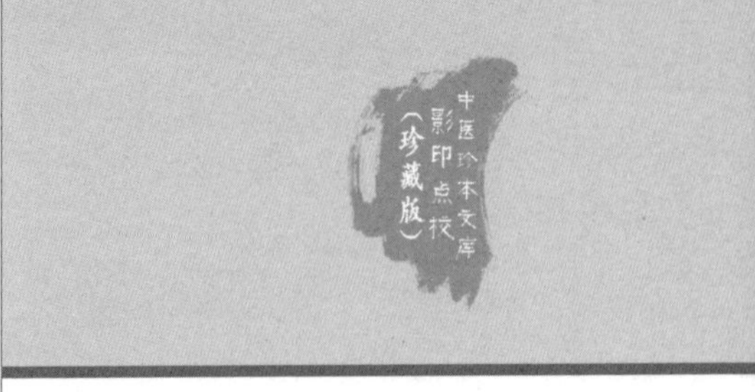

麻黃……熱頭痛風寒發散

益母……後胎前生新去瘀

連殼苦寒消癰毒氣聚血凝溼熱

紫花丁苦寒治癰疽發背疔毒及無名腫毒

紅花辛溫最消瘀血多用通經少用養血

萹蓄利小便治黃疸熱淋亦能殺蟲

瞿麥氣寒通淋墜胎亦善通經

燈心通利小水隆閉成淋溼腫最宜

車前氣寒溺澀目赤小便能通大便能實

茵陳味苦退胆除黃瀉溼利水清熱為涼

海金沙甘寒滲除小腸膀胱溼熱治腫滿五淋莖疼

青黛酸鹹平肝木驚癇疳痢能除熱毒

葶藶苦辛利水消腫痰嗽癥瘕治喘肺癰

紫菀苦辛痰喘欬逆肺痰吐濃寒熱並濟

款冬理市消痰肺癰喘欬補勞除煩

續斷味辛接骨續筋跌打折傷且固遺精

牛膝味苦除溼痹痿腰膝酸痛益除補髓

艾葉溫平驅邪逐鬼漏血安胎心痛即瘉

胡蘆巴溫煖補腎臟虛膀胱諸疝脹痛皆止

以上隰草類二十四種

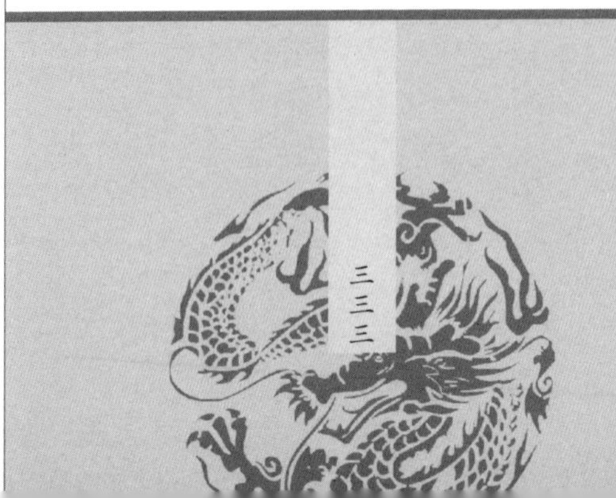

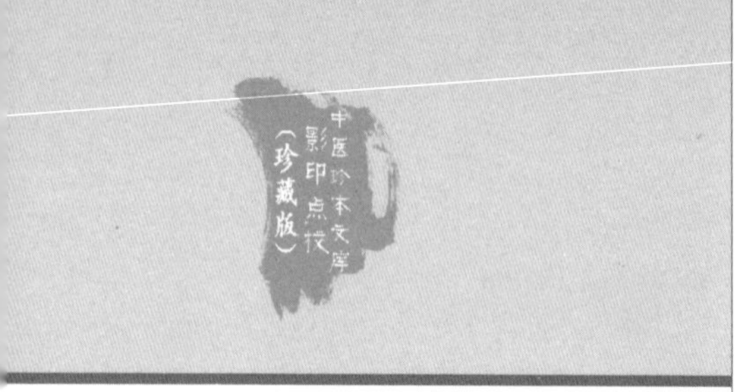

附子 性辛大熱走而不守四肢厥冷回陽有功

半夏 味辛健脾燥溼痰頭痛嗽吐堪入

大戟 味苦消水利便腫脹癥堅其功瞑眩

芫花 寒苦能消脹蠱利水瀉溼止欬痰吐

大黃 苦大寒破血消瘀快膈通腸破除積聚

以上毒草類十種

首烏 甘添精髓種子黑髮悅顏不死

五味子 酸溫生津止渴久嗽虛勞金水枯竭

瓜蔞仁 甘寒潤肺去痰爲治嗽要藥亦能通乳

山豆根 味苦治咽腫痛治蛇蟲傷

甘淡去溼熱利筋

南星 性熱能治風痰破傷自強風搐皆安

常山 苦寒解藥損痰解傷寒熱水脹能寬

甘遂 苦寒破癥消痰面浮蠱脹利水能安

黑丑 辛熱利水消腫蠱脹痃癖散滯除壅白丑稍緩

木鱉子 甘溫能追諸瘡毒乳癰瘡毒消腫最速

菟絲 甘溫夢遺滑精腰膝冷疼添髓強筋

天冬 甘寒瀉火潤肺滑腸涼血能治熱痰喘欬

天花粉 味寒止渴祛煩排膿消毒善除熱痰

金銀花 味甘療諸瘡毒要藥

氣寒氣溼腳疼熱

附子性辛，大热，走而不守，四肢厥冷回阳有功。

南星性热，能治风痰，破伤，自强，风搐皆安。

半夏味辛，健脾燥湿痰，头痛嗽吐堪入。

常山苦寒，解药损痰，解伤寒热，水胀能宽。

大戟味苦，消水利便，肿胀癥坚，其功瞑眩。

甘遂苦寒，破癥消痰，面浮蛊胀，利水能安。

芫花寒苦，能消胀蛊，利水泻湿，止欬痰吐。

黑丑辛热，利水消肿，蛊胀痃癖，散滞除壅，白丑稍缓。

大黄苦，大寒，破血消瘀，快膈通肠，破除积聚。

木鳖子甘温，能追诸疮毒，乳痈疮毒消肿最速。

以上毒草类十种。

首乌甘，添精髓种子，黑发悦颜，不死。

菟丝甘温，梦遗滑精，腰膝冷疼，添髓强筋。

五味子酸温，生津止渴，久嗽虚劳，金水枯竭。

天冬甘寒，泻火润肺，滑肠凉血，能治热痰喘欬。

瓜蒌仁甘寒，润肺去痰，为治嗽要药，亦能通乳。

天花粉味寒，止渴祛烦，排脓消毒，善除热痰。

山豆根味苦，治咽肿痛，治蛇虫伤。

金银花味甘，疗诸疮毒要药。

土苓甘淡，去湿热，利筋骨，治杨梅疮毒。防己气寒气湿，脚疼热积膀胱，消痈散毒。

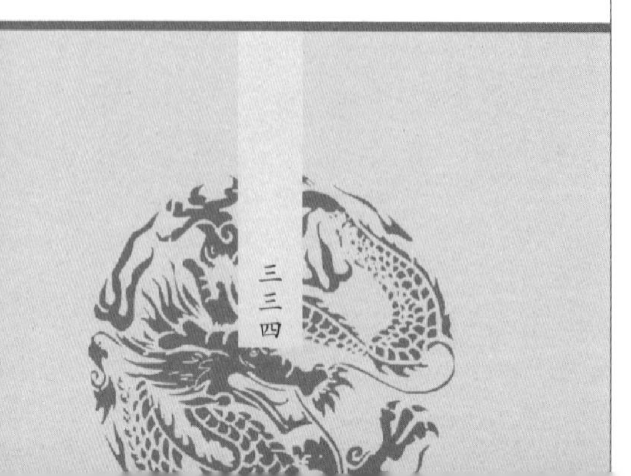

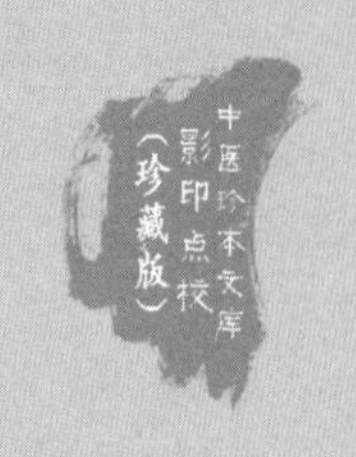

木通性寒，小肠热闭，利窍通经，最能导滞。

葛根味甘，伤寒发表，温疟往来，止渴解酒。

使君子甘温，清疳消浊，泻痢，诸虫皆能除却。

以上蔓草类十三种。

泽泻苦寒，消肿止渴，除湿通淋，阴汗自遏。

菖蒲性温，开心通窍，去痹，除声出音最妙。

以上苔类两种。

肉桂辛热，善通血脉，腹痛虚寒温补可用。

桂枝温，调达四肢，诸经络，止汗舒筋，治手足痹。

沉香温，除气暖胃，追邪通天彻地，卫风堪夸。

丁香辛热，能除寒呕，心腹疼痛，亦善温胃。

乌药辛温，心腹胀痛，小便滑数，顺气通用。

乳香辛苦，疗诸疮，生肌止痛，心腹尤良。

没药温平，治疮止痛，跌打损伤，破血通经。

冰片性温，目疾喉痹、狂燥（躁）妄语、疮症亦良。

以上香木类八种。

黄柏苦寒，除火滋阴，骨蒸湿热，下血堪用。

槐花味苦，痔漏肠风，大肠热痢，更杀蛔虫。

竅通經最能導滯

葛根 瘧往來止渴解酒

使君子 甘溫清疳消濁瀉痢諸蟲皆能除却

以上蔓草類十三種

澤瀉 苦寒消腫止渴除溼通淋陰汗自遏

菖蒲 性溫開心通竅去痹除聲出音最妙

以上苔類兩種

肉桂 辛熱善通血脈腹痛虛寒溫補可用

桂枝 溫調達四肢諸經絡止汗舒筋治手足痹

沉香 溫除氣暖胃追邪通天徹地衛風堪誇

丁香 辛熱能除寒嘔心腹疼痛亦善溫胃

烏藥 辛溫心腹脹痛小便滑數順氣通用

乳香 辛苦療諸瘡生肌止痛心腹尤良

沒藥 溫平治瘡止痛跌打損傷破血通經

冰片 性溫目疾喉痹狂燥妄語瘡症亦良

以上香木類八種

黃柏 苦寒除火滋陰骨蒸溼熱下血堪用

槐花 味苦痔漏腸風大腸熱痢更殺蛔蟲

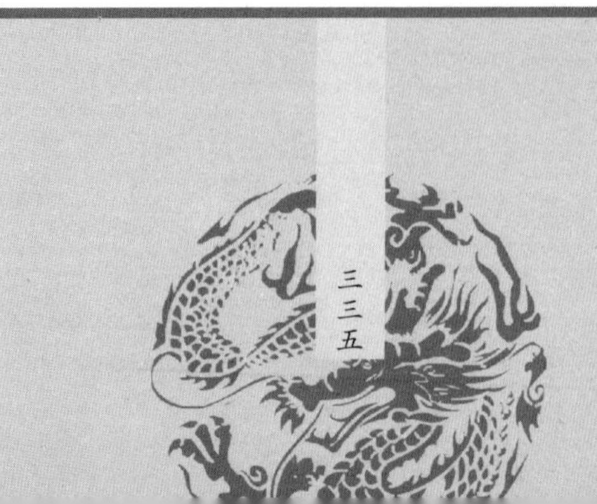

川楝子味苦膀胱疝氣中濕傷寒利水之劑

皂角通利關竅敷腫消痛吐風痰

杜仲辛溫強筋壯骨足痛腰疼小便淋瀝

蘇木能行積血產後月經亦治撲跌

以上喬木類九種

桑白皮甘辛止嗽定瀉肺火邪其功不淺

枳殼微溫快氣寬暢胸中氣結脹滿

棗仁味酸斂汗祛煩多眠用生不眠用炒

五茄皮祛寒痛風痺健步強筋益精止淋

地骨皮性寒解肌退熱有汗骨蒸強陰涼血

川朴苦溫消脹除滿痰氣瀉痢其功不緩

皂刺辛溫通竅潰癰其鋒銳直達病所

蕪荑平散風濕消積殺蟲

枳實味苦消食除痞破積化痰冲墻倒壁

梔子性寒解鬱除煩吐衄胃痛火降調三焦邪熱

山萸性溫滋精益髓腎虛耳鳴腰疼痛

枸杞甘溫添精固髓明目祛風陰興陽起

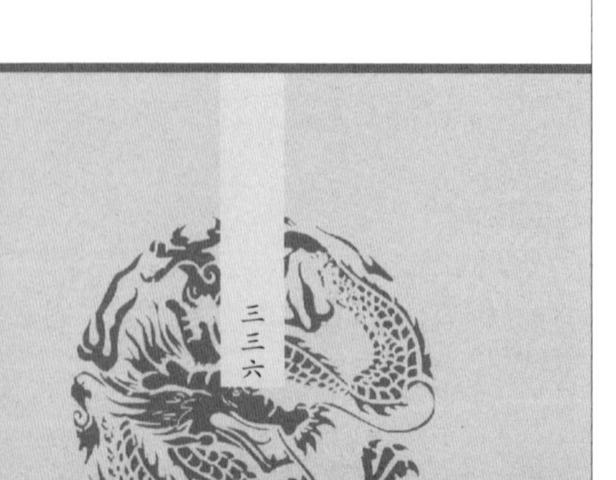

川楝子味苦，膀胱疝气，中湿伤寒，利水之剂。

川朴苦温，消胀除满，痰气泻痢，其功不缓。

皂角通利关窍，敷肿消痛，吐风痰。

皂刺辛温，通窍溃痈，其锋锐直达病所。

杜仲辛温，强筋壮骨，足痛腰疼，小便淋沥。

芜夷平散风湿，消积杀虫。

苏木能行积血，产后月经亦治，扑跌。

以上乔木类九种。

桑白皮甘辛，止嗽定，泻肺火邪，其功不浅。

枳实味苦，消食除痞，破积化痰，冲墙倒壁。

枳壳微温，快气宽畅胸中气结胀满。

栀子性寒，解郁除烦，吐衄胃痛，火降，调三焦邪热。

枣仁味酸，敛汗祛烦，多眠用生，不眠用炒。

山萸性温，滋精益髓，肾虚耳鸣，腰疼痛。

五茄皮祛寒痛风痹，健步强筋，益精止淋。

枸杞甘温，添精固髓，明目祛风，阴兴阳起。

地骨皮性寒，解肌退热，有汗骨蒸，强阴凉血。

以上灌木类九种。

竹沥味甘，阴虚痰火，热汗渴烦，效如神。

竹茹止呕除寒痰，胃热欬哕不寐。

竹叶味甘，退热安眠，化痰定喘，止渴消烦。

琥珀味甘，安魂定魄，破瘀消癥，利水通塞，亦收疮口。

茯苓味淡，渗湿利窍，白化痰涎，赤通水道。

茯神补心，善镇惊悸，恍惚健忘，除怒恚心。

猪苓与茯苓同功，而泻甚，兼治伤寒，瘟疫大热。

以上包木寓木类共七种。

杏仁温苦，风痰喘欬，大肠气闭，便难切要。

乌梅酸温，收敛肺气，生津止渴，亦除泻痢。

桃仁苦、甘，润大肠，通经破瘀，亦治血瘕。

大枣味甘，益脾胃，调百药，与甘草同功。

以上五果类四种。

木瓜味酸，湿肿脚气，霍乱转筋，足膝无力。

山查（楂）甘酸，消肉食，疗疝擂疮，消胀健脾。

陈皮甘温，顺气宽膈，留白和脾，去白消痰。

青皮甘寒，能攻气滞，削坚平肝，安脾下食。

胡桃通命门，利三焦，补肾强阴，治腰脚虚冷痛。

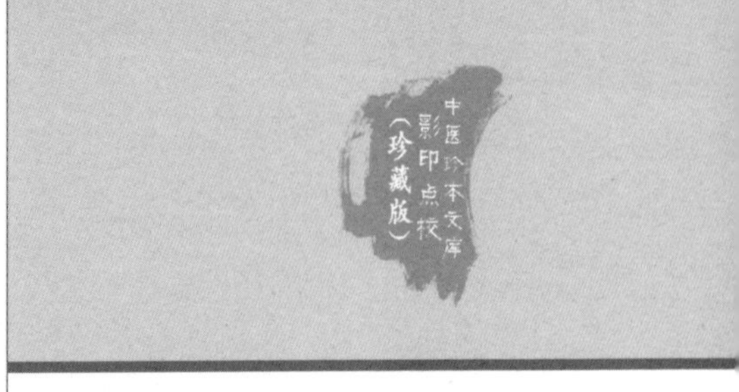

竹瀝 汗渴煩效如神

竹茹 熱欬噦不寐

竹葉 味甘退熱安眠化痰定喘止渴消煩

琥珀 味甘安魂定魄破瘀消癥利水通塞亦收瘡口

茯苓 味淡滲溼利竅白化痰涎赤通水道

茯神 補心善鎮驚悸恍惚健忘除怒恚心

猪苓 與茯苓同功而瀉甚兼治傷寒瘟疫大熱

以上包木寓木類共七種

杏仁 溫苦風痰喘欬大腸氣閉便難切要

烏梅 酸溫收斂肺氣生津止渴亦除瀉痢

桃仁 苦甘潤大腸通經破瘀亦治血瘕

大棗 味甘益脾胃調百藥與甘草同功

以上五菓類四種

木瓜 味酸溼腫脚氣霍亂轉筋足膝無力

山查 甘酸消肉食療疝擂瘡消脹健脾

陳皮 甘溫順氣寬膈留白和脾去白消痰

青皮 甘寒能攻氣滯削堅平肝安脾下食

胡桃 通命門利三焦補腎强陰治腰脚虛冷痛

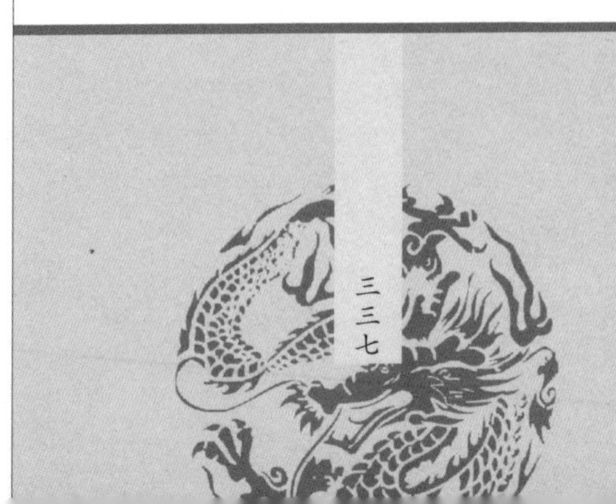

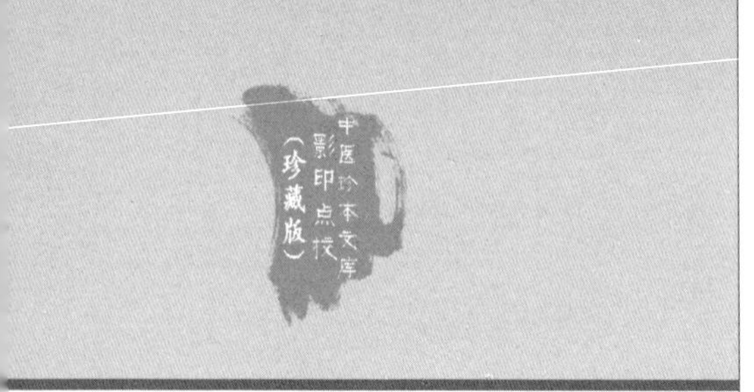

以上山菓類五種

荔枝核散滯氣避寒邪治胃脘痛婦人血氣痛亦治疝氣卵腫

龍眼肉味甘補心脾安神治一切思慮令血歸脾使人安眠

檳榔辛溫破氣殺蟲逐水祛痰專除後重

腹皮微溫能下膈氣安思健脾浮腫消去

以上夷菓類四種

川椒辛熱祛邪逐冷明目殺蟲溫而不猛

吳萸辛熱治下焦寒冷疝氣臍腹寒痛酸水亦治

蓮子味甘健脾養胃止瀉澀精清心養氣

蓮蕊清心通腎固精能止夢遺

荷葉助脾胃以升發陽氣

以上菓味及水菓類共五種

生薑散寒發表開痰止嘔去瘴

乾薑溫味辛表解風寒溫胃

炮薑味苦逐冷虛熱尤宜

茴薑性溫能除疝氣腹痛腰痛調中暖胃

脅痰瘧疾痞

辛苦性滑瀉下焦大腸

以上山果类五种。

荔枝核散滞气，避寒邪，治胃脘痛，妇人血气痛，亦治疝气，卵肿。

龙眼肉味苦，补心脾，安神，治一切思虑，令血归脾，使人安眠。

槟榔辛温破气，杀虫逐水，祛痰，专除后重。

腹皮微湿能下膈气，安思健脾，浮肿消去。

以上夷果类四种。

川椒辛热祛邪，逐冷明目，杀虫温而不猛。

吴萸辛热，治下焦寒冷，疝气，脐腹寒痛，酸水亦治。

莲子味甘，健脾养胃，止泻涩精，清心养气。

莲蕊清心通肾，固精，能止梦遗。

荷叶助脾胃，以升发阳气。

以上果味及水果类共五种。

生姜散寒发表，开痰止呕，去瘴。

干姜温味，辛表解风寒，温胃。

炮姜味苦，逐冷，虚热尤宜。

茴姜性温，能除疝气，腹痛腰痛，调中暖胃。

白芥子胁痰疟疾，痞块服之能安。

薤白辛苦，性滑，泻下焦大肠气滞，亦能治肺气喘急。

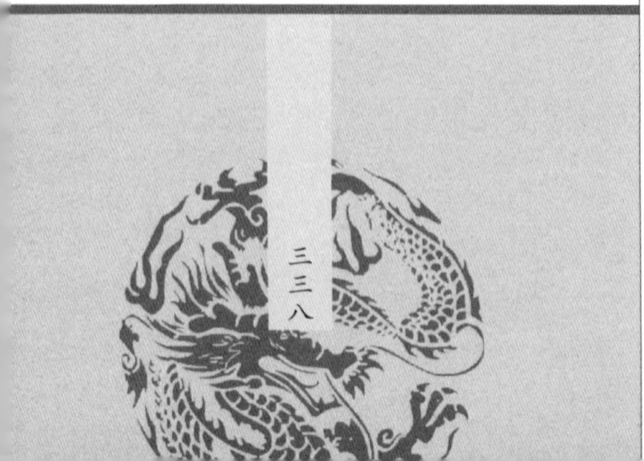

莱服子生用能吐风痰疮疹，炒用除气宽中，消痞化痰。

葱白辛温，发表出汗，治伤寒头痛，活血消肿。

蒜用之切片炙恶疮，大能起死回生。

以上荤辛类九种。

蒲公英苦寒除热，解毒，治疔毒乳痈，亦能通淋。

山药甘温，理脾止泻，益肾补中，能疗诸虚。

百合 味甘，安心定胆，止嗽。

以上柔滑类三种。

脂麻油凉血解毒，止痛生肌。

火麻仁味甘，下乳催生，润肠通结，小水能行。

薏苡仁味苦，专除湿痹，筋节拘挛，肺痈肺痿。

御米壳涩肠敛肝，固肾，治泻痢，脱肛，心腹筋骨痛。

黑大豆补肾镇心，除热，祛风活血，解毒。

赤小豆散血消肿，排脓清热，解毒，敷一切疮症，亦能通利小水。

神曲味甘，开胃消食，破结逐痰，调中下气。

麦芽甘温，能消宿食，心腹膨胀，破血散滞。

以上麻稷豆及造酿类八种。

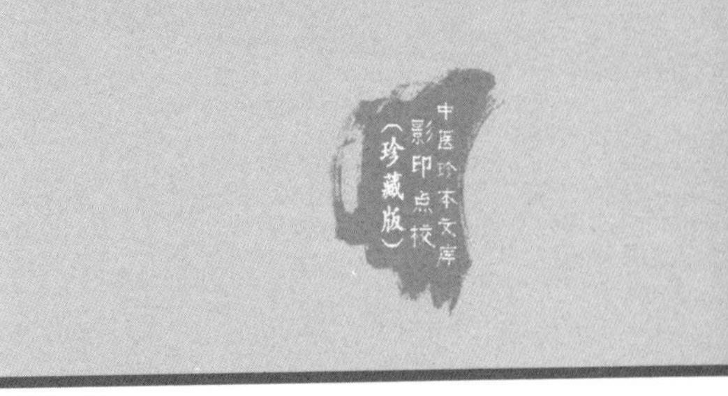

蒜用之切片炙惡瘡大能起死回生

以上葷辛類九種

蒲公英苦寒除熱解毒治疔毒乳癰亦能通淋

山藥甘溫理脾止瀉益腎補中能療諸虛

百合味甘安心定胆止嗽

以上柔滑類三種

脂蔴油涼血解毒止痛生肌

火蔴仁味甘下乳催生潤腸通結小水能行

薏苡仁味甘專除溼痹筋節拘攣肺癰肺痿

御米殼濇腸斂肝固腎治瀉痢脫肛心腹筋骨痛

黑大豆補腎鎮心除熱袪風活血解毒

赤小豆散血消腫排膿清熱解毒敷一切瘡症亦能通利小水

神麯味甘開胃消食破結逐痰調中下氣

麥芽甘溫能消宿食心腹膨脹破血散滯

以上蔴稷豆及造釀類八種

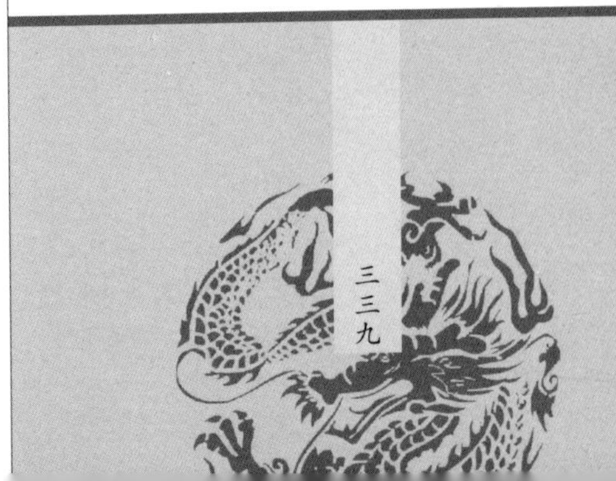

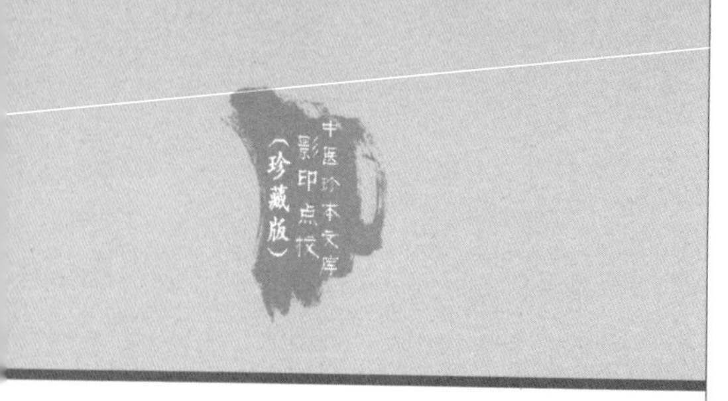

鉛丹鹹寒內用鎮心安魂外用解熱拔毒止痛去瘀長肉
硃砂鎮心養神驅邪殺鬼定魂安魄
水銀辛寒有毒功專殺蟲治瘡亦可斷胎催生
輕粉辛冷而燥殺蟲治瘡劫痰
銀硃辛溫有毒破積滯劫痰涎治癬癩惡瘡
雄黃甘辛辟邪解毒更治蛇傷喉風瘜肉
石膏大寒能瀉胃火發渴頭痛解肌立安
滑石沉寒利竅解渴除煩溼熱亦治
爐甘石止血消腫收溼祛痰除爛退赤目疾要藥
礦灰火毒已出用之治頑瘡淋漓膿水最捷收瘡口尤妙
磁石補腎益精祛熱除煩通耳明目
石礞平肝下氣為治頑痰癖結神藥
花蕊石治金瘡出血不止瘡口不合
芒硝苦寒溼熱積聚濁痰潤燥亦治便閉
元明粉味辛寒胃中宿垢能去化積消痰諸熱可療
硼砂味辛治喉腫咽痛膈上熱痰
白礬味酸性斂能解諸毒

以上金石類共十七種

铅丹咸寒，内用镇心安魂，外用解热拔毒，止痛去瘀，长肉。

砂镇心养神，驱邪杀鬼，定魂安魄。

水银辛寒，有毒，功专杀虫治疮，亦可断胎催生。

轻粉辛冷而燥，杀虫治疮，劫痰。

银硃辛温有毒，破积滞，劫痰涎，治癣癞恶疮。

雄黄甘辛，避邪解毒，更治蛇伤、喉风，瘜肉。

石膏大寒，能泻胃火，发渴头痛，解肌立安。

滑石沉寒利窍，解渴除烦，湿热亦治。

炉甘石止血消肿，收湿祛痰，除烂退，赤目疾要药。

矿灰火毒已出，用之治顽疮淋漓，脓水，最捷，收疮口尤妙。

磁石补肾益精，祛热除烦，通耳明目。

石礞平肝下气，为治顽痰癖结神药。

花蕊石治金疮出血不止，疮口不合。

芒硝苦寒，湿热积聚，蠲痰润燥，亦治便闭。

元明粉味辛、寒，胃中宿垢能去，化积消痰，诸热可疗。

硼砂味辛，治喉肿咽痛，膈上热痰。

白矾味酸，性敛，能解诸毒。

以上金石类共十七种。

伏龙肝治水湿，消肿胀，吐利不止。

百花霜止血消积，治诸血病。

孩儿茶微寒，清热化痰，收湿定痛，生肌，涂金疮，治阴疳。

以上土类三种。

夜明砂治目盲障翳。

五灵脂味甘，血痢腹痛，止血用炒，行血用生。

牛黄味甘，大治风痰，安魂定魄，惊痫灵丹。

黄明胶甘平，补阴，治诸血症，及痈疽，润澡通大便。

阿胶甘温，止欬脓血，吐衄，治崩虚羸可除。

虎骨去风强骨，避邪，一切腿足骨痛，诸般颠痫均治。

象皮敛金疮，长肌肉最捷。

犀角性寒，化毒避邪，解热止血，亦治蛇毒。

熊胆苦寒，凉心平肝，明目杀虫，亦治惊痫五痔。

羚羊角性寒，明目清肝，却惊解毒，补智能安。

鹿茸补诸虚，助阳添髓，腰肾虚冷，头眩眼黑皆治。

以上禽兽部共十一种。

蝉蜕甘平，消风定惊，杀疳退热，去翳明目。

蝼蝈咸寒，利水利便最捷，化骨梗殊灵。

蜂蜜甘平，调百药，润大肠，炼熟益气补中。

僵蚕味咸，诸风惊痫，湿痰喉痹，疮毒瘢痕。

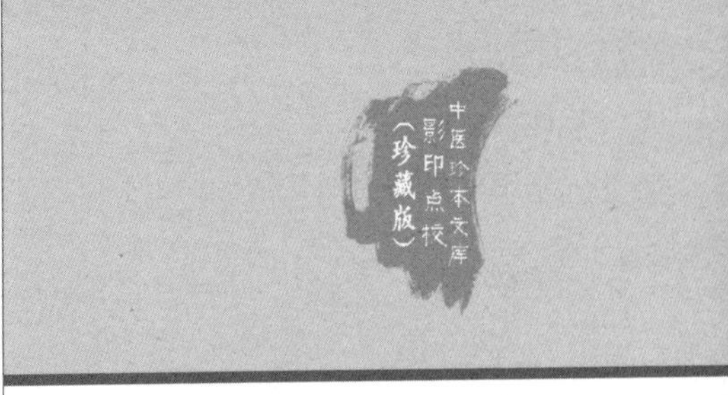

以上土類三種

夜明砂 治目盲障翳

牛黃 味甘大治風痰安魂定魄驚癇靈丹

阿膠 甘溫止欬膿血吐衄治崩虛羸可除

象皮 斂金瘡長肌肉最捷

熊胆 苦寒涼心平肝明目殺蟲亦治驚癇五痔

鹿茸 補諸虛助陽添髓腰腎虛冷頭眩眼黑皆治

以上禽獸部共十一種

蟬蛻 甘平消風定驚殺疳退熱去翳明目

蜂蜜 甘平調百藥潤大腸煉熟益氣補中

五靈脂 味甘血痢腹痛止血用炒行血用生

黃明膠 甘平補陰治諸血症及癰疽潤燥通大便

虎骨 去風強骨辟邪一切腿足骨痛諸般顛癇均治

犀角 性寒化毒辟邪解熱止血亦治蛇毒

羚羊角 性寒明目清肝却驚解毒補智能安

螻蟈 鹹寒利水利便最捷化骨梗殊靈

殭蠶 味鹹諸風驚癇濕痰喉痹瘡毒瘢痕

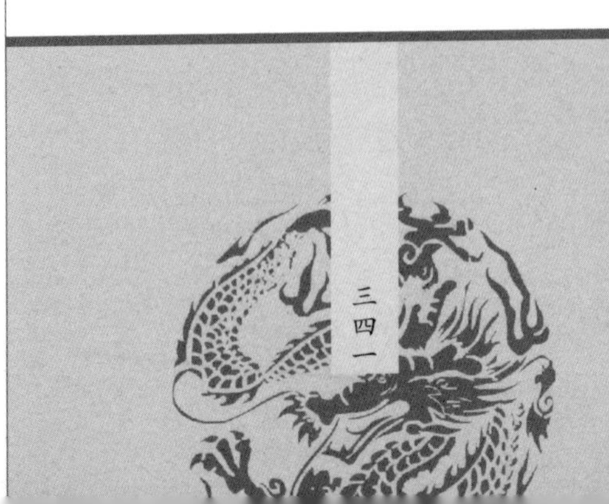

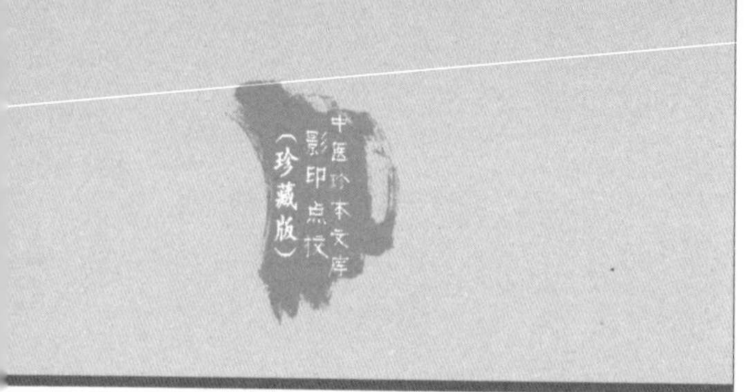

蠶沙味辛甘温治風溼爲病肢節不隨皮膚頑痺

班毛有毒破血通經諸瘡瘰癧水道能通

蠍子味辛却風痰口眼喎斜風癇

蜈蚣味辛外科用之以毒攻毒

以上蟲類八種

山甲風溼冷痺通經下乳消腫潰癰外科須爲要藥

蛇蛻能去風毒治疥癩惡瘡驚癇喉風

龜板滋陰補腎除瘀續筋更醫顱顖

鱉甲酸平勞嗽骨蒸散瘀消腫去痞除崩

牡蠣微寒澀精止汗崩帶脅痛亦除老痰

珍珠氣寒鎮驚除癇止渴墜痰善收瘡口

龍骨味甘夢遺遺精崩帶腸癰驚癇風熱亦收瘡口

以上龍類七種

童便降火滋陰潤肺打撲各傷及產後血暈陰虛火嗽火熱立安

人髮補陰能治諸血病

紫河車大補氣血一切虛損之症皆宜服之

三八

蚕沙味辛、甘、温，治风湿为病，肢节不随，皮肤顽痹。

班毛有毒，破血通经，诸疮瘰疬，水道能通。

蝎子味辛，却风痰，口眼㖞斜，风痫。

蜈蚣味辛，外科用之以毒攻毒。

以上虫类八种。

山甲风湿冷痹，通经下乳，消肿溃痈，外科须为要药。

蛇蜕能去风毒，治疥癞恶疮，惊痫喉风。

龟板滋阴补肾，除瘀续筋，更医颅囟。

鳖甲酸平，劳嗽骨蒸，散瘀消肿，去痞除崩。

牡蛎微寒，涩精止汗，崩带胁痛，亦除老痰。

珍珠气寒镇惊，除痫止渴，坠痰，善收疮口。

龙骨味甘，梦遗遗精，崩带肠痈，惊痫风热，亦收疮口。

以上龙类七种。

童便降火滋阴，润肺打摔各伤，及产后血晕，阴虚火嗽，火热立安。

人发补阴，能治诸血病。

紫河车大补气血，一切虚损之症皆宜服之。

以上人类三种。

附

一、古今重量换算

(一) 古称以黍、铢、两、斤计量而无分名

汉、晋：1 斤 =16 两，1 两 =4 分，1 分 =6 铢，1 铢 =10 黍。

宋代：1 斤 =16 两，1 两 =10 钱，1 钱 =10 分，1 分 =10 厘，1 厘 =10 毫。

元、明、清沿用宋制，很少变动。

古代药物质量与市制、法定计量单位换算表解

时代	古代用量	折合市制	法定计量
秦代	一两	0.5165 市两	16.14 克
西汉	一两	0.5165 市两	16.14 克
东汉	一两	0.4455 市两	13.92 克
魏晋	一两	0.4455 市两	13.92 克
北周	一两	0.5011 市两	15.66 克
隋唐	一两	0.0075 市两	31.48 克
宋代	一两	1.1936 市两	37.3 克
明代	一两	1.1936 市两	37.3 克
清代	一两	1.194 市两	37.31 克

注：以上换算数据系近似值。

(二) 市制（十六进制）重量与法定计量的换算

1 斤（16 市两） =0.5 千克 =500 克

1 市两 =31.25 克

1 市钱 =3.125 克

1 市分 =0.3125 克

1 市厘 =0.03125 克

（注：换算时的尾数可以舍去）

（三）其他与重量有关的名词及非法定计量

古方中“等分”的意思是指各药量的数量多少全相等，大多用于丸、散剂中，在汤剂、酒剂中很少使用。其中，1 市担 =100 市斤 =50 千克，1 公担 =2 担 =100 千克。

二、古今容量换算

（一）古代容量与市制的换算

古代容量与市制、法定计量单位换算表解

时代	古代用量	折合市制	法定计量
秦代	一升	0.34 市升	0.34 升
西汉	一升	0.34 市升	0.34 升
东汉	一升	0.20 市升	0.20 升
魏晋	一升	0.21 市升	0.21 升
北周	一升	0.21 市升	0.21 升
隋唐	一升	0.58 市升	0.58 升
宋代	一升	0.66 市升	0.66 升
明代	一升	1.07 市升	1.07 升
清代	一升	1.0355 市升	1.0355 升

注：以上换算数据仅系近似值。

（二）市制容量单位与法定计量单位的换算

市制容量与法定计量单位的换算表解

市制	市撮	市勺	市合	市升	市斗	市石
换算		10 市撮	10 市勺	10 市合	10 市升	10 市斗
法定计量	1 毫升	1 厘升	1 公升	1 升	10 升	100 升

（三）其他与容量有关的非法定计量

如刀圭、钱匕、方寸匕、一字等。刀圭、钱匕、方寸匕、一字等名称主要用于散剂。方寸匕，作匕正方一寸，以抄散不落为度；钱匕是以汉五铢钱抄取药末，以不落为度；半钱匕则为抄取一半；一字即以四字铜钱作为工具，药末遮住铜钱上的一个字的量；刀圭即十分之一方寸匕。

1 方寸匕 ≈2 克（矿物药末）≈1 克（动植物药末）≈2.5 毫升（药液）

1 刀圭≈1/10 方寸匕

1 钱匕 ≈3/5 方寸匕

图书在版编目（CIP）数据

备急灸法·十二经穴病候撮要·针灸医案合集 /（宋）闻人耆年，恽树珏编撰 . — 太原：山西科学技术出版社，2011.10（2021.8 重印）

（中医珍本文库影印点校：珍藏版）

ISBN 978-7-5377-3989-4

Ⅰ . ①备… Ⅱ . ①闻…②恽… Ⅲ . ①针灸疗法 Ⅳ . ① R245

中国版本图书馆 CIP 数据核字 (2011) 第 178681 号

点校者：

单耀明　王卓元　王翰章　张文力　胡双元　刘　强　马海鹏

叶　宏　马素春　赵建民　胡跃文　李晓光　李文丽　吕力文

备急灸法·十二经穴病候撮要·针灸医案合集

出 版 人　阎文凯

编　　撰　闻人耆年　恽树珏

责任编辑　杨兴华

封面设计　吕雁军

出版发行　山西出版传媒集团·山西科学技术出版社

地址：太原市建设南路 21 号　邮编　030012

编辑部电话　0351-4922078

发行部电话　0351-4922121

经　　销　各地新华书店

印　　刷　山东海印德印刷有限公司

开　　本　889mm × 1230mm　1/32

印　　张　11.25

字　　数　270 千字

版　　次　2010 年 10 月第 1 版

印　　次　2021 年 8 月山东第 2 次印刷

书　　号　ISBN 978-7-5377-3989-4

定　　价　39.00 元